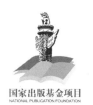

「十三五」国家重点图书出版规划项目

中医古籍名家点评丛书

总主编◎吴少祯

清·叶　桂◎撰

沈庆法◎点评

屠燕婕　张　瑾　杨雪军　沈峥嵘　陈文恬◎整理

临证指南医案

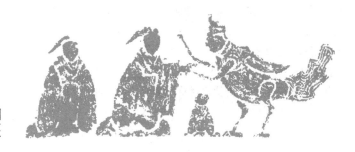

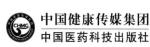
中国健康传媒集团

中国医药科技出版社

图书在版编目（CIP）数据

临证指南医案／（清）叶桂撰；沈庆法点评.—北京：中国医药科技出版社，2020.6
（中医古籍名家点评丛书）
ISBN 978 - 7 - 5214 - 1704 - 3

I. ①临…　II. ①叶…　②沈…　III. ①医案 - 汇编 - 中国 - 清代　IV. ①R249.49

中国版本图书馆 CIP 数据核字（2020）第 059151 号

美术编辑　陈君杞
版式设计　南博文化

出版　　**中国健康传媒集团** | 中国医药科技出版社
地址　　北京市海淀区文慧园北路甲 22 号
邮编　　100082
电话　　发行：010 - 62227427　邮购：010 - 62236938
网址　　www.cmstp.com
规格　　710 × 1000mm $^1/_{16}$
印张　　38 $^3/_4$
字数　　516 千字
版次　　2020 年 6 月第 1 版
印次　　2020 年 6 月第 1 次印刷
印刷　　三河市万龙印装有限公司
经销　　全国各地新华书店
书号　　ISBN 978 - 7 - 5214 - 1704 - 3
定价　　**115.00 元**

获取新书信息、投稿、为图书纠错，请扫码联系我们。

出版者的话

中医药是中国优秀传统文化的重要组成部分之一。中医药古籍中蕴藏着历代名家的思维智慧与实践经验。温故而知新，熟读精研中医古籍是当代中医继承、创新的基石。新中国成立以来，中医界对古籍整理工作十分重视，因此在经典、重点中医古籍的校勘注释，常用、实用中医古籍的遴选、整理等方面，成果斐然。这些工作在帮助读者精选版本、校准文字、读懂原文方面发挥了良好的作用。

习总书记指示，要"切实把中医药这一祖先留给我们的宝贵财富继承好、发展好、利用好"，从而对弘扬中医药学、更进一步继承利用好中医药古籍提出了更高的要求。为此我们策划组织了《中医古籍名家点评丛书》，试图在前人整理工作的基础上，通过名家点评的方式，更进一步凸显中医古代要籍的学术精华，为现代中医药的发展提供借鉴。

本丛书遴选历代名医名著百余种，分批出版。所收医药书多为传世、实用，且在校勘整理方面已比较成熟的中医古籍。其中包括常用经典著作、历代各科名著，以及古今临证、案头常备的中医读物。本丛书致力于将现有相关的最新研究成果集于一体，使之具备版本精良、校勘细致、内容实用、点评精深的特点。

参与点评的学者，多为对所点评古籍研究有素的专家。他们学验俱丰，或精于临床，或文献功底深厚，均熟谙该古籍所涉学术领域的整体状况，又对其书内容精要揣摩日久，多有心得。本丛书的"点评"，并非单一的内容提要、词语注释、串讲阐发，而是抓住书中的主旨精论、蕴含深义、疑惑谬误之处，予以点拨评议，或考证比勘，溯源寻流。由于点评学者各有专擅，因此点评的形式风格也或有不同。但其共同之点是有益于读者掌握、鉴识所论医籍或名家的学术精华，领会临床运用关键点，解疑破惑，举一反三，启迪后人，不断创新。

我们对中医药古籍点评工作还在不断探索之中，本丛书可能会有诸多不足之处，亟盼中医各科专家及广大读者给予批评指正。

中国医药科技出版社

2017年8月

余序

　　作为毕生研读整理、编纂古今中医临床文献的一员，前不久，我有幸看到张同君编审和全国诸多相关教授专家们合作编撰《中医古籍名家点评丛书》的部分样稿。感到他们在总体设计、精选医籍、订正校注，特别是名家点评等方面卓有建树，并能将这些名著和近现代相关研究成果予以提示说明，使古籍的整理探索深研，呈现了崭新的面貌。我认为这部丛书不但能让读者系统、全面地传承优秀文化，而且有利于加强对丛书所选名著学验主旨的认识。

　　在我国优秀、靓丽的文化中，岐黄医学的软实力十分强劲。特别是名著中的学术经验，是体现"医道"最关键的文字表述。

　　《礼记·中庸》说："道也者，不可须臾离也。"清代徽州名儒程瑶田说："文存则道存，道存则教存。"这部丛书在很大程度上，使医道和医教获得较为集中的"文存"。丛书的多位编集者在精选名著的基础上，着重"点评"，让读者认识到中医药学是我国优秀传统文化中的瑰宝，有利于读者在系统、全面的传承中，予以创新、发展。

　　清代名医程芝田在《医约》中曾说："百艺之中，惟医最难。"特别是在一万多种古籍中选取精品，有一定难度。但清代造诣精深的名医尤在泾在《医学读书记》中告诫读者说："盖未有不师古而有济于今者，亦未有言之无文而能行之远者。"这套丛书的"师古济今"十分昭著。中国医药科技出版社重视此编的刊行，使读者如获宝璐，今将上述感言以为序。

中国中医科学院

余瀛鳌

2017年8月

目录 | Contents

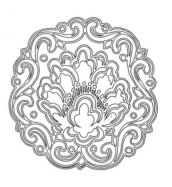

全书点评 | ◉

　　《临证指南医案》(以下简称《指南》)为清著名医家叶桂著,华岫云等人所辑,约成书于乾隆三十一年(1766),收录医案 3000 余则,按证候分为 10 门共 89 个病证。每门附以按语。该书收罗浩富,学术精奥,继承全面,颇多创新,临证经验丰富,按语精当,后又经清代名医徐灵胎评批,是中医学史上具有里程碑式意义的名著。本次整理对全书内容和病证中医案进行综合和概括的点评,这样更助于对其历史和学术价值有一个全面、客观的认识,提高临床诊疗水平。

一、成书背景

　　该书的写成和问世,要了解其背景,一是对作者的成才之路要进行分析,二是完成该书问世的条件,这可从有关资料及清代中后期医家名著上进行归述、综合而成,现作如下简叙。

　　叶天士,名桂,号香岩,晚年又号上津老人,生于康熙六年(1667),殁于乾隆十一年(1746)。叶氏家学渊源,少承家学,自幼耳濡目染,有一个良好的学医环境。他小时就自学《灵枢》《素问》《难经》《神农本草经》及汉唐宋诸名家所著书,无不旁搜博览。从 12～18 岁,仅仅 6 年,他除家学外,先后踵门求教过的名医,就有 17 人。他的虚心求教,"师门深广",确实令人肃然起敬。这种敏而好学,不耻下问,更名换姓,求师学艺的治学态度是一名大师成长的重要素养。

　　叶天士所读医书尤多,他认识到医学关乎性命,自谓"医可为而不可为,必天资敏悟,又读万卷书,而后可惜术济世"。幼年即自《素问》《难经》及唐宋诸名家所著书靡不旁搜博览,以广见闻。成名之后,虽医事繁忙,必于诊务之暇,仍不断重温古人医著。除深诵而至老不辍外,且一有心得见解，即随笔评批或注释。他治学严谨，对于前人的经验主张师古不泥，兼收并蓄。反对那些盲目效仿、偏执一隅及以人试药等流弊陋习。由于叶氏聪颖好学，医道日精，因而未满三十岁便闻名于世。

华岫云赞扬叶天士作为一代名家，最终成为温病大师，为当代及后世医家所尊称，是后人学医行医立德、立功、立言之典范，这就是"良医处世，不矜名，不计利，此其立德也；挽回造化，立起沉疴，此其立功也；阐发蕴奥，聿著方书，此其立言也"。叶天士活了80岁，临死时，还谆谆告诫他的孩子说："医可为而不可为。必天资敏悟，读万卷书，而后可借术以济世。不然，鲜有不杀人者，是以药饵为刀刃也"（沈德潜《香岩传》）。由此得到启示：勤奋谦逊是成功之门径，对于培养中医成才是关键。

自然和社会环境促使中医药的发展必须与时俱进，形成具有时代特征和特色的变化。叶天士名满天下，为众医之冠，这与他参与这样环境的实践是分不开的。由于明清时代，江南地区城市规模不断扩大，人口越来越稠密。随之而来的是流行性疾病频发；就气候而言，江南湖河渚泊，地处潮湿，因而多温病。于是，温病学派逐渐成了吴门医派主流。而叶天士擅长治疗时疫和痧痘，是中国最早发现猩红热的人。他在温病学上的成就显示其在中医药发展上的创新特色，同时我们还发现，叶天士自幼勤奋诵读经典及唐宋诸贤之书，从留下医案所载可以看出，其中有：葛洪、巢元方、徐之才、孙思邈、王冰、陈无择、钱仲阳、朱肱、韩祗和、严用和、许叔微、陈师文、刘河间、张洁古、张从正、李东垣、罗天益、朱丹溪、葛可久等，又对明清医家如缪仲淳、薛立斋、李时珍、张景岳、万密斋、吴又可、汪昂、陶节庵、喻嘉言、李士材、柯韵伯等大量著作进行研读，故而立之年时已名噪大江南北，饮誉朝野上下，时人将其与古医圣华佗、张仲景并称。

在长期的实践中，由叶天士及学生形成了一支学术精英团队，医名卓著，忙于诊务，忙于传承、创新思考，故著述少，而传世之作《临证指南医案》及其他医案，乃其学生华岫云、邵新甫等搜集编注而成，初刊于乾隆三十一年(1766)。该书为叶天士学术思想和临床经验的真实记录，当时几乎每位医生案头都恭置一部，奉为临证之圭臬、指迷之金针、渡津之宝筏、济世之慈航、活人之秘典而大行其道。

乾隆之后，研究《临证指南医案》而成为名医者，至今不衰。清代有吴鞠通、王孟英、吴坤安等，近当代有丁甘仁、何廉臣、时逸人、秦伯未、程门雪、蒲辅周、金寿山、赵绍琴、孟澍江等，皆得益于该书而成名成家。在发挥叶氏杂病学说方面的医学家，多集中在江南一带，首推无锡王旭高，代表作是周小农整理的《王旭高医书六种》，其中《肝病证治》（原称《西溪书屋夜话录》）概括了叶氏治肝手法，渊雅而灵巧，可谓叶学之传人。其他尚有上海青浦何书田、浙江嘉善俞东扶等医家对叶氏学说都有较深的研究。在叶天士留下的所有著作中，最可贵的一点就是在吸收前贤的经验基础上，善于总结，汇昔贤之精华，善于临证时常中有变，善于择药时以效取胜，舍浮夸而求创新。

数百年后，他的行医事迹仍为广大群众传颂，他的医学思想仍为后来者进行深入研究，他的临床经验仍为现代行医者运用而获效。生前是一介布衣，死后被尊为大师。历史由后人评述，显示公正、公平。

二、主要学术思想

（一）对《伤寒杂病论》的继承、运用和创新

在《内经》阴阳五行、脏腑经络理论阐述疾病论治基础上，《伤寒杂病论》从外感热病和杂病的辨证，提出病证的治疗方药运用的规律，历代名家又对其补充、深入和发展。而叶天士更是将其中许多辨证论治内容进行长期实践，在观察、总结后进行发挥和创新，为现代临床运用中医药或以中医药为主，中西医结合的治疗提供很多有效和灵活的思维。叶天士在前贤名家论述基础上，在辨证理论、治则治法和方药三大方面有不少创新、精辟的阐述，对当今临床具有较好的指导性，从而有助于中医药教学和科研的发展。

1. 继承

叶天士擅长运用《伤寒杂病论》的理法方药，并且汲取历代名家的有关论述，进行加减变化、灵活化裁，有的成为新方。在《指南》一书中，选用了《伤寒论》方42首及《金匮要略》方27首。而有学者统计，《未刻本叶氏医案》的1154例处方中，运用仲景方的有239例，占五分之一。因此，研究叶天士运用《伤寒杂病论》的经验，特别是说理、择方和用药技巧，有助于对叶氏如何对仲景学说进行理解、发展和创新。

叶天士把《伤寒杂病论》许多有关舌诊及脉诊的内容放在医案中载述。在舌诊方面，其相关条文有 24 条；在脉诊方面，《伤寒论》有 135 条，《金匮要略》有 145 条，提及的脉象多达 60 种以上。伤寒论脉断生死，温病辨舌知轻重。现在舌诊与脉诊都是中医诊断学的主要内容。

2. 运用

（1）叶天士运用经方，灵活多变，重视抓住主证主药进行增损，故能兼顾其组成的原则，又不失其灵活性。以《指南》和《未刻本叶氏医案》中，治疗五脏疾病的五个仲景方(旋覆花汤、甘麦大枣汤、苓桂术甘汤、麦门冬汤及肾气丸)及其相关医案为例，可以看到在具体运用时，既能针对原方所主治的病证，又能针对其他的疾病。

（2）在运用仲景方时，往往能够以一方治多病。如乌梅丸、大半夏汤、复脉汤、栀子豉汤、黄芩汤、真武汤、桂枝汤、麻杏石甘汤、半夏泻心汤、葶苈大枣泻肺汤、白虎汤、麦门冬汤、旋覆代赭汤、苓桂术甘汤、肾气丸、甘麦大枣汤、枳术丸、吴茱萸汤、桂苓五味甘草汤、小半夏汤、黄芪建中汤、小建中汤、附子粳米汤、五苓散等，可以见到在《指南》医案中运用仲景方治疗何种病证，其相应治法及用药加减规律。并且通过归纳整理，从中学习到在这方面灵活取舍的临床经验。

3. 创新

叶天士治疗温病的许多方法和用方，就是从仲景方中引申出来的。如：麻杏石甘汤、黄芩汤、炙甘草汤、白虎汤、半夏泻心汤及麦门冬汤等方。《温热论》中温邪里结阳明用开泄、苦泄、通泄，而取微苦微辛、辛开苦降的用药就是在叶氏医案分述后，加以诠释，形成具体治法。说明他在治疗温病时承其方意，着重创制新法，而以灵活运用。

在治疗杂病方面，叶天士也运用经方创制新法。如：半夏泻心汤（及其类方）和乌梅丸等方在医案中述及的泄肝安胃法。半夏泻心汤本来用以治疗中焦痞结，升降失常，寒热错杂之证。叶天士发挥了此方辛苦合用的特性，用苦以泄肝清热，辛以散痞通胃，在原方上略为加减，而成了泄肝和胃之方，治疗脾胃功能失常而出现的许多病变。又如乌梅丸，本来是用以调整厥阴病寒热错杂之证，叶天士发挥了此方寒热刚柔并用的性质，使之成为"治厥阴，防少阳，护阳明"之方剂。

另外，像炙甘草汤即复脉汤的运用，方内药物的加减，在医案中灵活变化，以及后由吴鞠通总结，演变成加减复脉汤，体现了经方传承后，开拓创新的思维。

（二）善于总结，不断发展

1. 辨证理论

叶天士传承和总结历代著名医家的外感热病理论，形成和发展了辨证论治规律，包括两大方面内容。

其一是外感热病方面，即《内经》的热论是其源由，张仲景的《伤寒论》确立了六经辨证，刘河间的火热论更是对六经辨证内容的深化，吴又可的《温疫论》则综述了外邪致病的传染病理，充实和丰富了六经辨证内容；及至叶天士和吴鞠通在《温热论》和《温病条辨》中倡立卫气营血辨证和三焦辨证，显示了外感热病理论的发展。

其二是内伤杂病方面，即以《素问·四气调神大论》和《难经·七十七难》中治未病和治已病的防治原则为先导，张仲景《金匮要略·脏腑经络先后病脉证》确立辨病和辨证的发生、发展、治疗和预防的规律；强调在正常情况下，人之五脏元真要慎养，而在疾病形成后要通畅；脾胃统四脏，人体脏腑经络一旦阴阳不能维系，而失去阴平阳秘，此时当应建立中气，健运脾胃，则气血自生，营卫和顺，而使阴阳和调，故李东垣立脾胃论，而叶天士创胃阴论；《金匮要略》中强调同病异治和异病同治，叶天士在脏腑经络病证中运用更加深入，复脉汤及其变化治疗很多病证，如治疗肝经病变而出现的中风、肝风、眩晕、头风、惊、痉厥等病证，而久病入络入血和奇经八脉病证方面则运用更加广范。

总之，在《指南》医案中体现的辨证理论特点为：治外感热病注重邪正斗争，扶正祛邪，邪去正安；治内伤杂病宜调阴阳失调，阴平阳秘，以平为期。

2. 治疗方法

叶氏认为"大凡经脉六腑之病，总以宣通为是"。盖经脉者，乃气血之通道也，气血流通，如环无端，内溉脏腑，外濡肌腠，以供生生不息之机。一旦气血凝滞，脉络受阻，脏腑经络失其所养，疾病即随之而起。故《内经》即发"疏其血气，令其条达"之论。六腑者，传化物而不藏，以通为顺，是以经脉六腑之病，宣通乃为第一要义。又云"六气客邪,可通可泄",举凡外邪侵袭,情志失调,饮食失节等犯扰人体,必致阴阳失调,脏腑功能紊乱,而诸病蜂起。正如魏念庭所云"脏腑有实邪积聚,则血脉所有之隧道,气行血走之营卫,津注液输之支系,皆凝滞格阻而为患矣"。

总之,叶氏认为百病之生,皆因郁滞,认为欲使机体保持安和,首先要使脏腑气血维持通畅,对杂病的论治突出一个"通"字,常能因循利导,邪实者,疏而导之,令其通达;不足者,补而行之,复其通畅。务使祛邪而不伤正,养正而不腻滞,旨在通血脉、宣邪气,以达到安五脏的目的。

3. 通法运用

在《指南》的医案中,从阴阳平衡来看,治疗的病症都与宣通的方法联系在一起。例如:

(1)宣肺通痹法:主要治疗温邪夹风或夹湿致风热内郁或湿热内阻而成风温、温热、暑、湿、燥、咳嗽、肺痹、肺痿等疾。

(2)通阳泄浊法:主要治疗寒湿、阴浊等阴邪膹逆,阳气受蔽,不得舒展而致胸痹、肿、胀、呕吐、泄泻、痢、痹、痉厥、胃痛等疾。

(3)通阳化饮法:主要治疗饮邪、痰浊所致阴浊蓄积、留于胸脘及三焦等疾,叶氏参研仲景治疗痰饮"当以温药和之",而"先予通阳撤饮",对支饮咳逆,悬饮酸痛,以小半夏加茯苓汤为基础,加桂枝、杏仁、柏子仁、花椒等辛通阳气,降逆驱饮。若胸中清阳少旋,痰饮日多者,仿仲景治胸痹之法,用瓜蒌薤白半夏汤合小半夏加茯苓汤,且加桂枝以通阳逐饮治痹。

(4)通胃泄肝法:主要治疗肝气乘胃之证。盖胃为阳腑,主纳以通降为顺,肝主疏泄,性喜条达。叶氏认为恼怒不息,情志忧郁均能使肝气拂郁,疏泄失司,横侮胃土,其云"肝为起病之源,胃为传病之所","风木过动,必犯中宫"。

(5)通补阳明法:主要治疗胃阴虚证。东垣详于治脾而略于治胃,而叶氏通补阳明之"通"非辛开苦降之谓,亦非承气汤苦寒下夺,实指能顺达胃气,补而不腻的治胃虚诸法,实开治胃虚一大法门。如"凡遇察质木火之体,患燥热之证,或病后热伤肺胃津液,以致虚痞不食,舌绛咽干,烦渴不寐,肌燥熇热,便不通爽"等胃阴亏虚之证,每以甘平或甘凉濡润以养之，务使津液来复，使胃气下行，药如麦冬、白扁豆、玉竹、沙参、天花粉、石斛、火麻仁、粳米、蔗浆、梨汁。

（6）通补奇经法：主要治疗肝肾精血亏损证，元阴元阳无以资生，奇经八脉也潜相交损。叶氏认为肾以精血为基，藏元阴元阳，为先天之本，而"八脉隶乎肝肾"。盖冲、任、督脉皆起于胞中，与足少阴相通。带脉约束诸经于下焦。阳维、阳跷通足太阳。阴维、阴跷通足少阴。是以奇经八脉皆汇集于此而得荣养。其治法"议温通柔润剂，从下焦虚损主治"。

（7）宣通气血法：主要治疗月经病、积聚、郁、痹、胁痛等疾。治疗上他提出"宣通可以却病"，断不能乱用滋腻补血之品，"凝滞血药，乃病之对头也"，"投药仍以通法。苟非气血周行，焉能却除宿病"，若肝郁血癖而见两胁作胀或疼痛，小腹胀痛，及其他痛证，更应宣通。

（8）通腑利尿法：主要治疗淋浊、肿胀、湿等疾。徐之才云"通可去滞，通草、防己之属是也"即属此例。"膀胱者，州都之官，津液藏焉，气化则能出矣"。若太阳不开，膀胱失司，则聚水而成病，症见小便不通，腹满，跗肿，脉沉。治宜洁净腑以利水，常用四苓、椒目、海金沙、防己、大腹皮、厚朴之类。

（9）络虚通补法：主要治疗痿证、脱肛、不寐、崩漏、产后等疾。络虚通补法属叶天士首创，并提出"大凡络虚，通补最宜"之说。络虚通补法常用于络病日久，营卫失常，络脉失于濡养，脏腑组织失于渗灌的病证。常用药如益气之人参，温阳之鹿茸，滋阴之麦冬，养血之阿胶。血肉有情之品通灵含秀，可填补络气，亦是叶天士络虚通补的治疗常用药。如鹿角胶、紫河车、猪羊脊髓、牛胫骨髓等。

（10）辛润通络法：辛润通络法主要治疗病久入络、郁怒伤络而致胁痛、癥瘕、积聚、胀满等病。辛润通络法是叶天士在《金匮要略》旋覆花汤启发下创立发展而来。旋覆花汤原为仲景治疗肝络凝瘀之要方。方中旋覆花为君，功能下气消痰、活血化瘀，《本草从新》谓能"下气行水，通血脉"。新绛为臣，活血行瘀，《本草从新》云："色赤入营，气温行滞，味酸走肝，而咸走血，入厥阴血分，能行血止血。"青葱管为佐使药，其辛温而散，络中无处不到。叶天士在此基础上加入当归须、桃仁、泽兰、柏子仁等药物。诸药合用，味辛而性润，味辛可辛香走窜，行气化瘀通络；性润能养血补肝润燥，既通络也不伤阴血。正如叶天士所言"络以辛为泄"，"酸苦甘腻不能入络"。

此外，尚有宣肺通痹、通涩互施、通导积滞、通络活血、虫蚁通络、通导积滞，以及通补下焦等。

故叶氏在临证择方选药上，善用仲景方，并扩大其用途，如桂枝汤、半夏泻心汤、甘麦大枣汤等，倡导理阳气当推建中，顾阴液须投复脉，善用虫蚁之品，特别讲究奇经八脉的用药，很多为其独创，值得后学者运用和研究。

此外，叶氏还赞许药食同源。他认为治病可用食，则尽量不用药。在案中，有96案涉及食疗。涉及的食物有谷类9种，果品类8种，动物类12种，蔬菜类7种，水产类7种等。在用法上，叶氏或以食物类取汤代水煎药，或以酒醴浸药，或制方配药，或作粘合剂之用。

三、学习要点

从《黄帝内经》《难经》《伤寒杂病论》《本草纲目》到《指南》这本医案，作为不同时代，不同专业学术水平领域里，具有里程碑式的著名代表作，都为后世留下了具有经典价值的遗产。

（一）学习全书的特色

1. 总体特色

叶天士在医案中系统阐述了温病学说的理论和用药经验，反映了以下几个特色：

（1）继承性：如辛凉解表，继承刘河间的《宣明论》；温邪上受，继承吴又可的《温疫论》；逆传心包，继承盛启东的《医经秘旨》等等，反映了温病学说是在继承前人成就的基础上日积月累发展起来的。它是对《伤寒论》的传承和发展，是外感热病的理论不断完善和发展的结果。

（2）创新性：卫气营血辨证，为叶氏所独创，大体上反映了温病的发展规律，有效地指导辨证施治。在证治内容上，叶天士更注重病变过程中体现轻、透、急、救的特点。同时，在外邪由表入里以后，在证治上与阳明和少阳病变不同，表现在气分流连、邪留三焦和湿热积滞而致里结的不同证治上用药特色。显示其邪热入里后，如何逐邪是关键。

（3）总结性：叶天士的外感热病医案大部分是经验的总结，如察舌、验齿，都是发前人所未发，开诊断学之先河。自此之后，察舌才成为中医诊断的常规。

（4）灵活性：卫气营血辨证，重点是在识别邪气之浅深，作为施治之准则。但温病所包病种甚广，实际上不是这样一步深入一步的，如《指南·温热门》第一案某案，开手就用清气之药。温病用药也是这样，阐明了辛凉、辛寒、苦泄、苦寒、甘寒和咸寒的临床用药方法及其使用范围。

2. 个案特色

个案剖析：书中大多数医案言辞简略，但若能综其同类而精审辨析之，便不难对叶氏之于具体病症的辨证立法、制方选药规律有一个总体的把握。故学习、剖析、归纳、总结个案，通过对其个案的剖析，有助于掌握其辨证用药的意趣和奥秘。例如"喘门"朱案中称"喘症之因，在肺为实，在肾为虚"，就是对喘证病机的高度概括。又如"温热门"施案称"此口鼻吸入温邪，先干于肺……"，谢案称"温邪上受，内入乎肺"，被认为是温热病病因及其传变途径的创新性的论断。

（二）学习全书的深度和广度

全书医案内容中论述之广和深，这是后来名家医案所不及，这是当代临床医师，尤其是专科临床医师值得思考的。如：如何变通化裁经方，使之能有效解决疑难复杂的临床疾病。叶氏不仅遵仲景辨证用方，而且在此基础上创造性地提出了一系列新学说、新理论。诸如：

在伏寒化温的基础上，倡立新感温病学说，提出温邪上受；

在健脾升阳的基础上，倡立养胃阴学说，提出甘寒柔润；

在将息失宜，水不制火的基础上，倡立阳化内风学说，提出填精补虚；

在上中下俱损的基础上，倡立理虚学说，提出建立中气；

在经络分治，初病在气，久病入络入血的基础上，倡立络病学说，提出辛润通络、虫蚁搜剔；

在下元衰惫八脉交损的基础上，倡立奇经八脉学说，提出通补摄养八脉。

而医案中涉及的病种涵盖了内、外、妇、儿、伤、五官、感染等科，内容广泛，涉及专业知识很深。以内科为例，总结如下。

呼吸系统：咳嗽、哮、痰；

消化系统：脾胃、木乘土、泄泻、疸、不食；

心血管系统：虚劳、脱、喘、心痛；

肾脏系统：肿胀、淋浊；

血液系统：虚劳、衄、吐血；

内分泌及代谢疾病：三消；

风湿性疾病：痹、诸痛、肩臂背痛；

神经系统：不寐、痉厥、癫、痫；

传染性疾病：疫、湿、瘟、痧、疹、瘰、疟。

（三）学习勤求古训，博采众方

1. 勤求古训，创立新说

叶氏重视对前人学术经验的继承与吸收，他论温病，充分吸收了刘河间辛温解表等经验，对吴又可的邪自口鼻而入说、盛启东的热入心包说、喻嘉言的三焦分治等论，都能兼收并蓄，择善而从。叶氏治虚劳，既遵从《难经》有关"五损"的理论和《金匮要略》"脉大为劳，脉极虚亦为劳"的观点，也对宋人张杲"元无所归则热灼"等观点大加赞同，多处引用。在治疗中风、脾胃病等医案中，叶氏对刘河间、缪仲淳、李东垣等前辈医家学术经验的汲取和发展，都有具体的展现。叶氏师古而不泥古，既善于从前人的理论和经验中汲取精华，又善于结合具体的临床实践、创新发展。

2. 博采众方，别开法门

叶氏对张仲景的经方体会最深，应用最广。《指南》中应用桂枝汤治疗虚人外感、病后复感寒邪、劳倦复感温邪、阳伤饮结的咳嗽以及疟、泻、喘、痞、胃脘痛、腹痛、胁痛、身痛的医案达30余则，化裁引用复脉汤的案例也有40余则。对前代其他著名医方，《指南》也多有采集，广泛应用。千金苇茎汤出自唐代名医孙思邈的《备急千金要方》，本为治疗肺痈而设，叶氏不仅用其治疗肺痈病，还广泛运于治疗咳嗽、吐血、肺萎、肺痹、哮喘、风温、温热、暑证、痰证等。叶氏不仅善用古方，更善于创制新方。据统计，清代名医吴鞠通《温病条辨》一书共用方剂198首，除采用仲景方36首外，下余162首中，引用或取法于《指南》者达 102 首之多，其中与书中所述的主要症状、方药使用完全相同者占 70% 以上。这充分反映了叶氏创制的新方具有很高的临床价值，受到了后世医家的推崇，对后世医学的发展产生了较大的影响。

沈庆法
2019 年 2 月

本书点评参用 1959 年 2 月由上海科技出版社出版的《临证指南医案》，由叶天士著，徐灵胎评。该本据道光甲辰经钽堂刻本校印，去除了原附"种福堂公选温热论，医案及良方"。徐灵胎为当时名医，他对该书作了详细批评，精密严格，纯出善意，可让读者得到心领神会的启示，有助于临床应用和研究，以加强疗效，造福后来者。

李序 ◉

　　夫事之最切于日用者莫如医。故自轩岐道兴，而《灵》《素》以下，代有名人，历有著述。卢扁以后，如仲景所著《伤寒》《金匮》，直启灵兰之秘，泄玉版之文。至若河间、东垣、丹溪，亦迥出凡流，合仲景称为四大名家。伤寒暨杂证之治疗，法云备矣，世咸宗之。但仲景之书，辞义古奥，虽经诸名家之注疏，亦未能尽晰其理。近代以来，薛立斋、张景岳、喻嘉言等，皆本之《灵》《素》，或作或述，其于诸证，皆有发明。迨柯韵伯所注《伤寒》，能独开生面，惜其书尚未广行于世。其他则间有心悟阐扬，亦不能无偏执之弊矣。我皇上仁育为怀，命太医院考核前贤精义，汇辑《金鉴录》一书，颁行海内，集诸贤之大成，开后人之心法，寿世福民，孰有善于此哉！夫医者意也，方者法也。神明其意于法之中，则存乎其人也。父子不相授受，师弟不能使巧也。吴阊叶君天士，禀赋灵明，造诣深邃，其于轩岐之学，错综融贯，处方调剂，立起沉疴，故名播南北。所遗医案与方，脍炙人口。华君岫云，婆心济世，辑而成帙，别类分门，将付剞劂，而请序于余。余翻阅再过，实足以启迪后人，使好学深思者，触类引申，未必非济世之一助。至进而求其所以然，彼《灵》《素》诸书具在，而心领神会，则又存乎其人也云尔。

乾隆二十九年岁次甲申秋七月既望吴江李治运题于太薇清署

嵇序 ◉

医之为道微矣。七情六气之感，病非一端；温凉寒热之性，药非一类。非天资高妙者，不可以学医；非博极群书者，亦不足以语医也。今之医者，或记丑而不精于审脉，或审脉而不善于处方，或泥古而不化，或师心而自用，或临证不多，或狃于偏见，不能已疾而转以益疾，又乌可以言医哉！吴门叶天士先生，天分绝人，于书无所不读，终身不能忘。其视脉也，不待病者相告语，而推述病源。有病者思而后得之者，不啻日周旋于病者之侧，而同其寝兴饮食，熟其喜怒惊悲也。盖以其意深识病者之意，而又神明乎古人处方之精意，而直以意断之。故其处方也，一二味不为少，十余味不为多，习见不妨从同，独用不嫌立异，轻重系于杪忽之间，而其效在乎呼吸。及数十年之后，投之所向，无不如意，迎刃而解，涣然冰释。先生之名益高，从游者日益众，而先生固无日不读书也。尝记余乡人有患痼疾者，间诣先生所，为处方授之曰："服此百剂，终身不复发矣"。其人归，服至八十剂，盖已霍然者月余矣，乃止不服。逾年，病复发，复诣先生所。先生曰："是吾令服某方百剂者，何乃如是？"其人以实告。令再服四十剂，即永不发矣。卒如言。其神妙若是。是岂俗手之意为增损者可同年而语哉！今所存医方若干卷，皆门弟子所录存者。学者能读其书以通其意，则善矣。

乾隆丙戌嘉平锡山拙修嵇璜书于绚秋书屋

李序 | ◉

吾吴叶天士先生，以岐黄妙术，擅名于时者五十余年。凡一时得奇疾而医药罔效者，先生一诊视而洞悉源委，投以片剂，沉疴立起，远近之向风慕义者无间言。余旧居胥江，与叶氏世属通家，其门墙桃李，亦皆至戚旧交。心神其术，因录其方案成帙，藏之有年，方欲公诸天下。今锡山华君岫云为之分别门类，授之梓人。余喜君之与余有同心也，因任校雠编辑之役。书既成，君嘱余书其缘起。夫良医之功同良相，人所稔知也。然良医不能使其身寿同金石，而屡试其技于后人，亦势之无可如何者矣。今得同心者汇录其成案，而使后人有所取法观摩，其功顾不伟欤！使后有能者，得是编而神明变化之，则先生之遗泽流被于千百世而无穷，而先生不死矣。今因是书之成，爰书其大略如上。

乾隆岁次丙戌季秋李国华大瞻识

邵序 | ◉

天地之大德曰生，医者赞天地之生者也。上古三皇悯下民之夭札，乃垂卦象，以阴阳消长之机，辨气味，以审五行生克之理，著《灵》《素》，以立万世医学之原，大哉！至哉！非怀胞与之仁慈，禀天亶之圣智者，其孰能之？轩岐以后，亦代有明哲之士，穷理致知，阐扬斯旨。但理道渊深，其奥难窥，故虽悬壶之士如林，而洞垣之技罕觏。苟有能不盛盛虚虚而遗人夭殃者，则已幸矣。近代以来，古吴有世医天士叶君者，学本家传，道由心悟。吾乡与吴郡接壤，犹忆曩时，凡知交患证棘手，濒于危者，一经调剂，无不指下回春。其声誉之隆，不特江左一隅，抑且名标列省。惟是应策多门，刻无宁晷，未遑有所著述，以诏后世，人皆为之惋惜。近有岫云华君，购其日诊方案，欲付之梓，以公诸世，请序于余。余虽习医有年，愧未能深知医理。然观其论证则援引群书之精义，拟法则选集列古之良方，始知先生一生嗜古攻研，蕴蓄于胸中者，咸于临证时吐露毫端，此即随证发明之著作也。其于阴阳、虚实、标本、格致之功，实足以上绍轩岐，下开来哲。以此行世，凡医林之士见之，自必勤求古训，博采众方，迨将日造乎高明，庶不致临证有望洋之叹，则此帙实济世之慈航也，故为之序。

乾隆丙戌仲秋锡山邵新甫题

华序 | ◉

古人有三不朽之事，为立德、立功、立言也。盖名虽为三，而理实一贯。要之，惟求有济于民生而已。夫有济于民生，则人之所重，莫大乎生死。可以拯人之生死，虽韦布之士，亦力能为者，则莫若乎医。故良医处世，不矜名，不计利，此其立德也。挽回造化，立起沉疴，此其立功也。阐发蕴奥，聿著方书，此其立言也。一艺而三善咸备，医道之有关于世，岂不重且大耶！故上古圣帝辨析阴阳，审尝气味，创著《内经》，垂不朽之仁慈，开生民之寿域。其大《易》《本草》《灵》《素》诸书，炳若日星，为万世不磨之典。厥后亦代有名贤，穷究其理，各有著述，开示后人，以冀其跻仁寿。无如后世习是业者，其立志存心，却有天理、人欲之两徒。如范文正公虽不业医，而其所言"不为良相，即作良医"者，斯纯以利济为心者也。俗谚有云"秀才行医，如菜作齑"者，此浅视医道仅为衣食之计者也。夫以利济存心，则其学业必能日造乎高明；若仅为衣食计，则其知识自必终囿于庸俗。此天理、人欲、公私之判也。故每阅近代方书，其中有精研义理，发前人未发之旨者固多；亦有徒务虚名之辈，辄称与贵显某某交游，疗治悉属险证，如何克期奏效，刊成医案，妄希行世。不知此皆临证偶尔幸功，乃于事后夸张虚语，欺诳后人，以沽名誉，则其书诞谩不足信也。噫！欲求遵嘉言喻氏遗法，临病先议证、后立方，其于未用药之前，所定方案，无一字虚伪者，乃能征信于后人。但执此以绳世，诚不易多得也。惟近见吴阊叶氏晚年日记医案，辞简理明，悟超象外。其审证则卓识绝伦，处方则简洁明净。案中评证，方中气味，于理吻合，能运古法而仍周以中规，化新奇而仍折以中矩。察其学识，盖先生固幼禀颖绝之才，众所素稔。然徒恃资敏，若不具沉潜力学，恐亦未易臻此神化也。惜其医案所得无多，不过二三年间之遗帙。每细心参玩，只觉灵机满纸。其于轩岐之学，一如程、朱之于孔、孟，深得夫道统之真传者。以此垂训后人，是即先生不朽之立言也。故亟付剞劂，以公诸世。至其一生之遗稿，自有倍蓰于此。个中义理，必更有不可思议者，自必存在诸及门处，什袭珍藏，尚未轻以示人也。然吾知卞氏之玉，丰城之剑，其精英瑞气，断不至于泯没，自必终显于世，只在先后之间耳。倘有见余是刻，能悉将先生遗稿，急续刻行世，此岂非医林中之大快事，抑亦病家之大幸事也！谅亦必有同志者，余将翘企而望之。因以为序。

　　　　　　　　乾隆三十一年岁次丙戌季冬锡山华岫云题

高序 | ◉

夫用药之道，譬若用兵。呼吸之间，死生攸系，固未易言也。是以军有纪律，方有法度，时有进退，事有成败。占风云之变，识草木之情，其机至神。又安可以小道视之哉！余不敏，窃慕范文正公之论，因师事吴门亮揆张先生。先生乃叶氏门墙桃李也，余因得窥叶派之一斑。观其议病疏方，动中窾綮。所谓游夏之徒不能赞一辞者也。拟印叶师之妙谛，以开后学之法门，其有待于他年乎！由是归而读书，不与尘事。里有华君岫云者，好古之士也。过而与语甚洽，遂出一编示余，乃叶师之方案也。问所从来，曰："积数十年抄集而成"。其苦心济世，为何如耶。噫！叶师之方案至妙者，不可胜数，而散佚居多，此其剩事耳。然零珠碎玉，岁久弥湮，秘而不传，将终失也。请授之梓，以惠当世。华君然之。余嘉其非业医者而有是志，于是乎书。

时乾隆丙戌季冬锡城高梅题于乡山书屋

【点评】全书首录序共6篇，大约为学医和行医是大事和善举，整理收集医案的重要性，叶天士行医造福广大民众，在其生前治好大量疑难杂症，为后来人称颂，均高度评价其优秀品德、高超医术、宝贵经验，应该努力做好传承、发扬。特别是以华岫云为首的后学者团队竭尽全力，努力把叶天士生前的医案收集整理，根据随师体会，进一步联系昔贤大家之经典和精深的论述，这样更能体会叶氏阐述之博大和精湛，经验之深奥和有效的运用价值。特别是华岫云评述叶氏如古之立德、立功、立言之不朽典范，造福后人，至今仍为吾辈学习，具有很深的现实意义。

凡例

——此案出自数年采辑，随见随录。证候错杂，若欲考一证，难于汇阅，余不揣固陋，稍分门类。但兼证甚多，如虚劳、咳嗽、吐血，本同一证，今各分门，是异而同也；即如咳嗽有虚实、标本、六气之别，今各为一门，是同而异也。如暑湿而兼疟痢，脾胃病而兼呕吐肿胀，凡若此者，不可胜数。欲求分晰，至当不易。余本不业医，且年已古稀，自谢不敏，专俟高明之辈，翻刻改正。

——一证之中有病源各异，如虚劳有阴虚、阳虚、阴阳两虚之不同，若再分门，恐有繁冗之叹。今将阴虚先列于前，继列阳虚，继阴阳两虚，使观者无错杂之憾。余门仿此。

——此案分门类时，已剔去十之二三。今一门之中，小异而大同者尚多，本应再为剔选，但细阅之，小异处却甚有深意，故不敢妄为去取。且如建中汤、麦门冬汤、复脉等汤，稍为加减，治证甚多。若再为删削，不足以见先生信手拈来，头头是道，其用方变化无穷之妙矣。

——每阅前人医案，治贫贱者少。盖医以济人为本，视贫富应同一体。故此案不载称呼，仅刻一姓与年岁。如原案已失记者，则以一某字代之。至于妇女之病，年高者但将一妪字，中年者以一氏字，年少用一女字别之。然有本系妇女，而案中未经注明者甚多，不敢臆度，强为分别。

——医道在乎识证、立法、用方。此为三大关键，一有草率，不堪为司命。往往有证既识矣，却立不出好法者；或法既立矣，却用不出至当不易好方者，此谓学业不全。然三者之中，识证尤为紧要。若法与方，只在平日看书多记，如学者记诵之功。至于识证，须多参古圣先贤之精义，由博反约，临证方能有卓然定见。若识证不明，开口动手便错矣。今观此案，其识证如若洞垣，所用法与方，皆宗前贤，而参以己意，稍为加减之。故案中有并非杜撰之句。余愿业医者，于识证尤当究心，如儒家参悟性理之功，则临证自有把握，然后取此法与方用之，必有左右逢源之妙矣。倘阅是书者，但摭拾其辞句，抄袭其方药，借此行道，为觅利之计，则与余刻是书之一片诚心大相悖矣。幸后之览者，扪心自问，切勿堕落此坑堑。

近日此辈甚多，并有只学其瑕而尽弃其瑜者。

——此案须知看法。就一门而论，当察其病情、病状、脉象各异处，则知病名虽同而源不同矣。此案用何法，彼案另用何法；此法用何方，彼法另用何方，从其错综变化处，细心参玩。更将方中君、臣、佐、使之药，合病源上细细体贴，其古方加减一二味处，尤宜理会。其辨证立法处，用标记志出，则了如指掌矣。切勿草率看过，若但得其皮毛而不得其神髓，终无益也。然看此案，须文理清通之士，具虚心活泼灵机，曾将《灵》《素》及前贤诸书，参究过一番者，方能领会此中意趣。吾知数人之中，仅有一二知音，潜心默契。若初学质鲁之人，未能躐等而进，恐徒费心神耳。

——此案惟缺火症一门。盖火有七情、六气、五志之不同，证候不一，难于汇辑，故竟不分门。至于伤寒，惟太阳初感风寒为甚少，寒既化热之后，种种传变之证，散见诸门者颇多。观者自能会意，勿谓先生长于治杂症，短于治伤寒。观其用仲景诸方，活泼泼地，即可以知其治伤寒之妙矣。

伤寒为万病之首，其六经现症不得混入诸门。独缺此一症，想此老不长于伤寒，故无独开生面之一方也。

——案中治法，如作文之有平浓奇淡，诸法悉备。其用药有极轻清、极平淡者，取效更捷。或疑此法仅可治南方柔弱之质，不能治北方刚劲之体，余谓不然。苟能会悟其理，则药味分量，或可权衡轻重；至于治法，则不可移易。盖先生立法之所在，即理之所在，不遵其法，则治不循理矣。南北之人，强弱虽殊，感病之由则一也。其补泻温凉，岂可废绳墨而出范围之外乎？况姑苏商旅云集，案中岂乏北省之人哉！不必因其轻淡而疑之。或又曰：案虽佳，但未知当时悉能效否。余曰：万事不外乎理，今案中评证，方中议药，咸合于理，据理设施，自必有当。至于效与不效，安得人人而考核之哉。

——案中有未经载明，难于稽考处，如药味份量、炮制、丸方、煎方相混，与所服剂数多寡。若平补之方，竟有连服百剂者；更有一人联用几方者。其间相隔日月远近，并四季时令，俱未注明。惜皆无考，全在观者以意会之可也。

——每门之后，附论一篇者，因治法头绪颇繁，故挈其纲领，稍为叙述之，以使后人观览。又恐业医之辈，文才有浅深，遂约同志，措辞不必高古，观者幸勿因其俚鄙而忽之。

——案中所用丹丸，有一时不能猝办者，如紫雪丹、至宝丹、鳖甲煎丸、玉壶丸等类，若有丰裕好善之家，依方虔诚合就，售与病人，既可积德，亦不至于亏本。

——此案之刻，不过一脔之味耳，本欲再为购求，广刻行世，奈无觅处。倘同志之士，有所珍藏，亦愿公诸于世者，恭俟再商续刻。然此案虽非全璧，实具种种良法，已足启发愚蒙，嘉惠来兹。学者苟能默契其旨，大可砭时医庸俗、肤浅、呆板、偏执、好奇、孟浪、胆怯诸弊，其于医学有功不小。

——凡治诸证，俱有初、中、末三法。如伤寒初起，邪在太阳，则用麻黄、桂枝、青龙等汤；疟证初起，则用小柴胡加减；痢证初起，先用胃苓汤加减；目疾初起，则用柴、薄、荆、防以升散之，此皆初治之大略也。今就所辑之案，大凡治中治末者十居七八，初治者不过十之一二。其故何欤？盖缘先生当年名重一时，延请非易，故病家初起，必先请他医诊视，迨至罔效，始再请先生耳，故初治之案甚少。观是书者，其中先后浅深，层次不可紊乱，须细心审察而行之。

华岫云识

中风

肝肾虚内风动

钱　偏枯在左，血虚不营筋骨，内风袭络，脉左缓大。

制首乌四两，烘　枸杞子去蒂，二两　归身二两，用独枝者，去梢　淮牛膝二两，蒸　明天麻二两，面煨　三角胡麻二两，打碎，水洗十次，烘　黄甘菊三两，水煎汁　川石斛四两，水煎汁　小黑豆皮四两，煎汁

用三汁膏加蜜，丸极细。早服四钱，滚水送。

陈四七　肝血肾液内枯，阳扰风旋乘窍，大忌风药寒凉。

炒杞子　桂圆肉　炒菊花　炙黑甘草　黄芪去心　牡蛎

金　失血有年，阴气久伤，复遭忧悲悒郁，阳挟内风大冒，血舍自空，气乘于左。口㖞肢麻，舌喑无声，足痿不耐行走。明明肝肾虚馁，阴气不主上承。重培其下，冀得风息。议以河间法。

熟地四两　牛膝一两半　萸肉二两　远志一两半，炒黑　杞子二两　菊花二两，炒　五味一两半　川斛二两，四钱　茯神二两　淡苁蓉干一两二钱

加蜜丸，服四钱。

液虚风动

沈四九　脉细而数，细为脏阴之亏，数为营液之耗。上年夏秋病伤，更因冬暖失藏，入春地气升，肝木风动，遂令右肢偏痿，舌本络强言謇，都因根蒂有亏之症。庸俗泄气降痰，发散攻风，再劫真阴，渐渐神愦如寐。倘加昏厥，将何疗治？议用仲景复脉法。

复脉汤去姜、桂。

又，操持经营，神耗精损，遂令阴不上朝，内风动跃，为痱中之象。治痰攻劫温补，阴愈损伤，枯槁日甚，幸以育阴息风小安。今夏热

益加发泄，真气更虚。日饵生津益气勿怠，大暑不加变动，再商调理。固本丸去熟地，加五味。

天冬　生地　人参　麦冬　五味

金六九　初起神呆遗溺，老人厥中显然。数月来夜不得寐，是阳气不交于阴。勿谓痰火，专以攻消。乃下虚不纳，议与潜阳。

龟腹甲心　熟地炭　干苁蓉　天冬　生虎胫骨　淮牛膝　炒杞子
黄柏

阳升热蒸液亏

卢　嗔怒动阳，恰值春木司升，厥阴内风乘阳明脉络之虚，上凌咽喉，环绕耳后清空之地，升腾太过，脂液无以营养四末，而指节为之麻木。是皆痹中根萌，所谓下虚上实，多致巅顶之疾。夫情志变蒸之热，阅方书无芩连苦降、羌防辛散之理。肝为刚脏，非柔润不能调和也。

鲜生地　元参心　桑叶　丹皮　羚羊角　连翘心
又，生地　阿胶　牡蛎　川斛　知母

阴中阳虚

汪五三　左肢麻木，膝盖中牵纵，忽如针刺。中年后精血内虚，虚风自动，乃阴中之阳损伤。

淡苁蓉干二两　枸杞三两　归身二两　生虎骨二两　沙苑二两　巴戟天二两
明天麻二两　桑寄生四两

精羊肉胶、阿胶丸，早服四钱。交冬加减，用人参丸服。

阴阳并虚

钱五八　用力努挣，精从溺管沥出，已经两耳失聪。肾窍失司，显然虚象。凡肾液虚耗，肝风鸱张，身肢麻木，内风暗袭，多有痹中之累。滋液息风，温柔药涵养肝肾。《经》言肝为刚脏，而肾脏恶燥，若攻风劫痰，舍本求末矣。

熟地　枸杞　苁蓉　石菖蒲　当归　沙苑　巴戟　远志

张_{四九}　中风以后，肢麻言謇，足不能行。是肝肾精血残惫，虚风动络。下寒，二便艰阻。凡肾虚忌燥，以辛润温药。

苁蓉　枸杞　当归　柏子仁　牛膝　巴戟　川斛　小茴

陈_{五九}　中络，舌喑不言，痛自足起渐上，麻木酸胀，已属痼疾。参苓益气，兼养血络，仅堪保久。

人参　茯苓　白术　枸杞　当归　白芍　天麻　桑叶

阳虚卫疏

周　大寒土旺节候，中年劳倦，阳气不藏，内风动越，令人麻痹。肉瞤心悸，汗泄烦躁，乃里虚欲暴中之象。议用封固护阳为主，无暇论及痰饮他歧。

人参　黄芪　附子　熟术

胃虚表疏

某　阳明脉络空虚，内风暗动，右肩胛及指麻木。
玉屏风散加当归、天麻、童桑。

卫虚络痹

俞_氏　寡居一十四载，独阴无阳。平昔操持，有劳无逸。当夏四月。阳气大泄主令，忽然右肢麻木，如堕不举，汗出麻冷，心中卒痛，而呵欠不已，大便不通。诊脉小弱，岂是外感？病象似乎痱中，其因在乎意伤忧愁则肢废也。攻风劫痰之治，非其所宜。大旨以固卫阳为主，而宣通脉络佐之。

桂枝　附子　生黄芪　炒远志　片姜黄　羌活

气虚

唐_{六六}　男子右属气虚，麻木一年，入春口眼歪斜，乃虚风内动。

老年力衰，当时令之发泄，忌投风药，宜以固卫益气。

人参 黄芪 白术 炙草 广皮 归身 天麻 煨姜 南枣

凡中风症，有肢体缓纵不收者，皆属阳明气虚。当用人参为首药，而附子、黄芪、炙草之类佐之。若短缩牵挛，则以逐邪为急。

风阳燥热

胡五六　阳明脉络已空，厥阴阳气易逆。风胜为肿，热久为燥。面热，喉舌干涸，心中填塞。无非阳化内风，胃受冲侮，不饥不纳矣。有年久延，颇虑痱中。

羚羊角 连翘 丹皮 黑山栀 青菊叶 元参 花粉 天麻

胃虚阳升

张五七　痱中经年，眩晕汗出。阳气有升无降，内风无时不动。此竟夜不寐，属卫阳不肯交于营阴矣。沉痼之症，循理按法尚难速效，纷纷乱药，焉望向安？议用固阳明一法。

桂枝木 生黄芪 川熟附 炒远志 龙骨 牡蛎 姜 枣

刘七三　神伤思虑则肉脱，意伤忧愁则肢废，皆痿象也。缘高年阳明脉虚，加以愁烦，则厥阴风动，木横土衰。培中可效，若穷治风痰，便是劫烁则谬。

黄芪 於术 桑寄生 天麻 白蒺藜 当归 枸杞 菊花汁
加蜜丸。

肝胃同治

包　老年隆冬暴中，乃阴阳失交本病。脉左大右濡，内风掀越，中阳已虚。第五日已更衣，神惫欲寐。宗王先生议。阳明厥阴主治法以候裁。

人参 茯苓 白蒺藜 炒半夏 炒杞子 甘菊

某　阳明虚，内风动，右肢麻痹，痰多眩晕。

天麻　钩藤　半夏　茯苓　广皮

胞络热邪阻窍

沈　风中廉泉，舌肿喉痹，麻木厥昏。内风亦令阻窍，上则语言难出，下则二便皆不通调。考古人吕元膺，每用芳香宣窍解毒，勿令壅塞致危也。

至宝丹四丸，匀四服。

葛三八　年未四旬，肌肉充盈。中病二年，犹然舌强言謇，舌厚边紫，而纳食便溺仍好。乃心胞络间久积之热弥漫，以致机窍不灵。平昔酒肉助热动风为病，病成反聚于清空之络。医药之治痰治火，直走肠胃，是以久进多投无效。

至宝丹。

风湿中脾络

程　脉濡无热，厥后右肢偏痿，口㖞舌歪，声音不出。此阴风湿晦，中于脾络，加以寒滞汤药，蔽其清阳，致清气无由展舒。法宗古人星附六君子汤益气，仍能攻风祛痰。若曰风中廉泉，乃任脉为病，与太阴脾络有间矣。

人参　茯苓　新会皮　香附汁　南星_{姜汁炒}　竹节白附子_{姜汁炒}

艾灸络热

吕五九　阳邪袭经络而为偏瘫，血中必热，艾灸反助络热，病剧废食。清凉固是正治，然须柔剂，不致伤血，且有息风功能。

犀角　羚角　生地　元参　连翘　橘红　胆星　石菖蒲

脱

杨　中后不复，交至节四日，寒战汗泄，遂神昏不醒。是阴阳失于交恋，真气欲绝，有暴脱之虑。拟进回阳摄阴法。

人参　干姜　淡附子　五味　猪胆汁

又，人参三钱　附子三钱

又，人参　附子　五味　龙骨　牡蛎

肾阴虚肝风动

龚五七　厥症，脉虚数，病在左躯。肾虚液少，肝风内动，为病偏枯，非外来之邪。

制首乌　生地　杞子　茯神　明天麻　菊花　川斛

徐四一　水亏风动，舌强肢麻，中络之象。当通补下焦，复以清上。

熟地　淡苁蓉　杞子　牛膝　五味　远志　羚羊角　茯苓　麦冬菖蒲

蜜丸。

丁　大寒节，真气少藏，阳挟内风旋动，以致痹中。舌边赤，中有苔滞。忌投攻风劫痰。益肾凉肝，治本为法。

生地　元参　麦冬　川斛　远志　石菖蒲　蔗浆

曾五二　脉弦动，眩晕耳聋，行走气促无力，肛痔下垂。此未老欲衰，肾阴弱，收纳无权，肝阳炽。虚风蒙窍，乃上实下虚之象。质厚填阴，甘味息风，节劳戒饮，可免仆中。

虎潜去锁阳、知母，加大肉苁蓉，炼蜜丸。

张　脉细小带弦，冬季藏纳少固，遂至痹中。百余日来，诸患稍和。惟语言欲出忽謇，多言似少相续。此皆肾脉不营舌络，以致机窍少宣，乃虚象也。早用地黄饮子煎法以治下，晚用星附六君子以益虚宣窍。

某姬　今年风木司天，春夏阳升之候，兼因平昔怒劳忧思，以致五志气火交并于上，肝胆内风鼓动盘旋，上盛则下虚，故足膝无力。肝木内风壮火，乘袭胃土，胃主肌肉，脉络应肢，绕出环口，故唇舌麻木，肢节如痿，固为中厥之萌。观河间内火召风之论，都以苦降辛泄，少佐微酸，最合经旨。折其上腾之威，使清空诸窍毋使浊痰壮火蒙蔽，乃暂药权衡也。至于颐养工夫，寒暄保摄，尤当加意于药饵之先。

上午服：

金石斛三钱　化橘红五分　白蒺藜二钱　真北秦皮一钱　草决明二钱　冬桑叶一钱　嫩钩藤一钱　生白芍一钱

又，前议苦辛酸降一法，肝风胃阳已折其上引之威，是诸症亦觉小愈。虽曰治标，正合岁气节候而设。思夏至一阴来复，高年本病，预宜持护。自来中厥，最防于暴寒骤加，致身中阴阳两不接续耳。议得摄纳肝肾真气，补益下虚本病。

九制熟地先用水煮半日，徐加醇酒，砂仁再煮一日，晒干，再蒸，如法九次，干者炒存性，八两　肉苁蓉用大而黑色者，去甲切片，盛竹篮内，放长流水中浸七日，晒干，以极淡为度，四两　生虎膝骨另捣碎研，二两　淮牛膝盐水蒸，三两　制首乌四两，烘　川萆薢盐水炒，二两　川石斛八两，熬膏　赤白茯苓四两　柏子霜二两

上药照方制末，另用小黑稆豆皮八两，煎浓汁法丸，每早百滚水服三钱。

议晚上用健中运痰，兼制亢阳。火动风生，从外台茯苓饮意。

人参二两　熟半夏二两　茯苓四两，生　广皮肉二两　川连姜汁炒，一两　枳实麸炒，二两　明天麻二两，煨　钩藤三两　白蒺藜鸡子黄拌煮，洗净，炒去刺，三两　地栗粉二两

上末用竹沥一杯，姜汁十匙法丸，食远开水服三钱。

又，近交秋令，燥气加临，先伤于上，是为肺燥之咳。然下焦久虚，厥阴绕咽，少阴循喉，往常口燥舌糜，是下虚阴火泛越。先治时病燥气化火，暂以清润上焦，其本病再议。

白扁豆勿研，三钱　玉竹三钱　白沙参二钱　麦冬去心，三钱　甜杏仁去皮尖，勿研，二钱　象贝母去心，勿研，二钱　冬桑叶一钱　卷心竹叶一钱

洗白糯米七合清汤煎。

又，暂服煎方：

北沙参三钱　生白扁豆二钱　麦冬三钱　干百合一钱半　白茯神一钱半　甜杏仁去皮尖，一钱半

又，痰火上实，清窍为蒙。于暮夜兼进清上方法。

麦冬八两　天冬四两　苡米八两　柿霜四两　长条白沙参八两　生白扁豆皮八两　甜梨汁二觚　甘蔗浆二斤

水熬膏，真柿霜收。每服五钱，开水送下。

又，夏热秋燥，阳津阴液更伤。口齿咽喉受病，都属阴火上乘，气热失降使然，进手太阴清燥甘凉方法甚安。其深秋初冬调理，大旨以清上实下，则风息液润，不致中厥，至冬至一阳初复再议。

燕窝菜_{洗净另熬膏，一斤} 甜梨_{去皮核，绢袋绞汁，熬膏二十个} 人参_{另熬收，三两} 九制熟地_{水煮，四两} 天冬_{去心，蒸，二两} 麦冬_{去心，四两} 黄芪皮_{生用，四两} 炙黑甘草_{二两} 五味_{二两，蒸} 云茯神_{三两，蒸}

又，左关尺脉独得动数，多语则舌音不清，麻木偏着右肢，心中热炽，难以鸣状。此阳明脉中空乏，而厥阴之阳挟内风以纠扰，真气不主藏聚，则下无力以行动，虚假之热上泛，为喉燥多咳，即下虚者上必实意。冬至后早服方，从丹溪虎潜法。

九制熟地_{照前法制，八两} 肉苁蓉_{照前制，四两} 天冬_{去心，蒸烘，四两} 当归_{炒焦，二两} 生白芍_{三两} 川斛_{熬膏，八两} 黄柏_{盐水炒，二两} 淮牛膝_{盐水蒸，三两}

上为末，另用虎骨胶三两，溶入蜜捣丸。服五钱，滚水送。

又，太太诸恙向安，今春三月，阳气正升，肝木主乎气候。肝为风脏，风亦属阳，卦变为巽，两阳相合，其势方张，内风挟阳动旋，脂液暗耗，而麻痹不已。独甚于四肢者，风淫末疾之谓也。经云：风淫于内，治以甘寒。夫痰壅无形之火，火灼有形之痰。甘寒生津，痰火风兼治矣。

天冬_{四两} 麦冬_{八两} 长白沙参_{八两} 明天麻_{四两，煨} 白蒺藜_{照前制，四两} 甜梨汁_{一斤} 芦根汁_{流水者可用，八两} 青蔗浆_{一斤} 鲜竹沥_{八两} 柿霜_{四两}

先将二冬、沙参、天麻、白蒺藜加泉水煎汁滤过，配入四汁，同熬成膏，后加柿霜收。每日下午食远服五钱，百滚水调服。

又，下虚上实，君相火亢，水涸液亏，多有暴怒跌仆之虞。此方滋液救焚，使补力直行下焦，不助上热。议铁瓮申先生琼玉膏方。

鲜生地水洗净，捣自然汁二斤，绵纸滤清，随和入生白沙蜜一斤。另置一铅罐或圆铅球。盛前药，封坚固。用铁锅满盛清水，中做井字木架，放罐在上，桑柴火煮三昼夜，频添水，不可住火。至三日后，连器浸冷水中，一日顷取出，入后项药。

人参_{蒸，烘，研细末，六两} 白茯苓_{蒸，研粉，十六两} 真秋石_{银罐内煅，候冷，研，一两}

三味拌入前膏，如干豆沙样，收贮小口瓷瓶内，扎好勿令泄气。每早百滚水调服五六钱。

又，立冬后三日，诊得左脉小弦动数，右手和平略虚。问得春夏平安，交秋后有头晕，左目流泪，足痿无力，不能行走，舌生红刺，微咳有痰。此皆今年天气大热已久，热则真气泄越，虚则内风再旋。《经》言痿生大热，热耗津液，而舌刺、咳嗽、流泪者，风阳升于上也，上则下焦无气矣。故补肝肾以摄纳肾气为要，而清上安下，其在甘凉不伤脾胃者宜之。

制首乌四两　杞子炒，一两半　天冬去心，二两　茺蔚子蒸，二两　黄甘菊一两半　黑穭豆皮二两　茯苓蒸二两　川石斛熬膏，八两　虎骨胶二两，水溶

上末，以川斛膏同溶化虎骨胶捣丸，早上滚水服三四钱。

又，久热风动，津液日损。舌刺，咳嗽。议以甘药养其胃阴，老年纳谷为宝。

生扁豆四两　麦冬四两　北沙参三两　天花粉二两　甘蔗浆十两　柿霜二两　白花百合四两

熬膏，加饴糖两许。每服时滚水调服三四钱。晚上服。

又，液燥下亏，阳挟内风上引。阴不上承，舌络强则言謇。气不注脉则肢痿乏力步趋。凡此皆肝肾脏阴本虚。镇补之中，微逗通阳为法。以脏液虚，不受纯温药耳。

水制熟地四两　阿胶二两　女贞实二两　穭豆皮二两　淡肉苁蓉一两　茯神二两　旱莲草二两　川石斛三两

用精羯羊肉胶为丸，早上滚水服四五钱。

又，暂服煎方。

生地　沙参　茺蔚子　黑穭豆皮　川斛　牛膝

又，晚服丸方：

九蒸桑叶八两　三角胡麻四两　九制首乌三两　白茯神三两　人参二两　炙甘草一两　酸枣仁二两，炒　苡仁二两

上为末，桂圆肉三两煎汤法丸。每服三钱，百滚水下。

又，今年天符岁会，上半年阳气大泄，见病都属肝胃，以厥阴为风脏，而阳明为盛阳耳。阴阳不肯相依，势必暴来厥中，过大暑可免，以暑湿大热，更多开泄，致元气不为相接耳。然此本虚标实，气火升腾所

致。经旨以苦寒咸润酸泄，少佐微辛为治。议进补阳明泄厥阴法。

人参一钱　生牡蛎五钱　生白芍二钱　乌梅肉四分　川黄连盐水炒，六分
熟半夏醋炒，清水漂洗，一钱

上午服。

丸方：

人参二两　茯苓三两，生　盐水炒黄连五钱　半夏醋炒，水洗净，一两半
盐水炒广皮二两　枳实麸炒，一两半　白蒺藜鸡子黄制，一两半　生白芍一两半
乌梅肉蒸，一两

为末，竹沥法丸。早上服三钱，百滚汤下。

又，夏月进酸苦泄热，和胃通隧，为阳明厥阴治甚安。入秋凉爽，天人渐有收肃下降之理。缘有年下亏，木少水涵，相火内风旋转，熏灼胃脘，逆冲为呕，舌络被熏则绛赤如火。消渴便阻，犹剩事耳。凡此仍属中厥根萌，当加慎静养为宜。

生鸡子黄一枚　阿胶一钱半　生白芍三钱　生地三钱　天冬去心，一钱
川连一分，生

上午服。

又，心火亢上，皆为营液内耗。先以补心汤，理心之用。

人参同煎，一钱　川连水炒，六分　犀角二钱，镑　元参二钱　鲜生地五钱
丹参一钱　卷心竹叶二钱

又，苦味和阳，脉左颇和。但心悸少寐，已见营气衰微。仿金匮酸枣仁汤方，仍兼和阳，益心气以通肝络。

酸枣仁炒黑，勿研，五钱　茯神三钱　知母一钱　川芎一分　人参六分同煎
天冬去心，一钱

痰火阻络

陈　脉左数，右弦缓，有年形盛气衰。冬春之交，真宄不相维续，内风日炽。左肢麻木不仁，舌歪言謇，此属中络。调理百日，戒酒肉，可望向愈。

羚羊角　陈胆星　丹皮　橘红　连翘心　石菖蒲　钩藤　川斛
又，羚羊角　元参　连翘　花粉　川贝母　橘红　竹沥

又，丹溪云：麻为气虚，木是湿痰败血。诊左脉濡涩，有年偏枯，是气血皆虚。方书每称左属血虚，右属气虚，未必尽然。

人参　半夏　广皮　茯苓　归身　白芍　炙草　桑枝

又，经络为痰阻，大便不爽。昨日跌仆气乱，痰出甚艰。转方以宣经隧。

炒半夏　石菖蒲　广橘红　茯苓　胆星　枳实　竹沥　姜汁

叶　初春肝风内动，眩晕跌仆，左肢偏痿，舌络不和，呼吸不爽。痰火上蒙，根本下衰。先宜清上痰火。

羚羊角　茯苓　橘红　桂枝　半夏　郁金　竹沥　姜汁

又，风热烁筋骨为痛，痰火气阻，呼吸不利。照前方去郁金、竹沥、姜汁，加白蒺藜、钩藤。

又，炒半夏　茯苓　钩藤　橘红　金石斛　石菖蒲　竹沥　姜汁

又，人参　半夏　枳实　茯苓　橘红　蒺藜　竹沥　姜汁

风为百病之长，故医书咸以中风列于首门。其论症，则有真中，类中，中经络、血脉、脏腑之分。其论治，则有攻风劫痰，养血润燥，补气培元之治。盖真中虽风从外来，亦由内虚，而邪得以乘虚而入。北方风气刚劲，南方风气柔和，故真中之病，南少北多。其真中之方，前人已大备，不必赘论。其类中之症，则河间立论云：因烦劳则五志过极，动火而卒中，皆因热甚生火。东垣立论，因元气不足，则邪凑之，令人僵仆卒倒如风状，是因乎气虚。而丹溪则又云：东南气温多湿，由湿生痰，痰生热，热生风，故主乎湿。三者皆辨明类中之由也。类者，伪也。近代以来，医者不分真伪，每用羌、防、星、半、乌、附、细辛以祛风豁痰，虚症实治，不啻如枘凿①之殊矣。今叶氏发明内风，乃身中阳气之变动，肝为风脏，因精血衰耗，水不涵木，木少滋荣，故肝阳偏亢，内风时起。治以滋液息风，濡养营络，补阴潜阳，如虎潜、固本、复脉之类是也。若阴阳并损，无阴则阳无以化，故以温柔濡润之通补，如地黄饮子、还少丹之类是也。更有风木过动，中土受戕，不能御其所胜，如不寐不食，卫疏汗泄，饮食变痰，治以六君、玉屏风、茯苓饮、酸枣仁汤之属。或风阳上僭，痰火阻窍，神识不清，则有至宝丹芳香宣

---

①　枘（ruì 瑞）凿：是"方枘圆凿"的简语，比喻格格不入。枘：榫头。凿：榫眼。

窍，或辛凉清上痰火。法虽未备，实足以补前人之未及。至于审症之法，有身体缓纵不收，耳聋目瞀，口开眼合，撒手遗尿，失音鼾睡，此本实先拨，阴阳枢纽不交，与暴脱无异，并非外中之风，乃纯虚症也。故先生急用大剂参附以回阳，恐纯刚难受，必佐阴药，以挽回万一。若肢体拘挛，半身不遂，口眼㖞邪，舌强言謇，二便不爽，此本体先虚，风阳夹痰火壅塞，以致营卫脉络失和。治法急则先用开关，继则益气养血，佐以消痰清火，宣通经隧之药，气充血盈，脉络通利，则病可痊愈。至于风痱、风懿、风痹、瘫痪，乃风门之兼症，理亦相同。案中种种治法，余未能尽宣其理，不过略举大纲，分类叙述，以便后人观览，余门仿此。华岫云

徐评：凡风淫所胜之病，自内经以及唐宋名家，皆以辛凉甘寒为本，而佐以驱风益血之药。至河间有地黄饮子之法，此乃治肾虚痱症。有类中风，并非以此方治中风之急症，乃近日诸医遇中风之症，总以人参附桂为开手第一方，轻者不起，重者立毙，问所从来？曰本之叶先生。余始亦信其说果从叶氏出，及阅此书，乃知此翁学有渊源，心思灵变，与前人所论，分毫不背。其人参亦于病势已退后，用以培元养气，当病甚时，必于驱风之药同用，其分两亦不过几分至钱，无不中度。乃今之窃附其门墙，盗取其余论者，事事相反，此翁有知，能无痛恨！而以此等邪说诬此翁以害人者，对此书能无愧死！

【点评】此篇系叶氏在《指南》开首以《内经》阴阳和藏象学说为指导，仲景学说为核心，论治集刘完素、李东垣、朱丹溪、张景岳等诸家思想之经验，倡阳化内风之新说。案中分析病机以灵活运用藏象学说中脏腑相关和脏腑阴阳的内容进行具体讲述，其理之精、其理之深而言之简约。全部案例则以肝病为主、五脏皆虚、脏阴内损为由，专述肝之体阴用阳，阳亢暴甚，化热生风，而致神无主、精内耗、筋失养、阳暴脱。肝风鸱张，则肾虚液耗，血虚失濡，肺虚失清肃，中土失培，其治疗以柔肝滋肾、养肝生液、平肝息风、清肝化痰、缓肝培土、补肝通络为法。选方上则用仲景的复脉汤、甘麦大枣汤、黄连阿胶汤、酸枣仁汤几方化裁。纵观用药，以甘平之枸杞为首选，滋肾配地黄，生液配石斛，息风配天麻，化痰配远志，培土配白术，通络配牛膝，还有菊花、黄芪、归身均为常用，

此源自"甘以缓急调中";"补用酸，助用焦苦，益用甘味之药"；体现《伤寒杂病论》的调理五脏之整体观。

肝风

肝阴虚

某　内风，乃身中阳气之动变，甘酸之属宜之。

生地　阿胶　牡蛎　炙草　萸肉炭

王　阳挟内风上巅，目昏耳鸣不寐，肝经主病。

熟地炙　炙龟甲　萸肉　五味　磁石　茯苓　旱莲草　女贞子

曹三二　辛寒清上，头目已清，则知火风由脏阴而起，刚药必不见效。缓肝之急以息风，滋肾之液以驱热，治法大旨如此。

生地　阿胶　天冬　元参　川斛　小黑豆皮

陈四五　操持烦劳，五志阳气，挟内风上扰清空，头眩耳鸣，目珠痛。但身阳化内风，非发散可解，非沉寒可清，与六气火风迥异。用辛甘化风方法，乃是补肝用意。

枸杞子　桂圆肉　归身　炙草　甘菊炭　女贞子

陆四二　肝风阳气，乘阳明之虚上冒，牙肉肿痛。议和阳息风。

生地　阿胶　牡蛎　天冬　茯神　川斛　旱莲草　女贞子

凌　交节病变，总是虚症。目泛舌强，脊背不舒，溲淋便涩。皆肾液不营，肝风乃张。当宗河间浊药轻服，名曰饮子。

熟地五钱　咸苁蓉八钱　炒杞子三钱　麦冬二钱　云苓一钱半　川石斛三钱　生沙苑一钱　石菖蒲一钱　远志肉四分

饮子煎法。

胡　缓肝润血息风。

制首乌　杞子　归身　冬桑叶　三角胡麻　柏子仁　茯神　天冬　黑稆豆皮

蜜丸。

某　高年水亏，肝阳升逆无制，两胁熇熇如热，则火升面赤，遇烦劳为甚。宜养肝阴和阳为法。

九蒸何首乌四两　九蒸冬桑叶三两　徽州黑芝麻三两　小黑穞豆皮三两
巨胜子二两，即胡麻　浸淡天冬去心，一两　真北沙参二两　柏子一两半，去油
云茯神二两　女贞实二两

上为末，青果汁法丸。早服三钱，开水送。

张氏　肝阳虚风上巅，头目不清。阳明脉空，腰膝酸软。议养血息风。

菊花炭　熟首乌　牛膝炭　枸杞子炭　黑穞豆　茯神

肝肾阴虚

沈　冲气左升，当镇肝摄肾。

地黄　阿胶　萸肉　淡菜　茯苓

丁四三　因萦思扰动五志之阳，阳化内风，变幻不已。夫阳动莫制，皆脏阴少藏，自觉上实下虚。法当介以潜之，酸以收之，味厚以填之。偏寒偏热，乌能治情志中病？

熟地　萸肉　五味　磁石　茯神　青盐　鳖甲胶　龟版胶
即溶胶为丸。

朱妪　心中热辣，寤烦不肯寐，皆春令地气主升，肝阳随以上扰。老年五液交枯，最有痫痉之虑。

生地　阿胶　生白芍　天冬　茯神　小黑穞豆皮

程氏　伏暑深秋而发，病从里出，始如疟状。热气逼迫营分，经事不当期而来。舌光如镜，面黯青晦，而胸痞隐痛。正气大虚，热气内闭，况乎周身皆痛，卫阳失和极矣。先拟育阴驱热，肝风不旋，不致痉厥。五日中不兴风波，可望向安。

生地　阿胶　天冬　麦冬　麻仁　生牡蛎

金女　温邪深入营络，热止，膝骨痛甚。盖血液伤极，内风欲沸，所谓剧则瘛疭，痉厥至矣。总是消导苦寒，冀其热止，独不虑胃汁竭、肝风动乎？拟柔药缓络热息风。

复脉汤去参、姜、麻仁，生鳖甲汤煎药。

王氏　痛从腿肢筋骨上及腰腹，贯于心胸，若平日经来带下，其症亦至。此素禀阴亏，冲任奇脉空旷。凡春交，地中阳气升举，虚人气动

随升，络血失养，诸气横逆。面赤如赭，饥不欲食，耳失聪，寐不成寐，阳浮，脉络交空显然。先和阳治络。

细生地　生白芍　生鳖甲　生龟甲　生虎骨　糯稻根

煎药送滋肾丸一钱半。

又，前用滋肾丸，痛缓。面浮跗肿，血气俱乏，内风泛越。《经》言：风胜则动，湿胜则肿。阴虚多热之质，议先用虎潜丸，每服四钱，四服。

某五三　下元水亏，风木内震。肝肾虚，多惊恐，非实热痰火可攻劫者。

生地　清阿胶　天冬　杞子　菊花炭　女贞实

胡　久病耳聋，微呛，喉中不甚清爽。是阴不上承，阳挟内风，得以上侮清空诸窍。大凡肝肾宜润宜凉，龙相宁，则水源生矣。

人参一钱，秋石一分化水拌，烘干同煎　鲜生地三钱　阿胶一钱　淡菜三钱
白芍一钱　茯神一钱半

又，阴虚液耗，风动阳升。虽诸恙皆减，两旬外大便不通。断勿欲速，惟静药补润为宜。

照前方去白芍，加柏子仁。

又，大便两次颇逸，全赖静药益阴之力。第纳食未旺，议与胃药。

人参　茯神　炒麦冬　炙甘草　生谷芽　南枣

又，缓肝益胃。

人参　茯神　生谷芽　炙甘草　木瓜　南枣

周　怒动肝风，筋胀胁板，喉痹。

阿胶　天冬　柏子仁　牡蛎　小麦

阳升血热

吴　脉弦小数，形体日瘦，口舌糜碎，肩背掣痛，肢节麻木，肤腠瘙痒，目眩晕，耳鸣，已有数年。此属操持积劳，阳升内风旋动，烁筋损液。古谓壮火食气，皆阳气之化。先拟清血分中热，继当养血息其内风。安静勿劳，不致痿厥。

生地　元参　天冬　丹参　犀角　羚羊角　连翘　竹叶心

丸方：

何首乌　生白芍　黑芝麻　冬桑叶　天冬　女贞子　茯神　青盐

心营热

某姬　脉右虚左数，营液内耗，肝阳内风震动。心悸，眩晕，少寐。

生地　阿胶　麦冬　白芍　小麦　茯神　炙草

风阳扰神

吉三五　心悸荡漾，头中鸣，七八年中频发不止，起居饮食如常。此肝胆内风自动，宜镇静之品，佐以辛泄之味，如枕中丹。

王氏　惊悸，微肿，内风动也。

人参　龙骨　茯神　五味　煨姜　南枣

曹　肝胆阳气，挟内风上腾不息，心中热，惊怖多恐。进和阳镇摄方法。

龟甲　龙骨　牡蛎　茯神　石菖蒲　远志

又，神识略安，夜不得寐，胸脐闲时时闪烁欲动，乃内风不息也。进补心法。

生地　丹参　元参　茯神　枣仁　远志　菖蒲　天冬　麦冬　桔梗　朱砂

血去阳升

王氏　神呆不语，心热烦躁，因惊而后，经水即下，肉膶刺痛，时微痦，头即摇。肝风内动，变痉厥之象。

小川连　黄芩　阿胶　牡蛎　秦皮

风阳阻窍

陈姬　虚风麻痹，清窍阻塞。

天麻　钩藤　白蒺藜　甘菊　连翘　桑枝

包姬　右太阳痛甚，牙关紧闭，环口牵动，咽喉如有物阻。乃阳升化风，肝病上犯阳络，大便欲闭。议用龙荟丸，每服二钱。

又，肝风阻窍，脉象模糊，有外脱之危。今牙关紧，咽痹不纳汤水，虽有方药，难以通关。当刮指甲末，略以温汤调灌，倘得关开，再议他法。另以苏合香擦牙。

郑三九　脉右弦，头胀耳鸣，火升。此肝阳上郁，清窍失司。

细生地　夏枯草　石决明　川斛　茯神　桑叶

络热窍痹

陈　夏季阳气暴升，烦劳扰动，致内风上阻清窍，口喝舌强，呵欠，机窍阻痹不灵，脉数，舌胎。忌投温散，乃司气所致，非表邪为病也。

犀角　羚羊角　郁金　菖蒲　胆星　钩藤　连翘　橘红　竹沥
姜汁

又，清络得效，火风无疑，忌投刚燥。

犀角　羚羊　郁金　菖蒲　连翘　生地　元参　广皮　竹沥　姜汁

又，脉数面赤，肝风尚动，宜和阳息风。

鲜生地　元参　羚羊角　连翘　菖蒲根　鲜银花　麦冬

痰热阻窍

汪　如寐舌喑，面赤亮，汗出。未病前一日，顿食面颇多，病来仓猝，乃少阴肾脏阴阳不续，厥阴肝风突起，以致精神冒昧。今七八日来，声音不出，乃机窍不灵。治法以固护正气为主，宣利上焦痰热佐之。若地、冬养阴，阴未骤生，徒使壅滞在脘。急则治标，古有诸矣，挨过十四、十五日，冀有转机。

人参　半夏　茯苓　石菖蒲　竹沥　姜汁

肝胃阴虚

江 左胁中动跃未平，犹是肝风未息，胃津内乏，无以拥护，此清养阳明最要。盖胃属腑，腑强不受木火来侵，病当自减。与客邪速攻，纯虚重补迥异。

酸枣仁汤去川芎，加人参。

又，诸恙向安，惟左胁中动跃多年，时有气升欲噎之状。肝阴不足，阳震不息，一时不能遽已。今谷食初加，乙癸同治姑缓。

人参　茯神　知母　炙草　朱砂染麦冬

调入金箔。

又，鲜生地　麦冬_{朱砂拌}　竹叶心　知母

冲冷参汤。

胃虚表疏

席五七　脉来弦动而虚，望六年岁，阳明脉衰，厥阴内风暗旋不息，遂致胃脉不主束筋骨，以利机关，肝阳直上巅顶，汗从阳气泄越。春月病发，劳力病甚，此气愈伤，阳愈动矣。法当甘温益气，攻病驱风皆劫气伤阳，是为戒律。

人参　黄芪　当归　炙草　冬桑叶　麦冬　地骨皮　花粉

胃虚痰滞

孙氏　胃虚，肝风内震，呕痰咳逆，头痛眩晕，肢麻，汗出寒热。二陈汤加天麻、钩藤。

滋肝和胃

沈五六　色苍形瘦，木火体质，身心过动，皆主火化。夫吐痰冲气，乃肝胆相火犯胃过膈，纳食少，阳明已虚。解郁和中，两调肝胃，节

劳戒怒，使内风勿动为上。

枸杞子　酸枣仁　炒柏子仁　金石斛　半夏曲　橘红　茯苓

黄菊花膏丸。

泄肝安胃

梁　木火体质，复加郁勃，肝阴愈耗，厥阳升腾。头晕、目眩、心悸。养肝息风，一定至理。近日知饥少纳，漾漾欲呕，胃逆不降故也。先当泄木安胃为主。

桑叶一钱　钩藤三钱　远志三分　石菖蒲三分　半夏曲一钱　广皮白一钱半
金斛一钱半　茯苓三钱

又，左脉弦，气撑至咽，心中愦愦，不知何由，乃阴耗阳亢之象。议养肝之体，清肝之用。

九孔石决明一具　钩藤一两　橘红一钱　抱木茯神三钱　鲜生地三钱
羚羊角八分　桑叶一钱半　黄甘菊一钱

怒劳伤肝结疝瘕

沈　年岁壮盛，脘有气瘕，嗳噫震动，气降乃平。流痰未愈，睾丸肿硬。今入夜将寐，少腹气冲至心，竟夕但寤不寐，头眩目花，耳内风雷，四肢麻痹，肌腠如刺如虫行。此属操持怒劳，内损乎肝，致少阳上聚为瘕，厥阴下结为疝。冲脉不静，脉中气逆混扰，气燥热化，风阳交动，营液日耗，变乱种种，总是肝风之害。非攻消温补能治，惟以静养，勿加怒劳，半年可望有成。

阿胶　细生地　天冬　茯神　陈小麦　南枣肉

惊怒动肝

王五十　惊恐恼怒动肝，内风阳气沸腾。脘痹咽阻，筋惕肌麻，皆风木过动，致阳明日衰。先以镇阳息风法。

阿胶　细生地　生牡蛎　川斛　小麦　茯神

风阳扰胃

曹氏 离愁菀结，都系情志中自病。恰逢冬温，阳气不潜。初交春令，阳已勃然。变化内风，游行扰络。阳但上冒，阴不下吸，清窍为蒙，状如中厥，舌喑不言。刘河间谓将息失宜，火盛水衰，风自内起，其实阴虚阳亢为病也。既不按法论病设治，至惊蛰雷鸣，身即汗泄，春分气暖，而昼夜寤不肯寐，甚至焦烦，迥异于平时，何一非阳气独激使然耶？夫肝风内扰，阳明最当其冲犯，病中暴食，以内风消烁，求助于食。今胃脉不复，气愈不振，不司束筋骨以利机关，致鼻准光亮，肌肉浮肿。考古人虚风，首推侯氏黑散，务以填实肠胃空隙，庶几内风可息。奈何医者，不曰清火豁痰，即曰腻补，或杂风药。内因之恙，岂有形质可攻，偏寒偏热，皆非至理。

生牡蛎　生白芍　炒生地　菊花炭　炙甘草　南枣肉

大凡攻病驱邪，药以偏胜，如《内经》咸胜苦，苦胜辛之类，借其克制，以图功耳。今则情志内因致病，系乎阴阳脏腑不和，理偏就和，宜崇生气，如天地间四时阴阳迭运，万物自有生长之妙。案中曰阳冒不潜，法当和阳以就阴。牡蛎体沉味咸，佐以白芍之酸，水生木也。地黄微苦，菊微辛，从火炒变为苦味，木生火也。益以甘草大枣之甘，充养阳明，火生土也。药虽平衍无奇，实参轩岐底蕴，世皆忽略不究，但执某药治何病者多矣。

《经》云：东方生风，风生木，木生酸，酸生肝。故肝为风木之脏，因有相火内寄，体阴用阳，其性刚，主动主升，全赖肾水以涵之，血液以濡之，肺金清肃下降之令以平之，中宫敦阜之土气以培之，则刚劲之质，得为柔和之体，遂其条达畅茂之性，何病之有？倘精液有亏，肝阴不足，血燥生热，热则风阳上升，窍络阻塞，头目不清，眩晕跌仆，甚则瘛疭痉厥矣。先生治法，所谓缓肝之急以息风，滋肾之液以驱热。如虎潜、侯氏黑散、地黄饮子、滋肾丸、复脉等方加减，是介以潜之，酸以收之，厚味以填之，或用清上实下之法。若思虑烦劳，身心过动，风阳内扰，则营热心悸，惊怖不寐，胁中动跃。治以酸枣仁汤、补心丹、枕中丹加减，清营中之热，佐以敛摄神志。若因动怒郁勃，痰火风交炽，则有二陈龙荟。风木过动，必犯中宫，则呕吐不食，法用泄肝安胃，或填补阳明。其它如辛甘化风，甘酸化阴，清金平木，种种治法，未能备叙。然肝风一症，患者甚多，因古人从未以此为病名，故医家每每忽略。余不辞杜撰之咎，特为拈出，另立一门，以便后学考核云。华岫云

徐评： 肝风即中风一类，南方最多，却不必另立一门。

【点评】叶氏论述肝风证治，乃古医籍中记述肝风治疗经验的专篇，共有医案37例，其中复诊医案7例以注重乙癸为旨意，对肝风的辨证用药，皆吸取前人治疗经验，发前人所未发，而后贤王旭高宗其意，在《西溪书屋夜话录》中更作详尽补充和发挥。

案中分析肝风之病因、病机、表现、治疗、用药及预防，言简意赅。论病因有内伤外感，皆伤阴液而动虚风；论病机则由身中阳气变动而损脏阴，累及他脏；论表现则以肝经症状为主又可波及他脏；论治疗则取滋液息风即滋养肾阴，或以缓肝息风，或以养血平肝，或以泄木安胃，或以镇肝息风，或以凉肝息风，或以潜阳镇摄；用药多以育阴驱热为主，"非攻消温补能治"；在预防上固护正气，而作后期调养更当重在静养，因静能胜动，切戒怒劳，怒劳易伤肝胃而动阳，阳动则内风起矣。如案中云"节劳戒怒，使内风勿动为上"，"安静勿劳，不致痿厥"，"惟宜静养，勿加怒劳，半年可望有成"。杜绝各种致病因素，做好善后调理，只有这样，才能彻底治疗和避免该病的发生。

眩晕

痰火

徐 脉左浮弦数，痰多，脘中不爽，烦则火升眩晕，静坐神识稍安。议少阳阳明同治法。

羚羊角　连翘　香豆豉　广皮白　半夏曲　黑山栀

某 痰火风在上，舌干头眩。

天麻　钩藤　菊花　橘红　半夏曲　茯苓　山栀　花粉

某　酒客中虚，痰晕。

二陈加术、白蒺藜、钩藤、天麻。

内风挟痰

江五十　脉弦动，眩晕痰多，胸痹窒塞。此清阳少旋，内风日沸。当春地气上升，最虑风痱。

明天麻　白蒺藜　桂枝木　半夏　橘红　茯苓　苡仁　炙草

又，头额闷胀，痰多作眩。

外台茯苓饮加羚羊角、桂枝、竹沥、姜汁法丸。

吴四五　诊脉芤弱，痰多眩晕。心神过劳，阳升风动，不可过饮助升。治痰须健中，息风可缓晕。

九蒸白术　炒杞子　白蒺藜　茯苓　菊花炭

周　内风挟痰，眩晕，吐出清水。

半夏　茯苓　广皮　天麻　钩藤　菊花

肝风

张　肝风内沸，劫烁津液，头晕，喉舌干涸。

大生地　天冬　麦冬　黄肉　阿胶　生白芍

陈　肝风动逆不息，头晕。

九制首乌四两　甘菊炭一两　杞子二两　桑椹子二两　黑芝麻二两　巨胜子一两半　牛膝一两半　茯神二两

青果汁法丸。

洪四十　内风逆，头晕。

经霜桑叶一钱　炒黄甘菊花炭一钱　生左牡蛎三钱　黑稆豆皮三钱　徽州黑芝麻二钱　茯神一钱半

某　两寸脉浮大，气火上升，头眩甚则欲呕吐。厥阴上干，久则阳明失降，土被木克，脾胃俱伤。先当镇肝阳。

制首乌　稆豆皮　炒杞子　柏子仁　紫石英　茯神　天冬　南枣

某　操持惊恐，相火肝风上窜，目跳头晕，阴弱欲遗，脉左弦劲，右小平。

生地　白芍　丹皮　钩藤　天麻　白蒺藜　黄菊花　橘红

络热

王六三　辛甘寒，眩晕已缓。此络脉中热，阳气变现，内风上冒，是根本虚在下，热化内风在上。上实下虚，先清标恙。

羚羊角　元参心　鲜生地　连翘心　郁金　石菖蒲

又，照前方去菖蒲、郁金，加川贝、花粉。

阴虚阳升

某二四　晕厥烦劳即发，此水亏不能涵木，厥阳化风鼓动，烦劳阳升，病斯发矣。据述幼年即然，药饵恐难杜绝。

熟地四两　龟版三两　牡蛎三两　天冬一两半　萸肉二两　五味一两　茯神二两　牛膝一两半　远志七钱　灵磁石一两

田二七　烦劳，阳气大动，变化内风，直冒清空，遂为眩晕。能食肤充，病不在乎中上。以介类沉潜真阳，咸酸之味为宜。

淡菜胶　龟版胶　阿胶　熟地　萸肉　茯苓　川斛　建莲

山药浆丸。

营血虚

严四五　营虚，内风逆，心悸头晕。

炒杞子　柏子仁　三角胡麻　川斛　生左牡蛎　冬桑叶

下虚

李七三　高年颇得纳谷安寝，春夏以来，头晕，跗肿，不能健步。此上实下虚，肾气衰，不主摄纳，肝风动，清窍渐蒙。大凡肾宜温，肝宜凉，温纳佐凉，乃复方之剂。

附都气加车前、淡天冬、建莲丸。

《经》云：诸风掉眩，皆属于肝。头为六阳之首，耳目口鼻，皆系清空之窍。所患眩晕者，非外来之邪，乃肝胆之风阳上冒耳，其则有昏厥跌仆之虞。其症有夹痰、夹火、中虚、下虚，治胆、治胃、治肝之分。火盛者，先生用羚羊、山栀、连翘、花粉、元参、鲜生地、丹皮、桑叶，以清泄上焦窍络之热，此先从胆治也。痰多者必理阳明，消痰如竹沥、姜汁、菖蒲、橘红、二陈汤之类。中虚则兼用人参、外台茯苓饮是也。下虚者，必从肝治，补肾滋肝，育阴潜阳，镇摄之治是也。至于天麻、钩藤、菊花之属，皆系息风之品，可随症加入。此症之原，本之肝风、当与肝风、中风、头风门合而参之。华岫云

徐评：眩晕清火养肝，固为正治，但阳气上升，至于身体不能自主，此非浮火之比。古人必用金石镇坠之品，此则先生所未及知也。忆余初至郡中治病，是时喜用唐人方，先生见之，谓人曰，有吴江秀才徐某，在外治病，颇有心思，但药味甚杂，此乃无师传授之故。以后先生得宋板《外台秘要》读之，复谓人曰，我前谓徐生立方无本，谁知俱出《外台》，可知学问无穷，读书不可轻量也。先生之服善如此，犹见古风，所谓药味杂，即指金石品也。因附记于此。

[点评] 眩晕的病因病机，总为《内经》所论"诸风掉眩，皆属于肝"，其根本与肝经有关。如华氏在案后所言，眩晕乃"肝胆之风阳上冒"，其证有夹痰、夹火、中虚、下虚之别，治法亦有治胃、治肝之分。而最重要的是突出脏腑中肝胃相关。仔细分析可以看出，从生理上认为肝体的柔和，肝用的畅达，但是离不开"中宫敦阜之土气以培之"；从病理上指出："阳明胃土，独挡木火之侵侮"，"胃土大虚，中无砥柱，俾厥阴风木之威，横冲震荡"，"胃是阳土，以阴为用，木火无制，都系胃汁之枯"等。所以后来名家所言"无痰不作眩""无虚不作眩"均与脾胃和肝肾有关。

朱丹溪谓"无痰不作眩"，乃痰由胃生，痰湿内聚，随气机升降，无处不到，故临证可见痰浊中阻、痰阻少阳、痰瘀互阻、痰郁化热、气郁痰阻等症状，皆因痰气湿浊互结弥漫，内动肝风，而见黑晕转旋、目闭眼暗、身转耳聋、如坐舟船、起则欲倒；又肝主疏泄，气之升降失常，内郁不畅，于是湿浊为之内聚，故称其为生痰

枢纽。此眩晕为实证。

张景岳讲到眩晕一证，虚则居其八九。眩晕属虚，则有中虚、下虚之别。中虚者如东垣所说脾胃一伤，气血生化之乏源，水谷精微无由上承，则为头痛目眩，常用党参、黄芪或补中益气的方药。而下虚者则源自《灵枢》所言：髓海不足或上气不足，多因肾精亏虚，脑失所养所致；而肾水不涵肝木，肝阴不足则阳亢上逆而化内风，乃致风动上扰清窍，则成头昏欲仆之象。总而言之，因内外之邪致风形成而见眩晕，总与肝经有关。

头风

暑热上蒙清窍

赵　右偏头痛，鼻窍流涕，仍不通爽，咽喉痹腐，寤醒肢冷汗出。外邪头风，已留数月，其邪混处，精华气血，咸为蒙闭，岂是发散清寒可解？头巅药铒，务宜清扬。当刺风池、风府，投药仍以通法。苟非气血周行，焉望却除宿病？

西瓜衣　鲜芦根　苡仁　通草

煎送腊矾丸。

木火上炎

何四一　右偏风头痛，从牙龈起。

炒生地三钱　蔓荆子炒，一钱　黄甘菊一钱　茯苓一钱半　炒杞子二钱
冬桑叶一钱　炒丹皮一钱　川斛一钱半

阴中阳虚

王五一　中年阴中之阳已虚，内风偏头痛，冷泪出。

还少丹。

胃虚风阳上逆

徐四一　头风既愈复发，痛甚呕吐不已。阳明胃虚，肝阳化风愈动，恐有失明之忧。

炒半夏　茯苓　苦丁茶　菊花炭　炒杞子　柏子霜

朱五四　阳明脉弦大而坚，厥阴脉小弦数促，面赤，头痛绕及脑后，惊惕肉瞤，漐漐汗出，早晨小安，入暮偏剧。此操持怫郁，肝阳挟持内风，直上巅顶，木火胃为呕逆，阳越为面赤汗淋。内因之病，加以司候春深，虑有暴厥痉挛之患。夫肝为刚脏，胃属阳土，姑议柔缓之法，冀有阳和风息之理。

复脉去参、姜、桂，加鸡子黄、白芍。

王　始用茶调散得效，今宜养血和血。

川芎　归身　白芍酒炒　白蒺藜炒　桑枝

朱三四　头风目痛昏赤，火风上郁最多。及询病有三四年，遇风冷为甚。其卫阳清气，久而损伤，非徒清散可愈。从治风先治血意。

杞子　归身　炒白芍　沙苑　菊花　钩藤

头风一症，有偏正之分。偏者主乎少阳，而风淫火郁为多。前人立法，以柴胡为要药，其补泻之间，不离于此。无如与之阴虚火浮，气升吸短者，则厥脱之萌，由是而来矣。先生则另出心裁，以桑叶、丹皮、山栀、荷叶边，轻清凉泄，使少阳郁遏之邪亦可倏然而解。倘久则伤及肝阴，参入咸凉柔镇可也。所云正者，病情不一，有气虚血虚、痰厥肾厥、阴伤阳浮、火亢邪风之不同。按经设治，自古分晰甚明，兹不再述。至于肝阴久耗，内风日旋，厥阳无一息之宁，痛掣之势已极，此时岂区区汤散可解？计惟与复脉之纯甘壮水，胶黄之柔婉以息风和阳，俾刚亢之威一时顿息。予用之屡效如神，决不以虚谀为助。邵新甫

【点评】华氏论述头风医案，认为皆从"诸风掉眩，皆属于肝"之处理解。此风非外来之风，上因风阳上冒，当以羚羊、山栀、桑叶等清泄上焦窍络之热；中虚痰多而理阳明，宜用竹沥、姜汁、二陈等以去痰火；下虚则从肝治，育阴滋肾而镇摄是也。概言之，头风与肝风、中风可一起参治，而从清火、化痰、养肝择方选药。

虚劳

阴虚

王二二　此少壮精气未旺，致奇脉纲维失护。《经》云：形不足者，温之以气；精不足者，补之以味。今纳谷如昔，当以血肉充养。

牛骨髓　羊骨髓　猪骨髓　茯神　枸杞　当归　湖莲　芡实

温三二　阴虚督损。

六味加麋角胶、秋石、川石斛膏。

陈十七　病劳在出幼之年，形脉生气内夺。冬月可延，入夏难挨。由真阴日消烁，救阴无速功，故难治。

两仪煎。

陈二一　春病至夏，日渐形色消夺。是天地大气发泄，真气先伤，不主内守，为损怯之症。不加静养，损不肯复，故治嗽治热无用。交节病加，尤属虚象。脉左数甚，肛有漏疡，最难全好。

熟地　炒山药　建莲　茯苓　猪脊筋

徐四一　清金润燥热缓，神象乃病衰成劳矣。男子中年，行走无力，寐中咳逆，温补刚燥难投。

天冬　生地　人参　茯苓　白蜜

黄二六　阴伤劳损。

清阿胶　鸡子黄　生地　麦冬　麻子仁　炙甘草　南枣

某　摄阴得效，佐以益气，合补三阴之脏。

人参　熟地　炒杞子　五味　牛膝炭　建莲　炒山药　芡实

钱　阳外泄为汗，阴下注则遗。二气造偏，阴虚热胜。脑为髓海，腹是至阴，皆阳乘于阴。然阳气有余，益见阴弱，无以交恋其阳，因病致偏，偏久致损。坐功运气，阴阳未协，损不肯复，颇为可虑。今深秋入冬，天令收肃，身气泄越，入暮灼热，总是阴精损伤，而为消烁耳。

川石斛　炒知母　女贞子　茯神　糯稻根　小黑稆豆皮

又，暮夜热炽，阴虚何疑。但从前表散，致卫阳疏泄。穿山甲钻筋流利后，致经络气血劫撒，内损不复，卫阳藩篱交空，斯时亦可撑半壁矣。失此机宜，秋收冬藏主令，其在封固蛰藏耳。张季明谓元无所归则热灼亦是。

丸方：

人参　河车　熟地　五味　莲肉　山药　茯苓

食后逾时服六神汤。

张六七　有年呼气颇和，吸气则胁中刺痛，是肝肾至阴脏络之虚。初投辛酸而效，两和肝之体用耳。大旨益肾当温，复入凉肝滋液，忌投刚燥。

大熟地　天冬　枸杞　柏子霜　茯苓　桂圆肉　女贞子　川斛

蜜丸。

徐　今年长夏久热，伤损真阴。深秋天气收肃，奈身中泄越已甚，吸短精浊，消渴眩晕。见症却是肝肾脉由阴渐损及阳明胃络，纳谷减，肢无力。越人所云阴伤及阳，最难充复。诚治病易，治损难耳。

人参　天冬　生地　茯神　女贞　远志

钟二十　少年形色衰夺，见症已属劳怯。生旺之气已少，药难奏功，求医无益。食物自适者，即胃喜为补，扶持后天，冀其久延而已。

鱼鳔　湖莲　秋石　芡实　金樱子

周七十　脉神形色，是老年衰惫，无攻病成法。大意血气有情之属，栽培生气而已。

每日不拘，用人乳或牛乳，约茶盏许，炖暖入姜汁三分。

某女　交夏潮热口渴，肌肤甲错，此属骨蒸潮热。

生鳖甲　银柴胡　青蒿　黄芩　丹皮　知母

汤女　天癸未至，入暮寒热。此先天真阴不足，为损怯延挨之病，腹膨减食，治在太阴厥阴。

熟白术二钱　生厚朴一钱　当归二钱　丹皮一钱半　淡黄芩一钱　生鳖甲五钱

此一通一补之法，白术补太阴，厚朴通阳明，当归补厥阴，丹皮泄少阳，黄芩清气分之热，鳖甲滋血分之热也。

陈十二　稚年阴亏阳亢，春阳化风地升，暮热晨汗，肌柔白，脉数虚。非客邪清解，仿仲景复脉法。

本方去姜、桂，加甘蔗汁。

王十二　稚年纯阳，诸阳皆聚于骨，阴未充长，阳未和谐。凡过动烦怒等因，阳骤升巅为痛，熟寐痛止，阳潜入阴也。此非外邪，常用钱氏六味丸，加龟甲、知母、咸秋石，以滋养壮阴。

曹十三　肌肉苍赤，脉小数疾。童真阴未充长，囊下肛前，已有漏厄。阳独升降，巅窍如蒙。常与壮水制火，犹虑变幻损怯。

生六味去萸肉，加生白芍、黄柏、知母、人中白，蜜丸。

施三二　脉尺垂，少藏，唾痰灰黑，阴水内亏，阳火来乘，皆损怯之萌，可冀胃旺加餐耳。年岁已过三旬，苟能静养百天，可以充旺。

熟地　天冬　川斛　茯神　远志　山药　建莲　芡实　秋石
猪脊髓丸。

张　劳烦，夏秋气泄而病，交小雪不复元，咽中微痛，血无华色。求源内损不藏，阴中之阳不伏，恐春深变病。

熟地炭　清阿胶　川斛　浸白天冬　秋石二分

许三二　阴伤及阳，畏风外冷，午后潮热，舌绛渴饮，刚峻难进。腰脊坠，音哑心嘈。姑与柔阳滋液。

首乌　枸杞　天冬　黑稆豆皮　茯神　建莲

黄　当纯阳发泄之令，辛散乱进，火升，咽干气促。病根在下焦，阴虚成劳，最难调治。

熟地　炒山药　五味　芡实　茯神　湖莲
又，照前方加人参。

宋　劳损三年，肉消脂涸。吸气喘促，欲咳不能出声，必踞按季胁，方稍有力，寐醒喉中干涸，直至胸脘。此五液俱竭，法在不治。援引人身脂膏为继续之算，莫言治病。

鲜河车　人乳汁　真秋石　血余灰

阴虚阳浮

吴二八　遗浊已久，上冬喉中哽噎，医投寒解，入夏不痊。缘肾阴为遗消烁，龙雷不肯潜伏，于冬令收藏之候，反升清空之所。《内经》以少阴之脉循喉咙，挟舌本。阴质既亏，五液无以上承，徒有浮阳蒸灼，柔嫩肺日伤，为痹为宣，不外阴虚阳亢。但养育阴气，贵乎宁静。夫思烦嗔怒，诵读吟咏，皆是动阳助热。不求诸己工夫，日啖草木药汁生气暗伤，岂曰善策？然未尝无药也，益水源之弱，制火炎之炽。早用六味减丹、泽，加阿胶、秋石、龟胶、牡蛎、湖莲肉之属以入下，介以潜阳，滋填涩固，却是至静阴药。卧时量进补心丹，宁神解热，俾上下得交，经年可冀有成。

沈 脉细涩，入尺泽，下元精亏，龙旺火炽。是口齿龈肿，皆下焦之虚阳上越。引火归窟，未尝不通，只以形瘦液少，虑其劫阴，致有疡痛起患，当预虑也。

虎潜去广、归、锁阳，加山药、苁蓉、青盐，羊肉胶丸。

安 脉坚，咽阻心热，得嗳气略爽，腰膝奚弱，精滑自遗。必因惊恐，伤及肝肾，下虚则厥阳冲逆而上。法宜镇逆和阳，继当填下。

生白芍　桂枝木　生牡蛎　龙骨　茯神　大枣　小黑稆豆皮

郑 脉数，垂入尺泽穴中，此阴精未充早泄，阳失潜藏，汗出吸短。龙相内灼，升腾面目，肺受熏蒸，嚏涕交作。兼之胃弱少谷，精浊下注，溺管疼痛，肝阳吸其肾阴，善怒多郁，显然肾虚如绘。议有情之属以填精，仿古滑涩互施法。

牛骨髓四两　羊骨髓四两　猪脊髓四两　麋角胶四两　熟地八两　人参四两
萸肉四两　五味三两　芡实四两　湖莲四两　山药四两　茯神四两　金樱膏
三两

胶髓丸。

曹二一　精气内夺，冬乏收藏，入夜气冲呛逆，不得安寝。皆劳怯之末传，难治。

人参　鲜紫河车　茯苓　茯神　五味　紫衣胡桃肉

姚二三　脉左细右空，色夺神夭，声嘶，乃精伤于下，气不摄固，而为咳汗。劳怯重病，药难奏功。用大造丸方。

程 脉左弦搏，着枕眠卧，冷痰上升，交子后干咳。此肾虚阳不潜伏，乃虚症也。从摄固引导，勿骤进温热燥药。

熟地炭　生白芍　山药　茯苓　丹皮　泽泻　车前　牛膝　胡桃肉

蒋 脉细促，三五欲歇止，头垂欲俯，着枕即气冲不续。此肾脏无根，督脉不用，虚损至此，必无挽法。

熟地　五味　茯苓　青铅　猪脊髓

朱二九　真阴久伤不复，阳气自为升降，行动即觉外感。皆体质失藏，外卫不固矣。治在少阴，用固本丸之属，加入潜阳介类。

固本丸加淡菜、秋石、阿胶。

金二二　虚症五年，真阴既损不复，长夏阴不生成，阳扰升越巅顶而为痛胀。目患不痊，病根亦在肝肾。与潜阳以益乙癸。

磁石六味加龟甲。

胡　厥阳上冲，心痛振摇，消渴齿血，都是下焦精损。质重味厚，填补空隙，可冀其效。

熟地四两　五味二两　茯神二两　建莲二两　芡实二两　山药二两　人乳粉二两　秋石二两

生精羊肉胶丸，早服四钱。

程　今年厥阴司天，春分地气上升，人身阳气上举，风乃阳之化气，阴衰于下，无以制伏，上愈热，斯下愈寒，总属虚象。故龟胶、人乳，皆血气有情，服之小效者，非沉苦寒威也。兹定咸味入阴，介类潜阳法。

炒熟地　龟胶　阿胶　炒远志　炒山药　湖莲

六七日后，仍进琼玉膏减沉香。

蒋三五　肝厥，用咸味入阴，水生木体，是虚症治法。夏令大气主泄，因烦劳病发，势虽减于昔日，而脉症仍然。必静养经年，阴阳自交，病可全去。议介类潜阳，佐酸味以敛之。

熟地　柏子霜　黄肉　五味　锁阳　淡菜胶　海参胶　真阿胶　龟版胶　茯苓　湖莲　芡实　青盐

金　肝血肾精无藏，阳乏依附，多梦纷纭，皆阳神浮越。当以介属有情，填补下焦。

熟地　淡菜　阿胶　黄肉　小麦　龙骨　牡蛎

又，肾虚气攻于背，肝虚热触于心，都是精血内夺，神魂不主依附。此重镇以理其怯，填补以实其下。血肉有情，皆充养身中形质，即治病法程矣。

熟地　牡蛎　淡菜　五味　黄肉　龙骨　杞子

吴十八　诊脉细数，左垂尺泽，先天最素薄，真阴未充。当精通年岁，阴气早泄，使龙相刻燃，津液暗消，有虚怯根萌。药宜至静纯阴，保养尤为要旨。

知柏六味去丹、泽，加龟甲、天冬，猪脊髓丸。

钱五十 据说热自左升，直至耳前后胀。视面色油亮，足心灼热，每午后入暮皆然。上年用茶调散宣通上焦郁热不应，此肝肾阴火乘窍，却因男子精亏，阳不下交。经言以滋填阴药，必佐介属重镇。试以安寝竟夜乃安，参阳动阴静至理。

熟地　龟版　萸肉　五味　茯苓　磁石　黄柏　知母

猪脊髓丸。

顾二二 阴精下损，虚火上炎，脊腰髀酸痛，髓空，斯督带诸脉不用。法当填髓充液，莫以见热投凉。

熟地水煮　杞子　鱼胶　五味　茯神　山药　湖莲　芡实

金樱膏为丸。

陈二十 喉痹，目珠痛，吸气短促，曾咯血遗精。皆阴不内守，孤阳上越诸窍。当填下和阳。

熟地　枸杞炭　旱莲草　菊花炭　女贞　茯苓

某三二 心烦不宁，目彩无光。少阴肾水枯槁，厥阳上越不潜。议用填阴潜阳。

人参一钱半　熟地五钱　天冬一钱　麦冬三钱　茯神三钱　龟版一两

某女 渴不欲饮，阴不上承。况寐醒神识不静，易惊汗出。法当敛补。

人参　熟地炭　萸肉　炭茯神　五味　炒远志

邵 精血伤，气不潜纳，阳浮扰神，则魂魄不宁，脏阴不安其位。

人参　炙草　建莲　茯神　龙骨　金箔

阳虚

卢 有形血液，从破伤而损，神气无以拥护。当此冬令藏阳，阳微畏寒，奇脉少津，乏气贯布，行步欹斜，健忘若惯，何一非精气内夺之征？将交大雪，纯阴无阳，冬至一阳来复也，见此离散之态。平素不受暖补，是气元长旺。今乃精衰气竭之象，又不拘乎此例也。

人参　鹿茸　归身　炒杞子　茯苓　沙苑

马 阴精走泄于下，阳气郁冒于上，太冲脉衰，厥气上冲，陡然痛厥。阴阳既失交偶，内随阳掀旋，阳从汗泄矣。宜远房帏，独居静室。医治之法，从阴引阳，从阳引阴，大封大固，以蛰藏为要。百日可效，经年可以复元。

淡苁蓉　五味　远志　茯神　芡实　建莲　生羊腰子

孙四二　形躯丰溢，脉来微小，乃阳气不足体质。理烦治剧，曲运神机，都是伤阳之助。温养有情，栽培生气，即古圣春夏养阳，不与逐邪攻病同例。用青囊斑龙丸。

某二十　少壮形神憔悴，身体前后牵掣不舒。此奇经脉海乏气，少阴肾病何疑。

淡苁蓉　甘枸杞　当归　牛膝　沙苑　茯苓

某　阴阳二气不振，春初进八味，减桂之辛，益以味芍之酸，从阳引阴，兼以归脾守补其营，方得效验。兹当春升夏令，里虚藏聚未固，升泄主令，必加烦倦。古人谓寒则伤形，热则伤气。是当以益气为主，通摄下焦兼之。仿《内经》春夏养阳，秋冬养阴为法。非治病也，乃论体耳。夏季早服青囊斑龙丸方法。

鹿茸　鹿角霜　鹿角胶　赤白茯苓　熟地　苁蓉　补骨脂　五味子
晚服归脾去木香，加枸杞子。

王氏　凡女科书，首篇必论调经，既嫁必究孕育。结缡十载，未能得胎。病在至阴之脏，延及奇经八脉。述经迟晨泄，心若摇漾，得食姑缓，肛疡久漏，都属下损。

人参　麋茸　紫石英　茯苓　当归　补骨脂
枣艾汤泛丸。

汪氏　女科首列调经，今经不调和，耳鸣心漾，汗出，畏恐神痹，两足皆冷兼浮肿。冬至节交，病甚于前。都因肝肾内怯，阳不交阴所至。

薛氏加减八味丸，淡盐汤送三钱。

万二七　诊脉数，左略大，右腰牵绊，足痿，五更盗汗即醒，有梦情欲则遗，自病半年，脊椎六七节骨形凸出。自述书斋坐卧受湿，若六淫致病，新邪自解。验色脉推病，是先天禀赋原怯，未经充旺，肝血肾精受戕，致奇经八脉中乏运用之力，乃筋骨间病，内应精血之损伤也。

人参一钱　鹿茸二钱　杞子炒黑三钱　当归一钱　舶茴香炒黑一钱　紫衣

胡桃肉二枚　生雄羊内肾二枚

夫精血皆有形，以草木无情之物为补益，声气必不相应。桂附刚愎，气质雄烈，精血主脏，脏体属阴，刚则愈劫脂矣。至于丹溪虎潜法，潜阳坚阴，用知、柏苦寒沉着，未通奇脉。余以柔剂阳药，通奇脉不滞，且血肉有情，栽培身内之精血。但王道无近功，多用自有益。

阳虚奇脉兼病

朱三六　辛温咸润，乃柔剂通药，谓肾恶燥也，服有小效。是劳伤肾真，而八脉皆以废弛失职。议进升阳法。

鹿茸　苁蓉　归身　杞子　柏子仁　杜仲　菟丝子　沙苑

范二一　父母弱症早丧，禀质不克充旺，年二十岁未娶，见病已是损怯。此寒热遇劳而发，即《内经》阳维脉衰，不司维续护卫包举。下部无力，有形精血，不得充涵筋骨矣。且下元之损，必累八脉，此医药徒补无用。

鹿茸　杞子　归身　巴戟　沙苑　茯苓　舶茴香

羊肉胶丸。

阴阳并虚

施　冲气贯胁上咽，形体日渐枯槁，此劳伤肝肾，而成损怯。由乎精气不生，厥气上逆耳。议以通阳摄阴，冀其渐引渐收，非见病治病之方法矣。

苁蓉　熟地　五味　枸杞　柏子霜　茯苓　桑椹子　砂仁　青盐

羊肉胶丸。

王三十　阳虚背寒肢冷，阴虚火升烦惊，宿病偏伤不复，总在虚损一门。镇摄之补宜商。

早用薛氏八味丸，晚归脾去芪、木香。

某　肝肾损伤，八脉无气，未老衰惫大著。姑议通阳守阴一法，俟明眼裁之。

淡苁蓉　熟地炭　鹿角霜　五味子肉　柏子仁　茯苓

王二九　摇精惊恐，肝肾脏阴大泄，阳不附和。阴中百脉之气，自足至巅，起自涌泉，以少阴之脉始此。欲使阴阳翕阖，譬诸招集溃散卒伍，所谓用药如用兵。

熟地　枸杞　当归　五味　远志　龟版　鹿鞭　羊肉

某　脉虚细，夜热晨寒，烦倦口渴，汗出。脏液已亏，当春气外泄，宗《内经》凡元气有伤，当与甘药之例，阴虚者用复脉汤。

炙甘草七分　人参一钱　阿胶二钱　火麻仁一钱　生地二钱　麦冬一钱　桂枝三分　生白芍一钱半

某二四　阴伤及阳，加以春夏大地阳气主泄，真无内聚，形神痿靡。大凡热必伤气，固气正以迎夏至一阴来复。

人参　熟地　五味　炒山药　芡实　建莲

张二四　脏阴久亏，八脉无力，是久损不复。况中脘微痛，脐中动气，决非滋腻凉药可服。仿大建中之制，温养元真，壮其奇脉，为通纳方法。

人参　生於术　炙草　茯苓　熟地　淡苁蓉　归身　白芍　真浔桂　枸杞　五味

蜜丸，服四钱。

许十九　善瞋食减无味，大便溏泻。三年久病，内伤何疑。但清内热，润肺理嗽，总是妨碍脾胃。思人身病损，必先阴阳致偏。是太阴脾脏日削，自然少阳胆木来侮。宗《内经》补脏通腑一法。

四君子加桑叶、炒丹皮。

又，虚劳三年，形神大衰，食减无味，大便溏泻，寒起背肢，热从心炽，每咳必百脉动掣，间或胁肋攻触。种种见症，都是病深传遍。前议四君子汤，以养脾胃冲和，加入桑叶、丹皮，和少阳木火，使土少侵，服已不应。想人身中二气致偏则病，今脉症乃损伤已极，草木焉得振顿。见病治病，谅无裨益。益气少灵，理从营议。食少滑泄，非滋腻所宜，暂用景岳理阴煎法，参入镇逆固摄。若不胃苏知味，实难拟法。

又，人参　秋石　山药　茯苓

河车胶丸。

张　汗多亡阳，是医人不知劳倦受寒，病兼内伤，但以风寒外感发散致误。淹淹半年，乃病伤不复。能食者以气血兼补。

人参　白术　茯苓　沙苑　苁蓉　归身　枸杞

张十九　阴伤成劳，因减食，便溏，寒热。姑从中治者，以脾为营，胃主卫也。

异功加五味子。

吴三六　虚损，至食减，腹痛，便溏，中宫后天为急，不必泥乎痰嗽缕治。

异功散去术，加炒白芍、煨益智仁。

上损及胃

杨氏　背寒心热，胃弱少餐，经期仍至，此属上损。

生地　茯神　炒麦冬　生扁豆　生甘草

仲　久嗽，神衰肉消，是因劳倦内伤。医不分自上自下损伤，但以苦寒沉降。气泄汗淋，液耗夜热，胃口得苦伤残，食物从此顿减。老劳缠绵，讵能易安，用建中法。

黄芪建中汤去姜。

又，照前方加五味子。

又，平补足三阴法。

人参　炒山药　熟地　五味　女贞子　炒黑杞子

下损及中

时二十　脉细，属脏阴之损。平素畏寒怯冷，少年阳气未得充长。夏令暴泻，是时令湿热，未必遽然虚损若此。今谷减形瘦，步履顿加喘息，劳怯显然，当理脾肾。

早服加减八味丸，晚服异功散。

某　由阴损及乎阳，寒热互起，当调营卫。

参芪建中汤去姜、糖。

某　入夏发泄主令，由下损以及中焦，减谷形衰，阴伤及阳，畏冷至下。春季进河车、羊肉温养固髓方法，积损难充，不禁时令之泄越耳。古人减食久虚，必须胃药。晚进参术膏，早用封固佐升阳法。长夏不复奈何？

鹿茸_{生研一两} 鹿角霜_{一两} 熟地_{二两} 生菟丝子_{一两} 人参_{一两} 茯苓_{一两} 韭子_{二两} 补骨脂_{胡桃蒸，一两} 枸杞子_{一两} 柏子霜_{一两}

蜜丸，早服四钱，参汤送。

参术膏方：

人参四两，另用泉水熬，九蒸於术四两，另用泉水熬

各熬膏成，以炭火厚掩干灰，将药罐炖收至极老为度。每用膏二钱五分，开水化服。

脾肾兼虚

李_{二九} 劳怯，形色夺，肌肉消，食减便滑，兼痰呛喉痛。知医理者，再无清咽凉肺滋阴矣。病人述心事操持病加，显然内损，关系脏真。冬寒藏阳，人身之阳，升腾失交，收藏失司，岂见病治病肤浅之见识。据说食进逾时，必有痛泻。经言食至小肠变化，屈曲肠间有阻，常有诸矣。凡汤药气升，宜丸剂疏补。资生丸食后服。

晨服：

人参 坎炁 茯苓 黑壳建莲 五味 芡实

山药浆丸。

杨 发堕于少壮之年，能食不化，噫气，小溲淋浊，便粪渐细。少年脾肾损伤，宜暖下焦以醒中阳。

济生丸三钱，开水送下。

陈_{十八} 阴损于下，中焦运阳亦弱。见症少年损怯，先天不充，以后天维续，但食少难化。腻滞勿用，由阴损及阳。用双补丸。

某 久劳，食减，便溏不爽，气短促。

异功加五味子。

王_{二四} 脉如数，垂入尺泽，病起肝肾下损，延及脾胃。昔秦越人云，自下焦损伤，过中焦则难治。知有形精血难复，急培无形之气为旨。食少便溏，与钱氏异功散。

蔡 久嗽气浮，至于减食泄泻，显然元气损伤。若清降消痰，益损真气。大旨培脾胃以资运纳，暖肾脏以助冬藏，不失带病延年之算。

异功散。

兼服：

熟地炭　茯神　炒黑枸杞　五味　建莲肉　炒黑远志

山药粉丸，早上服。

叶三一　病损不复，八脉空虚。不时寒热，间或便溏。虽步履饮食如常，周身气机尚未得雍和。倘调摄失慎，虑其反复。前丸药仍进，煎方宗脾肾双补法。

人参一钱　茯苓三钱　广皮一钱　炒沙苑一钱　益智仁煨研一钱　炒菟丝饼二钱

胃虚呕泻

华二八　劳损，加以烦劳，肉消形脱，潮热不息，胃倒泄泻，冲气上攻则呕。当此发泄主令，难望久延。

人参　诃子皮　赤石脂　蒸熟乌梅肉　新会皮　炒白粳米

阴虚阳浮兼胃阴虚

吕　冲年久坐诵读，五志之阳多升。咽干内热，真阴未能自旺于本宫。诊脉寸口动数，怕有见红之虑。此甘寒缓热为稳，不致胃枯耳。

生地　天冬　女贞　茯神　炙草　糯稻根须

杜二一　阴精久损，投以填纳温润。入夏至晚火升，食物少减，仍属阴亏。但夏三月，必佐胃药。

参须　麦冬　五味　茯神　建莲　芡实

许　脉左坚，上下直行，精损，热自升降。

细生地　玄参心　女贞　川斛　糯稻根须

又，甜北沙参　天冬　炒麦冬　茯神　阿胶　秋石

又，人参　麦冬　生甘草　扁豆

胡四三　补三阴脏阴，是迎夏至生阴。而晕逆，欲呕，吐痰，全是厥阳犯胃上巅，必静养可制阳光之动。久损重虚，用甘缓方法。

金匮麦门冬汤去半夏。

王　春半，寐则盗汗，阴虚，当春阳发泄，胃口弱极。六黄苦味未宜，用甘酸化阴法。

人参　熟地　五味　炙草　湖莲　茯神

营虚

某二一　诵读身静心动，最易耗气损营，心脾偏多，不时神烦心悸，头眩脘闷，故有自来也。调养溉灌营阴，俾阳不升越，恐扰动络血耳。

淮小麦三钱　南枣肉一枚　炒白芍一钱　柏子仁一钱半　茯神三钱　炙草四分

某四十　脉弦，胁痛引及背部，食减，此属营损传劳。

桂枝木四分　生白芍一钱半　炙草四分　归身一钱半　茯神三钱　生牡蛎三钱　煨姜一钱　南枣三钱

某三十　脉软，不嗜食，腰酸无力，咳，烦劳，营虚所致。

当归　生白芍　桂枝　木茯苓　炙草　饴糖　煨姜　南枣

汪　脉左小右虚，背微寒，肢微冷，痰多微呕，食减不甘。此胃阳已弱，卫气不得拥护。时作微寒微热之状，小便短赤，大便微溏，非实邪矣。当建立中气以维营卫。东垣云：骨为卫之本，营乃脾之源。偏热偏寒，犹非正治。

人参　归身米拌炒　桂枝木　白芍　炒南枣

陆　劳伤阳气，不肯复元。秋冬之交，余宗东垣甘温为法，原得小效。众楚交咻，柴、葛、枳、朴是饵。二气散越，交纽失固，闪气疼痛，脘中痞结，皆清阳凋丧。无攻痛成法，唯以和补，使营卫之行，冀其少缓神苏而已。

人参　当归　炒白芍　桂心　炙草　茯神

又，右脉濡，来去涩，辛甘化阳，用大建中汤。

人参　桂心　归身　川椒　茯苓　炙草　白芍　饴糖　南枣

汪　劳倦阳伤，形寒骨热，脉来小弱，非有质滞着，与和营方。

当归　酒炒白芍　炙草　广皮　煨姜　大枣

劳伤心神

程　脉左甚倍右，病君相上亢莫制，都因操持劳思所伤。若不山林静养，日药不能却病。

鲜生地　玄参心　天冬　丹参　茯神　鲜莲肉

颜三四　操持思虑，心营受病，加以劳力泄气，痰带血出，脉形虚小，右部带弦。议用归脾汤减桂圆、木香、白术、加炒白芍、炒麦冬。

又，劳心营液既耗，气分之热自灼。手足心热，咽干烦渴，多是精液之损，非有余客热。前议归脾加减，乃子母同治法。今以滋清制亢之剂，理心之用，以复五液。

人参　生地　天冬　麦冬　丹参　茯神　灯心　竹叶心

中虚

某　神伤精败，心肾不交。上下交损，当治其中。

参术膏。米饮汤调送。

华三七　春深地气升，阳气动，有奔驰饥饱，即是劳伤。《内经》劳者温之，夫劳则形体震动，阳气先伤。此温字，乃温养之义，非温热竞进之谓。劳伤久不复元为损，《内经》有损者益之之文。益者，补益也。凡补药气皆温，味皆甘，培生生初阳，是劳损主治法则。春病入秋不愈，议从中治。据述晨起未纳水谷，其咳必甚，胃药坐镇中宫为宜。

金匮麦门冬汤去半夏。

徐二七　虚损四年，肛疡成漏，食物已减什三，形瘦色黄。当以甘温培中固下，断断不可清热理嗽。

人参　茯苓　山药　炙草　芡实　莲肉

某　积劳，神困食减，五心热，汗出。是元气虚，阴火盛。宜补中。

生脉四君子汤。

杨二八　内损，阴及阳分，即为劳怯。胃弱少纳，当以建中汤加人参。

朱二七　既暮身热，汗出早凉，仍任劳办事。食减半，色脉形肉不足，病属内损劳怯。

人参小建中汤。

杨三二　知饥减食，外寒忽然，久病行走喘促，坐卧稍安，此劳伤不复。议从中以益营卫。

九蒸冬术　炙甘草　煨姜南枣

汪三九　此劳力伤阳之劳，非酒色伤阳之劳也。胃口消惫，生气日夺，岂治嗽药可以奏功。

黄芪建中汤去姜。

仲三八　久劳内损，初春已有汗出，入夏食减，皆身中不耐大气泄越，右脉空大色痿黄。衰极难复，无却病方法，议封固一法。

人参　黄芪　熟於术　五味

严二八　脉小右弦，久嗽晡热，着左眠稍适。二气已偏，即是损怯。无逐邪方法，清泄莫进，当与甘缓。

黄芪建中去姜。

又，建中法颇安，理必益气以止寒热。

人参　黄芪　焦术　炙草　归身　广皮　白煨升麻　煨柴胡

王二六　脉大而空，亡血失精，午食不运，入暮反胀。阴伤已及阳位，缠绵反复至矣。

归芍异功散。

刘女　年十六，天癸不至，颈项瘰痰，入夏寒热咳嗽。乃先天禀薄，生气不来，夏令发泄致病。真气不肯收藏，病属劳怯，不治。

戊己汤去白术。

某　阳伤背寒，胃伤谷减。

小建中汤。

某　畏风面冷，卫外阳微。

参芪建中去姜加茯神。

华二十　此劳怯损伤不复之病，已经食减，便溏，欲呕腹痛。二气交伤，然后天为急，舍仲景建中法，都是盲医矣。

建中汤去糖，加人参。

肾气不纳

尹四九　中年衰颓，身动喘嗽，脉细无神，食减过半。乃下元不主纳气，五液蒸变黏涎。未老先衰，即是劳病。

人参　坎炁　紫衣胡桃　炒菟丝子　茯苓　五味　炒砂仁

山药浆丸。

金七十　寤则心悸，步履如临险阻，子后冲气上逆。此皆高年下焦空虚，肾气不纳所致。

八味丸三钱，先服四日。

淡苁蓉一两　河车胶一具　紫石英二两　小茴五钱　杞子三两　胡桃肉二两

牛膝一两半　五味一两　茯苓二两　沙苑一两半　补骨脂一两　桑椹子二两

红枣肉丸。

气血滞升降阻

王　久客劳伤，气分痹阻，则上焦清空诸窍不利。初病在气，久则入血。身痛目黄，食减形瘦。由病患及乎元虚，攻补未能除病。思人身左升属肝，右降属肺，当两和气血，使升降得宜。若再延挨，必瘀滞日甚，结为腑聚矣。

旋覆花汤加桃仁、归须、蒌皮。

肝肾冲任皆虚

郁氏　失血咳嗽，继而暮热不止，经水仍来，六七年已不孕育。乃肝肾冲任皆损，二气不交，延为劳怯。治以摄固，包举其泄越。

鲜河车胶　黄柏　熟地　淡苁蓉　五味　茯神

蜜丸。

劳力伤脾胃

屠二八　劳力伤阳，延三年，损伤延及中宫，状如反胃。诸气欹斜，交会失序，遂有寒热，脱力损伤脾胃，牛属坤土，当以霞天膏。

劳动伤经脉

朱十二　奔走之劳，最伤阳气。能食不充肌肤，四肢常自寒冷。乃经脉之气，不得贯串于四末，有童损之忧。

苁蓉二两　当归二两　杞子一两　茯苓二两　川芎五钱　沙苑五钱

黄鳝一条为丸。

邢四四　努力伤，身痛无力。

归桂枝汤去姜，加五加皮。

虚损之症，经义最详，其名不一。考《内经》论五脏之损，治各不同。越人有上损从阳，下损从阴之议，其于针砭所莫治者，调以甘药。《金匮》遵之而立建中汤，急建其中气，俾饮食增而津血旺，以致充血生精，而复其真元之不足。但用稼穑作甘之本味，而酸辛咸苦在所不用，盖舍此别无良法可医，然但能治上焦阳分之损，不足以培下焦真阴之本也。赖先生引申三才、固本、天真、大造、桂枝龙骨牡蛎、复脉等汤，以及固摄诸方，平补足三阴法，为兼治五脏一切之虚，而大开后人聋聩，可为损症之一助也。《金匮》又云：男子脉大为劳，极虚亦为劳。夫脉大为气分泄越，思虑郁结，心脾营损于上中，而营分委顿，是归脾、建中、养营、四君、五味、异功等汤之所宜也。脉极虚亦为劳，为精血内夺，肝肾阴不自立，是六味、八味、天真、大造、三才、固本、复脉等汤，以及平补足三阴，固摄诸法所宜也。然仲景以后，英贤辈出，岂无阐扬幽隐之人？而先生以上，又岂无高明好学之辈，然欲舍仲景先生之法，而能治虚劳者，不少概见。即如东垣、丹溪辈，素称前代名医，其于损不肯复者每以参术为主，有用及数斤者，其意谓有形精血难复，急培无形之气为要旨，亦即仲景建中诸汤，而扩充者也。又厥后张景岳以命门阴分不足，是为阴中之阴虚，以左归饮、左归丸为主。命门阳分不足者，为阴中之阳虚，以右归饮、右归丸为主，亦不外先生所用三才、固本、天真、大造等汤，以及平补足三阴，固摄诸法，而又别无所见也。故后人称仲景先生善治虚劳者，得其旨矣。邹滋九

久虚不复谓之损，损极不复谓之劳，此虚、劳、损三者，相继而成

也，参其致病之由，原非一种，所现之候，难以缕析。大凡因烦劳伤气者，先生用治上治中，所以有甘凉补肺胃之清津，柔剂养心脾之营液，或甘温气味，建立中宫，不使二炁日偏，营卫得循行之义。又因纵欲伤精者，当治下而兼治八脉，又须知填补精血精气之分，益火滋阴之异，或静摄任阴，温理奇阳之妙处。若因他症失调，蔓延而致者，当认明原委，随其机势而调之。揣先生之用意，以分其体质之阴阳为要领，上中下见症为着想，传变至先后天为生死断诀。若逐节推求，一一有根荄可考，非泛泛然而凑用几味补药，漫言为治也。邵新甫

徐评： 此老治虚劳之法，不外清肺养胃滋肾，虽无大害，而毫无意义。轻者可愈，重者病日增而已，至其所遵仲景之法，又大失先贤本旨。当时仲景之所谓虚劳者，乃虚寒之症，故其脉浮大芤迟，又方中用饴糖，乃因腹中痛而设。今日之所谓虚劳，乃阴竭而浮火上炎，脉皆细数，与建中汤正相反，乃亦以此为治，此所谓耳食之学也。余曾目睹此老治阴虚火升之人，与建中而变喉痹血冒者，不下数人，当时此老竟不悟也，故附记于此。

【点评】叶氏在《指南》中记载虚劳病案113例，据统计用药品种有100种左右，方剂26张；以补虚、滋阴、益气为主，建中气为要，重视食补，配伍严密。他治疗虚劳是集前贤调治慢性疾病经验之大成，从所载医案中可以发现其理虚的学术思想、病因认识、治疗大法、用药思路和创新见识。由于叶氏治疗虚劳的经验对临床调理慢性疾病很有指导和应用价值，有代表性，故对其内容进行梳理，非常有必要。

1. 叶氏又称虚劳为虚损，即临床表现为以脏腑经脉亏损，气血阴阳虚衰，精气神暗耗的多种慢性虚弱证候的总称。而以久虚不复成劳为主要病机，在天人合一的整体观思维过程中，治疗用药处处体现了动静、刚柔、通补、厚薄、升降、开阖、滑涩、标本、轻重的独特见识及创见。他传承了《内经》《难经》所言虚劳总因阴阳偏胜、八脉失养以及"精气夺则虚"所致，具体表现如《难经》"五损"和《金匮要略》中指出的"五劳虚极羸瘦，腹满不能饮食，食伤、忧伤、饮伤、房室伤、饥伤、劳伤、经络营卫气伤"。他以《内经》的先天和后天之说为指导，以仲景治先天用肾气、复脉和治后天用建

中为纲，灵活运用东垣、丹溪、景岳等诸家经验。

2. 叶氏分析虚劳的发生发展，上损多为肺损阴虚、劳伤阳气、心营亏耗三类；中损多为脾损阳伤、胃损液亏两类；下损多为真阴亏损及精血内夺两类。其病因病理，具体来说作如下解析。

（1）禀赋薄弱，素质不强：叶氏认为虚劳之成，与先天因素有关。"先天责之于肾，肾藏真阴，虽亦寓元阳，然以真阴不足为主，无阴则阳无以化"，真阴不足，病损可及于阳，肾虚可及于肝、脾等脏。

（2）烦劳过度，损伤五脏：烦劳过度，因劳致虚，尤以劳神劳力过度为多见。叶氏在案中谓之五脏真阴虚损。

（3）饮食不洁，损伤脾胃：暴饮暴食，饥饱不调，食有偏嗜，营养不良，均会导致脾胃损伤，不能运化水谷精微。脾胃为后天之本，气血生化之源，脾胃受损。则气血生化乏源，脏腑经络失于濡养，久则形成虚劳。

（4）大病久病，失于调理：大病耗伤气血阴阳，人体的正气一时难以恢复，久病迁延失治，日久不愈，病情发生传变，或者产后正虚，均可以演变为虚劳。

（5）情志因素：情志不遂，思虑劳烦过度，肝气郁结，疏泄失司，使脾胃的运化功能减退，气血阴阳亏损而成劳。

3. 叶氏理虚方法和特点

（1）案中调治虚劳的12法：即通调阴阳法、调摄八脉法、通补中宫法、填固下元法、脾肾双补法、平补三阴法、清润肺金法、养心安神法、凉肝滋液法、滑涩互施法、通补并用法、养血祛瘀法。除以上各法外，还强调"久损重虚用甘缓法"。

（2）理虚的五大特点：一是主张静养，强调节欲；二是胃喜为补，食养疗之；三是重视季节，随宜施治；四是数脏同损，复法治疗；五是建中理虚，扩展使用。在重视季节、随宜施治方面叶氏的经验尤有特色。

4. 用药思路和规律治疗虚劳的处方145首，用药频次排在前5位是茯苓(87)、人参(69)、熟地(45)、五味子(40)、大枣(38)，其运用规律是以甘凉补肺胃之清津，柔剂养心脾之营液，建中焦，固下焦，温补脾肾气血之药为主。

叶氏治虚劳案中受绮石之说的影响最深，引述有关内容，可更深理解其治疗用药之诀窍。绮石认为"治虚有三本，肺脾肾是也。肺为五脏之天，脾为百骸之母，肾为性命之根。治肺、治脾、治肾，治虚之道毕矣。"用丹溪而不泥于丹溪，而提倡清金保肺，无犯中州；用东垣而不泥于东垣，深谙五行生克之精髓而运用金行清化之法。用药有三禁，一禁燥烈，二禁苦寒，三禁伐气。虚劳之痰，由火逆而水泛，不可用燥烈之方。虚劳之火，因阴虚火动，不可用知母、黄柏、黄芩、黄连、栀子等苦寒之药。虚劳之气，由肺薄而气窒，不可用枳壳、木香、豆蔻等破气之药。这些经验之谈均可见于《指南》案中，加以运用。

总之，叶氏不仅在前人的学术基础上系统的总结了虚劳的病因病机，并且在此基础上又独辟蹊径，提出了补益脾胃、通补奇经等治疗方药，可见其既继承了前人的认识，又做了很大的创新，这些宝贵经验为后世医家的临床诊疗起到了非常重要的指导作用。

卷 二

咳嗽

寒

某五三　寒伤卫阳，咳痰。

川桂枝五分　杏仁三钱　苡仁三钱　炙草四分　生姜一钱　大枣二枚

某三九　劳伤阳气，形寒咳嗽。

桂枝汤加杏仁。

某四四　寒热咳嗽，当以辛温治之。

桂枝汤去芍，加杏仁。

某五十　形寒咳嗽，头痛口渴。

桂枝汤去芍、加杏仁、花粉。

某　咳嗽寒热。

杏仁三钱　嫩苏梗一钱　桔梗一钱　桑皮一钱　象贝母一钱　生甘草三分

王三一　脉沉细，形寒，咳。

桂枝一钱　杏仁三钱　苡仁三钱　炙草五分　生姜一钱　大枣二枚

寒包热

吴四一　咳嗽，声音渐窒，诊脉右寸独坚。此寒热客气，包裹肺俞，郁则热。先以麻杏石甘汤。

又，苇茎汤。

徐四七　疟属外邪，疟止声音不扬，必是留邪干于肺系，故咳嗽不已。纳食起居如常，中下无病。但以搜逐上焦，勿令邪结，可望病已。

麻黄　杏仁　生甘草　射干　苡仁

某二八　风邪阻于肺卫，咳嗽面浮，当辛散之。

麻黄先煎去沫，五分　杏仁三钱　生甘草三分　生石膏三钱

风

某三十　风袭肺卫，咳嗽鼻塞，当以辛凉解散。

杏仁　嫩苏梗　桑皮　象贝　桔梗　苡仁

某女　风热上痹，痰多咳嗽。

杏仁　嫩苏梗　橘红　桑叶　白沙参　通草

夏五二　风郁，咳不止。

薄荷　前胡　杏仁　桔梗　橘红　桑皮　连翘　枳壳

风邪阻窍

方　烦劳卫疏，风邪上受，痰气交阻，清窍失和，鼻塞音低，咳嗽甚，皆是肺病。辛以散邪，佐微苦以降气为治。

杏仁　苏梗　辛荑　牛蒡子　苡仁　橘红　桔梗　枳壳

风温

项二一　风温，脉虚，嗽。

桑叶　薄荷　杏仁　象贝　大沙参　连翘

沈　脉右搏数，风温呛咳。

桑叶　杏仁　象贝　苡仁　栝蒌皮　白沙参

某女　风温发热，咳。

薄荷　连翘　杏仁　桑皮　地骨皮　木通　黄芩　炒楂

某十岁　头胀咳嗽，此风温上侵所致。

连翘一钱半　薄荷七分　杏仁一钱半　桔梗一钱　生甘草三分　象贝一钱

某十二　风温上受，咳嗽，失音，咽痛。

杏仁　薄荷　连翘　桔梗　生甘草　射干

风温化燥

邱　向来阳气不充，得温补每每奏效。近因劳烦，令阳气弛张，致风温过肺卫以扰心营，欲咳心中先痒，痰中偶带血点。不必过投沉降清散，以辛甘凉理上燥，清络热。蔬食安闲，旬日可安。

冬桑叶　玉竹　大沙参　甜杏仁　生甘草　苡仁

糯米汤煎。

宋二一　脉右浮数，风温干肺化燥。喉间痒，咳不爽。用辛甘凉润剂。

桑叶　玉竹　大沙参　甜杏仁　生甘草　糯米汤煎

某　积劳更受风温，咽干热咳，形脉不充。与甘缓柔方。

桑叶一钱　玉竹五钱　南沙参一钱　生甘草五分　甜水梨皮二两

又，风邪郁蒸化燥，发热后，咳嗽口干、喉痒。先进清肺。

杏仁　花粉　苏子　象贝　山栀　橘红

薛三六　风热咳，经月不止。

活水芦根　桑叶　大沙参　生苡仁　地骨皮　象贝　滑石　橘红

风温化燥伤胃阴

某　风温客邪化热，劫烁胃津，喉间燥痒呛咳。用清养胃阴，是土旺生金意。

金匮麦门冬汤。

陆二三　阴虚体质，风温咳嗽，苦辛开泄肺气加病。今舌咽干燥，思得凉饮，药劫胃津，无以上供。先以甘凉，令其胃喜。仿经义虚则补其母。

桑叶　玉竹　生甘草　麦冬元米炒　白沙参　蔗浆

某　外受风温郁遏，内因肝胆阳升莫制，斯皆肺失清肃，咳痰不解。经月来，犹觉气壅不降，进食颇少，大便不爽。津液久已乏上供，腑中之气亦不宣畅。议养胃阴以杜阳逆，不得泛泛治咳。

麦冬　沙参　玉竹　生白芍　扁豆　茯苓

温邪

某　温邪外袭，咳嗽头胀。当清上焦。

杏仁　桑皮　桔梗　象贝　通草　芦根

某二六　咳嗽痰黄，咽喉不利。此温邪上侵，肺气不清故耳。

桑叶　川贝母　白沙参　杏仁　兜铃　鲜枇杷叶

某二八　阴亏，挟受温邪，咳嗽头胀，当以轻药。

桑叶　杏仁　川贝　白沙参　生甘草　甜水梨皮

某　脉细数，咳嗽痰黄，咽痛。当清温邪。

桑叶　杏仁　川贝　苡仁　兜铃　鲜芦根

又，照前方加白沙参、冬瓜子。

某四一　脉右弦大，咳嗽痰多黄，此属温邪上伏之故。

桑叶　杏仁　白沙参　南花粉　兜铃　甜水梨肉

王二六　脉小数，能食，干咳暮甚。冬藏失纳，水亏温伏。防其失血，用复脉法。

复脉汤去参、姜、桂。

张十七　冬季温邪咳嗽，是水亏热气内侵，交惊蛰节嗽减。用六味加阿胶、麦冬、秋石、金水同治，是泻阳益阴方法，为调体治病兼方。近旬日前，咳嗽复作，纳食不甘。询知夜坐劳形，当暮春地气主升，夜坐达旦，身中阳气，亦有升无降，最有失血之虞。况体丰肌柔，气易泄越。当暂停诵读，数日可愈。

桑叶　甜杏仁　大沙参　生甘草　玉竹　青蔗浆

阴虚感温邪

杨二四　形瘦色苍，体质偏热，而五液不充。冬月温暖，真气少藏，其少阴肾脏，先已习习风生。乃阳动之化，不以育阴驱热以却温气，泛泛乎辛散，为暴感风寒之治。过辛泄肺，肺气散，斯咳不已。苦味沉降，胃口戕，而肾关伤，致食减气怯，行动数武，气欲喘急。封藏纳固之司渐失，内损显然。非见病攻病矣，静养百日，犹冀其安。

麦冬米拌炒　甜沙参　生甘草　南枣肉
冲入青蔗浆一杯。

气分热

王二五　气分热炽，头胀痰嗽。

连翘　石膏　杏仁　郁金　薄荷　山栀

又，照前方去山栀、加蒌皮、桔梗。

范四十　脉左弱，右寸独搏，久咳音嘶，寐则成噎阻咽。平昔嗜饮，胃热遗肺。酒客忌甜，微苦微辛之属，能开上痹。

山栀　香淡豉　杏仁　栝蒌皮　郁金　石膏

林氏　宿病营卫两虚，兹当燥气上犯，暴凉外侮，气馁卫怯，肺先受邪。脉浮数，咳喘欲呕，上热下冷。宜先清化上气，有取微辛微苦之属。

桑叶　杏仁　苏梗　山栀　象贝　苡仁

糯米汤煎。

王十岁　嗽缓，潮热。稚年阴亏，气热所致。

地骨皮三钱　青蒿一钱　知母一钱　生甘草三分　南沙参一钱　川斛三钱

某　嗽已百日，脉右数大。从夏季伏暑内郁，治在气分。

桑叶　生甘草　石膏　苡仁　杏仁　苏梗

热郁成毒

史四十　湿郁温邪，总是阻遏肺气。呕咳脘痞，即《病形篇》中，诸呕喘满，皆属于肺。不明口鼻受侵阻气之理，清中疏导，乃过病所，伐其无病之地矣。

鲜枇杷叶　杏仁　象贝　黑山栀　兜铃　马勃

又，轻浮苦辛治肺，咳呛颇减。咽痛红肿，皆邪窒既久，壅而成毒。嗌干不喜饮，舌色淡不红。仍清气分，佐以解毒。

鸡子白　麦冬　大沙参　金银花　绿豆皮　蔗浆

暑

陆　秋暑燥气上受，先干于肺，令人咳热。此为清邪中上，当以辛凉清润，不可表汗，以伤津液。

青竹叶　连翘　花粉　杏仁　象贝　六一散

又，脉右大，瘅热无寒，暑郁在肺。当清气热，佐以宣通营卫。

桂枝白虎汤加麦冬。

又，热止，脉右数，咳不已。

知母　生甘草　麦冬　沙参　炒川贝　竹叶

汪女　暑热入肺为咳。

花粉　六一散　杏仁　橘红　大沙参　黑山栀皮

暑风

某二九　咳嗽，头胀口渴，此暑风袭于肺卫。

杏仁三钱　香薷五分　桔梗一钱　桑皮一钱　飞滑石三钱　丝瓜叶三钱

倪二三　两寸脉皆大，冷热上受，咳嗽无痰。是为清邪中上，从暑风法。

竹叶　蒌皮　橘红　滑石　杏仁　沙参

潘氏　久咳不已，则三焦受之，是病不独在肺矣。况乎咳甚呕吐涎沫，喉痒咽痛。致咳之由，必冲脉之伤，犯胃扰肺，气蒸熏灼，凄凄燥痒，咳不能忍。近日昼暖夜凉，秋暑风，潮热溏泄，客气加临，营卫不和，经阻有诸。但食姜气味过辛致病。辛则泄肺气助肝之用，医者知此理否耶？夫诊脉右弦数，微寒热，渴饮。拟从温治上焦气分，以表暑风之邪。用桂枝白虎汤。

王三岁　暑风入肺，熇热咳嗽，防惊。

益元散　黄芩　竹叶　花粉　苡仁　地骨皮

暑湿

张二五　形瘦脉数，骤凉暮热，肺失和为咳。小暑后得之，亦由时令暑湿之气。轻则治上，大忌发散。

大竹叶　飞滑石　杏仁　花粉　桑叶　生甘草

某　咳嗽喉痛，溺涩。

西瓜翠衣_{三钱}　杏仁_{三钱}　六一散_{三钱}　桔梗_{一钱}　通草_{一钱半}　桑叶_{一钱}
川贝_{一钱半}　连翘_{一钱半}

湿

曹　水谷不运，湿聚气阻。先见喘咳，必延蔓肿胀。治在气分。
杏仁　厚朴　苡仁　广皮　白苏梗　白通草

湿热

陆二二　湿必化热，熏蒸为嗽。气隧未清，纳谷不旺。必薄味静养，壮盛不致延损。
飞滑石　南花粉　象贝　苡仁　绿豆皮　通草
某　渴饮咳甚，大便不爽。
石膏　花粉　通草　紫菀木　防己　杏仁　苡仁

湿痰阻气

某　雨湿，寒热汗出，痰多咳嗽，大小便不爽，胸脘不饥，脐左窒塞。
杏仁　莱菔子　白芥子　苏子　郁金　蒌皮　通草　橘红
朱五十　中虚少运，湿痰多阻气分，咳嗽舌白。
炒半夏　茯苓　桂枝木　炙草　苡仁

湿热痰火

冯　脉右弦大而缓，形瘦目黄，久嗽声嘶而浊。水谷气蕴之湿，再加时序之湿热，壅阻气分，咳不能已，久成老年痰火咳嗽。无性命之忧，有终年之累。
芦根　马勃　苡仁　浙茯苓　川斛　通草

燥

陈 秋燥，痰嗽气促。

桑叶　玉竹　沙参　嘉定花粉　苡仁　甘草　蔗浆

又，用清燥法。

桑叶　玉竹　沙参　苡仁　甘草　石膏　杏仁

施 脉沉弦为饮，近加秋燥，上咳气逆，中焦似痞。姑以辛泄凉剂，暂解上燥。

栝蒌皮　郁金　香豉　杏仁　苡仁　橘红　北沙参　山栀

胡六六　脉右劲。因疥疮，频以热汤沐浴，卫疏易伤冷热。皮毛内应乎肺，咳嗽气塞痰多。久则食不甘，便燥结，胃津日耗，不司供肺。况秋冬天降，燥气上加，渐至老年痰火之象。此清气热以润燥，理势宜然。倘畏虚日投滞补，益就枯燥矣。

霜桑叶　甜杏仁　麦冬　玉竹　白沙参　天花粉　甘蔗浆　甜梨汁

熬膏。

某四十　脉弦，胸膈痹痛，咳嗽头胀。此燥气上侵，肺气不宣使然。当用轻药，以清上焦。

枇杷叶　桑叶　川贝　杏仁　冬瓜子　桔梗

某十九　舌白咳嗽，耳胀口干。此燥热上郁，肺气不宣使然。当用辛凉，宜薄滋味。

鲜荷叶二钱　连翘壳一钱半　大杏仁三钱　白沙参一钱　飞滑石三钱　冬桑叶一钱

某二五　邪烁肺阴，咳嗽咽痛，晡甚。

玉竹　南沙参　冬桑叶　川斛　元参　青蔗浆

某二四　鼻渊三载，药投辛散，如水投石，未能却除辛辣炙爆耳。近复咳嗽音嘶，燥气上逼肺卫使然。

杏仁　连翘　象贝　白沙参　桑皮　兜铃

僧三十　脉右寸独大，气分咳，有一月。

桑叶　杏仁　玉竹　苡仁　沙参　茯苓

糯米汤煎。

某　脉右大，寤咳寐安，病在气分。

桑叶　川贝　知母　地骨皮　梨汁　蔗浆

熬膏。

朱女　肝阴虚，燥气上薄，咳嗽夜热。

桑叶　白沙参　杏仁　橘红　花粉　地骨皮

糯米汤煎。

陆女　燥风外侵，肺卫不宣。咳嗽痰多，不时身热。当用轻药，以清上焦。

桑叶　杏仁　花粉　大沙参　川贝　绿豆皮

戎　咽阻咳呛，两月来声音渐低，按脉右坚，是冷热伤肺。

生鸡子白　桑叶　玉竹　沙参　麦冬　甜杏仁

吴七岁　燥气上逼，咳呛。以甘寒治气分之燥。

大沙参　桑叶　玉竹　生甘草　甜梨皮

某十二　燥热内伏，发热，咳嗽口渴。

桑叶　杏仁　白沙参　连翘　圆囵滑石　鲜芦根

费十一　久疟伤阴，冬季温舒，阳不潜藏，春木升举，阳更泄越。入暮寒热，晨汗始解，而头痛、口渴、咳嗽，阴液损伤，阳愈炽。冬春温邪，最忌发散，谓非暴感，汗则重劫阴伤，迫成虚劳一途。况有汗不痊，岂是表病？诊得色消肉烁，脉独气口空搏，与脉左大属外感有别。更有见咳不已，谬为肺热，徒取清寒消痰降气之属，必致胃损变重。尝考圣训，仲景云：凡元气已伤，而病不愈者，当与甘药。则知理阳气，当推建中，顾阴液，须投复脉，乃邪少虚多之治法。但幼科未读其书，焉得心究是理。然乎？否乎？

炙甘草　鲜生地　麦冬　火麻仁　阿胶　生白芍　青蔗浆

又，由阴伤及胃，痿黄，食少餐。法当补养胃阴，虚则补母之治也。见咳治肺，生气日惫矣。

金匮麦门冬汤。

某五一　脘痹咳嗽。

鲜枇杷叶三钱　叭哒杏仁三钱　桔梗一钱　川贝二钱　冬瓜子三钱　蜜炙橘红一钱

周三二　秋燥从天而降，肾液无以上承。咳嗽吸不肯通，大便三四日一更衣，脉见细小。议治在脏阴。

牛乳　紫衣胡桃　生白蜜姜汁

胃阴虚

吴　久嗽，因劳乏致伤，络血易瘀，长夜热灼。议养胃阴。

北沙参　黄芪皮　炒麦冬　生甘草　炒粳米　南枣

某　喉痹咳呛，脉右大而长。

生扁豆　麦冬　北沙参　川斛　青蔗浆

毛　上年夏秋病伤，冬季不得复元，是春令地气阳升，寒热咳嗽。乃阴弱体质，不耐升泄所致。徒谓风伤，是不知阴阳之义。

北参　炒麦冬　炙甘草　白粳米　南枣

某二六　病后咳呛，当清养肺胃之阴。

生扁豆　麦冬　玉竹　炒黄川贝　川斛

白粳米汤煎。

徐二七　形寒畏风冷，食减久嗽。是卫外二气已怯，内应乎胃，阳脉不用。用药莫偏治寒热，以甘药调。宗仲景麦门冬汤法。

张十七　入夏嗽缓，神倦食减，渴饮。此温邪延久，津液受伤，夏令暴暖泄气，胃汁暗亏，筋骨不束，两足酸痛。法以甘缓，益胃中之阴。仿金匮麦门冬汤制膏。

参须二两　北沙参一两　生甘草五钱　生扁豆二两　麦冬二两　南枣二两

熬膏。

汤二四　脉左坚数促，冬温咳嗽，是水亏热升。治不中窾，胃阴受伤，秽浊气味，直上咽喉。即清肺冀缓其嗽，亦致气泄，而嗽仍未罢。先议甘凉益胃阴以制龙相，胃阴自立，可商填下。

生扁豆米　炒麦冬　北沙参　生甘草　冬桑叶　青蔗浆水

钱氏　脉右数，咳两月，咽中干，鼻气热，早暮甚。此右降不及，胃津虚，厥阳来扰。

金匮麦门冬汤去半夏加北沙参。

某十四　咳，早甚，属胃虚。

生扁豆　炒麦冬　大沙参　苡仁　橘红

陈　秋冬形体日损，咳嗽吐痰，诊脉两寸促数，大便通而不爽。此有年烦劳动阳，不得天地收藏之令，日就其消，乃虚症也。因少纳胃衰，未可重进滋腻。议用甘味养胃阴一法。

金匮麦门冬汤，

钱　久咳三年，痰多食少，身动必息鸣如喘，诊脉左搏数，右小数。自觉内火燔燎，乃五液内耗，阳少制伏，非实火也。常以琼玉膏滋水益气，暂用汤药，总以勿损胃为上。治嗽肺药，谅无益于体病。

北沙参　白扁豆　炒麦冬　茯神　川石斛　花粉

胆火犯肺

范氏　两寸脉大，咳甚，脘闷头胀，耳鼻窍闭。此少阳郁热，上逆犯肺，肺燥喉痒。先拟解木火之郁。

羚羊角　连翘　栀皮　薄荷梗　苦丁茶　杏仁　蒌皮　菊花叶

郁火伤胃

陆姬　脉小久咳，背寒骨热，知饥不食，厌恶食物气味。此忧思悒郁，皆属内损。阅方药，都以清寒治肺，不应。议益土泄木法。

炙甘草　茯神　冬桑叶　炒丹皮　炒白芍　南枣

尤氏　寡居烦劳，脉右搏左涩。气燥在上，血液暗亏。由思郁致五志烦煎，固非温热补涩之症。晨咳吐涎，姑从胃治，以血海亦隶阳明耳。

生白扁豆　玉竹　大沙参　茯神　经霜桑叶　苡仁

用白糯米半升，淘滤清，入滚水泡一沸，取清汤煎药。

又，本虚在下，情怀悒郁，则五志之阳上熏为咳，固非实火。但久郁必气结血涸，延成干血劳病。经候涩少愆期，已属明征。当培肝肾之阴以治本，清养肺胃气热以理标。刚热之补，畏其劫阴，非法也。

生扁豆一两　北沙参三钱　茯神三钱　炙草五分　南枣肉三钱

丸方：

熟地砂仁末拌炒，四两　鹿角霜另研，一两　当归小茴香拌炒，二两　淮牛膝

盐水炒炭，二两　云茯苓二两　紫石英醋煅水飞，一两　青盐五钱

另熬生羊肉胶和丸，早服四钱，开水送。

营热

章二五　自服八味鹿角胶以温补，反咳嗽吐痰，形瘦减食，皆一偏之害。宜清营热，勿事苦寒。

鲜生地　麦冬　元参心　甘草　苦百合　竹叶心

劳嗽

某二七　脉数，冲气咳逆。当用摄纳肾阴，滋养柔金，为金水同治之法。

熟地四钱　白扁豆五钱　北沙参三钱　麦冬二钱　川斛三钱　茯神三钱

王三八　脉左尺坚，久嗽失音，入夏见红，天明咳甚，而纳谷减损。此劳损之症，急宜静养者。

麦冬　大沙参　玉竹　川斛　生白扁豆　鸡子白

某　久嗽咽痛，入暮形寒，虽属阴亏，形瘦脉奭，未宜夯补。

麦冬　南沙参　川斛　生甘草　糯稻根须

某　气急，咳频欲呕，下午火升。此上有燥热，下焦阴亏也。

早都气丸，晚威喜丸。

张　今年春季时疫，大半皆有咳嗽咽喉之患，乃邪自上干，肺气先伤耳。近日身动气喘，声音渐不扬，着左眠卧，左胁上有牵掣之状。此肝肾阴亏，冲气上触，冬藏失司，渐有侧眠音哑至矣。劳伤致损，非清邪治咳之病。

六味丸加阳秋石、阿胶、麦冬、蜜丸。

顾　真阴不旺，先后天皆亏，以填精实下为主。若清热冀图治嗽，必胃损减谷。

熟地萸肉　山药　茯苓　湖莲芡实　五味　人乳粉　金樱膏丸

汤三三　脉左弱右搏，久有虚损，交春不复。夜卧着枕，气冲咳甚，即行走亦气短喘促。此乃下元根蒂已薄，冬藏不固，春升生气浅少，急

当固纳摄下。世俗每以辛凉理嗽，每致不救矣。

水制熟地　五味　湖莲芡实　茯神　青盐　羊内肾

某二七　气冲咳逆，行动头胀，下体自汗。

都气丸。

乐二九　热病两三反复，真阴必伤。当戌亥时厥昏汗出者，乃虚阳上冒，肝肾根蒂不牢，冲脉震动，则诸脉俱逆，阳泄为汗耳。此咳嗽乃下焦阴不上承，非肺病也，急当收摄固纳。阅医苏子、钩藤，皆泄气锋芒之药，施于阴阳两损之体，最宜斟酌。

都气加青铅。

朱五三　吸气息音，行动气喘，此咳嗽是肾虚气不收摄，形寒怯冷，护卫阳微。

肾气丸颇通，形气不足，加人参、河车。

王五十　气急嗽逆，足冷。当用摄纳，水中藏火法。

薛氏加减八味丸三钱，淡盐汤送下。

郭二八　形瘦，脉垂尺泽，久嗽呕逆，半年不愈，是肾虚厥气上干。医药清寒治肺者不少，误人匪浅。

坎炁　人乳粉　杞子　五味　胡桃肉　茯神　巴戟肉　黄肉
山药浆丸。

某六二　冬季咳嗽吐痰，渐至卧则气冲，喘急起坐，今三载矣。经以肺肾为俯仰之脏，是肺主出气，肾主纳气。老年患此，按脉右弦左沉，为肾气不收主治，不必因痔患而畏辛热。

肾气丸去牛膝、肉桂，加沉香。蜜丸。

张三十　冬季喘嗽，似属外因，表散叠进反致失音，不得着枕卧眠。今戌亥时浊阴上干而喘。急气逆为甚。仍议引导纳气归肾。

六味加附子、车前、补骨脂、胡桃、沉香。

朱　虚劳，食减便泻，已无清肺治嗽之法。必使胃口旺，冀其久延，此非药饵可效之病。

人参秋石泡汤拌烘　茯神　山药　建莲　芡实　苡仁　诃子皮
用糯稻根须煎汤煎药。

沈十九　劳嗽，食减便泻，汗出，阴损已及阳腑。中宜扶胃，下固肾阴为治。大忌清肺寒凉希冀治嗽。

熟地　熟冬术　五味　芡实　湖莲　山药

某　气弱，久嗽痰多，午前为甚。

早服都气丸三钱，午服异功散。

某　久咳，损及中州，脾失输化，食减神倦。肺无所资，至咳不已。诊得两手脉弦细数。精气内损，非泛常治咳消痰所可投。

熟地　阿胶　燕窝　海参　天冬　茯苓　紫石英　紫衣胡桃肉

阴虚火炎

孙　脉搏大，阳不下伏，咳频喉痹，暮夜为甚。先从上治。

生鸡子白　生扁豆皮　玉竹　白沙参　麦冬　地骨皮

周四八　脉来虚芤，形色衰夺。久患漏疡，阴不固摄。经营劳动，阳气再伤。冬月客邪致咳，都是本体先虚。春深入夏，天地气泄，身中无藏，日加委顿，理固当然。此岂治咳治血者，议补三阴脏阴方法。

人参秋石汤拌　熟地　麦冬　扁豆　茯神　白粳米

施氏　脉细数，干咳咽燥，脊酸痿弱，此本病欲损。

阿胶　鸡子黄　北沙参　麦冬　茯神　小黑稆豆皮

某　左脉弦数，遗泄，久嗽痰黄。当用填补。

炒熟地　芡实　扁豆　女贞　茯神　糯稻根须

肾阴胃阴兼虚

丁六三　秋令，天气下降，上焦先受燥化，其咳症最多，屡进肺药无功。按：经云久咳不已，则三焦受之，是不专于理肺可知矣。六旬又三，形体虽充，而真气渐衰。古人于有年久嗽，都从脾肾子母相生主治。更有咳久气多发泄，亦必益气，甘补敛摄，实至理也。兹议摄纳下焦于早服，而纯甘清燥暮进，填实在下，清肃在上。凡药味苦辛宜忌，为伤胃泄气预防也。

早服：

水制熟地八两　白云苓乳蒸，四两　五味子去核蒸烘，三两　建莲去心衣，三两　淮山药乳蒸，四两　车前子三两　淮牛膝盐水拌蒸烘，三两　柴衣胡桃肉霜连紫皮研，三两上为末，用蒸熟猪脊髓去膜捣丸，服二三钱，开水送。

晚用益胃土以生金方法：

真北沙参有根有须者，四两　生黄芪薄皮三两　麦冬去心，二两　生白扁豆囫囵连皮，四两　生细甘草一两　南枣肉四两

淡水煎汁，滤清收膏，临成加真柿霜二两收，晚上开水化服五钱。

中气虚

徐四八　色萎脉濡，心悸，呛痰咳逆。劳心经营，气馁阳虚，中年向衰病加。治法中宫理胃，下固肾真，务以加谷为安，缕治非宜。煎药用大半夏汤，早服附都气丸。

某　色白肌柔，气分不足，风温上受而咳。病固轻浅，无如羌、防辛温。膏、知沉寒，药重已过病所。阳伤背寒，胃伤减谷，病恙仍若，身体先惫，问谁之过欤？

小建中汤。

又，苦辛泄肺损胃，进建中得安，宗《内经》辛走气，以甘缓其急。然风温客气，皆从火化，是清养胃阴，使津液得以上供，斯燥痒咳呛自缓。土旺生金，虚则补母，古有然矣。

金匮麦门冬汤。

王　乱药杂投，胃口先伤。已经减食便溏，何暇纷纷治嗽，急急照顾身体，久病宜调寝食。

异功去白术加炒白芍、炒山药。

高　甘药应验，非治嗽而嗽减，病根不在上。腹鸣便忽溏，阴中之阳损伤。

人参　冬白术　云茯苓　炙甘草　炒白芍　南枣

徐二六　劳损咳嗽，用建中法得效。乃无形之气受伤，故益气之药，气醇味甘，中土宁，金受益。然必安谷加餐，庶几可御长夏湿热蒸逼真气。致泄反复。

异功加归、芪、姜、枣。

某　内损虚症，经年不复。色消夺，畏风怯冷。营卫二气已乏，纳谷不肯充长肌肉。法当建立中宫，大忌清寒理肺。希冀止嗽，嗽不能

止，必致胃败减食致剧。

黄芪建中汤去姜。

陈二七　脉细促，久嗽寒热，身痛汗出，由精伤及胃。

黄芪建中汤去姜。

许二七　久嗽不已，则三焦受之。一年来病，咳而气急，脉得虚数。不是外寒束肺，内热迫肺之喘急矣。盖馁弱无以自立，短气少气，皆气机不相接续。既曰虚症，虚则补其母。

黄芪建中汤。

李三四　久嗽经年，背寒，足跗常冷，汗多，色白，嗽甚不得卧。此阳微卫薄，外邪易触，而浊阴挟饮上犯。议和营卫，兼护其阳。

黄芪建中汤去饴糖，加附子、茯苓。

任五六　劳力伤阳，自春至夏病加。烦倦神羸不食，岂是嗽药可医。《内经》有劳者温之之训，东垣有甘温益气之方，堪为定法。

归芪建中汤。

张二九　馆课诵读，动心耗气。凡心营肺卫受伤，上病延中，必渐减食。当世治咳，无非散邪清热，皆非内损主治法。

黄芪建中汤去姜。

吕　脉左细，右空搏，久咳，吸短如喘，肌热日瘦，为内损怯症。但食纳已少，大便亦溏。寒凉滋润，未能治嗽，徒令伤脾妨胃。昔越人谓上损过脾，下损及胃，皆属难治之例。自云背寒忽热，且理心营肺卫，仲景所云元气受损，甘药调之，二十日议建中法。

黄芪建中去姜。

马　虚损脉弦，久嗽食减。

小建中去姜。

郑二七　脉来虚弱，久嗽，形瘦食减，汗出吸短。久虚不复谓之损，宗《内经》形不足温养其气。

黄芪建中汤去姜，加人参、五味。

某二四　脉弦右大，久嗽，背寒，盗汗。

小建中去姜，加茯神。

朱三九　五年咳嗽，遇风冷咳甚，是肌表卫阳疏豁。议固剂缓其急。

黄芪建中汤。

吴三六　劳力神疲，遇风则咳，此乃卫阳受伤。宜和经脉之气，勿用逐瘀攻伤之药。

当归桂枝汤合玉屏风散。

某　久咳，神衰肉消，是因劳内伤。医投苦寒沉降，致气泄汗淋，液耗夜热，胃口伤残，食物顿减。

黄芪建中去姜。

某　脾胃脉部独大，饮食少进，不喜饮水，痰多咳频。是土衰不生金气。

建中去饴，加茯神，接服四君子汤。

某　风温咳嗽，多劳，气分不充。

戊己汤。

人参　茯苓　於术　炙草　广皮　炒白芍

某　劳嗽，喜得辛暖之物。

异功加煨姜、南枣。

吴妪　病去五六，当调寝食于医药之先。此平素体质，不可不论，自来纳谷恒少，大便三日一行，胃气最薄，而滋腻味厚药慎商。从来久病，后天脾胃为要，咳嗽久，非客症。治脾胃者，土旺以生金，不必穷究其嗽。

人参　鲜莲子　新会皮　茯神　炒麦冬　生谷芽

某　脉虚，久嗽减食。

四君子加南枣。

劳倦阳虚

汪　初咳不得卧，今左眠咳甚，并不口渴欲饮，周身汗出。此积劳内伤，木反乘金。不饥不纳，滋腻难投。惟以培中土，制木生金，合乎内伤治法。

川桂枝　茯苓　淡干姜　五味子　生甘草　大枣

胃咳

某二一　咳逆欲呕，是胃咳也。当用甘药。

生扁豆一两　北沙参一钱半　麦冬米拌炒一钱半　茯神三钱　南枣三钱　糯稻根须五钱

某　伏邪久咳，胃虚呕食，殆《内经》所谓胃咳之状耶。

麻黄　杏仁　甘草　石膏　半夏　苡仁

王二七　脉沉，短气咳甚，呕吐饮食，便溏泄。乃寒湿郁痹渍阳明胃，营卫不利。胸痹如阂，无非阳不旋运，夜阴用事，浊泛呕吐矣。庸医治痰顺气，治肺论咳，不思《内经》胃咳之状，咳逆而呕耶？

小半夏汤加姜汁。

肝犯胃肺

石　气左升，腹膨，呕吐涎沫黄水，吞酸，暴咳不已。是肝逆乘胃射肺，致坐不得卧。

安胃丸三钱。

范妪　久咳涎沫，欲呕，长夏反加寒热，不思食。病起瞋怒，气塞上冲，不能着枕，显然肝逆犯胃冲肺。此皆疏泄失司，为郁劳之症，故滋腻甘药下咽欲呕矣。

小青龙去麻、辛、甘、加石膏。

颜氏　久有痛经，气血不甚流畅，骤加暴怒，肝阳逆行，乘肺则咳。病家云：少腹冲气上干，其咳乃作。则知清润肺药，非中窾之法。今寒热之余，咳不声扬，但胁中拘急，不饥不纳。乃左升右降不司旋转，而胃中遂失下行为顺之旨。古人以肝病易于犯胃，然则肝用宜泄，胃腑宜通，为定例矣。

桑叶　丹皮　钩藤　茯苓　半夏　广皮　威喜丸三钱

大肠嗽

某　脉弦右甚，嗽，午潮热，便溏畏风。以大肠嗽治之。

生於术一钱半　茯苓三钱　赤石脂一钱　禹粮石二钱　姜汁四分　大枣三枚

又，照前方加白芍、炙甘草。

又，脉数，右长左弦，上咳下溏。

生於术－钱半　茯苓三钱　炙草五分　木瓜－钱　姜汁四分　大枣肉四钱

肝风

石四三　咳嗽十月，医从肺治无效。而巅胀、喉痹、脘痞，显是厥阳肝风。议镇补和阳息风。

生牡蛎　阿胶　青黛　淡菜

某　昨议上焦肺病，百日未痊。形肌消烁，悉由热化，久热无有不伤阴液。拟咸补如阿胶、鸡子黄，复入芩、连苦寒，自上清气热以补下。虽为暂服之方，原非峻克之剂。细思手经之病，原无遽入足经之理。但人身气机，合乎天地自然，肺气从右而降，肝气由左而升，肺病主降日迟，肝横司升日速，咳呛未已，乃肝胆木反刑金之兆。试言及久寐寤醒，左常似闪烁，嘈杂如饥，及至进食，未觉胃中安适。此肝阳化风，旋扰不息，致呛无平期。即倏热之来，升至左颊，其左升太过，足为明验。倘升之不已，入春肝木司权，防有失血之累。故左右为阴阳之道路，阴阳既造其偏以致病，所以清寒滋阴，不能骤其速功。

阿胶　鸡子黄　生地　天冬　女贞实　糯稻根须

胁痛

姚　胁痛久嗽。

旋覆花汤加桃仁、柏子仁。

某　寒热，右胁痛，咳嗽。

芦根－两　杏仁三钱　冬瓜子三钱　苡仁三钱　枇杷叶三钱　白蔻仁三分

咳为气逆，嗽为有痰，内伤外感之因甚多，确不离乎肺脏为患也。若因于风者，辛平解之，因于寒者，辛温散之。因于暑者，为熏蒸之气，清肃必伤，当与微辛微凉，苦降淡渗，俾上焦蒙昧之邪，下移出腑而后已。若因于湿者，有兼风兼寒兼热之不同，大抵以理肺治胃为主。若因秋燥，则嘉言喻氏之议最精。若因于火者，即温热之邪，亦以甘寒为主，但温热犹有用苦辛之法，非比秋燥而绝不用之也。至于内因为病，不可不逐一分之。有刚亢之威，木扣而金鸣者，当清金制木，佐以柔肝入络。若土虚而不生金，真气无所禀摄者，有甘凉甘温二法，合乎阴土阳土以配刚柔为用也。又因水虚而痰泛，元海竭而诸气上冲者，则有金水双收，阴阳并补之治，或大剂滋填镇摄，葆固先天一炁元精。至于饮邪窃发，亦能致嗽，另有专门，兼参可也。

以上诸法，皆先生临证权衡之治，非具慧心手眼，能如是乎？邵新甫

徐评： 凡述医案，必择大症及疑症人所不能治者数则，以立法度，以启心思，为后学之所法。今载百余方，重复者八九，此非医案，乃逐日之总簿耳。

【点评】叶氏于咳嗽门中收入诊案颇多，皆以肺经为主，合其他脏腑共析，述之颇详，指导临床，有很好的实用价值。读后于临证运用，颇有效验，且体会甚深。

叶天士对《内经》所言："五脏六腑皆能令人咳，非独肺也"，言之甚深，运用很好。无论是五脏之咳，还是六腑之咳，都有其特点，但又不能与肺完全分离。如：心咳多为邪热炽盛，心火上炎而咳则心痛、咽肿喉痒，治以清热泻火，润肺止咳，宜用泻白散（《小儿药证直诀》）；肝咳为木火刑金、理气止咳，咳则两胁下痛，治以清肺泻肝，宜用黛蛤散（《医说》）加味；脾咳为土不生金，气机不利而咳则右协下痛，痛引肩背，治以培土生金，理气止咳，宜用六君子汤加桔梗、旋覆花；肾咳为肾阳不足，肾气上逆而咳则腰背牵引作痛，甚则咳吐痰涎，治以温阳化气利水，可用真武汤（《伤寒论》）合苏子降气汤（《太平惠民和剂局方》）；胃咳为脾湿移胃，胃气上逆而咳且呕，治以健脾和胃，降逆止咳，宜用橘皮竹茹汤（《济生方》）；胆咳为热郁少阳，胆气上逆而咳呕胆汁，少气不食，治以和解少阳，清胆降逆，宜用小柴胡汤（《伤寒论》）加减等等。案中涉及脏腑的功能失调致咳嗽来看，以理肺治胃为其临床特点，用药上则结合清肺、泻肺、降气、理气、降逆等方法，其方中配入桑白皮、半夏、旋覆花、苏子、枇杷叶等药，陈修园在《医学正宗》中讲得很好："《内经》云：'五脏六腑皆能令人咳，非独肺也'，然肺为气之主，诸气上逆于肺则呛而咳，是咳嗽不止于肺，而亦不离乎肺也。"

咳嗽是指咳和嗽两个方面，咳则有声无痰，嗽则有痰无声，在临床上，两者常一起出现，而以咳和咯痰为主要表现。有的患者平

时痰湿很重，复感外邪，外湿和内湿相合，湿聚成痰，痰浊为之更甚。这就是后来吴瑭在《温病条辨》中称"湿热治肺"，在内伏之痰湿为外邪诱发时，更应注意这一点，可以先取麻黄、杏仁为主进行配伍，予以宣肃肺气，合半夏、茯苓、桑白皮、藿香、蔻仁、地骨皮、黄芩、竹茹等药芳香醒脾助运，痰湿得化，咳嗽渐平；痰湿壅滞气机不畅，气滞湿更滞，湿浊郁久化热酿痰，气机上下不得升降，因其气逆故咳亦不能即止，故在方中加入苦辛之蒌、杏、橘、贝以及枳实、桔梗，使气机调畅，而即获效。

对于老年体虚，或有宿疾，正气不足者，最易为外邪诱发，故及时加入健运药物，扶助正气，对于祛邪外出，缓解病情，肺脾之气得养有重要意义。而在病情得到缓解后，及时服用健脾和胃、调畅气机方药以培本，防止病情反复。这与《指南》案中咳嗽治胃，其意义是一样的。

吐血

寒邪

朱　形寒暮热，咳嗽震动，头中、脘中、胁骨皆痛。先经嗽红，体气先虚。此时序冷热不匀，夹带寒邪致病。脉得寸口独大。当清解上焦，大忌温散之剂。

桑叶　苏梗　杏仁　象贝　玉竹　大沙参

风温

某　风温上受，吐血。

桑叶　薄荷　杏仁　连翘　石膏　生甘草

徐　阴虚风温，气逆嗽血。

生扁豆　玉竹　白沙参　茯苓　桑叶　郁金

顾四十　寸口脉，搏指而劲，痰血能食。初因风温咳嗽，震动络血。以清心营肺卫之热。

小生地　黑山栀　地骨皮　天花粉　丹参　连翘　竹叶心

冬温

汪　右脉大，咽喉痒呛，头中微胀。此冬温内侵，阳气不伏，络热，血得外溢。当调其复邪。

桑叶　山栀皮　连翘　白沙参　象贝　牛蒡子

某　脉小而劲，少年体丰，真气易泄。经月咳呛，自非外感，因冬温失藏，咳频震络，痰带血出。当薄味以和上焦，气热得清，病患可却。

桑叶　山栀　杏仁　郁金　象贝　花粉

糯米汤代水。

温热

王三五　脉右大，温邪震络，咳痰带血。

桑皮　杏仁　山栀皮　花粉　大沙参　石膏

高　温邪上郁清空，目赤头胀，咳呛见血。此属客病，不必为内损法。

连翘　黑山栀　草决明　桑叶　薄荷梗　荷叶边　苦丁茶　花粉

药用急火煎。

唐二七　血后，喉燥痒欲呛，脉左搏坚。

玉竹　南花粉　大沙参　川斛　桑叶

糯米饮煎。

高二一　脉小涩，欲凉饮，热阻气升血冒。仍议治上。

嫩竹叶　飞滑石　山栀皮　郁金汁　杏仁汁　新荷叶汁

某　春温嗽痰，固属时邪。然气质有厚薄，不可概以辛散。且正在知识发动之年，阴分自不足。以至咳呛失血。当以甘寒润降，以肃肺金。

鲜枇杷叶　甜杏仁　南沙参　川贝　甜水梨　甘蔗浆

热

郭 热伤元气，血后咳逆，舌赤，脉寸大。

鲜生地　麦冬　玉竹　地骨皮　川斛　竹叶心

又，心眩不饥，热灼气升。

鲜生地　玄参　丹参　郁金汁　银花　竹叶心　绿豆皮

寒热郁伤肺

某 脉涩，咳嗽痰血，不时寒热，此邪阻肺卫所致。

苇茎汤加杏仁、通草。

孙二六　用力，气逆血乱，咳出腥痰浊血。用千金苇茎汤。

某，邪郁热壅，咳吐脓血，音哑。

麻杏甘膏汤加桔梗、苡仁、桃仁、紫菀。

上焦气分蓄热

倪二七　肛疡溃脓虽愈，阴气已经走泄，当阳气弛张发泄。今加嗽血痰多，胃纳减于平昔，脉数促，喘逆脘闷。姑清肃上焦气分。

苏子　杏仁　香豉　黑栀皮　郁金　蒌皮　降香　桔梗

汪七十　天明至午，嗽甚痰血。春暖阳浮，是肾虚不藏。闻咳音重浊不爽。先议轻清治气分之热。

桑叶　南花粉　黑栀皮　桔梗　甘草　橘红

某 脉搏数，舌心灰，咳痰有血。频呕络伤，致血随热气上出。仍理气分。

桑叶　花粉　苡仁　川贝　黄芩　茯苓

暑热

方 夏热泄气，胃弱冲逆，失血。

扁豆　茯苓　参三七　茜草

施 脉小数，舌绛，喉中痒，咳呛血。因暑热旬日，热入营络，震动而溢。凡肺病为手太阴经逆传，必及膻中，仍以手厥阴治。

竹叶心　生地　银花　连翘心　玄参　赤豆皮

高　脉数，汗出身热，吐血五日，胸脘不舒，舌色白。此阴虚本质，暑热内侵营络，渐有时疟之状。小溲茎中微痛，宣通腑经为宜。

鲜生地　连翘　郁金汁　滑石　竹叶　甘草梢

又，气阻不饥。

黑栀皮　香豉　菱皮　郁金　杏仁　橘红

王_氏　入夏呛血，乃气泄阳升。幸喜经水仍来，大体犹可无妨。近日头胀，脘中闷，上午烦倦。是秋暑上受，防发寒热。

竹叶　飞滑石　杏仁　连翘　黄芩　荷叶汁

暑热郁肺阻窍

江　积瘀在络，动络血逆。今年六月初，时令暴热，热气吸入，首先犯肺，气热血涌，强降其血。血药皆属呆滞，而清空热气，仍蒙闭于头髓空灵之所，诸窍痹塞，鼻窒瘜肉，出纳之气，都从口出。显然肺气郁蒸，致脑髓热蒸，脂液自下，古称烁物消物莫如火。但清寒直泄中下，清空之病仍然。议以气分轻扬，无取外散，专事内通。医工遇此法则，每每忽而失察。

连翘　牛蒡子　通草　桑叶　鲜荷叶汁　青菊花叶

临服，入生石膏末，煎一沸。

火气逼肺

某二三　以毒药熏疮，火气逼射肺金，遂令咳呛痰血，咽干胸闷，诊脉尺浮。下焦阴气不藏，最虑病延及下，即有虚损之患。姑以轻药，暂清上焦，以解火气。

杏仁三钱　绿豆皮三钱　冬瓜子三钱　苡仁三钱　川贝一钱半　兜铃七分

木火升逆扰动阳络

赵三三　咳逆自左而上，血亦随之。先以少阳胆络治。

生地　丹皮　泽兰　茯苓　降香末　荷叶汁

张三六　耳目昏蒙甚于午前，此属少阳郁勃之升。呕恶痰血，多是络热。治以开泄，莫投滋腻。

桑叶　丹皮　黑栀　连翘　菊叶　蒌皮　川贝　橘红

董十七　色苍能食，脘有积气。两年秋冬，曾有呛血。此非虚损，由乎体禀木火，瞋怒拂逆，肝胆相火扰动阳络故也。

金斛　山栀　郁金　丹参　川贝　苏子　钩藤　茯苓

又，接用清气热，安血络方。

生地　麦冬　玄参　知母　花粉　百部　桔梗　川贝

蜜丸。

严四二　脉数涩小结，痰血经年屡发，仍能纳食应酬。此非精血损怯，由乎五志过动。相火内寄肝胆，操持郁勃，皆令动灼，致络血上渗混痰火。必静养数月方安，否则木火劫烁，胃伤减食，病由是日加矣。

丹皮　薄荷梗　菊花叶　黑栀　淡黄芩　生白芍　郁金　川贝

颜　入夏阳升，疾走惊惶，更令诸气益升。饮酒，多食樱桃，皆辛热甘辣，络中血沸上出。议消酒毒和阳。

生地　阿胶　麦冬　嘉定花粉　川斛　小黑稆豆皮

阴虚

沈　脉左坚上透，是肝肾病。血色紫，乃既离络中之色，非久瘀也。劳役暑蒸，内阴不生有诸。仿琼玉意，仍是阴柔之通剂。

鲜生地　人参　茯苓　琥珀末

张　血止，脉左大。

天冬　生地　人参　茯神　炙草　生白芍　女贞　旱莲

顾二八　脉左坚，阴伤失血致咳。

复脉去参、桂、姜，加白芍。

凡咳血之脉，右坚者，治在气分，系震动胃络所致，宜薄味调养胃阴，如生扁豆、茯神、北沙参、苡仁等类。左坚者乃肝肾阴伤所致，宜地黄、阿胶、枸杞、五味等类。脉弦胁痛者，宜苏子、桃仁、降香、郁金等类。成盆盈碗者，葛可久花蕊石散、仲景大黄黄连泻心汤。一症而条分缕晰，从此再加分别，则临症有据矣。

赵四一　虚不肯复谓之损。纳食不充肌肤，卧眠不能着左，遇节令痰必带血，脉左细，右劲数。是从肝肾精血之伤，延及气分。倘能节劳安逸，仅堪带病永年，损症五六年，无攻病之理。脏属阴，议平补足三阴法。

人参　山药　熟地　天冬　五味　女贞

张四十　失血五六年，脉虚气喘，不运不饥。治在中下二焦，望其安谷精生，勿许攻病为上。

人参　炙草　白芍　茯神　炒熟地　五味

某二七　劳力血复来，冲气咳逆。当用摄纳为要。

熟地四钱　参三七一钱　大淡菜一两　牛膝炭一钱半　川斛三钱　茯神三钱

某四一　脉弦，胁痛已缓，血仍来。

大淡菜一两　参三七一钱　牛膝炭一钱半　茯苓二钱　川斛三钱　小黑稆豆皮三钱

某四七　失血后，咳嗽，咽痛音哑。少阴已亏耗，药不易治。

糯稻根须一两　生扁豆五钱　麦冬三钱　川斛一钱半　北沙参一钱半　茯神一钱半

早服都气丸，淡盐汤下。

某三四　脉虚数，失血，心悸，头眩。

大淡菜五钱　牛膝炭一钱半　白扁豆一两　白茯苓三钱　藕节三枚洗　糯稻根须五钱

某四九　血来稍缓，犹能撑持步履，乃禀赋强健者，且能纳谷，阳明未败可验。而脉象细涩，阴伤奚疑。

北沙参一钱半　扁豆一两　参三七一钱半　炒麦冬一钱　茯神三钱　川斛三钱

施二二　呛血数发，是阳气过动，诊脉已非实热。夏至一阴来复，预宜静养迎其生气，秋分后再议。

生脉六味去丹、泽、加阿胶、秋石。蜜丸。

张　脉右弦数，左细涩，阴损。失血后久咳，食减便溏。

熟地炭　茯神　建莲　五味　芡实　炒山药

某四三　失音咽痛，继而嗽血，脉来涩数，已成劳怯，幸赖能食胃强。勿见咳治咳，庶几带病延年。

细生地三钱　玄参心一钱　麦冬一钱半　细川斛三钱　鲜莲子肉一两　糯稻根须五钱

沙三六　阴虚，血后痰嗽。必胃强加谷者，阴药可以效灵。形羸食少，滋腻久用，必更反胃。静养望其渐复。

熟地　炭黄肉　五味　川斛　茯神　芡实　建莲　山药

马五六　脉左坚右弱，木火易燃，营液久耗。中年春季失血嗽痰，由情志郁勃致伤，抑且少食尪羸。古语谓：瘦人之病，虑虚其阴。

生地　阿胶　北沙参　麦冬　茯神　川斛

某女　脉左数，侧眠嗽血。

生地　阿胶　麦冬　淡菜　生白芍　炙草

金氏　脉细，左小促，干咳有血，寒热身痛，经水先期，渐渐色淡且少。此脏阴伤及腑阳，奇脉无气，内损成劳，药难骤效。

生地　阿胶　牡蛎　炙草　麦冬　南枣

卢氏　沉着浓厚，肝肾之血。

熟地炭　炒杞子　炒归身　牛膝炭　茯神　青铅　砂仁末
又，照前方去牛膝、青铅，加桂圆肉、天冬。

缪二八　劳伤，血后咳，夜热食少。

清骨散加生地。

耿三七　久损，交节血溢。

青铅六味去萸，加炒牛膝、川斛，冲热童便服。

某　脉细弦数，阴分不足，痰中带红，肠风。春温之后，再劫津液，以致上下失血。风淫于内，宜咸寒。

生地炭　阿胶　龟胶　玄参　白芍　女贞　茯苓　稻豆皮

阴虚阳升

陶二二　下虚，阳动失血。

六味去丹、泽，加阿胶、淡菜。

陈　日来寒暄不匀，烦劳阳升，咳呛，震动络血上沸。诊脉左数，五心热，知饥纳谷。议育阴和阳方法。

生地　清阿胶　天冬　麦冬　茯神　川斛　炒牛膝　青铅　童便

陈五一　形瘦，脉促数，吸气如喘，痰气自下上升。此属肾虚气不收摄，失血后有此，乃劳怯难愈大症。用贞元饮。

邹二一　内伤惊恐，肝肾脏阴日损。阳浮，引阴血以冒上窍，二气不交。日加寒热，骨热，咽干不寐。阴分虚，其热甚于夜。

阿胶鸡子黄汤。

沈　劳动阳升，血自左溢。

阿胶　参三七　甜北沙参　茯神　生白扁豆　炒麦冬

江二二　少壮情志未坚，阴火易动，遗精淋沥有诸。肾水既失其固，春木地气上升，遂痰中带血。入夏暨秋，胃纳不减，后天生旺颇好，不致劳怯之忧。但酒色无病宜节，有病宜绝，经年之内屏绝，必得却病。

熟地水制　萸肉　山药　茯神　湖莲　远志　五味　黄柏　芡实

金樱膏丸。

陆十六　知识太早，真阴未充，龙火易动，阴精自泄。痰吐带血，津液被烁，幸胃纳安谷。保养少动宜静，固阴和阳可痊。

熟地水制　萸肉　山药　茯苓芡实　远志　五味　煅牡蛎　白莲须

蜜丸。

徐四二　心肾精血不安，火风阳气炽，失血眩晕，心悸溺精。若过用心作劳，不能复元矣，

熟地　萸肉　山药　茯神　芡实　远志　建莲　五味　海参胶

彭十七　阴虚有遗，痰嗽有血，诵读久坐阳升。

桑叶　生扁豆　北沙参　麦冬　霍山　石斛　生甘草　苡仁　茯苓

吴二八　失血在五年前，咳频呕哕，气自上冲逆。乃下元精血之虚，非外邪寒热之咳。痰出腥气，亦从下出。节欲勿劳力，胃壮可免劳怯。

都气丸。

周二七　左脉弦数，失血后，咳嗽音嘶少寐。阴亏阳升不潜之候，当滋养为主。

生地炭三钱　生牡蛎五钱　阿胶一钱半　麦冬一钱半　茯神三钱　川斛三钱

周三四　屡屡失血，饮食如故，形瘦面赤。禀质木火，阴不配阳。据说服桂枝治外感，即得此恙。凡辛温气味宜戒可以无妨。

六味加阿胶、龟甲、天冬、麦冬。

孙二三　形瘦脉数，寸口搏指，浮阳易动上冒，都属阴精不旺。幸胃纳尚佳，数发不致困顿。然须戒酒淡欲，怡情静养，水足火不妄动，络血自必宁静矣。

六味加龟甲、秋石。

赵二八　屡遭客热伤阴，逢夏气泄吐血。下午火升咳嗽，液亏阴火自灼。胃口尚健，安闲绝欲可安。

熟地　黄肉　龟甲　淡菜胶　五味　山药　茯苓　建莲　蜜丸

某　《内经》分上下失血，为阴络阳络，是腑络取胃，脏络论脾。今饮食甚少，柔腻姑缓。上下交病，治在中焦。其午火升烦嗽，亦因血去阴伤。以胃药从中镇补，使生气自充也。

人参　茯苓　白术　炙草　扁豆　白芍　山药

又，因触胁气闪，络血复上，过戌亥时自缓。早上诊脉，细促无神，左目珠痛，假寐喉息有音，足胫冰冷。皆血冒不已，孤阳上升。从肝肾引阳下纳法。

人参　熟地炭　炒杞子　茯神　淡菜　炒牛膝

四服。

又，每下午戌亥，少阴厥阴龙相上越，络中之血随气火上升。考五行之中，无形有声，莫如风火。此皆情志之变动，必须阳潜阴固，方免反复也。

人参　河车胶　大熟地　五味　炒杞子　茯苓　炒牛膝

倘呛逆有声加青铅，喉痒痛加阿胶、秋石，火升用秋石汤煎药，加女贞子，便秘加咸苁蓉、柏子仁。血止几日，或涉思虑恼怒，复有胁痛，减食不甘，乃少阳木火犯脾，当泄胆益土，用四君加丹皮、桑叶。

徐二六　脉左垂右弦，阴精不足，胃纳亦少。初冬痰中见红，冬春寐有盗汗，难藏易泄，入夏当防病发。诸凡节劳安逸，经年可望安康。

熟地　阿胶　五味　黄肉　秋石　山药　茯神　川斛

旱莲草膏丸。

又，脉左细数，肉消肌烁，气冲咳嗽，呕吐失血。是肝肾内损，下元不主纳气，厥阳上冒所致，非肺咳矣。当交夏气升血溢，姑以镇纳，望其血止。

青铅、六味加牛膝、白芍。

又，脉两手已和，惟烦动恍惚欲晕。议静药益阴和阳。

三才汤加金箔。

叶 讲诵烦心，五志之阳皆燃。恰值芒种节，阴未来复，阳气升腾。络中血不宁静，随阳泄以外溢。午后上窍烦热，阴不恋阳之征，致头中微痛。主以和阳镇逆。

生地　阿胶　牛膝炭　生白芍　茯神　青铅

杜二七　脉小数，入尺泽。夏季时令发泄，失血形倦。治宜摄固下焦。

熟地　黄肉　山药　茯神　建莲　五味　芡实　线鱼胶

金樱膏丸。

苏三九　脉左坚，冬令失血，能食而咳，脊痛腰酸，乃肾脏不固少纳。肾脉虚馁，五液不承，寐则口干喉燥。宜固阴益气。

固本丸加阿胶、芡实，莲肉丸。

潘二二　形色充伟，脉长关搏。述冬季衄血痰血，交夏不病。盖夏月藏阴，冬月藏阳，阳不潜伏，升则血溢，降则遗精，乃禀阳体，而性情喜动之累耳。

生地　熟地　天冬　麦冬　龟腹甲心　秋石　龙骨　远志

梅二九　性情过动失血，失血贵宁静，不宜疏动，疏动则有泛溢之虞。瘦人阳有余，阴不足，补阴潜阳法。

补阴丸。

某五十　脉数咳血，曾咯腥痰，若作肺痈。体质木火，因烦劳阳升逼肺，肺热不能生水，阴愈亏而阳愈炽，故血由阳而出也。当金水同治为主。

熟地四两　生地二两　天冬二两　麦冬二两　茯神二两　龟版三两　海参胶二两　淡菜胶二两　川斛膏四两　女贞一两半　北沙参二两　旱莲草一两半

胶膏丸。

邹二四　向有失血，是真阴不旺。夏至阴生，伏天阳越于表，阴伏于里，理宜然矣。无如心神易动，暗吸肾阴，络脉聚血，阳触乃溢，阴伏不固，随阳奔腾。自述下有冲突逆气，血涌如泉。盖任脉为担任之职，失其担任，冲阳上冲莫制，皆肾精肝血不主内守，阳翔为血溢，阳坠为阴遗。腰痛足胫畏冷，何一非精夺下损现症。经言精不足者补之以味，药味宜取质静填补，重者归下。莫见血以投凉，勿因嗽以理肺。若此治法，元海得以立基，冲阳不来犯上。然损非旬日可复，须寒暑更迁，凝然不动，自日逐安适，调摄未暇缕悉也。

人参三钱　熟地炒松成炭，四钱，冷水洗，一次　鲜河车膏一钱，和服　茯苓一钱半　炒黑枸杞子一钱半　北五味一钱，研　沙苑一钱半　紫石英五钱，生研

血脱，益气用人参熟地两仪煎方，谓人参同阴药则补阴，茯苓入阳明，能引阴药入于至阴之乡，河车血肉温养，同石英收镇冲脉，兼以包固大气之散越，五味酸收，领其气液枸杞温润，同沙苑之松灵入肝络。参方中之药，应乎取味，况肝肾之病，同一治也。

刘二十　脉左数入尺，是真阴下亏。先有血症，毕姻后血复来，下午火升呛咳，阴中阳浮。保扶胃口以填阴。

阿胶　淡菜　生扁豆　麦冬　炙草　茯神

娄二八　思虑太过，心阳扰动，吸伤肾阴，时时茎举。此失血皆矫阳独升，夜不得寐。归家谈笑怡情可安。

人中白　龟腹甲　知母　黄柏

钱　交夏阳气大升，阴根失涵，火升血溢，必在晡刻。冲年大忌身心少持，必使阳和阴守为要。

生地　阿胶　淡菜　牛膝炭　茯神　川斛

某　口气腥臊，血色浑浊，下元无根，恐难接续还元。事已至急，与王先生同议摄阴阳法。

人参　川熟附　熟地　五味　炙草　青铅

某　脉动极无序，血涌如泉，汗出畏冷，少焉热躁。此无根之阳上冒，血凝成块，非凉药可止。

熟地炭　生龙骨　茯神　五味　浔桂　生白芍　盐水炒牛膝

又，人参　生龙骨　熟地炭　茯神　炒杞子　五味

华二五　阳动失血，皆系阴亏。如心悸、咽干、咳嗽，都是阳浮上亢。必久进填实脏阴，斯浮越自和。面亮油光，皆下虚少纳。

都气加龟版、人乳粉、蜜丸。

徐　阴根愈薄，阳越失交。初夏发泄，血涌吸短，心腹皆热。岂止涩之药可疗？益气摄阴，乃据理治法。

人参　熟地　五味子

阴虚肝风动

罗　上年胁痹，已属络伤。今夏四月，阳气升发，络中血沸上溢，阴分热蒸，下午乃甚，喉痒而呛，心中嘈杂。肝风内震显然。

鲜生地　阿胶　丹参　盐水　炒牛膝　女贞子　川斛　童便

龚　咳嗽继以失血，经言三焦皆伤。喉痛失音，乃阴液无以上承，厥阳燔燎不已，病深难于奏功。凭理而论，镇胃制肝，乃和阳息风之义。

淮小麦　南枣　阿胶　茯苓　北沙参　天冬

陆　脉数，血后咳甚，痰腥，肢肿。阳升内风鼓动，最属难治。

生地　阿胶　天冬　麦冬　生白芍　茯神

沈　味进辛辣，助热之用，致肺伤嗽甚。其血震动不息，阳少潜伏，而夜分为甚。清气热而不妨胃口，甘寒是投，与《内经》辛苦急，急食甘以缓之恰符。

生甘草　玉竹　麦冬　川贝　沙参　桑叶

又，肝阳易逆，内风欲沸，不得着左卧，恶辛气，喜甘润。治肝体用，润剂和阳。

生地　阿胶　天冬　茯神　牡蛎　小麦

罗十九　血去络伤，阳气上蒸，胸胁微痛，非有形滞浊。脉得左关前动跃如浮，头中微晕，阳气化风何疑？

鲜生地　玄参心　麦冬　地骨皮　知母　川斛

又，左脉形略敛仍坚，微晕，喉燥脘痛，热蒸。阳明津衰，厥阴阳风自动，而胃气欲逆。大便不爽，是其明征。息风和阳，必用柔缓，少佐宣畅脘气，亦暂进之法。

鲜生地　麦冬　火麻仁　桑叶　郁金　生香附汁

又，复脉去参、姜、桂、加白芍。

血后冲气上逆

某　血后气冲，形寒，法当温纳。

茯苓三钱　粗桂枝八分　炙草五分　五味七分

阴阳血虚

何　早晨未进饮食，咳逆自下焦上冲，有欲呕之象。虚里左胁，呼吸牵引震动，背部四肢寒冷。入暮心腹热灼，而舌上干辣，夫阳虚生外寒，阴虚生内热。阳属腑气，主乎外卫；阴属脏真，主乎内营。由络血大去，新血未充，谷味精华，不得四布。知味容纳，而健运未能自然，胁右少舒，全系胃络，下焦阴精损伤，中焦胃阳不振。夏至初，阴不主来复，交节络血再动，总是既损难以骤复之征。大意下焦阴阳，宜潜宜固，中焦营卫，宜守宜行，用药大旨如此。至于潜心涤虑，勿扰情志，再于子午参以静功，俾水火交，阴阳偶，是药饵已外工夫，皆培植生气之助。

养营汤去黄芪、远志。

又，自服养营汤，温补足三阴脏法，半月来诸症皆减，惟午余心腹中热未罢。凡精血久损，理必质重味厚填纳空隙。只因中焦运纳不旺，况长夏时令，热最耗气。议早进通阳守阴，晚用益中消暑，冀其生旺，非攻病也。

午服生脉散。

早服：

人参　熟地　杞子　当归　苁蓉　肉桂　茯神　五味

某姬　操持怫郁，五志中阳动极，失血呛咳有年。皆缘性情内起之病，草木难以奏安。今形色与脉日现衰惫，系乎生气克削。虑春半以后，地气升，阳气泄，久病伤损，里真少聚。冬春天冷主藏，总以摄补足三阴脏，扶持带病延年，就是人工克尽矣。

人参　炒白芍　熟地炭　五味　炙草　建莲

阴阳并虚肾气上逆

马四五　阅病原是肾虚嗽血，年分已久，肾病延传脾胃，遂食减腹膨。病是老劳，难以速功。行走喘促，元海无纳气之权，莫以清寒理嗽。急急收纳根蒂，久进可得其益。

人参　人乳粉　坎炁　枸杞　沙苑　五味　茯苓　胡桃

宋　脏脉附背，督脉行身之背。足少阴真气不摄，唾中有血，吸气少入，而腰脊酸楚，寐泄魄汗，皆真气内损。若加瞋怒，再动肝阳，木火劫烁脂液，春木日旺，调之非易。

水制熟地　蜜炙五味　女贞　茯神　川斛　炒山药　芡实　湖莲

阴中阳虚

袁三六　下虚，当春升之令，形奕无力，嗽血复来。以甘温厚味，养其阴中之阳。

枸杞　沙苑　归身炭　牛膝　巴戟　精羊肉

下损及中

钱　一阳初萌，血症即发。下焦真气久已失固，亡血后，饮食渐减，咳嗽则脘中引痛，冲气上逆。乃下损及中，最难痊愈。拟进摄纳方法。

人参　熟地　五味　茯神　川斛　紫衣胡桃

调入鲜河车胶。

王十七　少年阴火直升直降，上则失血咳逆，下坠肛疡延漏，皆虚劳见端。食减至半，胃关最要。非可见热投凉，以血嗽泥治。

熟地炭　建莲　霍石斛　茯神　炒山药　芡实

某三二　诊脉数涩，咳血气逆，晨起必嗽，得食渐缓。的是阴损及阳，而非六气客邪，可通可泄。法当养胃之阴，必得多纳谷食，乃治此损之要着。

生扁豆五钱　北沙参一钱半　麦冬一钱半　川斛三钱　生甘草三分　茯神三钱　南枣肉一钱半　稻根须五钱

郑二八　虚损四五年，肛漏未愈，其咳嗽失血，正如经旨阴精不主上奉，阳气独自升降。奈何见血投凉，治嗽理肺，病加反复，胃困减食。夫精生于谷，中土运纳则二气常存，久病以寝食为要，不必汲汲论病。

生黄芪　黄精　诃子肉　白及　苡仁　南枣

淡水熬膏，不用蜜收。略饥，用五钱，参汤送。

脾肾兼虚

某五五　向衰之年，夏四月时令，阳气发泄，遇烦劳身中气泄，络血外溢，脏液少涵，遂痰嗽不已。俗医见嗽，愈投清肺滋阴，必不效验。此非少年情欲阴火之比，必当屏烦戒劳。早进都气，晚进归脾，平补脏真。再用嗽药，必然胃减。

肾胃兼虚

姜十九　自上年冬失血，渐形减气弱，精血内损，不肯再复，延成劳怯。填养精血，务在有情，庶几不夺胃气。

人参　鲜河车胶　水制熟地　五味　茯神　山药　芡实　黑壳建莲

顾二六　失血，血形浓厚，必自下先伤，胃减无力，气分亦损。此阴药中，必兼扶胃，非沉滞清寒所宜。

人参　熟地　建莲　芡实　山药　茯苓

邵六八　脉坚，形瘦久咳，失血有年。食物厌恶，夜寝不适，固以培本为要。所服七味、八味汤丸，乃肝肾从阴引阳法，服之不效，此液亏不受桂、附之刚。当温养摄纳其下，兼与益胃津以供肺。

晨服：

熟地　苁蓉　杞子　五味　胡桃肉　牛膝　柏子仁　茯苓

蜜丸。

晚服：

人参　麦冬　五味　炙草　茯苓　鲜莲子　山药

胡四三　冬季失藏，吐血，四月纯阳升泄，病不致发，已属万幸。其痰嗽未宜穷治，用药大旨，迎夏至一阴来复，兼以扶培胃气为要。

人参　熟地　麦冬　五味　茯苓　山药

劳伤中气虚

王十八　冲年形瘦，腹胀食减便溏。自上秋失血以来，日加孱弱，脉左坚右涩。虽阴虚起见，而中焦为急，此非小恙。

人参　茯苓　炙草　白芍　广皮　厚朴

席　半月前恰春分，阳气正升，因情志之动，厥阳上燔致咳，震动络中，遂令失血。虽得血止，诊右脉长大透寸部，食物不欲纳，寐中呻吟呓语。由至阴损及阳明，精气神不相交合矣。议敛摄神气法。

人参　茯神　五味　枣仁　炙草　龙骨　金箔

又，服一剂，自觉直入少腹，腹中微痛，逾时自安。此方敛手少阴之散失，以和四脏，不为重坠，至于直下者，阳明胃虚也。脉缓大长，肌肤甲错，气衰血亏如绘。姑建其中。

参芪建中汤去姜。

又，照前方去糖，加茯神。

又，诊脾胃脉，独大为病，饮食少进，不喜饮水，痰多嗽频，皆土衰不生金气。《金匮》谓男子脉大为劳，极虚者亦为劳。夫脉大为气分泄越，思虑郁结，心脾营损于上中，而阳分萎顿。极虚亦为劳，为精血下夺，肝肾阴不自立。若脉细欲寐，皆少阴见症。今寝食不安，上中为急。况厥阴风木主令，春三月，木火司权，脾胃受戕，一定至理。建中理阳之余，继进四君子汤，大固气分，多多益善。

徐四八　因积劳，久嗽见血，是在内损伤。先圣曰：劳者温之，损者益之。温非热药，乃温养之称。甘补药者，气温煦，味甘甜也。今医见血投凉，见嗽治肺最多。予见此治法，胃口立即败坏者不少。

归脾去木香、黄芪，加杞子。

杜二八　积劳思虑，内损失血，久病秋季再发。乃夏暑气泄，劳则气愈泄不收，络空动沸，此与阴虚有别。色脉胃减，凉降非法。

人参建中汤。

庞　血大去，则络脉皆空，其伤损已非一腑一脏之间矣。秋分寒露，天气令降，身中气反升越，明明里不肯收摄，虚象何疑。今诊脉弱濡涩，肢节微冷，气伤上逆，若烟雾迷离，熏灼喉底，故作呛逆。大旨以上焦宜降宜通，下焦宜封宜固，得安谷崇土，再商后法。

人参　炒黑杞子　炒黑牛膝　茯神　生苡仁　炒山药

又，血止，纳谷甚少，不饥泄泻。此脾胃大困，阴火上触，面赤忽嘈。先理中宫，必得加餐为主。大忌寒凉治嗽，再伐脾胃生气。

人参　茯神　新会皮　山药　炙草　炒白芍

又，脉右濡，左未敛。

人参　茯神　熟术　广皮　南枣

又，左脉静而虚，右如数，初进谷食。宜培中宫，霜降后五日以丸剂摄下。

人参　茯神　熟术　广皮　南枣　炒白芍　炙草

陈　脉如数，痰嗽失血，百日来反复不已，每咳呕而汗出。此属气伤失统，络血上泛。凡寒凉止血理嗽，不但败胃妨食，决无一效。从仲景元气受损，当进甘药。冀胃土日旺，柔金自宁。

黄芪　生白芍　五味　炙草　南枣　饴糖

某　劳伤嗽血。

生黄芪皮三钱　茯苓三钱　炙黑甘草五分　黄精三钱　南枣三钱

钱四一　形神积劳，气泄失血，食减喘促。由气分阳分之伤，非酒色成劳之比。

黄芪建中汤去姜、桂。

陆　脉细形瘦，血后久咳不已，复加喘促，缘内损不肯充复。所投药饵，肺药理嗽居多。当此天令收肃，根蒂力怯，无以摄纳。阴乏恋阳，多升少降。静坐勉可支撑，身动勃勃气泛。所纳食物，仅得其悍气，未能充养精神矣。是本身精气暗损为病，非草木攻涤可却。山林寂静，兼用元功，经年按法，使阴阳渐交，而生生自振。徒求诸医药，恐未必有当。

建中汤去姜、加茯苓。

董三六　此内损症，久嗽不已，大便不实。夏三月，大气主泄，血吐后，肌肉麻木，骨痿酸疼，阳明脉络不用。治当益气，大忌肺药清润寒凉。

黄芪　炙草　苡仁　白及　南枣　米糖

李三一　饮酒少谷，中气先虚，酒力温散助热，络血随热气以上沸。

血止之后，顿然食减脘痞，显是中气已困败。静坐稍舒，烦言咳急。当以调中为急，若见血见咳，即投寒凉，清阳愈伤，日就败坏矣。虽酒客忌甘，然救其苦寒药伤，勿拘此例。

戊己去术、加南枣。

王二八　脉软，形劳失血。

小建中加玉竹。

顾二八　劳心，神耗营损，上下见血，经年日衰。今勉纳谷不饥，中焦因不至运。滋阴清肺，更令伤中。无却病好药，欲冀其安，须山居静养，寒暑无害，方得坚固。

异功散。

钱二七　形瘦，脉左数，是阴分精夺。自述谈笑或多，或胃中饥虚，必冲气咳逆，前年已失血盈碗。此下损精血，有形难复。以略精饮食，气返不趋。急以甘药益胃，中流砥柱，病至中不可缓矣。

人参　茯神　炙草　山药

许四八　劳倦伤阳，形寒，失血，咳逆。中年不比少壮火亢之嗽血。

黄芪建中汤。

徐二九　奔走五日，即是劳力动伤阳气。血从右起，夜有冷汗，乃阳络空隙而泄越矣。凡治吐血之初，多投凉血降气，以冀其止。孰知阳愈渗泄，益增病剧屡矣。

黄精　黄芪　炙草　苡仁　茯神

汪　肝风鸱张，胃气必虚。酒客不喜柔腻，肌柔色嫩，质体气弱。清明春木大旺，理必犯土。急宜培养中宫，中有砥柱，风阳不得上越，而血可止矣。

人参　炒黄芪　炒山药　茯苓　炒白芍　炙草

朱二二　秋暑失血，初春再发。诊脉右大，颇能纳食。《金匮》云：男子脉大为劳，极虚者亦为劳。要之，大者之劳，是烦劳伤气，脉虚之劳，为情欲致损。大旨要病根驱尽，安静一年可愈。

生黄芪　北沙参　苡仁　炙草　白及　南枣

某　劳力烦心，失血，早食则运，暮食饱胀。疏补调中方。

人参　茯苓　炙草　生谷芽　广皮　白芍

冯四五　脉弦劲，按之空豁。久嗽，先有衄血，大便不实，近又嗽血。是积劳久损，阴阳两亏。今食不欲餐，先宜甘温益气。但贫窭患此，参苓未能常继，斯为难调。

人参　黄芪　茯苓　炙草　苡仁　白及

胃阳虚卫疏

许四四　频频伤风，卫阳已疏，而劳怒亦令阳伤。此失血症，当独理阳明，胃壮则肝犯自少。脉右空大可证，若三阴之热蒸，脉必参于左部。

人参一钱　黄芪三钱　炙草五分　煨姜一钱　南枣二钱

又，甘温益胃，血止五日。食腥瞋怒，血咳复来。不独卫阳疏豁，络脉空动若谷，岂沉寒堵塞，冀获片时之效。倘胃口拒纳，无法可投。按脉微涩，议治心营肺卫。

人参　黄芪　炙草　南枣　白及　茯神　枣仁

营虚

汤二三　脉细促，右空大，爪甲灰枯，久嗽入春夏见红，食减身痛，形容日瘁。是内损难复，与养营法。

人参　炒白芍　归身　炙草　桂枝木　广皮　煨姜　南枣

丁二七　夏季痰嗽，入冬失血。自述昼卧安逸，微寒热不来。则知二气已损伤，身动操持，皆与病相背。脉大无神，面无膏泽，劳怯不复元大着。温养甘补，使寝食两安。若以痰嗽为热，日饵滋阴润肺，胃伤变症，调之无益。

归芪异功散。

陈二八　失血，前后心痛。

归建中去姜。

某　形瘦色枯，脉濡寒热，失血心悸，是营伤。

归芪建中去姜。

某　脉芤，汗出，失血背痛，此为络虚。

人参　炒归身　炒白芍　炙草　枣仁　茯神

某氏　失血半年，心悸忡。胁下动。络脉空隙，营液损伤。议甘缓辛补。

枸杞　柏子仁　枣仁　茯神　炙草　桂圆

又，生地　阿胶　小麦　广三七　乌贼骨　菟丝子　茯神　扁豆

夜服三钱。

徐四九　馆课之劳，心脾营伤。食酸助木，中土更亏。春阳主升，血乃大吐。况茹素既久，当培土。营阴损极，热自内炽，非实火也。

归脾汤去参。

陈二三　先患失血，复遭惊骇。平素有遗泄，独处呓语。是有形精血、无形神气交伤，漫言治痰治血，真粗工卑陋矣。补精宜填，安神宜静，然无形真气为要，与心脾二经主治。

人参一钱半　当归一钱半　茯神三钱　枣仁三钱　远志七分　炙草三分

桂圆二钱　龙齿二钱　金箔五张，冲入

宓　遇节血症反复，脉弱废食，胁痛胃软。无治咳止血之理，扶得胃口受纳，可商调理。

人参　炙黄芪　当归炭　枣仁　茯神　炙草　桂圆肉

又，归脾去木香、远志，加枸杞子。

关三二　思郁伤于心脾，二脏主乎营血，营出中焦。脏阴受损，阴虚生热，熏蒸络脉，致血不宁静。食少痰多，色泽少华，皆虚象也。不宜久进凉润嗽药，当以钱氏异功散，间进归脾汤减木香。

马六七　上秋下血，今年涌血。饮橘饼汤甘辛，心中如针刺。营枯液耗，不受辛药。但以甘药柔剂，与心脾有益。

人参　黄精　茯神　柏子仁　炙草　南枣

某　老弱虚咳，失血。

生黄芪皮　归身　煨姜　大枣

劳心过度阳升

冯　诊脉左手平和，尺中微动，右手三部，关前动数，尺脉带数。夜卧不寐，咳呛有血，昼日咳呛无血，但行走微微喘促。夫阴阳互为枢纽，隆冬天气藏纳，缘烦心劳神，五志皆动，阳不潜伏，当欲寐之时，

气机下潜，触其阳气之升，冲脉升动，络中之血，未得宁静，随咳呛溢于上窍。至于步趋言谈，亦助其动搏气火，此咳呛喘息失血，同是一原之恙。当静以制动，投药益水生金，以制君相之火，然食味宜远辛辣热燥。凡上实者必下虚，薄味清肃上焦，正谓安下，令其藏纳也。愚见约方，参末俟裁。

生扁豆一两勿碎　麦冬二钱　川斛一钱半　上阿胶二钱　小根生地二钱　真北沙参一钱半

又，诊脉同前，述心中怯冷，交四更咽中干，咳呛连声，必血已盈口。论心营肺卫皆在上焦，更拟敛心液、滋肺津一法。

炒枣仁五钱勿研　鲜生地三钱　天冬一钱　炒麦冬一钱　茯神一钱半　黑牛膝一钱半　茜草一钱　参三七一钱，磨冲

又，熟地四钱　生地二钱　天冬一钱　麦冬一钱　北沙参三钱　茯神一钱
卧时服天王补心丹。

心营热

查二十　舌辣，失血易饥。
生地　玄参　连翘心　竹叶心　丹参　郁金汁
陈　血止，脉两寸未和。仍议心营肺卫方。
生地　生扁豆　麦冬　北沙参　丹参　茯苓
陈　夜热，邪迫血妄行。议清营热。
犀角　鲜生地　丹皮　白芍
邵　营热失血。
生地　竹叶心　玄参　丹参　川斛　茯神

胃阴虚

王二十　脉右大，失血知饥，胃阳上逆，咽干喉痒。
生地　扁豆　玄参　麦冬　川斛　新荷叶汁
某四九　脉右涩，初气冲失血，咳逆，能食无味，血来潮涌。乃阳明胃络空虚，血随阳升而然。法当填中为要着，莫见血治咳而用肺药，

斯症可图，正在此欤。

大淡菜一两　生扁豆五钱　麦冬三钱　川斛三钱　茯神三钱　牛膝炭一钱半

陶十六　色黄，脉小数，右空大。咳呕血溢，饮食渐减，用建中旬日颇安。沐浴气动，血咳复至。当以静药养胃阴方。

金匮麦门冬汤去半夏。

郭　脉右部不鼓击应指，惟左寸数疾。昨晚失血之因，因于伛偻拾物，致阳明脉络血升。今视面色微黄，为血去之象。不宜凉解妨胃，仿古血脱必先益气，理胃又宜远肝。

人参秋石水拌烘　黄芪　阿胶　茯神　炙草　生白芍

王三六　肠红愈后，吐血一两月必发。此阳明胃络气血皆多，故吐后寝食如昔。久发阴亏，仍有内损之忧，宜养肺胃之阴以和阳。

生黄芪　北沙参　麦冬　生甘草　茯神

元米汤煎。

程二七　吐血数发，肢震，面热汗出，寐中惊惕。盖阳明脉络已虚，厥阴风阳上炽，饮食不为肌肤，皆消烁之征也。

生黄芪　北沙参　生牡蛎　麦冬　小麦　南枣

程二一　脉左小数，右弦，食减不饥，易于伤风，大便结燥，冬春已见血症。夫胃阳外应卫气，九窍不和，都属胃病。由冬失藏聚，发生气少，遇长夏热蒸，真气渐困故也。急宜绝欲静养，至秋分再议。

参须　黄芪皮　鲜莲子　茯神　炒麦冬　生甘草

某　着右卧眠，喘咳更甚。遇劳动阳，痰必带血。经年久嗽，三焦皆病。

麦门冬汤。

华三八　劳怒用力，伤气动肝，当春夏天地气机皆动，病最易发。食减过半，热升冲咽，血去后，风阳皆炽。镇养胃阴，勿用清寒理嗽。

生扁豆　沙参　天冬　麦冬　川斛　茯神

又，冲气攻腹绕喉，乃肝胆厥阳肆横。久久虚损，而呕痰减食，皆犯胃之象。若不静养，经年必甚。

甜北沙参　生白扁豆　生黄芪皮　茯神　炙草

白糯米半升，泡清汤煎药。

徐　阴脏失守，阳乃腾越，咳甚血来，皆属动象。静药颇合，屡施不应。乃上下交征，阳明络空，随阳气升降自由。先以柔剂填其胃阴，所谓执中近之。

金匮麦门冬汤去半夏，加黄芪。

某五九　失血后，咳嗽不饥。此属胃虚，宜治阳明。

甜北参　生扁豆　麦冬　茯神　川斛

陆　食酸助木，胃土受侮。脘中阳逆，络血上溢。《内经》辛酸太过，都从甘缓立法。谷少气衰，沉苦勿进。

生扁豆　北沙参　炒麦冬　茯苓　川斛　甘蔗浆

又，甘凉养胃中之阴，痰少血止。两寸脉大，心烦脊热，汗出，营热气泄之征。议用竹叶地黄汤。

鲜生地　竹叶心　炒麦冬　建莲肉　川斛　茯神

陶四一　两年前吐血咳嗽，夏四月起。大凡春尽入夏，气机升泄，而阳气弛张极矣。阳既多动，阴乏内守之职司，络血由是外溢。今正交土旺发泄，欲病气候，急养阳明胃阴。夏至后，兼进生脉之属。勿步趋于炎燠烈日之中，可望其渐次日安。

金匮麦门冬汤去半夏。

王二八　见红两年，冬月加嗽，入春声音渐嘶，喉舌干燥。诊脉小坚，厚味不纳，胃口有日减之虞。此甘缓益胃阴主治。

麦冬　鸡子黄　生扁豆　北沙参　地骨皮　生甘草

卢四四　脉大色苍，冬月嗽血，纳谷减半，迄今干咳无痰，春夏间有吐血。夫冬少藏聚，阳升少制。安闲静养，五志气火自平，可望病愈。形瘦谷减，当养胃土之津以生金。

甜北参　麦冬　玉竹　木瓜　生扁豆　生甘草

某二二　脉右大左虚，夏四月，阳气正升，烦劳过动其阳，络中血溢上窍，血去必阴伤生热。宜养胃阴，大忌苦寒清火。

北沙参　生扁豆　麦冬　生甘草　茯神　川斛

某二九　脉搏，血涌，饥易纳食。风阳过动而为消烁，若不自保摄，饵药无益。

生地　天冬　丹参　茯苓　生扁豆　川斛

倪三一　阳明脉弦空，失血后，咽痹即呛。是纳食虽强，未得水谷精华之游溢，当益胃阴。

北沙参　生扁豆　麦冬　杏仁　生甘草

糯米汤煎。

徐三一　失血能食，痰嗽，色苍脉数。可与甘凉养胃中之阴，胃和金生。痔血便躁，柔药最宜。

生扁豆　生地　天冬　麦冬　银花　柿饼灰　侧柏叶

某　失血咽干。

稆豆皮三钱　丹参一钱　麦冬一钱半　川斛一钱半　藕汁一小杯

胃虚气逆

陈　胃虚，客气上逆为呃噫，痰带血星，咽中微痛。姑拟镇摄法。

人参　熟地炭　五味　茯神　青铅

又，照前方去青铅，加麦冬、川斛、远志炭。

肝胃不和

孙三五　脉小弦，血去食减。服地黄柔腻，反觉呆滞，且不喜肥甘。议两和肝胃。

苏子　茯苓　金石斛　降香　钩藤　黑山栀

蔡三九　新沐热蒸气泄，络血上溢出口。平昔痰多，又不渴饮，而大便颇艰。此胃气不得下行为顺之旨，兼以劳烦瞋怒。治在肝胃。

金石斛　紫降香　炒桃仁　橘红　苡仁　茯苓

万　脉数左坚，当夏四月，阳气方张，陡然瞋怒，肝阳勃升，络血上涌。虽得血止，而咳逆欲呕，眠卧不得敧左。此肝阳左升太过，木失水涵，阴亏则生热，是皆本体阴阳迭偏，非客邪实火可清可降之比，最宜恬澹无为，安静幽闲，经年不反，可望转偏就和。但图药治，胃减损怯矣。《经》云：胃咳之状，咳逆而呕。木犯胃土贯膈，即至冲咽入肺，肺衰木反刑金，从《内经》甘缓以制其急。

米炒麦冬　糯稻根须　女贞子　茯神　生甘草　南枣肉

又，乙癸同治，益胃养阴。

人参秋石汤洗，烘干为末　生地　熟地　天冬　麦冬以人参末收实。

某　血去胃伤，当从中治。况五年前劳怒而得病，肝木无不克土。医者温补竞进，气壅为胀。至夜咽干无寐，食物不思，杳不知味，为呕为咳，全是胃阳升逆。《经》云：胃不和，则卧不安。而阳不潜降，似属浊气胶痰有形之物，阻挠升降而然。古人有二虚一实，当先治实，以开一面之文。余从胃病为主，制肝救中，理气清膈，乃不足中有余圆通之治，此机勿得乱治。

人参　枳实　半夏　杏仁　甘草　竹茹　生姜　大枣

李　暴怒，肝阳大升，胃络血涌甚多，已失气下行为顺之旨。仲淳吐血三要云：降气不必降火。目今不饥不纳，寒腻之药所致。

炒苏子　降香汁　山栀　炒山楂　郁金　茯苓　川斛　丹参

某　左脉细坚搏指，肝阳逆，失血，汗。

熟地　五味　炙草　牛膝　白芍　桂心　童便冲

李氏　脉细小如无，素多郁怒，经来即病。冬月胃痛，随有咯血不止，寒战面赤，惊惕头摇，显是肝阳变风，络血沸起，四肢逆冷，真元衰微。《内经》有肝病暴变之文，势岂轻渺。议用景岳镇阴煎法，制其阳逆，仍是就下之义。

熟地炭　牛膝炭　肉桂　茯神　生白芍　童便

又，经来血止，肝病何疑，

炒楂肉　当归　炒延胡　泽兰　桃仁　茯苓

肝气

沈氏　血后久咳，脘痛食减，经闭便溏。拟进疏泄肝气。

苏子　炒丹皮　桃仁　郁金　钩藤　白芍

血络痹阻

蔡三七　水寒外加，惊恐内迫，阴疝三年。继患嗽血，迄今七年，未有愈期，询及血来紫块，仍能知味安谷。参其疝伤惊伤，必是肝络凝瘀，得怒劳必发。勿与酒色伤损。乱投滋阴腻浊之药，恐胃气日减，致病渐剧。

桃仁三钱　鳖甲三钱　川桂枝七分　归须一钱　大黄五分　茺蔚子二钱

柴二五　劳伤，寒暖不匀，胁痛嗽血，食物不减。宜降气和络。

苏子　茯苓　降香　橘红　桔梗　苡仁　韭白汁

陆　交春分前五日，肝木升旺之候，涎血大吐，胸脘不爽。此久郁气火灼热，神志失守，遂多惊恐，络中之血，随火升气逆而上。当先降其气，不宜寒苦碍阻。

苏子　降香　丹参　楂肉　桃仁　郁金　茯苓　黑栀皮

吴　脉涩，能食，咳血。

降香　桃仁　郁金　苏子　炒山楂　苡仁　韭白汁冲入

姚四五　此劳伤身动失血，胁有瘕聚。因咳甚而血来，先宜降气。

苏子　苡仁　茯苓　黑山栀　丹皮　降香　荆芥炭　牛膝炭　藕汁

吴三四　形畏冷，寒热，左胁有宿痞，失血咳嗽，曾骤劳力。经年尪羸，药不易效。

旋覆花　新绛　归须　炒桃仁　柏子仁　茯神

何三七　左乳傍胁中，常似针刺，汗出，心嘈能食，此少阳络脉阳气燔灼。都因谋虑致伤，将有络血上涌之事。议清络宣通，勿令瘀着。

生地　丹皮　泽兰叶　桃仁　郁金　琥珀末

又，服通络方，瘀血得下，新血亦伤。嘈杂善饥，阳亢燔灼，营阴不得涵护也。仍以和阳息风方法。

阿胶　鸡子黄　生地　麦冬　生甘草　生白芍

王二十　吐血后，不饥，胸背痛。

苏子　桔梗　郁金　蒌皮　山栀皮　降香

罗十八　因左脉坚搏，两投柔剂和阳益阴，血未得止，而右胸似痞，左胁中刺痛。此少阳络脉经由之所，夫胆为清净之腑，阴柔滋养，未能宣通络中，是痛咳未罢。议以辛润宣畅通剂。

桃仁　丹皮　归须　柏子仁　泽兰　降香末

又，照前方去降香末、泽兰，加黑山栀皮。

又，辛润，痛嗽皆减，略进苦降，胁右皆痛。不但络空，气分亦馁。古人以身半以上为阳，原无取乎沉苦。

桃仁　柏子仁　鲜生地　玄参　鲜银花

程四一　脉左弦，右小濡。据病原起于忧郁，郁勃久而化热，蒸迫络脉，血为上溢。凝结成块者，离络留而为瘀也。血后纳食如昔，是腑络所贮颇富，况腑以通为用。血逆气亦上并，辘辘有声，皆气火旋动，非有形质之物。凡血病五脏六腑皆有，是症当清阳明之络为要。至于病发，当治其因，又不必拘执其常也。

枇杷叶　苡仁　茯苓　苏子　桑叶　丹皮　炒桃仁　降香末

某二八　努力咳血，胸背悉痛，当用仲淳法。

苏子　降香汁　炒丹皮　苡仁　冬瓜仁　炒桃仁　牛膝　川贝母

某　冬令过温，人身之气不得潜藏，阴弱之质，血随气逆。诊得阳明脉动，吐出瘀黑。络中离位之血尚有，未可以止涩为事。

生地　丹参　丹皮　降香　桃仁　牛膝　韭汁　童便冲

某　肝逆失血。

苏子　郁金　降香汁　炒丹皮　钩藤　赤芍　丹参　茯苓

白糯米汤煎。

侯十九　胃脘当心，肝经交络所过，上布于肺。咳嗽胃旁作酸，腹膜胀，络气逆也，当虑失血。脉数能食，宜和络气。

生地　桃仁　桑叶　丹皮　麦冬　茯神

血络痹胸胁痛

陈二七　吐血八日，脘闷胁痛，肢冷。络伤气窒，先与降气和血。

苏子　郁金　杏仁　茯苓　桃仁　降香

翁二二　问诵读静坐，痰血夏发，入冬不已，胸胁痛引背部，脉小微涩。非欲伤阴火，夫痛为络脉失和，络中气逆血上。宗仲淳气为血帅。

苏子　苡仁　茯苓　山楂　桑叶　丹皮　降香末　老韭白

江　诊脉数，涕有血，嗽痰，冷热外因动肺。缘素患肝痹，左胁不耐卧着。恐阳升血溢，微用苦辛泄降，不宜通剂。

黑山栀　桑叶　花粉　知母　栝蒌皮　降香

沈　左胁岑胀，攻触作楚，咳痰带血。无非络中不得宁静，姑进降气通络方。

降香汁　苏子　苡仁　茯苓　橘红　钩藤　白薇　韭白汁

又，脉右长，呛血，仍宜降气。

苏子　苡仁　茯苓　山栀　丹皮　钩藤　郁金

金二九　饥饱劳力，气逆血瘀，胸痛频吐。此液耗阳升，上逆不已，血无止期。先宜降气通调，莫与腻塞。

苏子　降香　桃仁　丹参　韭白汁　山栀　茯苓

某四一　脉弦，失血，胁痛气逆。

枇杷叶三钱　冬瓜子三钱　苏子一钱　苡仁三钱　炒丹皮一钱　桃仁三钱　降香汁八分　牛膝炭一钱半

方四二　忧思怫郁，五志气火内燔，加以烟辛泄肺，酒热戕胃，精华营液，为热蒸化败浊。《经》云：阳络伤则血外溢。盖胃络受伤，阳明气血颇富，犹勉强延磨岁月。至于阳明脉络日衰，斯背先发冷，右胁酸疼，而咳吐不已。胃土愈惫，肝木益横，厥阳愈逆，秽浊气味，无有非自下泛上。大凡左升属肝，右降属肺，由中焦胃土既困，致有升无降，壅阻交迫，何以着左卧眠，遏其升逆之威。且烦蒸热灼，并无口渴饮水之状，病情全在血络。清热滋阴之治，力量不能入络。兹定清养胃阴为主，另进通络之义，肝胆厥阳少和，冀其涎少胁通。积久沉疴，调之非易。

桑叶　丹皮　苡仁　苏子　钩藤　郁金　降香　桃仁

又，桑叶　枇杷叶　苡仁　大沙参　苏子　茯苓　郁金　降香

又，早服琼玉膏。

胡六七　有年冬藏失司，似乎外感热炽。辛散苦寒，是有余实症治法。自春入夏，大气开泄，日见恹恹衰倦，呼吸喉息有声，胁肋窒板欲痛，咯呛紫血，络脉不和。议以辛补通调，不致寒凝燥结，冀免关格上下交阻之累。

柏子仁　细生地　当归须　桃仁　降香　茯神

怒劳血痹

石三四　先有骨痛鼓栗，每至旬日，必吐血碗许，自冬入夏皆然。近仅可仰卧，着右则咳逆不已。据说因怒劳致病，都是阳气过动，而消

渴舌嚣，仍纳谷如昔。姑以两和厥阴阳明之阳，非徒泛泛见血见嗽为治。

石膏　熟地　麦冬　知母　牛膝

又，石膏　生地　知母　丹皮　大黄　桃仁　牛膝

蒋六二　宿伤，怒劳动肝，血溢紫块。先以降气导血。

苏子　降香末　桃仁　黑山栀　金斛　制大黄

又，天地杞圆加枣仁、茯神。

某　形盛脉弦，目眦黄，咳痰黏浊，呕血，此胃有湿热胶痰。因怒劳动肝，故左胁中痛，血逆而上，非虚损也。当薄味静调，戒瞋怒，百日可却。

苏子　降香　广皮　白生姜　桃仁　郁金　金斛

六服后，接服海粉丸半斤。

劳力伤

某　向有背痛，尚在劳力，气逆咳血，乃劳伤病也。

归建中去姜，加茯苓。

某二八　努力伤络，失血面黄，口中味甜，脘中烦闷冲气，病在肝胃。勿以失血，治以滋腻。

旋覆花　代赭石　半夏　淡干姜块　茯苓　南枣肉

吕二九　脉数上出，右胁上疼，则痰血上溢。必因瞋怒，努力劳烦，致络中气阻所致。宜安闲静摄，戒怒慎劳。一岁之中，不致举发，可云病去。

降香末八分冲　炒焦桃仁三钱　丹皮一钱　野郁金一钱　茯苓三钱　黑山栀一钱　丹参一钱　橘红一钱

郁

吴氏　气塞失血，咳嗽心热，至暮寒热，不思纳谷。此悒郁内损，二阳病发心脾。若不情怀开爽，服药无益。

阿胶　麦冬　茯神　白芍　北沙参　女贞子

李氏　情志久郁，气逆痰喘，入夏咳血，都因五志阳升。况脘有聚气，二年寡居，隐曲不伸。论理治在肝脾，然非药饵奏功。

降香末　枇杷叶　苏子　郁金　栝蒌皮　黑栀皮　茯苓　苡仁

吴氏　郁损，咳血频发，当交节气逆，呕吐，肢冷厥逆。所现俱是虚劳末路，岂是佳景？勉拟方。

生白芍　乌梅　炙草　炒麦冬　茯神　橘红

张氏　失血，口碎舌泡。乃情怀郁勃内因，营卫不和，寒热再炽，病郁延久为劳，所喜经水尚至。议手厥阴血分主治。

犀角　金银花　鲜生地　玄参　连翘心　郁金

失血一症，名目不一，兹就上行而吐者言之，三因之来路宜详也。若夫外因起见，阳邪为多，盖犯是症者，阴分先虚，易受天之风热燥火也。至阴邪为患，不过其中之一二耳。其治法总以手三阴为要领，究其病在心营肺卫如何。若夫内因起见，不出乎瞋怒郁勃之激伤肝脏，劳形苦志而耗损心脾，及恣情纵欲以贼肾脏之真阴真阳也。又当以足三阴为要领，再审其乘侮制化如何。若夫不内不外因者，为饮食之偏好，努力及坠堕之伤，治分脏腑经络之异。要知外因而起者，必有感候为先；里因而起者，必有内症可据。此三因根蒂用药，切勿混乱。大凡理肺卫者，用甘凉肃降，如沙参、麦冬、桑叶、花粉、玉竹、川斛等类。治心营者，以轻清滋养，如生地、玄参、丹参、连翘、竹叶、骨皮等类。以此两法为宗，随其时令而加减，若风淫津涸，加以甘寒，如芦根、蔗汁、薄荷、羚羊之品。若温淫火壮，参入苦寒，如山栀、黄芩、杏仁、石膏之品。若暑逼气分，佐滑石、鲜荷之开解。在营与银花、犀角之清芳，秋令选纯甘以清燥，冬时益清补以助脏。凡此为外因之大略，所云阴邪为患者，难以并言也，旧有麻黄、人参、芍药汤，先生有桂枝加减法。至于内因伤损，其法更繁。若瞋怒而动及肝阳，血随气逆者，用缪氏气为血帅法，如苏子、郁金、桑叶、丹皮、降香、川贝之类也。若郁勃日久而伤及肝阴，木火内燃阳络者，用柔肝育阴法，如阿胶、鸡黄、生地、麦冬、白芍、甘草之类也。若劳烦不息，而偏损心脾，气不摄血者，用甘温培固法，如保元汤、归脾汤之类也。若纵欲而竭其肾真，或阳亢阴胜，或阴伤阳越者，有从阴从阳法，如青铅六味、肉桂七味，并加童便之类也。若精竭海空，气泛血涌者，先生用急固真元，大补精血法，如人参、枸杞、五味、熟地、河车、紫石英之类也。凡此为内因之大略，至于不内不外因，亦非一种。如案中所谓烟辛泄肺，酒热戕胃之类，皆能助火动血，有治上治中之法，如苇茎汤、甘露饮、茅根、藕汁等剂，在人认定而用之可也。坠堕之伤，由血瘀而泛，大抵先宜导下，后宜通补。若努力为患，属劳伤之根，阳动则络松血溢，法与虚损有间，滋阴补气，最忌凝涩，如当归建中汤、旋覆花汤、虎潜丸、金刚四斤丸，取其有循经入络之能也。凡此为不内外因之大略。但血之主司者，如心肝脾三脏，血之所生化者，莫如阳明胃腑，可见胃为血症之要道，若胃有不和，当先治胃也。《仁斋直指》云：一切血症，经久不愈，每每以胃药收功。想大黄黄连泻心汤、犀角地黄汤、理中汤、异功散，虽补泻寒温不同，确不离此旨，所以先生发明治胃方法独多，有薄味调养胃阴者，如金匮麦冬汤，及沙参、扁豆、茯神、石斛之类。有甘温建立中阳者，如人参建中汤，及四君子加减之类。有滋阴而不碍胃，甘守津还者，如复脉汤加减之类，其余如补土生金法，镇肝益胃法，补脾疏胃法，宁神理胃法，肾胃相关法，无分症之前后，一遇胃不加餐，不饥难运诸候，每从此义见长，源源生化不息，何患乎病之不易医也。邵新甫

徐评：此老治血症。其议论大端不信于古，而用药全然不知。此等医案，贻误后人，不可纪极，无容不辩。其大犯在用麦冬、五味、玉竹、沙参。夫麦冬乃补肺之重剂，肺气虚极，气不能续，则用之以补肺气。然仲景往往与半夏同用，如麦门冬汤、竹叶、石膏是也。盖防其窒腻耳，若吐血咳嗽，乃肺家痰火盘踞之病，岂宜峻补，从此无愈日矣。至五味之酸，一味收敛，仲景用之以治上气咳逆肺脉不合之症。然必与干姜同用，以辛散寒邪，从无独用者，今吐血之嗽，火邪入肺，痰凝血涌，惟恐其不散不降，乃反欲其痰火收住肺中，不放一毫出路，是何法也？其沙参、玉竹之补肺，大略相近，呜呼！此又不明后世永无吐血不死之人矣。举世尽然，今为尤甚，伤哉！古时虚劳与吐血，确是二病。虚劳是虚寒症，以温补为主，吐血之症不一，大概属阴虚火旺者为多。此老颇得言之凿凿，但有时仍以建中汤为治，则又误以仲景虚劳治法，混入吐血门中，终是胸无定见也。五十年吐血者极少，诸前辈无不以服补肺药为戒，所以死者绝少。目今吐血者十人而五，不服药者无不生，服麦冬五味者无不死，此虽时令使然，而药误亦不少也。可不畏

哉。医案亦多重复可删，大半十同八九，令阅者厌烦，编书无识可笑。

【点评】邵氏总结叶天士治吐血思路活泼，用药配伍甚精。在按语中讲到血之主司者，如心、肝、脾三脏；血之生化者，莫如阳明胃腑。所载案中用药甘温建中和甘润养胃颇多。而先贤治血之法，随其症而引之亦多，而徐灵胎讥其议论大端，不信于古，实乃谬也。而吾于缪氏治血之法之用而获效颇有同感。于某年初夏，友人岳母胡妪，年逾花甲忽患咯血。素有肺痨，初痰嗽，治不效，乃痰挟热血，盈口而出。曾住某院，中西合治凡三周。血量减少，即出院由中医调治，或予疏清肃涩，或予清金抑木，或予凉血清热，均未中病。后由吾诊，细辨，乃阴虚之质，复感风热，灼津为痰，痰热化火，内壅成毒，熏灼阳络，扰乱气机，血随气逆，内挟痰浊，冲口而出，发为是症。治当清解治血法。清，即清热化痰；解，即解毒疏邪；至于治血当取何法？曾记得缪希雍《先醒斋医学广笔记》载有治血三法，即"宜行血，不宜止血"；"宜补肝，不宜伐肝"；"宜降气，不宜降火"。立法疏方，古训昭然。遂予千金苇茎汤去桃仁，以清化；俾枇杷叶、枳壳、郁金以降气；合蒲黄、藕节、丹皮、苓炭以行血；取蛤粉炒阿胶养血以补肝；佐百部镇咳宁络，配水牛角、黑山栀祛营中郁毒。甫服4剂，即告血止；更服5剂，以杜痰源。其间未用任何西药。回顾治疗过程，复读缪氏原书，体会更深。"三法"之义要活看，而不能泥古。若见重症出血，亟当配合予收敛等法。此处出血，乃指久"漏"不愈者。其实，缪氏也并未一概摒弃寒凉止涩之法。他极力反对"专用寒凉"，或一味止涩攻伐，提示后学者要辨证施治。由于血出之由，皆因气、火、虚，治当辨清主次。另外，当依血证相应的本脏疾病，同时施治。至于血止，非告功成，理应续予调治。

失音

寒热客邪迫肺

吴三六　外冷内热久逼，失音，用两解法。

麻杏甘膏汤。

宋三十　先失音，继喉痹，是气分室塞。微寒而热，水饮呛出，咯痰随出随阻，此仍在上痹，舌黄口渴。议与苦辛寒方。

射干　麻黄　杏仁　生甘草　石膏　苡仁

陆二二　秋凉燥气咳嗽，初病皮毛凛凛，冬月失音，至夏未愈，而纳食颇安。想屡经暴冷暴暖之伤，未必是二气之馁，仿金实无声议治。

麻黄　杏仁　生甘草　石膏　射干　苡仁

又，芦根汁　杏仁汁　莱菔汁　鲜竹沥熬膏。

胆火烁喉

范三一　气燥，喉痹失音，少阳木火犯上。

生鸡子白　冬桑叶　丹皮　麦冬　生白扁豆壳

气分燥津液亏

某　喉干失音，一月未复。津液不上供，肺失清肃，右寸脉浮大。

枇杷叶一钱半　马兜铃八分　地骨皮一钱　桑皮八分　麦冬一钱　生甘草三分　桔梗六分　白粳米二钱

失血津液亏

某　血后音哑，便溏。

生扁豆　炒白芍　炙草　川斛　山药　米糖　大枣

阴虚

何劳损，气喘失音。全属下元无力，真气不得上注。纷纷清热治肺，致食减便溏。改投热药，又是劫液，宜乎喉痛神疲矣。用补足三阴方法。

熟地　五味　炒山药　茯苓　芡实　建莲肉

孙二一 久咳失音，喉痹。

陈阿胶_{同煎二钱} 生鸡子黄_{同煎一枚} 炒麦冬_{一钱半} 川斛_{三钱} 甜北沙参_{一钱半} 炒生地_{二钱} 生甘草_{三分} 茯神_{一钱半}

夫宫商角徵羽，歌哭呼笑呻，此五脏所属之音声也。原其发声之本在于肾，其标则在乎肺。病有虚实，由咳嗽而起者居多。或肺有燥火，外感寒邪，火气郁遏而暗者，有肺金燥甚，木火上炎，咽干喉痹而暗者，有风热痰涎，壅遏肺窍而暗者。有瞋怒叫号，致伤会厌者。亦有龙相之火上炎，凌烁肺金，久咳不已而暗者。有内夺而厥，则为暗痱，此肾虚也，是即暴中之不能言者也。先生有金空则鸣，金实则无声，金破碎亦无声，此三言足以该之矣。有邪者，是肺家实也，无邪者是久咳损肺，破碎无声也。其治法有寒者散寒，有火者清火，有风痰则祛风豁痰。若龙相上炎烁肺者，宜金水同治。若暴中之暗，全属少阴之虚，宜峻补肝肾，或稍兼痰火而治之。其用药总宜甘润，而不宜苦燥，斯得之矣。_{华岫云}

徐评：久嗽失音，必由药误。麦冬、五味，此失音之灵丹也，服之久，无不失音者，若全失，即使其人力如虎，而走如马。半年之后，无有不死，若风寒痰火偶尔失音者，即不治亦愈，但更加以麦冬、五味，则弄假成真矣。此老竟茫然也。

【点评】每读叶案治疗失音，用两解法，仿金实无声议治，补足三阴方法，均合"金空则鸣，金实则无声，金破碎亦无声"之旨，临证颇多启示，且获卓效。然而"久咳、失音、喉痹"一案选用阿胶加入甘寒咸润药组成的方内（生鸡子黄、炒麦冬、川石斛、甜北沙参、炒生地、生甘草、茯神），寓意更深，实系经验之谈。兹述验案，以供参照。王某，女，23岁。素体阴亏，复因劳力，虚火上炎，火劫津伤，液不上承，声音嘶哑，咽喉干燥，精神疲惫。舌质深红，苔光裂纹，脉细数带弦。上病治下，以图其本。壮水之主，药取甘寒咸润。处方：大生地15g，京玄参15g，麦冬9g，赤白芍各15g，火麻仁12g，川石斛15g，阿胶9g（烊冲），淮小麦30g，炙甘草9g，绿萼梅3g，合欢皮15g，陈皮6g。患者系农场工具厂工人，于工作时因机器声响而大声讲话，渐致声音嘶哑五月余。即去医院五官科检查，发现在双侧声带上三分之一处对称性声带小结，且影响闭合，声带活动可以。转来中医诊治。服上方 7 剂后，声音稍扬，苔裂亦有改善，咽仍干，脉不数。药合病机，毋须更张，即于原方中加北沙参 12g，花粉 12g。继服 14 剂，声音已扬，咽喉干燥亦减。仍感乏力，气短，神疲。舌偏淡，脉象细。肾阴尚未充，中气已亏损，治宗此意，变化上方如下：炙黄芪 12g，炒党参 12g，生地 15g，川石斛 15g，赤芍 6g，玄参 12g，阿胶 9g（烊冲），茯苓 12g，黄精 12g，制首乌 6g，陈皮 6g，炙甘草 3g。服 10 剂后，声音已较前响，神疲乏力之象亦轻。原休息在家，现已上班，稍加劳力，即感说话时咽喉不适，且见音低。时值秋燥之令，更感口咽干燥，痰咯不爽，舌红少苔，脉象细弦。治当清肺润燥。处方：瓜蒌皮 12g，光杏仁 9g，陈皮 6g，川贝母 9g，北沙参 12g，川石斛 12g，玄参 9g，地骨皮 12g，佛耳草 15g，阿胶 9g（烊冲），清炙枇杷叶 12g（去毛，包），胡麻仁 9g。服完 7 剂，患者来诊时高兴地告知医院五官科检查结果。经间接喉镜检查，声带小结明显缩小，闭合功能好。声音已基本恢复发病前的响度，精神亦振。口咽干燥尚有，痰稠咯之不出，舌红苔薄，脉象细小滑。治当清肺化痰和中以善其后。患者经中医药治疗两个多月后，声带小结消失，症状基本消除，可见其疗效是肯定的。分析整个治疗过程，第一、二、三张处方，都用了阿胶，只有善后方中没有用。阿胶味甘性平，入肺、肝、肾三经。成无己认为"阴不足者，补之以味，阿胶之甘，以补阴血"。黄宫绣亦说："阿胶气味俱阴，既入肝经养血，复入肾经滋水"。可知阿胶为养阴补血之要药，于阴血亏损者尤宜。又可润肺止咳，对燥咳阴伤者颇适。

肺痿

苦辛散邪伤肺胃津液

洪三二　劳烦经营。阳气弛张，即冬温外因咳嗽，亦是气泄邪侵。辛以散邪，苦以降逆，希冀嗽止。而肺欲辛，过辛则正气散失，音不能扬，色消吐涎喉痹，是肺痿难治矣。仿《内经》气味过辛，主以甘缓。

北沙参　炒麦冬　饴糖　南枣

查二四　脉细心热，呼吸有音，夜寐不寐。过服发散，气泄阳伤，为肺痿之疴。仲景法以胃药补母救子，崇生气也。

金匮麦门冬汤。

徐四一　肺痿，频吐涎沫，食物不下。并不渴饮，岂是实火？津液荡尽，二便日少。宗仲景甘药理胃，乃虚则补母，仍佐宣通脘间之干格。

人参　麦冬　熟半夏　生甘草　白粳米　南枣肉

沈　积劳忧思，固是内伤。冬温触入，而为咳嗽。乃气分先虚，而邪得外凑。辛散斯气分愈泄，滋阴非能安上。咽痛音哑，虚中邪伏。恰值春暖阳和，脉中脉外，气机流行，所以小效旬日者，生阳渐振之象。谷雨暴冷骤加，卫阳久弱，不能拥护，致小愈病复。诊得脉数而虚，偏大于右寸，口吐涎沫，不能多饮汤水，面色少华，五心多热，而足背浮肿。古人谓金空则鸣，金实则无声，金破碎亦无声，是为肺病显然。然内伤虚馁为多，虚则补母，胃土是也。肺痿之疴，议宗仲景麦门冬汤。

液伤卫虚

王三十　溃疡流脓经年，脉细色夺，声嘶食减，咳嗽，喉中梗痛。皆漏损脂液，阴失内守，阳失外卫。肺痿之疴，谅难全好。

人参　黄芪　苡仁　炙草　归身　白及

顾三六　久咳神衰，气促汗出，此属肺痿。

黄芪蜜炙八两　生苡仁二两　白百合四两　炙黑甘草二两　白及四两　南枣四两

水熬膏，米饮汤送。

肺气不降

汤　肺气不降，咳痰呕逆。

鲜芦根　桃仁　丝瓜子　苡仁

肺痿一症，概属津枯液燥，多由汗下伤正所致。夫痿者，萎也，如草木之萎而不荣，为津亡而气竭也。然致痿之因，非止一端。《金匮》云：或从汗出，或从呕吐，或从消渴，小便利数，或从便难，又被快药下之，重亡津液，故令肺热干痿也。肺热干痿，则清肃之令不行，水精四布失度，脾气虽散，津液上归于肺，而肺不但不能自滋其干，亦不能内洒陈于六腑，外输精于皮毛也。其津液留贮胸中，得热煎熬，变为涎沫，侵肺作咳，唾之不已，故干者自干，唾者自唾，愈唾愈干，痿病成矣。《金匮》治法，贵得其精意。大意生胃津，润肺燥，补真气，以通肺之小管，清火热，以复肺之清肃。故《外台》用炙甘草汤，在于益肺气之虚，润肺金之燥。《千金》用甘草汤，及生姜甘草汤，用参、甘以生津化热，姜、枣以宣上焦之气，使胸中之阳不滞，而阴火自息也。及观先生之治肺痿，每用甘缓理虚，或宗仲景甘药理胃，虚则补母之义，可谓得仲景心法矣。邹时乘

【点评】肺痿的病机为肺液胃津内损，一方面肺热干痿，另一方面胃燥耗津，故清肺热，润肺燥，但同时需生胃津，补真气。邹氏概括叶案用药以甘缓理虚为原则，赞其深得仲景心法是也。

临证用于肺纤维化的治疗，用药可仿叶案中黄芪、沙参、麦冬、石斛、百合、白及、人参、炙甘草等，甘药理胃，清药润肺。

卷 三

遗精

阴虚阳动

陈 厥后，吸短多遗。议摄下焦。

熟地四钱 桑螵蛸二钱 覆盆子一钱 五味一钱 湖莲三钱 芡实二钱 茯神三钱 山药二钱

某四十 梦遗精浊，烦劳即发，三载不痊。肾脏精气已亏，相火易动无制，故精不能固，由烦动而泄。当填补下焦，俾精充阳潜，可以图愈。

熟地八两 麦冬二两 茯神二两 五味二两 线胶四两 川斛膏四两 沙苑二两 远志一两 芡实三两 湖莲三两

金樱膏丸。

马二二 阴虚体质，常有梦泄之疾。养阴佐以涩剂，仍参入通药可效。

六味去丹、泽，加湖莲、芡实、五味、远志、秋石。

金樱膏丸。

张 阴精走泄，阳失依附，上冒为热。坎水中阳不藏，古人必以厚味填之，介类潜之，乃从阴以引阳，与今人见热投凉不同。

熟地 龟甲 淡菜 青盐 茯神 柏子仁 女贞子 山药 旱莲草

某二一 脉左弦右濡，梦遗，咳逆气急。

熟地 麦冬 萸肉 五味 牡蛎 茯神 女贞子 山药 湖莲 川斛膏 芡实

金樱膏加蜜丸。每服四五钱，淡盐汤下。

杨 脉垂入尺，有梦遗精。议填阴摄固其下。

熟地 萸肉 五味 山药 茯神 覆盆子 远志 线胶 湖莲 芡实

金樱膏丸，盐汤下。

刘 先患目疾，流泪，嘈杂不欲食。内郁勃，阳气过动，阴虚不主摄纳，春半连次遗泄，腰脊酸楚，皆肝肾病矣。

熟地 龙骨 萸肉 茯神 丹皮 湖莲 芡实 远志

某 劳损漏疡，大便时溏，阴火上升，下则遗滑。

熟地 龟版 芡实 山药 女贞 建莲 炙草 稆豆皮

某 少年频频遗精，不寐心嘈。乃属肾中有火，精得热而妄行，日后恐有肾消之累。

焦黄柏 生地 天冬 茯苓 煅牡蛎 炒山药

某 脉虚色白，陡然大瘦，平昔形神皆劳，冬至初阳动，精摇下泄。加以夜坐不静养，暴寒再折其阳，身不发热，时时惊惕烦躁。从仲景亡阳肉瞤例，用救逆汤法。必得神气凝静，不致昏痉瘛疭之变。

救逆汤去芍。

阴虚湿热

费 色苍脉数，烦心则遗。阳火下降，阴虚不摄。有湿热下注，此固涩无功。

萆薢 黄柏 川连 远志 茯苓 泽泻 桔梗 苡仁

吴二二 病形在肾肝，但得泻，头中痛微缓，少腹阴囊亦胀。想阴分固虚，而湿热留着，致腑经之气无以承流宣化，理固有诸。先泄厥阴郁热，兼通腑气再议。

龙胆草 胡黄连 萆薢 丹皮 茯苓 泽泻

又，阅病原是脏阴阴精之亏，致阳浮头痛，兼有遗精，月数发。下虚上实，纯以补涩，决不应病。性不耐丸剂，与通摄两用。

龟版 秋石 熟地 女贞 远志 芡实 湖莲 茯苓
熬膏。

钱二十 脉右弦左垂，阴虚湿热，遗精疮蚀。

黄柏 知母 熟地 萆薢 茯苓 远志
蜜丸。

某 梦遗病，乃是阴气走泄，而湿热二气乘虚下陷，坠自腰中至囊，环跳膝盖诸处可见。久遗八脉皆伤，议用通药，兼理阴气。

猪苓汤。

又，熟地　五味　芡实　茯苓　湖莲　山药

下损及中兼治脾胃

宋二三　无梦频频遗精，乃精窍已滑。古人谓有梦治心，无梦治肾。肾阴久损，阳升无制，喉中贮痰不清，皆五液所化。胃纳少而运迟，固下必佐健中。

人参　桑螵蛸　生龙骨　锁阳　芡实　熟地　茯神　远志

金樱膏丸。

华二九　神伤于上，精败于下，心肾不交。久伤精气不复谓之损，《内经》治五脏之损，治各不同。越人有上损从阳，下损从阴之议。然必纳谷资生，脾胃后天得振，始望精气生于谷食。自上秋至今日甚，乃里真无藏，当春令泄越，生气不至，渐欲离散。从来精血有形，药饵焉能骤然充长。攻病方法，都主客邪，以偏治偏。阅古东垣丹溪辈，于损不肯复者，首宜大进参、术，多至数斤，谓有形精血难生，无形元气须急固耳。况上下交损，当治其中，若得中苏加谷，继参入摄纳填精敛神之属。方今春木大泄，万花尽放，人身应之，此一月中，急挽勿懈矣。

参术膏米饮调送。接进寇氏桑螵蛸散去当归。

此宁神固精，收摄散亡，乃涩以治脱之法。

又，半月来，服桑螵蛸散以固下，参术膏以益中，遗滑得止，其下关颇有收摄之机。独是昼夜将寝，心中诸事纷纷来扰，神伤散越，最难敛聚。且思虑积劳，心脾营血暗损，血不内涵，神乃孤独。议用严氏济生归脾方，使他脏真气，咸归于脾。今夏前土旺司令，把握后天，于理最合。

归脾汤。

又，立夏四日，诊左脉百至余，颇有敛聚之意，右关及尺，芤动若革，按脐下过寸，动气似若穿梭，此关元内空，冲脉失养，而震跃不息。此女子胞胎，男子聚精之会也。大凡内损精血形气，其胃旺纳食者，务在滋填。今食减不纳，假寐片响，必烦惊惕，醒而汗。自述五心热炽，四肢骨节热痿如堕。明是阴精内枯，致阳不交阴，转枯转涸，自下及中至上。前投桑螵蛸散，固涩精窍，遗滑经月不来。奈寝食不加，后天生气不醒，酸厚填补，于理难进。即参术甘温益气，又恐益其枯燥，宜参生脉以滋三焦。晨进人乳一杯，使气血阴阳，引之导之，迎夏至一阴来复。早用人乳一盏，隔汤炖热服。午后略饥，用生脉四君子汤。

又，一月来，虽经反复，参脉症形色，生阳颇有根蒂。近食蚕豆滞气，腹中微膨，食后口味酸浊。是久卧重者，脾阳运动之机尚少。而火升心烦，动气汗出遗精，虽减于昔，未得平复，总是内损已深。若调治合宜，只要精气复得一分，便减一分病象。长夏脾胃主令，培土助纳为要，而精气散越，仍兼摄固之法。刻下味酸微膨，补脾少佐疏肝，宜晚进。其早上另制补摄丸剂，益脏真以招纳散失之气。

晚服方：

人参　茯苓　白术　炙草　广皮　麦冬　五味　神曲　麦芽　炒黄柏

早上丸方：

人参　桑螵蛸　白龙骨　淡苁蓉　五味　芡实　茯神　枣仁　金箔

金樱膏丸，淡盐汤送三四钱。

又，形色有渐复之象，较之夏至，病去三四。但诊右脉弦大，尚少冲和，左脉细促未静。谷进运迟，有吞酸膜胀，寐中仍欲遗精。此中焦之阳，宜动则运，下焦之阴，固则能守，乃一定成法。

午后服异功散加炒谷芽。

晨服：遗症固涩下焦，乃通套治法。想精关已滑，涩剂不能取效，必用滑药引导，同气相求，古法有诸。

牛骨髓　羊骨髓　猪脊髓　麋角胶　白龙骨　生牡蛎　熟地　萸肉茯神　五味　山药　芡实　湖莲　远志　砂仁

胶髓代蜜丸。晨服四钱，秋石二分化水下。

毛二六　长夏暑温热郁，都令脾胃受伤。色黄神倦，气分自馁。因有遗泄一症，在盛年阴虚为多。及询纳食，未为强旺，遗发必劳烦而来，脉象非数搏。议以养脾立法。

归脾去黄芪、桂圆，加益智、龙骨。

项　脉左弱右弦，色黄食少，腹胀便溏，常有梦遗泄。此非阴柔涩腻可服，用煦阳以涵阴。

生菟丝子　覆盆子　蛇床子　五味子　韭子　益智仁煨　补骨脂　龙骨

建莲粉丸。

心肾兼治

丁　阴精走泄，阳不内依，欲寐即醒，心动震悸。所谓气因精夺，当养精以固气。从前暖药不错，但不分刚柔为偏阳，是以见血，莫见血投凉。

龟版去墙削光一两　桑螵蛸壳三钱　人参一钱　当归一钱　青花龙骨三钱，飞　抱木茯神三钱

姚二四　始于念萌不遂其欲，阳下坠而精泄。先梦者，心阳注肾。久则精血日损，不充养筋骨为痛。下损及中，食不运化。此非萸、地腻膈，以及涩精可效。

妙香散。

许十八　阴气走泄遗精，务宜滋填塞固。今纳谷少而不甘，胃气既弱，滋腻先妨胃口。议用桑螵蛸散，蜜丸，服三四钱。

戈　遗精数年，不但肾关不固，阳明脉络亦已空乏。欲得病愈，宜戒欲宁心一年，寒暑更迁，阴阳渐交。用桑螵蛸散治之。

顾十九　滑精，用阴药顿然食减，药先伤胃。据述梦寐惊狂，精走无以护神，当固无形矣。

人参　生龙骨　桑螵蛸　益智仁　茯神　茯苓　远志　木香

吕三七　有梦乃遗，是心有所触而致，经营操持，皆扰神动心，说商贾客于外，非关酒色矣。

妙香散。

俞三七　壮年形质伟然，脉来芤虚。述心悸怔，多畏惧，夜寐不甚宁静。此阳不易交于阴，过用劳心使然。

用妙香散。

张二四　形壮脉小。自述心力劳瘁，食减遗精。仿景岳精因气而夺，

当养气以充精，理其无形，以固有形。

妙香散。

支二二　痰多鼻塞，能食，有梦遗精。医投疏泄肺气消痰，六十剂不效。问读书夜坐，阳气必升，充塞上窍，上盛下衰，寐则阳直降而精下注为遗。用补心丹。

黄三一　真阴损伤，而五志中阳，上燔喉痛，下坠为遗，精髓日耗，骨痿无力，必延枯槁而后已。药饵何足久恃。

早服补心丹，晚服桑螵蛸散。

胡　遗精四年，精关久滑不固。阴久伤，阳气不入阳跷穴，夜寤不寐。前以镇摄小效，独心中怔悸不已。以桑螵蛸散从心肾治。

毕二六　有梦遗精，是心肾病。清心固肾，是为成法。得以水火交合，病当渐减。内伤病从内起，岂得与外来六气混治。

熟地　龙骨　远志　五味　茯神　芡实　建莲

金樱膏丸。

程　左脉刚坚，火升，神气欲昏，片刻平复，宛若无病。此皆劳心五志之阳动，龙相无制，常有遗泄之状。先用滋肾丸三钱，淡盐汤送。

又，早服补阴丸，晚服三才加炒黄柏、砂仁。

又，交霜降，络中陡然热蒸，肢节皆麻，火风震动，多因脾肾液枯。议用二至、百补丸意。

斑龙、二至、百补丸，加黄柏。

林十八　诊脉细涩，寐则遗精，心热口渴，不时寒热。此肾阴内损，心阳暗炽。

补心丹三钱，四服。

某　冬令烦倦嗽加，是属不藏，阳少潜伏，两足心常冷。平时先梦而遗，由神驰致精散，必镇心以安神。犹喜胃强纳谷，若能保养，可望渐愈。

桑螵蛸　金樱子　覆盆子　芡实　远志　茯神　茯苓　龙骨　湖莲

煎膏，炼蜜收，饥时服七八钱。

杨十八　冲年遗精，知识太早，难成易亏，真阴不得充长，及壮盛未有生育，而久遗滑漏。褚氏谓难状之疾者，盖病伤可复，精损难复也。诊脉上动尺芤，心动神驰，神驰精散，草木性偏，焉得见长？务宜断欲百日，以妙香散、桑螵蛸散方，理心脾以交肾，固肾气以宁心。早晚并进，百日以验之。

肾气不摄

吕二四　成婚太早，精血未满久泄，必关键不摄。初则精腐变浊，久则元精滑溢。精浊之病，巢氏分晰彰著。经言肾虚气漫为胀，咸为肾味，上溢口舌，皆下失摄纳之权。

生菟丝子　粉蛇床子　覆盆子　陕沙苑子　家韭子　五味子
鳇鱼胶丸。

许十九　脉虚芤，应乎失血遗精。先天既薄，更易泄少藏，正褚氏所云难状之疾。冲年须潜心静处，冀水火自交，可以精固。莫但图药饵，须坚守瞬刻强制之功。

鲜河车膏　九蒸熟地　五味　萸肉　山药　湖莲　砂仁　芡实
金樱膏丸。

李二五　脉小色白，失血遗精屡发，犹喜纳谷胃安。封藏固补，使其藏聚。若再苦寒泻火，胃伤废食，坐以待困矣。

熟地　萸肉　五味　覆盆子　河车膏　生菟丝　粉山药　湖莲　茯苓　芡实
金樱膏丸。

某　脉左部数，有锋芒。初夏见红，久遗滑，入夜痰升肋痛。肝阳上冒，肾弱不摄。固摄助纳，必佐凉肝。

熟地　湖莲　芡实　生白龙骨　茯神　川石斛

兼失血

章　脉数虚，气冲心热，呛咳失血，屡因瞋怒，肝阳升则血涌，坠则精遗。春末土旺，入夏正当发泄主令，暮热晨汗，阴阳枢纽失固。议进摄真，其清寒肺药须忌。

鱼螵胶　生龙骨　桑螵蛸　芡实　茯苓　五味　秋石调入

陆二一　肌肉松柔，脉小如数，常有梦遗，阴精不固。上年冬令过温，温则腠理反疏，阳动不藏，诸气皆升，络血随气上溢。见症如头面热，目下肉瞤，心悸怔忡，四末汗出，两足跗肿，常冷不温，走动数武，即吸短欲喘。何一非少阴肾气失纳，阳浮不肯潜伏之征。况多梦纷扰，由精伤及神气。法当味厚填精，质重镇神，佐酸以收之，甘以缓之。勿因血以投凉，莫见下寒，辄进燥热。恪守禁忌以安之，经年冀有成功。所虑冲年志虑未纯，贻忧反复。

水制熟地　人参秋石拌　白龙骨　炒杞子　五味　炒山药　茯神　牛膝炭

遗精一症，前贤各有明辨，其义各载本门，兹不复赘，大抵此症，变幻虽多，不越乎有梦，无梦，湿热，三者之范围而已。古人以有梦为心病，无梦为肾病，湿热为小肠膀胱病。夫精之藏制虽在肾，而精之主宰则在心。其精血下注，湿热混淆而遗滑者，责在小肠膀胱。故先生于遗精一症，亦不外乎宁心益肾，填精固摄，清热利湿诸法。如肾精亏乏，相火易动，阴虚阳冒而为遗精者，用厚味填精，介类潜阳，养阴固涩诸法。如无梦遗精，肾关不固，精窍滑脱而成者，用桑螵蛸散填阴固摄，及滑涩互施方法。如有梦而遗，烦劳过度，及脾胃受伤，心肾不交，上下交损而成者，用归脾汤、妙香散、参术膏、补心丹等方，心脾肾兼治之法。如阴虚不摄，湿热下注而遗滑者，用黄柏、草薢、黄连、苓、泽等，苦泄厥阴郁热，兼通腑气为主。如下虚上实，火风震动，脾肾液枯，而为遗滑者，用二至、百补丸，及通摄下焦之法。如龙相交炽，阴精走泄而成者，用三才封髓丹、滋肾丸、大补阴丸、峻补真阴，承制相火，以泻阴中伏热为主。又有房劳过度，精竭阳虚，寐则阳陷而精道不禁，随触随泄，不梦而遗者，当用固精丸，升固八脉之气。又有膏粱酒肉，饮醇厚味之人，久之脾胃酿成湿热，留伏阴中，而为梦泄者，当用刘松石猪肚丸，清脾胃蕴蓄之湿热。立法虽为大备，然临症之生心化裁，存乎其人耳。邹滋九

徐评： 遗精之法，固不外乎填精镇心。本无神妙方法，俗医往往用温热及黏腻等物，必至伤人，此老全不犯此，但此症总有伏邪为患，如火如痰，如湿如风，不能搜剔余邪，兼以调和脏气，委曲施治，方无变病。一味安神填肾，犹多未尽之理也。

【点评】遗精为临床常见病证，现在患者常携西医精液分析检查

报告，要求中医药治疗，故常称为精液病。现联系《指南》医案内容进行点评、分析，并联系《指南》用药经验，简述实践体会如下。

精液病是男性学科临床研究的一个主要内容。它是指精液的数量、性质和成分改变以及不正常排泄的一类病证，属于中医肾病的范畴。它包括两个方面的内容：一是指精液的数量、性质和成分改变，称为精少、精冷等，故影响到生育；一是指不正常的排精，称为遗精、滑精、不射精等。

中医学认为，精液病主要责之于肾，或为肾虚，或为肾阳虚，或为肾阴虚，或为肾虚而致瘀浊、湿热、气滞累及精道，故治疗上离不开补肾虚、涩精关、通精窍三个环节。

由于肾主骨、骨生髓，故肾病必然导致精髓亏损，表现在精液中精子异常的病变，可见精子计数和存活率低、活动力不良，显然反映了肾虚而不藏精，精之生化无权所致。若精气亏损，则易出现精液不液化。一般地说，补填精髓运用于这些病症，常分为两个类型：

一类是精宫寒冷、气化失常，精液清冷，量少，且不液化，治宜温肾填精，方用右归饮加减：熟地黄12～24g，山茱萸12～25g，炒山药30g，枸杞子15g，制附子6～10g，淫羊藿10～18g，菟丝子15～24g，沙苑子10～15g，甘草9g。

一类是肾阴亏损，相火偏亢，煎熬精液，量少，且稠而不液化，治宜滋阴益精泻火，方用知柏地黄丸加减：生熟地各12～18g，山茱萸12～15g，生山药30g，菟丝子12～24g，枸杞子15g，黄柏10g，知母12g，丹皮6g，甘草6g。

在上述药物运用时，应适当加入血肉有情的胶类药，如鹿角胶、龟甲胶、鳖甲胶、阿胶、鱼鳔胶等，以增强疗效。

遗精、滑精、泄精反映了肾虚精关不固，是精液病中不正常排精的表现，迁延日久，可以导致精少、精冷等症，因此，固涩精关、及早控制是很有积极意义的。

当然，固涩精关的治疗仅是一种治标的方法。由于遗精、滑精、泄精的主要原因是手淫习惯、纵欲过度，耗伤阴精，虚火妄动，扰动精室，闭藏失职而导致精液不正常的外泄，故治疗时，是在补益肾精基础上结合固涩精关而立方用药。叶天士对遗泄一类病症，强调补中有涩，补涩并用，与此意相似。古方三才封髓丹合金锁固精丸加减，济生固精丸合水陆二仙丹加减，妙香散加减，都体现出这种补涩并用的治疗思维。只有正确地使用补填精髓的方法，才能更好地做到固涩精关。

精液病中精道不畅、精窍内闭造成的不射精症、不液化症等反映了本虚标实的病理。导致这些病理变化的因素，有湿火下犯精室、湿浊壅塞精窍、瘀血堵闭精窍、气机郁滞经脉等。历代医家的治疗经验，《指南》案中都突出的是从"通"字着眼，以通补或通涩立法。具体来说，分以下三方面论治。

由肝经湿热、下阻精窍时，可见阳兴持久，能正常地阴阳和合，但不能射精，或者只能少量泄出，而梦中遗精，舌红，苔多薄腻，脉弦。治宜滋肾益精，疏肝泄热，化湿通窍。药用菟丝子、穿破石、枸杞子、路路通、女贞子、旱莲草、丹参、丹皮、仙灵脾、郁金等。

由脾气虚弱、湿浊蕴结时，可见阳兴如常人，但是欲念已差，劳累后更甚，面色欠华，时有纳差，或者阳兴时短，一触而见精液外泄，舌淡红，苔白或者微黄不润，脉弦或结。治宜补肾健脾，化湿利窍。药用党参、白术、茯苓、菟丝子、淫羊藿、锁阳、穿破石、路路通、杏仁、苡仁、石菖蒲、佩兰、蔻仁等。

由阴虚火旺、湿阻络道时，可见阳兴持久，阴阳合后精液不能溢泻，合而欠快，面微红，咽干口渴，腰膝酸软，手足心热，或者梦遗，小便短赤，大便干结。若化验则精液不液化。舌质红，苔黄根腻而干，脉数。治宜滋养肾阴，利湿通窍。药用熟地、山萸肉、知母、泽泻、淫羊藿、杏仁、茯苓、山药、路路通、穿破石、丹皮、晚蚕砂、赤小豆等。

由阴虚火旺、瘀浊阻塞精窍时，可见阳兴持久，久而不能射精，口干不欲饮，手足心热，舌红偏黯，苔少，脉弦细。治宜益肾养阴，化瘀通窍。药用生地、赤芍、当归、桃仁、炒小茴香、路路通、丹皮、焙蜂房、炙甲片等。有医家取少腹逐瘀汤治此等证，奏效甚显，可资参考。

　　由肾虚肝郁、气机不畅、经气壅塞精窍时，可见情怀抑郁，且善叹息，脘胁闷胀，阳兴久而不能射精，烦躁，口干，舌红苔少，脉象小弦。治宜调肝理气，通利精窍。药用柴胡、白芍、青陈皮、生地、丹皮、路路通、焙蜂房、晚蚕砂、炒茴香、台乌药、泽泻等。

　　精液病中运用补、涩、通三法，是其治疗之三要。补是从根本上进行治疗，肾为先天之本，为真阴真阳所藏之所，精液病的产生首先是由于肾虚，这是病之根本。治病必求于本，故精液病的治疗用药，补肾是基础，涩和通则为权宜之计。唯有肾虚之象得复，才能固涩有力，精液达到"藏而不泻"；唯有肾精充涵，精道通畅，当藏则藏，当泄则泄。故处方时，或以通涩，或以通补，或以补涩并用，据其病情，何者为主，就不能胶柱鼓瑟了。

淋浊

湿热

　　某三二　湿热下注淋浊，当分利。

　　萆薢　淡竹叶　瞿麦　赤苓　细木通　萹蓄

　　某二八　湿热下注，溺痛淋浊，先用分利法。

　　萆薢　淡竹叶　木通　赤苓　茵陈　海金沙

　　魏　脉数垂，淋浊愈后再发，肛胀便不爽，余滴更盛。

　　萆薢　猪苓　泽泻　白通草　海金沙　晚蚕砂　丹皮　黄柏

　　又，滞浊下行痛缓，议养阴通腑。

　　阿胶　生地　猪苓　泽泻　山栀　丹皮

　　毛三四　壮盛体丰，当夏令湿热蒸迫，水谷气坠而有淋浊。服寒凉腹胀，得固涩无效，皆非腑病治法。

　　子和桂苓饮。

　　又，前用甘露饮，淋浊已止。而头晕，左肢麻木，胃脘腹中饥则欲痛，咽喉中似有物粘着，咳咯咽饮不解，诊脉左劲右濡。据症是水弱木失滋涵，肝阳化风，过膈绕咽达巅，木乘胃土，阳明脉衰，不司束筋骨以利机关。脘腹中痛，得食则缓者，胃虚求助也。今壮年有此，已属痹中根萌。养肝肾之液，以息虚风，补胃土以充络脉。务在守常，勿图速效，可望全好。

制首乌　苁蓉　天冬　杞子　柏子霜　茯神　菊花炭　青盐

红枣肉丸，服四钱。晚服猪肚丸方。

某　膏淋浊腻，湿热居多，然亦有劳伤肾伤，下虚不摄者。今以酒客，腹中气坠，便积。苦辛寒分消治。

黄柏　茯苓　萆薢　海金沙　川楝子　青皮　防己　蚕砂

阴虚湿热

汪　脉左坚入尺，湿热下坠，淋浊痛。

滋肾丸。

周二二　便浊茎痛。

滋肾丸三钱。

吴二四　久疮不愈，已有湿热。知识太早，阴未生成早泄，致阳光易升易降。牙宣龈血，为浊为遗。欲固其阴，先和其阳。仿丹溪大补阴丸，合水陆二仙丹加牡蛎，金樱膏丸。

黄　舌白气短，胸中痛，目暗，微淋。乃阴虚于下，气阻于上。暂停参剂。早上服都气丸三钱，晚服威喜丸二钱。

叶三八　脉数形瘦，素有失血。自觉气从左升，痰嗽随之。此皆积劳，阳气鼓动，阴弱少制，六味壮水和阳极是。近日便浊，虽宜清热，亦必顾其阴体为要。

生地　丹皮　甘草梢　泽泻　山栀　黑豆皮

某　阴虚，湿热在腑为浊。

六味去萸，加车前、牛膝、黄柏、萆薢。

某　遗由精窍，淋在溺窍，异出同门，最宜分别。久遗不摄，是精关不摄为虚。但点滴茎中痛痒，久腹坚满，此属淋闭，乃隧道不通，未可便认为虚。况夏令足趾湿腐，其下焦先蕴湿热，热阻气不流行，将膀胱撑满，故令胀坚。议理足太阳经。

五苓散。

下焦阳不流行

某四五　淋浊，溺短涩痛，先通阳气。

萆薢三钱　乌药一钱　益智五分　赤苓三钱　远志四分　琥珀末五分

心火下陷

萧四一　脉沉，淋浊。

分清饮加山栀、丹皮、茯苓、猪苓。

某二三　淋浊，小便不利，当清利火腑。

导赤散，生地用细者，加赤苓、瞿麦。

黄　心热，下遗于小肠，则为淋浊。用药以苦先入心，而小肠火腑，非苦不通也。既已得效，宗前议定法。

人参　黄柏　川连　生地　茯苓　茯神　丹参　桔梗　石菖蒲

王　淋属肝胆，浊属心肾。心火下陷，阴失上承，故溺浊不禁。

人参　川连　生地　茯神　柏子仁　远志

气闭

某氏　气闭成淋。

紫菀　枇杷叶　杏仁　降香末　栝蒌皮　郁金　黑山栀

又，食入痞闷，小便淋痛。

照前方去紫菀、黑栀、加苡仁。

膀胱热血淋

某三四　小溲短赤带血。

导赤散加琥珀末五分，赤茯苓。

胡三五　热入膀胱，小溲血淋，茎中犹痛，非止血所宜。议用钱氏导赤散，加知、柏以清龙雷。

许十八　血淋，尿管溺出而痛，脉沉实，形色苍黑。治从腑热。

芦荟　山栀　郁李仁　红花　当归酒　大黄　龙胆草　丹皮

又，血淋未已，用坚阴清热。

小生地　粉丹皮　黄柏　知母　淡竹叶　山栀。

精浊阴虚

祝五四　中年以后，瘦人阴亏有热，饮酒，湿热下坠，精浊痔血。皆热走入阴，则阴不固摄，前方宗丹溪补阴丸，取其介属潜阳，苦味坚阴。用固涩，必致病加。

水制熟地　龟版胶　咸秋石　天冬　茯苓　黄柏　知母

猪脊筋捣丸。

范二五　精走浊淋，脊骨生热，属阴虚。胃弱，勿用腻滞。

龟腹甲心　覆盆子　五味　归身　鹿角胶　秋石　芡实

金樱膏丸。

肾气不摄

戈四五　脉左细劲，腰酸，溺有遗沥，近日减谷难化。此下焦脏阴虚馁，渐及中焦腑阳。收纳肝肾，勿损胃气。

熟地　杞子　柏子仁　当归身　紫衣胡桃　补骨脂　杜仲　茯苓

青盐

蜜丸。

某六五　六旬有五，下焦空虚，二便不爽，溺管痹痛。姑与肾气汤主治。

肾气汤，细绢滤清服。

朱三六　血淋管痛，腑热为多。经月来，每溺或大便，其坠下更甚。想阴精既损，肾气不收故也。

咸苁蓉　柏子仁　杞子　大茴　牛膝　茯苓

某　淋浊经年，阳损腰痛，畏冷。

熟地　杞子　鹿角胶　巴戟　杜仲　柏子仁　湖莲　芡实

败精浊瘀阻窍

叶二七　淋属肝胆，浊属心肾。据述病，溺出浑浊如脓，病甚则多，或因遗泄后，浊痛皆平，或遗后痛浊转甚。想精关之间，必有有形败精凝阻其窍，故药中清湿热通腑，及固涩补阴，久饵不效。先议通瘀腐一法。考古方通淋通瘀，用虎杖汤，今世无识此药，每以杜牛膝代之。

用鲜杜牛膝根，水洗净，捣烂绞汁大半茶杯，调入真麝香一分许，隔汤炖温，空心服。只可服三四服，淋通即止，倘日后病发再服。

又，淋病主治，而用八正、分清、导赤等方，因热与湿俱属无形，腑气为壅，取淡渗苦寒，湿去热解，腑通病解。若房劳强忍精血之伤，乃有形败浊阻于隧道，故每溺而痛。徒进清湿热利小便无用者，以溺与精同门异路耳，故虎杖散小效，以麝香入络通血，杜牛膝亦开通血中败浊也。

韭白汁　九制大黄一两　生白牵牛子一两　归须五钱　桂枝木三钱生炒桃仁二两　小茴三钱

韭白汁法丸。

李　败精凝隧，通瘀痹宣窍已效。

生桃仁　杜牛膝　人中白　生黄柏　麝香二分，调入

徐五四　五旬又四，劳心阳动，阴液日损。壮年已有痔疡，肠中久有湿热，酒性辛温，亦助湿热，热下注为癃为淋，故初病投八正、五苓疏气之壅也。半年不痊，气病渐入于血络。考古方惟虎杖散最宜。

虎杖散。

张　丹溪谓五淋症湿热阻窍居多。三年前曾有是病，月前举发，竟有血块室塞，尿管大痛，不能溺出，想房劳强忍，败精离位，变成污浊瘀腐。且少腹坚满，大便秘涩，脏气无权，腑气不用。考濒湖"发明篇"中，有外甥柳乔之病，与此适符，今仿其义，参入朱南阳法。

两头尖　川楝子　韭白　小茴　桂枝　归尾

冲入杜牛膝根汁。

又，痛胀皆减，滴沥成淋。前投通浊已效，只要凝块全无，便不反复。阴药呆钝，桂、附劫液，通阳柔剂为宜。

苁蓉　归尾　柏子仁　炒远志　杞子茯苓　小茴

马　淋闭属肝胆居多，桂、附劫阴，与刚脏不合。诊脉沉涩无力，非五苓、八正可投。议用朱南阳法，仍是厥阴本方耳。

老韭根白—两　两头尖—百粒　小茴香五分　川楝子肉—钱　归须二钱
穿山甲末—钱

徐　由淋痛渐变赤白浊，少年患此，多有欲心暗动，精离本宫，腐败凝阻溺窍而成，乃有形精血之伤。三年久病，形消肉减，其损伤已非一脏一腑。然补精充髓，必佐宣通为是。自能潜心安养，尚堪带病延年。

熟地　生麋角　苁蓉　炒远志　赤苓　牛膝

某　每溺尿管窒痛，溺后浑浊。败精阻窍，湿热内蒸。古方虎杖散，宣窍通腐甚妙，若去麝香，必不灵效，较诸汤药，更上一筹矣。

酒煨大黄　炒龙胆草　炒焦黄柏　牵牛子　川楝子　黑山栀　小茴
沉香汁

某　阴精上蒸者寿，阳火下陷者危。血淋久而成形窒痛，烦心，心火直升。老人阴精已惫，五液化成败浊，阻窍不通，欲溺必痛，得泄痛减，即痛则不通，痛随利缓之谓。故知柏六味及归脾、逍遥之属，愈治愈剧。其守补升补，滋滞涩药，决不中病。用琥珀痛减，乃通血利窍之意，然非久进之方。以不伤阴阳之通润立方。

生地　益母草　女贞子　阿胶　琥珀　稻豆皮

奇脉病

顾二四　败精宿于精关，宿腐因溺强出，新者又瘀在里，经年累月，精与血并皆枯槁，势必竭绝成劳不治。医药当以任督冲带调理，亦如女人之崩漏带下。医者但知八正、分清，以湿热治，亦有地黄汤益阴泻阳，总不能走入奇经。

鹿茸　龟甲　当归　杞子　茯苓　小茴　鲍鱼

夏六三　案牍神耗，过动天君，阳燧直升直降，水火不交，阴精变为腐浊。精浊与便浊异路，故宣利清解无功。数月久延，其病伤已在任督。凡八脉奇经，医每弃置不论。考孙真人九法，专究其事，欲涵阴精不漏，意在升固八脉之气，录法参末。

鹿茸　人参　生菟丝粉　补骨脂　韭子　舶茴香　覆盆子　茯苓　胡桃肉　柏子霜

蒸饼为丸。

刘三九　脉缓涩，溺后有血，或间成块，晨倾溺器，必有胶浊黏腻之物，四肢寒凛，纳食如昔，病伤奇脉。

生鹿茸　当归　杞子　柏子仁　沙苑子　小茴

王五八　悲忧惊恐，内伤情志，沐浴熏蒸，外泄阳气。络中不宁，血从漏出。盖冲脉动，而诸脉皆动，任脉遂失担任之司，下元真气，何以固纳？述小便欲出，有酸楚如淋之状，诊脉微小涩。最宜理阳通补，用青囊斑龙丸。

淋有五淋之名，浊有精浊、便浊之别，数者当察气分与血分，精道及水道，确从何来。大凡秘结宜通，滑脱当补。痛则为淋，不痛为浊。若因心阳亢而下注者，利其火腑；湿热甚而不宣者，彻其泉源。气陷用升阳之法，血瘀进化结之方。此数端，人所易晓也。独不知厥阴内患，其症最急，少腹绕前阴如刺，小水点滴难通，环阴之脉络皆痹，气化机关已息。先生引朱南阳方法，兼参李濒湖意，用滑利通阳，辛咸泄急，佐以循经入络之品，岂非发前人之未发耶？若夫便浊之恙，只在气虚与湿热推求，实者宣通水道，虚者调养中州。若虚实两兼，又有益脏通腑之法。精浊者，盖因损伤肝肾而致，有精瘀精滑之分。精瘀当先理其离宫腐浊，继与补肾之治。精滑者用固补敛摄，倘如不应，当从真炁调之。景岳谓理其无形，以固有形也。然此症，但知治肝治肾，而不知有治八脉之妙。先生引孙真人九法，升奇阳，固精络，使督任有权，漏卮自已。可见平日若不多读古书，而临症焉知此理？若不经先生讲明，予今日亦不知此方妙处。又尿血一症，虚者居多，若有火亦能作痛，当与血淋同治。倘清之不愈，则专究乎虚。上则主于心脾，下则从乎肝肾，久则亦主于八脉。大约与前症相同，要在认定阴阳耳。邵新甫

徐评：治淋之法。有通有塞，要当分别。有瘀血积塞住溺管者，宜先通；无瘀积而虚滑者，宜峻补。不但煎丸各别，并外治之法亦复多端，宜博识而详考之。案中并未见及也。

【**点评**】淋浊治疗辨虚实乃其要。实者有湿热、瘀血内结，经脉

阻滞，络道不通，当以通利为主；虚者中虚，心脾不足，肝肾亏损，则应益脏，升奇阳，疗任督，固精络。

阳痿

郁

徐三十　脉小数涩，上热火升，喜食辛酸爽口。上年因精滑阳痿，用二至百补通填未效。此乃焦劳思虑郁伤，当从少阳以条畅气血。

柴胡　薄荷　丹皮　郁金　山栀　神曲　广皮　茯苓　生姜

心肾不交

仲二八　三旬以内，而阳事不举，此先天禀弱，心气不主下交于肾，非如老年阳衰，例进温热之比。填充髓海，交合心肾宜之。

熟地　雄羊肾　杞子　补骨脂　黄节远志　茯苓　胡桃　青盐
鹿筋胶丸。

劳心过度

王五七　述未育子，向衰茎缩。凡男子下焦先亏，客馆办事，曲运神思，心阳久吸肾阴。用斑龙、聚精、茸珠合方。

男子以八为数，年逾六旬，而阳事痿者，理所当然也。若过此犹能生育者，此先天禀厚，所谓阳常有余也。若夫少壮及中年患此，则有色欲伤及肝肾而致者，先生立法，非峻补真元不可。盖因阳气既伤，真阴必损，若纯乎刚热燥涩之补，必有偏胜之害，每兼血肉温润之品缓调之。亦有因恐惧而得者，盖恐则伤肾，恐则气下，治宜固肾，稍佐升阳。有因思虑烦劳而成者，则心脾肾兼治。有郁损生阳者，必从胆治。盖《经》云：凡十一脏皆取决于胆。又云：少阳为枢。若得胆气展舒，何郁之有？更有湿热为患者，宗筋必弛纵而不坚举，治用苦味坚阴，淡渗去湿，湿去热清，而病退矣。又有阳明虚，则宗筋纵，盖胃为水谷之海，纳食不旺，精气必虚，况男子外肾，其名为势，若谷气不充，欲求其势之雄壮坚举，不亦难乎？治惟有通补阳明而已。<small>华岫云</small>

徐评：阳痿之病，其症多端，更仆难尽。非专论数千言不明，容当另详，兹不复赘。

【**点评**】阳痿之病，其症多端，不外虚实两类。属虚者如叶氏常用峻补真元，或以固肾、稍佐升阳；或以滋补真阴，且兼温润之品缓调。与此同时，应治其实，兼湿热为患者则应苦味坚阴，淡渗去湿；兼气滞火热，宜取理气散郁清火之品。期间，更应时时注意调畅心情。

汗

卫阳虚

某<small>二一</small>　脉细自汗，下体怯冷，卫阳式微使然。

黄芪<small>三钱</small>　熟附子<small>七分</small>　熟於术<small>一钱半</small>　炙草<small>五分</small>　煨姜<small>一钱</small>　南枣<small>三钱</small>

朱<small>三六</small>　脉微汗淋，右胁高突而奓，色痿足冷，不食易饥，食入即饱。此阳气大伤，卫不拥护，法当封固。

人参　黄芪　制川附子　熟於术

孙<small>五八</small>　肉瞤筋惕，心悸汗出，头痛愈畏风怕冷，阳虚失护。用真武汤。

某　劳伤，阳虚汗泄。

黄芪<small>三钱</small>　白术<small>二钱</small>　防风<small>六分</small>　炙草<small>五分</small>

顾<small>氏</small>　劳力怫怒，心背皆热，汗出，往时每以和阳治厥阴肝脏得效。今年春夏，经行病发，且食纳顿减。褚氏谓独阴无阳，须推异治。通补既臻小效，不必见热投凉，用镇其阳以理虚。

人参　半夏　茯苓　炙草　牡蛎　小麦　南枣

营卫虚

张<small>五六</small>　脉弦大，身热，时作汗出。良由劳伤营卫所致，《经》云：

劳者温之。

嫩黄芪三钱　当归一钱半　桂枝木一钱　白芍一钱半　炙草五分　煨姜一钱
南枣三钱

某二一　脉细弱，自汗体冷，形神疲瘁，知饥少纳，肢节酸楚。病在营卫，当以甘温。

生黄芪　桂枝木　白芍　炙草　煨姜　南枣

某　汗出寒凛，真气发泄，痰动风生。用辛甘化风法。

生黄芪　桂枝　炙草　茯苓　防风根　煨姜　南枣

劳伤心神

梅四三　案牍积劳，神困食减，五心汗出。非因实热，乃火与元气，势不两立，气泄为热为汗。当治在无形，以实火宜清，虚热宜补耳。议用生脉四君子汤。

胃阴虚

方　茹素恶腥，阳明胃弱，致厥阴来乘，当丑时溅然汗出，少寐多梦。

人参　龙骨　茯神　枣仁　炒白芍　炙草
煎药吞送蒸熟五味子三十粒。

又，镇摄汗止，火升咳嗽。仍属阴虚难得充复，育阴滋液为治。

熟地炭　人参　炒麦冬　五味　炒萸肉　川斛　茯神　女贞子
接服琼玉膏方。

《经》云：阳之汗以天地之雨名之。又云：阳加于阴，谓之汗，由是推之。是阳热加于阴，津散于外而为汗也。夫心为主阳之脏，凡五脏六腑表里之阳，皆心主之，以行其变化，故随其阳气所在之处，而气化为津，亦随其火扰所在之处，而津泄为汗，然有自汗盗汗之别焉。夫汗本乎阴，乃人身之津液所化也。《经》云：汗者，心之液。又云：肾主五液。故凡汗症，未有不由心肾虚而得之者。心之阳虚，不能卫外而为固，则外伤而自汗，不分寤寐，不因劳动，不因发散，溱溱然自出，由阴蒸于阳分也。肾之阴虚，不能内营而退藏，则内伤而盗汗，盗汗者，即《内经》所云寝汗也，睡熟则出，醒则渐收，由阳蒸于阴分也。故阳虚自汗，治宜补气以卫外，阴虚盗汗，治当补阴以营内。如气虚表弱，自汗不止者，仲景有黄芪建中汤，先贤有玉屏风散。如阴虚有火盗汗发热者，先贤有当归六黄汤、柏子仁丸。如劳伤心神，气热汗泄者，先生用生脉四君子汤。如营卫虚而汗出者，宗仲景黄芪建中汤，及辛甘化风法。如卫阳虚而汗出者，用玉屏风散、芪附汤、真武汤，及甘麦大枣汤，镇阳理阴方法。按症施治，一丝不乱，谓之明医也，夫复奚愧！邹滋九

徐评：汗出总由于心火不宁，属热者多，属寒者少。今诸方皆用补阳治法，乃一偏之见。皆由不知汗出之液在何经也，误人多矣。亡阳之汗，乃阳气飞越，下焦空虚，此乃危急之症，非参附不能回阳，与自盗等大不相同。医者全然不知，并为一病，贻误无穷，深为可笑。

【点评】先分汗出之正常与异常，再辨一般和重危的汗出异常。一般汗出异常则宜分阳虚自汗和阴虚盗汗；至于重危汗出异常则为病重或误治而致亡阳，宜以急救。

脱

阳脱

陈 遗尿，目瞑口开，面亮汗油。阳飞欲脱，无药力挽。拟参附汤法，加入童便，像素真接续耳。

又，子丑为阴阳交界之时，更逢霜降，正不相续，后现脱象。
进两摄阴阳方
参附汤加五味子。

又，阳回，汗止神苏。无如阴液欲涸，心热渴饮，姑救胃汁。
人参 麦冬 五味 茯神 建莲

又，肾真未全收纳，便溺自遗。无如咽燥喉痛，阳虽初回，阴气欲尽。难进温热之补，大意收摄真阴为治。
人参 麦冬 五味 熟地炭 茯神 远志炭 菖蒲根

又，胃虚。客气上逆为呃噫，痰带血腥，咽中微痛。用镇摄法。

人参　熟地　五味　茯神　青铅

周　脉革无根，左尺如无，大汗后，寒痉，头巅痛，躁渴不寐，此属亡阳。平昔饮酒少谷，回阳辛甘，未得必达。有干呕格拒之状，真危如朝露矣。勉议仲景救逆汤，收摄溃散之阳，冀有小安，再议治病。

救逆汤加参、附。

阴阳并虚

徐　恰交第七日，鼾声呵欠，目瞑烦躁，诊脉微细而促，此皆二气不相接续。衰脱之征最速，是清神息风方法，难以进商。急固根蒂，仿河间地黄饮。

熟地　附子　苁蓉　萸肉　杞子　远志　菖蒲　川斛

黄　肾脉不得上萦，肝风突起掀旋。呵欠鼾声，口噤汗出，阴阳不续，危期至速。地黄饮子极是。

熟地　炭萸肉　炭川斛　天冬　淡苁蓉　牛膝炭　五味　远志茯神

饮子煎法。

凌　脉大不敛，神迷呓语。阴阳不相交合，为欲脱之象。救阴无速功，急急镇固阴阳，冀其苏息。

人参　茯神　阿胶　淮小麦　龙骨　牡蛎

又，阴液枯槁，阳气独升，心热惊惕，倏热汗泄。议用复脉汤，甘以缓热，充养五液。

复脉去姜、桂，加牡蛎。

又，胃弱微呕，暂与养阳明胃津方。

人参　炒麦冬　炒白粳米　茯神　鲜莲子肉　川斛

又，人参秋石水拌烘　熟地炭　天冬　麦冬　茯神　鲜生地

又，秋燥上薄，嗽甚微呕。宜调本，兼以清燥。

人参秋石水拌烘　麦冬　玉竹　生甘草　南枣　白粳米

又，安胃丸二钱　秋石拌人参汤送。

某氏　脉如雀啄，色枯气促，身重如山，不思纳谷。乃气血大虚，虑其暴脱。

人参　生地　阿胶　麦冬　炙草　左牡蛎

又，补摄足三阴。

人参　熟地炭　枣仁　茯神　五味　鲜莲子肉

朱氏　久损不复，真气失藏。交大寒节，初之气，厥阴风木主候，肝风乘虚上扰。气升则呕吐，气降则大便，寒则脊内更甚，热则神烦不宁，是中下之真气杳然。恐交春前后，有厥脱变幻。拟进镇逆法。

人参　生牡蛎　龙骨　附子　桂枝木　生白芍　炙草

艾　自半月前，寒热两日，色脉愈弱，食减寝少，神不自持，皆虚脱之象。议固之涩之，不及理病。

人参　生龙骨　牡蛎　桂枝　炙草　南枣肉

又，脉神稍安，议足三阴补方。

人参　砂仁末　炒熟地　炒黑杞子　茯神　五味　牛膝炭

脱即死也，诸病之死，皆谓之脱。盖人病则阴阳偏胜，偏胜至极即死矣。人之生也，负阴抱阳。又曰：阴在内，阳之守也，阳在外，阴之使也。是故阴中有阳，阳中有阴，其阴阳枢纽，自有生以至老死，顷刻不离，离则死矣。故古圣先贤，创著医籍，百病千方，无非为补偏救弊，和协阴阳，使人得尽其天年而已。夫脱有阴脱阳脱之殊，《内经》论之最详。《难经》又言脱阳者见鬼，脱阴者目盲，此不过言其脱时之情状也。明理者须预为挽救则可，若至见鬼目盲而治之，已无及矣。今观先生之治法，回阳之中必佐阴药，摄阴之内必兼顾阳气，务使阳潜阴固，庶不致有偏胜之患。至于所脱之症不一，如中风、眩晕、呕吐、喘、衄，汗多亡阳之类，是阳脱也。泻、痢、崩漏、胎产，下多亡阴之类，是阴脱也。痧胀干霍乱，痞胀痉厥，脏腑窒塞之类，是内闭外脱也，阳脱于上，阴脱于下，即人死而魂升魄降之谓也。总之阴阳枢纽不脱，病虽重不死。然则阴阳枢纽何在？其在于命门软。华岫云

【点评】脱是疾病发展到终末期，也就是由阴阳失调、阴阳不和、阴阳偏胜至阴阳衰竭直至阴阳虚脱，是疾病发展到危急而需要抢救阶段。叶氏对外邪致病或内伤病变，发展到脱证之时，总是以救脱离其危急险重，而且一般的救阴和回阳还不够，而应该宜急固阴阳。如在用急固药中，当应注意华氏谓之："回阳之中必佐阴药，摄阴之内必兼顾阳气，务使阳潜阴固"。叶氏在案内和《温热论》中

用药都作了精细分析。可参。

脾胃

胃阴虚不饥不纳

钱　胃虚少纳，土不生金，音低气馁，当与清补。

麦冬　生扁豆　玉竹　生甘草　桑叶　大沙参

王　数年病伤不复，不饥不纳，九窍不和，都属胃病。阳土喜柔，偏恶刚燥，若四君、异功等，竟是治脾之药。腑宜通即是补，甘濡润，胃气下行，则有效验。

麦冬—钱　火麻仁—钱半炒　水炙黑小甘草五分　生白芍二钱

临服入青甘蔗浆一杯。

某二四　病后胃气不苏，不饥少纳，姑与清养。

鲜省头草三钱　白大麦仁五钱　新会皮—钱　陈半夏曲—钱　川斛三钱
乌梅五分

某三四　脉涩，体质阴亏偏热。近日不饥口苦，此胃阴有伤，邪热内炽，古称邪火不杀谷是也。

金石斛　陈半夏曲　生谷芽　广皮白　陈香豉　块茯苓

肺胃阴虚

某　理肺养胃，进以甘寒。

甜杏仁　玉竹　花粉　枇杷叶　川贝　甜水梨汁

某　脉数，口渴有痰，乃胃阴未旺。

炒麦冬　生白扁豆　生甘草　白粳米　北沙参　川斛

陈二十　知饥少纳，胃阴伤也。

麦冬　川斛　桑叶　茯神　蔗浆

胃阳虚

某　胃阳受伤，腑病以通为补，与守中，必致壅逆。

人参　粳米　益智仁　茯苓　广皮　炒荷叶

某　食谷不化，胃无火也。

生白芍　厚朴　新会皮　益智仁　茯苓　砂仁

计三三　阳微痰黑，食入不化。

人参　生益智　桂心　茯神　广皮　煨姜

高六八　脉奭小带弦，知饥不欲食，晨起吐痰，是胃阳不足。宜用外台茯苓饮。

又，人参　白术　茯苓　广皮　半夏　枳实皮　白蒺藜　地栗粉

席二三　脉右濡，脐上过寸有聚气横束，几年来食难用饱，每三四日一更衣。夫九窍失和，都属胃病。上脘部位为气分，清阳失司。仿仲景微通阳气为法。

薤白　栝蒌汁　半夏　姜汁　川桂枝　鲜菖蒲

某三二　脉濡自汗，口淡无味，胃阳惫矣。

人参　淡附子　淡干姜　茯苓　南枣

王　脉小右弦。病属劳倦，饮食不和，医投柴葛，杂入消导，升表攻里，致汗泄三日，脘中不饥。全是胃阳大伤，防有哕呃厥逆之变。

生益智仁　姜汁　半夏　茯苓　丁香　炒黄米

孙　长夏热伤，为疟为痢，都是脾胃受伤。老年气衰，不肯自复。清阳不肯转旋，脘中不得容纳，口味痰吐不清，脉弦右濡涩，下焦便不通调。九窍不和，都胃病也。此刚补不安，阳土不耐辛热矣。议宣通补方，如大半夏汤之类。

大半夏汤加川连、姜汁。

又，小温中丸。

钱二二　壮年肌柔色黭，脉小濡涩，每食过不肯运化，食冷物脐上即痛。色脉参合病象，是胃阳不旺，浊阴易聚。医知腑阳宜通，自有效验。

良姜　草果　红豆蔻　厚朴　生香附　乌药

脾阳虚

汪　舌灰黄，脘痹不饥，形寒怯冷。脾阳式微，不能运布气机，非

温通焉能宣达。

半夏　茯苓　广皮　干姜　厚朴　荜茇

周四十　脉象窒塞，能食少运，便溏，当温通脾阳。

生白术一钱半　茯苓三钱　益智仁一钱　淡附子一钱　干姜一钱　荜茇一钱

又，温通脾阳颇适，脉象仍然窒塞。照前方再服二剂，如丸方，当以脾肾同治着想。

吴　酒多谷少，湿胜中虚，腹痛便溏，太阴脾阳少健。

平胃合四苓，加谷芽。

脾胃阳虚

王五十　素有痰饮，阳气已微，再加悒郁伤脾，脾胃运纳之阳愈惫，致食下不化，食已欲泻。夫脾胃为病，最详东垣，当升降法中求之。

人参　白术　羌活　防风　生益智　广皮　炙草　木瓜

张十九　食加便溏，胃醒脾不运也。方药当以太阴阳明是调。

异功散加甘松、益智。

周四二　脉缓弱，脘中痛胀，呕涌清涎。是脾胃阳微，得之积劳。午后病甚，阳不用事也。大凡脾阳宜动则运，温补极是，而守中及腻滞皆非，其通腑阳间佐用之。

人参　半夏　茯苓　生益智　生姜汁　淡干姜

大便不爽，间用半硫丸。

朱五四　阳微，食后吞酸。

茯苓四两　炒半夏二两　广皮二两　生於术二两　厚朴一两　淡干姜一两　荜澄茄一两　淡吴萸一两　公丁香五钱

水法丸。

湿伤脾胃

某二八　脉弦，食下膜胀，大便不爽。水谷之湿内着，脾阳不主默运，胃腑不能宣达。疏脾降胃，令其升降为要。

金石斛三钱　厚朴一钱　枳实皮一钱　广皮白一钱半　苦参一钱　神曲一

钱半　茯苓皮三钱　麦芽一钱半

陈三八　厥阴三疟半年。夏至节交，春木退舍，大寒热而倏解。病伤未旺，雨湿蒸逼外临，内受水谷不运，洞泄之后，而神倦食减。湿伤脾胃清气，用东垣清暑益气主之。

清暑益气法。

脾肾阳虚

洪姬　脉虚涩弱，面乏淖泽，鼻冷肢冷，肌腠麻木，时如寒凛，微热，欲溺，大便有不化之形，谷食不纳。此阳气大衰，理进温补，用附子理中汤。

中气虚

赵三七　气分本虚，卫少外护，畏风怯冷。冬天大气主藏，夏季气泄外越，此天热烦倦一因也。是气分属阳，故桂附理阳颇投。考八味，古称肾气，有通摄下焦之功，能使水液不致泛溢，其中阴药味厚为君，乃阴中之阳药，施于气虚，未为中窾。历举益气法，无出东垣范围，俾清阳旋转，脾胃自强。偏寒偏热，总有太过不及之弊。

补中益气加麦冬、北味。

又，间服四君子汤。

饥伤

宣三五　痛而纳食稍安，病在脾络，因饥饿而得。当养中焦之营，甘以缓之，是其治法。

归建中汤。

食伤

戈　小便短涩浑浊，大便频溏，不欲纳谷。此伤食恶食也，当分消土。

生益智　广皮　茯苓　泽泻　炒白芍　炒山楂

脾胃之论，莫详于东垣，其所著补中益气、调中益气、升阳益胃等汤，诚补前人之未备。察其立方之意，因以内伤劳倦为主，又因脾乃太阴湿土，且世人胃阳衰者居多，故用参、芪以补中，二术以温燥，升、柴升下陷之清阳，陈皮、木香，理中宫之气滞，脾胃合治。若用之得宜，诚效如桴鼓。盖东垣之法，不过详于治脾，而略于治胃耳。乃后人宗其意者，凡著书立说，竟将脾胃总论，即以治脾之药，笼统治胃，举世皆然。今观叶氏之书，始知脾胃当分析而论。盖胃属戊土，脾属己土，戊阳己阴，阴阳之性有别也。脏宜藏，腑宜通，脏腑之体用各殊也。若脾阳不足，胃有寒湿，一脏一腑，皆宜于温燥升运者，自当恪遵东垣之法。若脾阳不亏，胃有燥火，则当遵叶氏养胃阴之法。观其立论云：纳食主胃，运化主脾，脾宜升则健，胃宜降则和。又云：太阴湿土，得阳始运，阳明阳土，得阴自安。以脾喜刚燥，胃喜柔润也。仲景急下存津，其治在胃。东垣大升阳气，其治在脾。此种议论，实超出千古。故凡遇禀质木火之体，患燥热之症，或病后热伤肺胃津液，以致虚痞不食，舌绛咽干，烦渴不寐，肌燥熇热，便不通爽。此九窍不和，都属胃病也，岂可以芪、术、升、柴治之乎？故先生必用降胃之法，所谓胃宜降则和者，非用辛开苦降，亦非苦寒下夺，以损胃气，不过甘平，或甘凉濡润，以养胃阴，则津液来复，使之通降而已矣。此义，即宗《内经》所谓六腑者，传化物而不藏，以通为用之理也。今案中所分胃阴虚，胃阳虚，脾胃阳虚，中虚，饥伤，食伤，其种种治法，最易明悉，余不参赘。总之脾胃之病，虚实寒热，宜燥宜润，固当详辨，其于升降二字，尤为紧要，盖脾气下陷固病，即使不陷，而但不健运，已病矣。胃气上逆固病，即不上逆，但不通降，亦病矣。故脾胃之治法，与各门相兼者甚多，如呕吐、肿胀、泄泻、便闭、不食，胃痛、腹痛、木乘土诸门，尤宜并参，互相讨论，以明其理可也。华岫云

徐评：发明亦切当。

【点评】《指南》案中论述脾胃病证尚见其他门，现一并分析、概述。主要有以下几点。

1. 慢性疑难杂症的治疗，先从脾胃为主进行用药　慢性疾病或

病因疑而未明、杂而多歧，或病情寒热虚实、错综复杂，或症状千头万绪、纷繁芜杂，加上病程日久，患者身体羸弱，正气亏虚，所以诊治颇为棘手。脾胃为后天之本，气血生化之源，脾胃伤则正气虚，正气虚则病难治。叶氏认为"久虚必损胃""从来久病，后天脾胃为要"，先天、后天"二气交伤，然后天为急"，主张"上下交损，当治其中"。他在治疗积聚、胸痹、哮、呃、疸、湿、痰饮、郁、嘈、脾瘅、疟、泄泻、痢、便血、胃痛、疮疡、崩漏、痹、胀等病时都经常从调治脾胃入手，时刻不忘顾护脾胃正气，如"咳嗽久非客证，治脾胃者，土旺以生金，不必穷究其嗽"。脾胃功能正常，则可以源源不断地化生气血，充实人体正气，祛除各种病邪，延缓病情进展，赢得治愈生机，所以可以说"久病不理脾胃，非其治也"。

2. 脾统四脏　李东垣在探讨脾胃与其他脏腑的关系上，提出肺之脾胃和肾之脾胃，而叶氏则认为脾胃与四脏密切相关。他认为土旺四季之末，寒热温凉，随时而用。故脾胃有心之脾胃，肺之脾胃，肝之脾胃，肾之脾胃，认清门路，寒热温凉以治之，未可但言惟火能生土而用热药。列举如心属火，心之脾胃热，治之宜以寒；肾属水，肾之脾胃寒，治之宜以热；肝属木，肝之脾胃温，治之宜以凉；肺属金，肺之脾胃清，治之宜以温，叶氏从辨证角度所提出的论点切合实际。补充并完善了东垣脾胃学说，给后人治疗脾胃病开辟了更广阔的道路。

3. 脾胃分治　在脾胃病辨治方面，叶氏继承了东垣补脾升阳之说，喜用东垣方加减化裁，如补中益气汤、清暑益气汤等。同时，叶氏更加明确地阐述了脾胃分治之理，创立了胃阴辨治说。他认为，脾与胃虽同属中土，但其功能有别，喜恶不同，提出了胃喜润恶燥的观点。因阳土喜柔，偏恶刚燥，若四君、异功等竟是治脾之药。腑宜通即是补，甘味濡润，胃气下行亦有效验，刚补不安，阳土不耐辛热，强调治胃不可采用温燥治脾之法。故其门人华氏按说：今观叶氏之书，始知脾胃分析而论也。盖胃属戊土，脾属己土。戊阳己阴，阴阳之性有别也。脏宜藏，腑宜通，脏腑之体用各殊。太阴湿土，得阳始运，阳明燥土，得阴自安，以脾喜刚燥，胃

喜柔润也。故叶氏临证特别重视胃阴，他的胃阴辨治说补充和发展
了东垣脾胃学说。叶氏治疗胃阴是倡导以甘平或甘凉濡润为主的濡
养胃阴之法。临床喜用沙参、麦门冬、石斛、山药、扁豆、甘草、
粳米之属。常用方剂为《金匮》麦门冬汤，本仲景之意将此方化裁为
益胃汤，并扩大了临床应用范围。

4. 气机升降　叶氏阐述《素问·太阴阳明论》曰："脾与胃以膜
相连"。其同居中焦，一阴一阳，互为表里，升降相应。脾的升清
直接影响胃的降浊，反之亦然。故他认为"脾阳不主默运，胃腑不
能宣达"。"清无所归而不升，浊无所纳而不降"。导致浊乘清位，
治当"疏脾降胃，今其升降为要"。"脾宜升则健，胃宜降则和"，
主张"脾胃为病……当升降法中求之"，强调"腑病以通为补"，在
治疗胃病时常用半夏、陈皮、厚朴、枳实、甘松、丁香、山楂、神
曲、麦芽、谷芽等药通降胃气，以顺应胃腑之性。

5. 小量久服　叶氏深受李东垣脾胃学说的影响，临证处方常以
小量久服取效，观其"脾胃"篇中有剂量的医案，汤剂中用量最大的
为五钱(15g)，多数为一至三钱(3~9g)，小者用五分(1.5g)。脾
胃损伤则受纳、运化、升清、降浊功能失常，再用大剂猛药，就会
加重脾胃负担，进一步损伤脾胃，即使是使用大剂补药，也容易造
成虚不受补，甚至会出现气滞腹痛、腹胀、胸闷、厌食、呃逆等症
状。此时应当是使用小剂量药物长期持续服用，积小胜为大胜，由
量变到质变，所谓"王道无近功，多用自有益"，这样才能取得比较
满意的疗效，并尽可能地减少不良反应的发生。小量久服即使出现
失误，也容易纠正，对现代许多疾病(如慢性虚损性疾病、代谢失
常性疾病)的治疗有很好的借鉴意义。

木乘土

肝胃

某　肝厥犯胃入膈。

半夏　姜汁　杏仁　栝蒌皮　金铃子　延胡　香豆豉　白蔻

鲍三三　情怀不适，阳气郁勃于中，变化内风，掀旋转动，心悸流涎，麻木悉归左肢。盖肝为起病之源，胃为传病之所，饮酒中虚，便易溏滑。议两和肝胃。

桑叶　炒丹皮　天麻　金斛　川贝　地骨皮

吴　脉左数，右濡，气塞心痛。养胃平肝。

半夏　茯苓　炒麦冬　柏子仁　川楝子　青橘叶

顾五一　脉弦，胃脘痹痛，子后清水泛溢，由少腹涌起，显是肝厥胃痛之症。

吴萸五分　川楝子一钱　延胡一钱　茯苓三钱　桂枝木五分　高良姜一钱

某二九　脉左弦，右涩，中脘痛及少腹。病在肝胃。

川楝子　青皮　生香附　小茴　茯苓　南枣

某三二　舌白恶心，液沫泛溢，在肝胃。当通阳泄浊。

吴萸七分　干姜一钱　姜汁三分　茯苓三钱　南枣一枚

任三八　此情志不遂，肝木之气，逆行犯胃，呕吐膈胀。开怀谈笑可解，凝滞血药，乃病之对头也。

延胡　川楝子　苏梗　乌药　香附　红豆蔻

王四三　胃脘痛，高突而坚，呕清涎血沫，滴水不能下咽，四肢冷，肌肤麻木。捶背脊病势略缓。此属肝厥犯胃。

开口吴萸　金铃子　炒延胡　生香附　高良姜　南山楂

某　脉左弦，少寐，气从左升。泄肝和胃。

生左牡蛎五钱　川楝子肉一钱　化州橘红一钱半　茯苓三钱　泽泻一钱

某　脉缓左弦，晨倦食减。在土旺之候，急调脾胃。

戊己汤去甘草，加谷芽。

程五六　曲运神机，心多扰动，必形之梦寐，诊脉时，手指微震，食纳痰多。盖君相动主消烁，安谷不充形骸。首宜理阳明以制厥阴，勿多歧也。

人参　枳实　半夏　茯苓　石菖蒲

某　通补阳明，和厥阴。

人参　茯苓　半夏　高良姜　吴萸　生白芍

某四一　肝逆犯胃，脘痛腹鸣，气撑至咽。

川楝子　桂枝木　淡干姜　川椒　生白芍　吴萸　乌梅　茯苓

程五二 操家，烦动瞋怒，都令肝气易逆，干呕味酸，木犯胃土，风木动，乃晨泄食少，形瘦脉虚。先议安胃和肝。

人参 半夏 茯苓 木瓜 生益智 煨姜

华二三 据说气攻胁胀，春起秋愈，此内应肝木。饱食不和，肝传胃矣。

焦白术 半夏 柴胡 枳实 生香附 广皮

干荷叶汤泛丸。

毛 目微黄，舌黄烦渴，胁肋板实，呼吸周身牵掣，起于频吐食物痰饮，即胸脘痛胀。此肝木犯胃，诸气痹阻。虽平昔宜于温补，今治病宜通气分。

半夏一钱半 广皮白一钱 大杏仁十粒 白蔻仁八分 川楝子一钱 炒延胡一钱 生姜五分 土栝蒌皮一钱

又，心中懊恼，噎痛。气分热痰未平，用温胆法。

竹茹一钱炒黄 炒半夏一钱 茯苓一钱半 枳实一钱 桔梗八分 橘红一钱 生姜三分

王十三 癖积，是重着有质，今痛升有形，痛解无迹，发于暮夜，冲逆，欲呕不吐，明是厥气攻胃。由恼怒强食，气滞紊乱而成病。发时用河间金铃子散，兼以宣通阳明，凝遏可愈。

金铃子 延胡 半夏 栝蒌皮 山栀 橘红

秦二七 面长身瘦，禀乎木火之形。气阻脘中，食少碍痛，胃口为逆，乃气火独炽之象。忌用燥热劫津，治以平肝和胃。

降香 郁金 山栀 橘红 枇杷叶 苏子 川贝母 姜皮

朱五十 半百已衰，多因神伤思虑。夏四月大气发泄，遂加便溏。长夏暑热，无有不大耗气分。寒热之来，乃本气先怯，而六气得以乘虚。今不思纳谷之因，皆寒热二气扰逆，胃脘清真受戕，所以致困莫苏。不烦不渴，胃阳虚也。凡醒胃必先制肝，而治胃与脾迥别。古称胃气以下行为顺，区区术、甘之守，升、柴之升，竟是脾药，所以鲜克奏效。

人参 茯苓 炒麦冬 大麦仁 木瓜 乌梅

董 病久正气已衰，喜热恶寒，为虚。诊得左脉尚弦，病在肝，但高年非伐肝平肝为事，议通补胃阳。

人参　茯苓　煨姜　新会皮　炒粳米　炒荷叶蒂

陆三六　咽属胃，胃阴不升，但有阳气熏蒸，致咽燥，不成寐，冲逆心悸，震动如惊。厥阴内风，乘胃虚以上僭。胃脉日虚，肢肌麻木。当用十味温胆，合秫米汤，通摄兼进，俾肝胃阳和，可以痊安。

人参　茯苓　枣仁　知母　竹茹　半夏　黄色秫米

又，用泄少阳，补太阴法。

六君去甘草，加丹皮、桑叶、金斛汤法丸。

郭　脉弦，心中热，欲呕，不思食，大便不爽。乃厥阴肝阳顺乘胃口，阳明脉络不宣，身体掣痛。当两和其阳，酸苦泄热，少佐微辛。

川连　桂枝木　生牡蛎　乌梅　生白芍　川楝子

芮　前议肝病入胃，上下格拒。考《内经》诸痛，皆主寒客，但经年累月久痛，寒必化热，故六气都从火化，河间特补病机一十九条亦然。思初病在气，久必入血，以经脉主气，络脉主血也。此脏腑经络气血，须分晰辨明，投剂自可入彀。更询初病因惊，夫惊则气逆，初病肝气之逆。久则诸气均逆，而三焦皆受，不特胃当其冲矣。谨陈缓急先后进药方法。《厥阴篇》云：气上撞心，饥不能食，欲呕，口吐涎沫。夫木既犯胃，胃受克为虚，仲景谓制木必先安土，恐防久克难复。议用安胃一法。

川连　川楝子　川椒　生白芍　乌梅　淡姜渣　归须　橘红

《内经》以攻病克制曰胜方，补虚益体，须气味相生曰生方。今胃被肝乘，法当补胃。但胃属腑阳，凡六腑以通为补，黄连味苦能降，戴元礼云：诸寒药皆凝涩，惟有黄连不凝涩。有姜、椒、归须气味之辛，得黄连、川楝之苦，仿《内经》苦与辛合，能降能通。芍药酸寒，能泄土中木乘，又能和阴止痛。当归血中气药，辛温上升，用须力薄，其气不升。梅占先春，花发最早，得少阳生气，非酸敛之收药，得连、楝苦寒，《内经》所谓酸苦泄热也。以气与热俱无形无质，其通逐之法迥异，故辨及之。

又，春分前七日，诊右脉虚弦带涩，左脉小弦劲而数。胃痛已缓，但常有畏寒鼓栗，俄顷发热而解，此肝病先厥后热也。今岁厥阴司天，春季风木主气，肝病既久，脾胃必虚。风木郁于土宫，营卫二气，未能流畅于经脉，为营养护卫，此偏热偏寒所由来矣。夫木郁土位，古人制肝补脾，升阳散郁，皆理偏就和为治，勿徒攻补寒热为调。今春半天令渐温，拟两和气血，佐以宣畅少阳太阴，至小满气暖泄越，必大培脾胃后天，方合岁气体质调理。定春季煎、丸二方。

人参　茯苓　广皮　炙草　当归　白芍　丹皮　桑叶

姜、枣汤法丸。

间用煎方：人参　广皮　谷芽　炙草　白芍　黄芩　丹皮　柴胡

卜　有年，冬藏不固，春木萌动，人身内应乎肝。水弱木失滋荣，阳气变化内风，乘胃为呕，攻胁为痛。仲景以消渴心热属厥阴，《内经》以吐涎沫为肝病。肝居左而病炽偏右，木犯土位之征。经旨谓肝为刚脏，非柔不和。阅医药沉、桂、萸、连，杂以破泄气分，皆辛辣苦燥，有刚以治刚之弊，倘忽厥逆瘛疭奈何？议镇阳息风法。

生牡蛎　阿胶　细生地　丹参　淮小麦　南枣

又，内风阳气鼓动变幻，皆有形无质，为用太过。前议咸苦入阴和阳，佐麦、枣以和胃制肝获效。盖肝木肆横，胃土必伤，医治既僻，津血必枯。唇赤、舌绛、咽干，谷味即变酸腻，显是胃汁受劫，胃阴不复。夫胃为阳明之土，非阴柔不肯协和，与脾土有别故也。

生牡蛎　阿胶　细生地　小麦　炒麻仁　炒麦冬　炙草

张五七　脉小弦，纳谷脘中哽噎。自述因乎悒郁强饮，则知木火犯土，胃气不得下行所致。议苦辛泄降法。

黄连　郁金　香淡豆豉　竹茹　半夏　丹皮　山栀　生姜

又，前方泄厥阴，通阳明，为冲气吐涎脘痞，不纳谷而设。且便难艰阻，胸胀闷，上下交阻。有年最虑关格，与进退黄连汤。

江　晨起腹痛，食谷微满，是清浊之阻。按脉右虚左弦，不思饮食，脾胃困顿，都属虚象。古人培土必先制木，仿以为法。

人参　淡吴萸　淡干姜　炒白芍　茯苓

周五九　酒热湿痰，当有年正虚，清气少旋，遂致结秘，不能容纳，食少，自述多郁易瞋。议从肝胃主治。

半夏　川连　人参　枳实　茯苓　姜汁

王五五　哕逆举发，汤食皆吐，病在胃之上脘，但不知起病之因由。据云左胁内结瘕聚，肝木侮胃，明系情怀忧劳，以致气郁结聚。久病至颇能安谷，非纯补可知。泄厥阴以舒其用，和阳明以利其腑，药取苦味之降，辛气宣通矣。

> 川楝子皮　半夏　川连　姜汁　左牡蛎　淡吴萸

唐　痞逆恶心，是肝气犯胃。食入卧着，痛而且胀，夜寐不安，亦是胃中不和。贵乎平肝养胃致其复，若见有形冲逆之状，攻伐兢进，有痞满成胀之患。

> 川连　神曲　吴萸　川楝子　楂肉　郁金

姚　寒热呕吐，胁胀脘痹，大便干涩不畅。古云：九窍不和，都属胃病。法当平肝木，安胃土，更常进人乳、姜汁，以益血润燥宣通。午后议用大半夏汤。

> 人参　半夏　茯苓　金石斛　广皮　菖蒲

胡_氏　经后寒热，气冲欲呕，忽又如饥，仍不能食。视其鼻准亮，咳汗气短。多药胃伤，肝木升逆，非上焦表病。

> 炙甘草　小生地　芝麻仁　阿胶　麦冬　白芍　牡蛎

又，照前方去牡蛎、加人参。

又，冲阳上逆，则烦不得安，仍是阴弱。夫胃是阳土，以阴为用，木火无制，都系胃汁之枯，故肠中之垢不行。既知阴亏，不必强动大便。

> 人参　鲜生地　火麻仁　天冬　麦冬　炙草

徐_氏　经候适来，肢骸若撤，环口肉瞤蠕动，两踝臂肘常冷。夫冲脉血下，跷维脉怯不用，冲隶阳明，厥阴对峙。因惊肝病，木乘土位，以致胃衰。初则气升至咽，久则懒食脘痞。昔人有治肝不应，当取阳明。阳明不阖，空洞若谷，厥气上加，势必呕胀吞酸。然阳明胃腑，通补为宜。刚药畏其劫阴，少济以柔药，法当如是。

> 人参_{二钱}　半夏_{姜汁炒三钱}　茯苓_{三钱}　淡附子_{七分}　白粳米_{五钱}　木瓜_{二钱}

胃虚益气而用人参，非半夏之辛，茯苓之淡，非通剂矣。少少用附子以理胃阳，粳米以理胃阴，得通补两和阴阳之义。木瓜以酸救胃汁以制肝，兼和半夏、附子之刚愎，此大半夏与附子粳米汤合方。

张_氏　肝病犯胃，心痛，干呕不能纳食，肢冷泄泻，腑经阳失流展，非虚寒也。

> 金铃子散加川连、乌梅、桂枝、生姜。

徐_氏　屡屡堕胎，下元气怯，而寒热久嗽，气塞填胸，涌吐涎沫。

乃郁勃嗔怒，肝胆内寄之相火风木，内震不息。犯胃则呕逆吞酸，乘胸侵咽，必胀闷喉痹，渐渐昏迷欲厥。久延不已，为郁劳之疴。此治嗽清肺，重镇消痰，越医越凶。考《内经》肝病主治三法，无非治用治体。又曰：治肝不应，当取阳明。盖阳明胃土，独当木火之侵侮，所以制其冲逆之威也，是病原治法大略。

安胃丸，椒梅汤送。

鲍姬 风泄已止，胃逆不纳食。

人参　川连　乌梅　木瓜　川斛　橘红

朱氏 嗔怒动肝，气逆恶心，胸胁闪动，气下坠欲便。是中下二焦损伤不复，约束之司失职，拟进培土泄木法，亦暂时之计。

乌梅　干姜　川连　川椒　人参　茯苓　川楝　生白芍

王氏 寡居多郁，宿病在肝。迩日暑邪深入，肝病必来犯胃，吐蛔下利得止，不思谷食，心中疼热，仍是肝胃本症。况暑湿多伤气分，人参辅胃开痞，扶胃有益，幸无忽致疲可也。

人参　川连　半夏　姜汁　枳实　牡蛎

又，胃开思食，仍以制肝和胃。

人参　金石斛　半夏　枳实　茯苓　橘红

吕氏 季胁之傍，是虚里穴，今跳跃如梭，乃阳明络空也。况冲脉即血海，亦属阳明所管。经行后而病忽变，前案申说已著，兹不复赘。大凡络虚，通补最宜，身前冲气欲胀，冲脉所主病，《内经》所谓男子内结七疝，女子带下瘕聚。今也痛无形象，谅无结聚，只以冷汗跗寒，食入恶心，鼻准明，环口色青。肝胃相对，一胜必一负。今日议理阳明之阳，佐以宣通奇脉。仲景于动气一篇，都从阳微起见，仿以为法。

人参　茯苓　淡熟附子　生蕲艾　桂枝木　炒黑大茴　紫石英　生杜仲

朱氏 上冬用温通奇经，带止经转，两月间，纳谷神安。今二月初二日，偶涉嗔忿，即麻痹干呕，耳聋，随即昏迷如厥。诊脉寸强尺弱，食减少，口味淡，微汗。此厥阴之阳化风，乘阳明上犯，蒙昧清空。法当和阳益胃治之。

人参一钱　茯苓三钱　炒半夏一钱半　生白芍一钱　乌梅七分肉　小川连二分　淡生姜二分　广皮白一钱

此厥阴阳明药也。胃腑以通为补，故主之以大半夏汤。热拥于上，故少佐姜、连以泻心。肝为刚脏，参入白芍、乌梅，以柔之也。

又，三月初五日，经水不至，腹中微痛，右胁蠕蠕而动。皆阳明脉络空虚，冲任无贮，当与通补入络。

人参一钱　当归二钱　茺蔚子二钱　香附醋炒一钱　茯苓三钱　小茴一钱　生杜仲二钱

又，照方去茺蔚、杜仲、白芍、官桂。

某氏　久有痛经，气血不甚流畅，骤加暴怒伤肝，少腹冲气上犯，逆行于肺为咳。寒热声嗄，胁中拘急，不饥不纳。乃左升右降，不司转旋，致失胃气下行为顺之旨。故肝用宜泄，胃腑宜通，为定例矣。

钩藤　丹皮　桑叶　半夏曲　茯苓　广皮白

又，威喜丸。

唐　积劳内伤，脘闷胁胀，呕吐格拒，眩晕不得卧。阳挟内风暴张，恐其忽然痿厥。议通胃平肝法。

小川连　姜汁　半夏　牡蛎　川楝子　生白芍

江　拒按为实，患目，病来属肝。痛必多呕，大便秘涩，肝病及胃。当苦辛泄降，少佐酸味。

小川连　生淡干姜　半夏　枳实　黄芩　生白芍

顾五十　阳明脉衰，形寒，痞，饥不食，心痛，洞泄兼呕。

人参　吴萸　茯苓　半夏　生姜　炒黄粳米

某　劳怒伤阳，气逆血郁致痛，痞胀便溏，风木侮土。前方既效，与通补阳明厥阴。

大半夏汤去蜜，加桃仁、柏子仁、当归、姜、枣汤法丸。

某　脉微小弱，是阳气已衰。今年太阴司天，长夏热泄气分，不食不运，味变酸苦，脾胃先受困也。稍涉嗔怒，木乘土中，益加不安。从东垣培土制木法。

人参　广皮　茯苓　益智　木瓜　淡姜渣

夏　通补阳明，开泄厥阴。

人参　半夏　茯苓　橘红　吴萸　白芍

肝脾

汪_氏 气滞脾弱。

逍遥散加郁金、砂仁末。

肝脾胃

席 大便未结，腹中犹痛，食入有欲便之意。胃阳未复，肝木因时令尚横，用泄木安土法。

人参　木瓜　厚朴　茯苓　益智仁　青皮

江 镇冲任，温养下焦颇效。所议治嗽肺药，寒凉清火，背谬显然。

炒黑杞子　淡苁蓉　小茴香拌炒当归　沙苑　石壳建莲　茯神

紫石英煎汤煎药。

又，动怒脘下痛，不饮食，是肝厥犯脾胃。病外生枝，最非善调之理，理气皆破泄难用。议进制肝木益胃土一法。

人参_{一钱}　炒焦白芍_{一钱半}　真枷南香汁_{冲五小匙}　炒焦乌梅_{三分，酸泄肝阳} 茯苓_{五钱，切小块，甘淡益胃}　化橘红_{五分，宣通缓痛}

又，人参　嫩钩藤　明天麻　化橘红　炒乌梅　肉苁蓉　伽南香

肝胆胃

朱 胃弱痰多，补虚宜通。肝阳易升，左颊赤，佐泄少阳。

人参　炒半夏　茯苓　钩藤　经霜桑叶　煨姜　南枣

胆脾

范_{五七} 脾窍开舌，舌出流涎为脾病。克脾者，少阳胆木，以养脾泄胆治。

人参　於术　天麻　姜黄　桑叶　丹皮

某　补太阴，泄少阳。

人参　茯苓　焦术　炙草　广皮　白芍　炒丹皮　桑叶

又，照方去甘草、桑叶、加木瓜。

李五十　少阳木火犯太阴之土，持斋淡薄，中虚热灼，以补脾和肝，为久长调理。

四君子加芩、芍、桑叶、丹皮。

金　能食运迟，舌纹裂，左颐肉肿，不喜饮水。太阴脾阳郁，法当补土泄木。

於术　茯苓　新会皮　炙草　煨益智　柴胡　丹皮　白芍

张二九　脉小弱，是阳虚体质。由郁勃内动少阳木火，木犯太阴脾土，遂致寝食不适。法当补土泄木。

人参一钱半　白术一钱半　半夏一钱　茯苓二钱　甘草五分　广皮一钱
丹皮三钱　桑叶一钱　姜一钱　枣二钱

肝为风木之脏，又为将军之官，其性急而动，故肝脏之病，较之他脏为多，而于妇女尤甚。肝病必犯土，是侮其所胜也。本脏现症，仲景云：厥阴之为病，消渴，气上撞心，心中疼热，饥而不欲食，食则吐蛔，下之利不止。又《内经》所载肝病，难以尽述。大凡其脉必弦，胁或胀或疼，偏寒偏热，先厥后热。若一犯胃，则恶心干呕，脘痞不食，吐酸水涎沫，克脾则腹胀，便或溏，或不爽，肢冷肌麻。案中治法，有阴阳虚实之殊，略举而叙述之。若肝阴胃阴未亏，肝阳亢逆犯胃，先生立法，用药则远柔用刚。泄肝如吴萸、椒、桂，通胃如半夏、姜汁、姜附，加益智、枳、朴等，则兼运脾阳，中虚必用人参。故大半夏汤、附子粳米汤，进退黄连汤、泻心法、治中法、温胆等汤是也。若肝阴胃汁已虚，木火炽盛，风阳扰胃，用药忌刚用柔。养肝则阿胶、生地、白芍、麻仁、木瓜，养胃则人参、麦冬、知母、粳米、秫米等是也。至于平治之法，则刚柔寒热兼用，乌梅丸、安胃丸、逍遥散。若四君、六君、异功、戊己，则必加泄肝之品。用桑叶、丹皮者，先生云：桑叶轻清，清泄少阳之气热，丹皮苦辛，清泄肝胆之血热。用金铃子散者，川楝苦寒，直泄肝阳，延胡专理气滞血涩之痛，此皆案中之纲领也。余另分此一门者，因呕吐不食，胁胀脘痞等恙，恐医者但认为脾胃之病，不知实由肝邪所致，故特为揭出，以醒后人之目耳。且世人但知风劳臌膈

为四大重症，不知土败木贼，肝气日横，脾胃日败，延至不救者多矣，可不究心于此哉。_{华岫云}

徐评： 诸案大抵皆胸痹痞满，及痰饮内蓄之症，治痞痹之方，最忌人参，而此欲其壮土以制木，用者甚多，必有遗病。至于蓄痰症，全不齿及，尤属辨症不清，其中精思巧意，中病处颇多，亦得失参半也。

【点评】《指南》共10卷，89门，各门多以症状命名，唯"木乘土"门以病机为名，华岫云注曰："余另分此一门者，因呕吐不食、胁胀脘痞等恙，恐医者但认为脾胃之病，不知实由肝邪所致，故特为揭出，以醒后人之耳目"。木乘土实指肝（胆）脾（胃）同病的病证，运用土木同调的方法进行治疗。包括的病证在《指南》中有中风、肝风、咳嗽、木乘土、肿胀、积聚、噎膈反胃、呕吐、湿、郁、泄泻、胃脘痛、目、调经等。

在"木乘土"门中有55则医案，条文计69条，或言其病机，或言其症状。其中复诊11例，复诊2次者计3例，用药共89味。其审因论治的特点非常突出。其发病主要原因是情志因素。全篇69条涉及情志致病者20条，而机理是肝胆脾胃功能失常。肝主疏泄，能协调脾胃气机的升降、水谷的运化，能调节胆汁的分泌。脾气上升，清气才得以上升；胃气下降，则浊气也降，如此水谷精微才能如常输布。因此，肝主疏泄是保持脾胃正常消化功能的重要条件。若肝失疏泄，影响脾胃升降之机，则胃气失降，而出现嗳气、呕恶、胃脘胀痛；脾气不升则可致腹胀腹泻。他认为："盖肝为起病之源，胃为传病之所"。他在治疗胃病的病案中，有"病由肝脏厥气，乘胃入膈，致阳明经脉失和"，"厥阴顺乘阳明，胃土久伤，肝木愈横"，"乃郁勃嗔怒，肝胆内寄之相火风木，内震不息。犯胃则呕逆吞酸"等。

木乘土的治疗特点是从肝的病理变化进行辨证用药。《指南》案中包括肝气、肝火、肝阳、肝风四种病变类型。肝失疏泄则肝气郁滞，郁久则化火，火灼阴液，肝阴不足则肝阳上亢、肝风激荡等，皆会干扰胃气造成胃气失降，在临床上出现肝胃失和的症状。现就此门医案进行如下归述。

1. 肝气乘胃，其气冲逆　症见呕恶吞酸、嗳气少食、胃脘痞痛、大便秘结或忽闭忽溏。舌苔薄白，脉左强右弱或关强。如"此情志不遂，肝木之气，逆行犯胃，呕吐膈胀"。治宜疏肝，常用香附、苏梗、郁金、川楝子、元胡疏肝解郁；配合和胃宽胸、下气降逆的降香、枇杷叶、瓜蒌皮、苏子、乌药等。又如"此情志不遂，肝木之气逆行犯胃，开怀谈笑可解，凝滞之药乃病之对头也，元胡、川楝子、苏梗、乌药、香附、红豆蔻"。

2. 肝阳犯胃，两阳相搏　症见胸脘灼热、嘈杂、呕恶、身痛、大便不爽或便秘。舌质红、苔薄黄，脉弦。如"脉弦，心中热，欲呕，不思食，大便不爽，乃厥阴肝阳顺乘胃口，阳明脉络不宣，身体掣痛"，治宜清肝，使肝火得清，助胃火下降。常选山栀、黄芩、黄连、丹皮、稆豆衣，且常以黄连配乌梅酸苦泄热。如"气阻脘中，食少碍痛"，忌用燥热劫津。

3. 肝风煽动，上扰于胃　症见胃脘痛、饥嘈、泛吐涎沫或干呕频发、口干欲饮、口耳牵引、眩晕头痛、手足麻木、下部胫冷。舌红少津，脉细弦或弦而涩。如"积劳内伤，脘闷胁胀，呕吐格拒，眩晕不得卧，阳挟内风暴张"。又如"厥阳热气，因情志郁勃拂逆，气攻乘络，内风旋动，横袭阳明，致呕逆不能进食"。治宜平肝，常用旋覆花、代赭石、人参、茯苓、姜半夏、生姜。

4. 肝火袭胃，胃火上升　症见胃脘灼痛、口苦口干、泛酸嘈杂、面红目赤、小便黄、大便结。舌红、苔黄燥，脉弦数。如"面长身瘦，禀乎木火之形，气阻脘中，食少碍痛，胃口为逆，乃气火独炽之象"。疏肝柔肝养胃，如川楝子、生白芍、吴萸、乌梅、茯苓、麦冬、怀山药、石斛等。

肿胀

胃阳虚

某五一　食谷不运，胀呕恶，大便不爽，脉弦色黄。此胃阳式微，升降失司使然。法当温通阳气。

吴萸八分　半夏三钱　荜茇一钱　淡干姜一钱　生姜汁五分　广皮白一钱半

陈三八　诊脉右大而缓，左如小数促。冬季寒热身痛，汗出即解，自劳役饥饱瞋怒之后，病势日加。面浮足肿，呼吸皆喘，目泪鼻衄，卧着气冲欲起，食纳留中不运。时序交夏，脾胃主候，睹色脉情形，中满胀病日来矣。盖此症属劳倦致损，初病即在脾胃。东垣云：胃为卫之本，脾乃营之源。脏腑受病，营卫二气，昼夜循环失度为寒为热，原非疟邪半表半里之症。斯时若有明眼，必投建中而愈。《经》言：劳者温之，损者益之。建中甘温，令脾胃清阳自立，中原砥定，无事更迁。仲景亦谓男子脉大为劳。则知《内经》、仲景、东垣垂训，真规矩准绳至法。且汗泄积劳，都是阳伤，医药辛走劫阳，苦寒败胃。病人自述饮蔗即中脘不舒，顷之少腹急痛便稀，其胃阳为苦辛大伤明甚。又述咳频，冲气必自下上逆。夫冲脉隶于阳明，胃阳伤极，中乏坐镇之真气，冲脉动，则诸脉交动，浊阴散漫上布，此卧着欲起矣。愚非遥指其胀，正合《内经》浊气在上，则生腹胀，太阴所至为腹胀相符也。昔有见痰休治痰，见血休治血，当以病因传变推求，故辨论若此。

厚朴　杏仁　人参　茯苓　蜜煨姜　南枣

厚朴、杏仁，取其能降气，参、苓、姜、枣，取其建立胃中之清阳，而和营卫也。

脾阳虚

吴二四　单胀溺少，温通颇适。当用大针砂丸一钱二分，八服。

某　食下腹胀，舌黄，当治脾阳。

生白术一钱半　广皮一钱　茯苓三钱　厚朴一钱　木瓜五分　淡附子七分

徐三九　攻痞变成单胀，脾阳伤极，难治之症。

生白术　熟附子　茯苓　厚朴　生干姜

钱　食入腹胀，已五十日，且痛必有形攻动，头中微痛，夫痞满属气，痛因气滞，二便既通，其滞未必在乎肠胃。从太阴脾阳伤，以辛温开泄主之。

桂枝　生白芍　淡干姜　厚朴

又，照方去白芍，加生益智仁、茯苓。

杨五十　饮酒聚湿，太阴脾阳受伤，单单腹胀。是浊阴之气锢结不宣通，二便不爽。治以健阳运湿。

生茅术　草果　附子　广皮　厚朴　茯苓　萆薢　猪苓

吴四三　食下　胀，便溏不爽，肢木不仁。此脾阳困顿，不能默运使然。温通中阳为主。

白术三钱　附子一钱　炮姜一钱半　桂枝木一钱　茯苓三钱　萆薢一钱

僧四七　俗语云：膏粱无厌发痈疽，淡泊不堪生肿胀。今素有脘痛，气逆呕吐，渐起肿胀。乃太阴脾脏之阳受伤，不司鼓动运行。阴土宜温，佐以制木治。

生於术　茯苓　广皮　椒目　厚朴　益智仁　良姜

某六七　左脉弦，胀满不运，便泄不爽。当温通脾阳。

草果仁一钱　茯苓皮三钱　大腹皮三钱　广皮一钱半　青皮一钱　厚朴一钱半　木猪苓一钱半　椒目五分

吴　寒热伤中，腹微满，舌白。用治中法。

人参　益智　广皮　茯苓　泽泻　金斛　木瓜

周五五　久嗽四年，后失血，乃久积劳伤。酒肉不忌，湿郁脾阳为胀。问小溲仅通，大便仍溏。浊阴乘阳，午后夜分尤剧。

生於术　熟附子

陈五十　积劳，脾阳伤，食下膜胀，足肿。

生白术　茯苓　熟附子　草果仁　厚朴　广皮

某　躬耕南亩，曝于烈日，渍于水土，暑湿内蒸为泻痢。邪去正伤，临晚跗肿腹满。乃脾阳已困，诸气不司运行，浊阴渐尔窃据。《内经》病机，诸湿肿满，皆属于脾。

生白术　草蔻　茯苓　厚朴　附子　泽泻

邹三九　深秋霍乱转筋，必有暴冷伤及脾胃。病机一十九条，河间皆谓热，亦属偏见。愈泻愈胀，岂是实症？夫酒客之湿，皆脾胃阳微不运，致湿邪凝聚，气壅成胀。见胀满彻投攻下，不究致病之因，故曰难调之症。

生白术　草果　熟附子　厚朴　广皮　茯苓

脾胃阳虚

陈四四　苦寒多用，胃阳久伤。右胁痛，呕酸浊，皆浊阴上干。用辛甘温中补虚，痛减。病人述早上腹宽，暮夜气紧微硬，大便不爽，有单腹胀之忧。

人参　生白术　茯苓　肉桂　归身　益智　广皮　煨姜

赵五四　胸腹胀满，久病痰多。

生白术二两　茯苓二两　厚朴一两　肉桂五钱

姜汁丸。

《本草》云：厚朴与白术能治虚胀。仿洁古枳术之意也，佐茯苓通胃阳，肉桂入血络，则病邪可却矣。

杨　脉沉小弦，中年已后，阳气不足，痰饮水寒，皆令逆趋，致运纳失和，渐有胀满浮肿。法以辛温宣通，以本病属脾胃耳。

人参一钱　茯苓三钱　白芍一钱半　淡附子一钱　姜汁三分调

倪二十　腹㽲膨，便不爽，腑阳不行。

生益智　茯苓　生谷芽　广皮　砂仁壳　厚朴

又，六腑不通爽，凡浊味食物宜忌。

鸡肫皮　麦芽　山楂　砂仁　陈香橼

又，脉沉小缓，早食难化，晚食夜胀，大便不爽。此腑阳久伤，不司流行，必以温药疏通，忌食闭气黏荤。

生白术　附子　厚朴　草果　茯苓　广皮白　槟榔汁

肾胃阳虚

浦四九　肾气丸，五苓散，一摄少阴，一通太阳，浊泄溺通，腹满日减，不为错误。但虚寒胀病而用温补，阅古人调剂，必是通法。盖通阳则浊阴不聚，守补恐中焦易钝。喻氏谓能变胃，而不受胃变，苟非纯刚之药，曷胜其任？议于暮夜服玉壶丹五分，晨进。

人参　半夏　姜汁　茯苓　枳实　干姜

陈六二　老人脾肾阳衰，午后暮夜阴气用事，食纳不适，肠鸣䐜胀，时泄。治法初宜刚剂，俾阴浊不僭，阳乃复辟。

人参一钱半　淡附子一钱　淡干姜八分　茯苓三钱　炒菟丝三钱　胡芦巴一钱

此治阳明之阳也，若参入白术、甘草，则兼走太阴矣。

脾肾阳虚

某三七 肿胀由足入腹，诊脉细软，不能运谷，当治少阴太阴。

生白术 厚朴 茯苓 淡附子 淡干姜 荜茇

马三六 暮食不化，黎明瘕泄。乃内伤单胀之症，脾肾之阳积弱。据理当用肾气丸。

顾四三 脉微而迟，色衰萎黄。蟹为介属，咸寒沉降，凡阳气不足者，食之损阳，其致病之由，自试二次矣。久利久泄，古云：无不伤肾。今浮肿渐起自下，是水失火而败。若非暖下，徒见泄泻有红，为脾胃湿热，必致中满败坏。

生茅术 熟地炭 熟附子 淡干姜 茯苓 车前

某 脾肾虚寒多泻，由秋冬不愈，春木已动，势必克土。腹满，小便不利，乃肿病之根。若不益火生土，日吃疲药，焉能却病？

人参 白术 附子 生益智 菟丝子 茯苓

肾阳虚

姚四八 据说情怀不适，因瞋怒，痰嗽有血。视中年形瘁肉消，渐渐腹胀跗肿，下午渐甚，阳气日夺。

早服肾气丸三钱，昼服五苓散。

殷氏 行动气坠于下，卧着气拥于上。此跗肿昼甚，头胀夜甚。总是中年阳微，最有腹大喘急之事。

济生丸十服。

某 阳微阴结，肿胀。

附子 苡仁 白术 木防己 泽泻 细辛

肝胃不和

朱 阳明胃逆，厥阴来犯，丹溪谓上升之气，自肝而出。清金开气，亦有制木之功能，而痛胀稍缓。议以温胆加黄连方。

半夏　茯苓　橘红　枳实　竹茹　川连　生白芍

某二八　舌微黄，瘕逆，脘胸悉胀，当和肝胃。

桂枝木　干姜　青皮　吴萸　川楝子　炒半夏

秦　两年初秋发伤，脉络气血不为流行，而腹满重坠，卧则颇安，脐左动气，卧则尤甚，吐冷沫，常觉冷气，身麻语塞。肝风日炽，疏泄失职。经以肝病吐涎沫，木侮土位，自多膜胀。丹溪云：自觉冷者，非真冷也。两次溃疡之后，刚燥热药，似难进商，议以宣通肝胃为治。有年久恙，贵乎平淡矣。

云茯苓三钱　三角胡麻捣碎滚水洗十次三钱　厚橘红一钱　嫩钩藤一钱　熟半夏炒黄一钱半　白旋覆花一钱

滤清，服一杯，四帖。

又，接服大半夏汤。

熟半夏炒，二钱半　云苓小块，五钱　姜汁调服，四分　人参同煎，一钱

肝郁犯胃兼湿

方五九　诊脉百至，右缓涩，左弦劲。始而肠鸣泄气，由渐腹满膜胀，纳食几废，便难溺少。此皆情怀少旷，清气不转，肝木侵侮胃土，腑阳室塞，胀满日甚。据云：先因胃脘心下痛症，气郁显然，非旦晚图功之象。议河间分消法。

杏仁　厚朴　海金沙　陈香橼　郁金　莱菔子　木通　鸡肫皮

王三七　食入不运，脘中膜胀，病由恺郁，经年不愈。视色黄形瘦，按脉小而涩，喜凉饮，欲恶热，大便未经通调。九窍不和，皆胃病矣。

川连　鸡肫皮　枳实　广皮　桔梗　栝蒌实　半夏　莱菔子　郁金
杏仁

姜汁、竹沥丸。

杨四十　肝郁乘胃为胀，经年内结有形。用缓消一法。

生茅术　鸡肫皮　川连　生厚朴　淡姜渣　针砂制
椒目汤法丸。

毕　湿热由腑滞及肠中，大便不爽，食入不适。平昔肝木易动，厥阴不主疏泄。少腹形胀，无非滞气之壅，久则凝瘀日踞。

小温中丸三钱，十服。

程三十　脉右弦，面黄，腹满，按之辘辘有声，每大便先腹痛，便不能干爽。此胃气不降，阳气自滞。由乎瞋怒不息，肝木横逆，疏泄失司。膜胀之来，皆由乎此。议泄肝通腑，浊宣胀减之义。

杏仁　紫厚朴　猪苓　郁金　椒目　槟榔汁

接服小温中丸。

某五七　不饥不运，少腹胃脘悉满，诊脉左弦。乃肝木犯胃，二腑不主流行，浊阴渐次弥漫。他日单胀之作，竟有难以杜患者。速速戒恼怒，安闲自在，诚治斯疾之良图。

小温中丸一钱五分，开水送下。

夏　夏四月，脾胃主气，瞋怒怫郁，无不动肝，肝木侮土，而脾胃受伤。郁久气不转舒，聚而为热，乃壮火害气，宜乎减食膜胀矣。当作木土之郁调治。桂、附助热，萸、地滋滞，郁热益深，是速增其病矣。

钩藤　丹皮　黑山栀　川连　青皮子　紫厚朴　莱菔子　广皮白薄荷梗

又，胀势已缓，脉来弦实，此湿热犹未尽去。必淡泊食物，清肃胃口，以清渗利水之剂，服五六日再议。

猪苓　泽泻　通草　海金沙　金银花　茯苓皮　黑稆豆皮

又，诊脉浮中沉，来去不为流利。气阻湿郁，胶痰内着。议用控涎丹六分，缓攻。

又，服控涎丹，大便通而不爽，诊右脉弦实，目黄舌燥，中焦湿热不行。因久病神倦，不敢过攻。议用丹溪小温中丸，每服三钱，乃泄肝通胃，以缓治其胀。

谢　形神劳烦，阳伤，腑气不通，疝瘕阴浊，从厥阴乘犯阳明，胃为阴浊蒙闭，肠中气窒日甚。年前邪势颇缓，宣络可效。今闭锢全是浊阴，若非辛雄刚剂，何以直突重围？胀满日增，人力难施矣。

生炮川乌头　生淡川附子　淡干姜　淡吴萸　川楝子　小茴香　猪胆汁

唐氏　紫菀　杏仁　通草　郁金　黑山栀

又，三焦不通，脘痹腹胀，二便皆秘。前方用开手太阴肺，苦辛润降，小溲得利。兼进小温中丸，泄肝平胃，胀势十减有五。但间日寒热复来，必是内郁之气，阳不条达，多寒战栗。议用四逆散和解，其小温中丸仍用。

生白芍　枳实　柴胡　黄芩　半夏　杏仁　竹茹　生姜

张姬　腹臌膜胀，大便不爽，得暖气稍快，乃阳气不主流行。盖六腑属阳，以通为补。春木地气来升，土中最畏木乘势猖炽。治当泄木安土，用丹溪小温中丸，每服三钱。

肝犯胃阳虚

张氏　用镇肝逆理胃虚方法，脉形小弱，吐涎沫甚多，仍不纳谷，周身寒凛，四肢微冷。皆胃中无阳，浊上僭踞，而为膜胀。所谓食不得入，是无火也。

人参　吴萸　干姜　附子　川连　茯苓

木郁气滞血涩

丁三十　瞋怒，气血逆乱，右胁不和，夜食嗳噫膜胀，乃肝胃病。治以解郁，宣通气血。

钩藤　丹皮　桑叶　生香附　茯苓　神曲　降香木　炒黑楂肉

徐　平素肝气不和，胁肋少腹膜胀，气血不调，痰饮渐聚。厥阴阳明同治。

桃仁　延胡　归尾　小茴香　附半夏　茯苓　橘红　神曲

马三四　脉实，久病瘀热在血，胸不爽，小腹坠，能食不渴，二便涩少。两进苦辛宣腑，病未能却。此属血病，用通幽法。

桃仁　郁李仁　归尾　小茴　红花　制大黄　桂枝　川楝子

又，昼日气坠少腹，夜卧不觉，甚则头昏胸闷。今年五月，初用疏滞，继通三焦，续进通幽，其坠胀仍若。议辛香流气法。

川楝子　延胡　小茴　黑山栀　青木香　橘核

生香附磨汁法丸。

董　初因下血转痢，继而大便秘艰，自左胁下有形，渐致胀大坚满，小便自利，病在血分。久病两年，形瘦气短，不敢峻攻，若五积成例。议用古禹余粮丸，每日一钱。

郑氏　得食腹痛，上及心胸，下攻少腹，甚至筋胀，扰于周身经络之间，大便欲解不通畅。此乃肠胃气阻，故痛随利减。

神保丸。一钱

肝郁犯脾

张　脉左弦，右浮涩。始因脘痛贯胁，继则腹大高凸，纳食减少难运，二便艰涩不爽。此乃有年操持萦虑太甚，肝木拂郁，脾土自困，清浊混淆，胀势乃成，盖脏真日漓，腑阳不运。考古治胀名家，必以通阳为务。若滋阴柔药，微加桂附，凝阴沍浊，岂是良法？议用局方禹粮丸，暖其水脏，攻其秽浊，俟有小效，兼进通阳刚补是为虚症内伤胀满治法。至于攻泻劫夺，都为有形而设，与无形气伤之症不同也。

局方禹余粮丸。

肝犯脾胃

陈姬　久郁伤及脾胃之阳，面无华色，纳粥欲呕，大便溏泄，气陷则跗肿，气呆则脘闷。有中满之忧，用治中法。

人参　生益智　煨姜　茯苓　木瓜　炒广皮

肝脾不和夹暑邪

程女　脉数，恶心，脘胀。
炒半夏　广皮　藿香黄连一分煎水拌　茯苓　郁金
又，暑伤脾胃，则肝木犯土，左腹膨，泄泻。
人参　厚朴　广皮　炒泽泻　茯苓　木瓜　炙草　炒楂肉
又，人参　炒柴胡　炒白芍　炒黄芩　茯苓　炙草　生姜　大枣

木火犯土

宋　食入脘胀，此属胃病。视色苍形瘦，自述饮酒呕吐而得。又述

耳鸣肉瞤，是木火犯中，郁勃病甚。议用逍遥减白术，合左金方。

朱四三　瘰疬马刀，都是肝胆为病。病久延及脾胃，腹满便涩，舌黄微渴，非温补可服。泄木火以疏之，和脾胃以调之，冀其胀势稍减。

吴萸拌川连　生於术　川楝子　炒山楂　黑山栀　厚朴　青皮　椒目

唐女　气臌三年，近日跌仆呕吐，因惊气火更逆，胸臆填塞胀满。二便皆通，自非质滞。喜凉饮，面起瘴瘰，从《病能篇》骤胀属热。

川连　淡黄芩　半夏　枳实　干姜　生白芍　铁锈针

肝犯脾胃阳虚有湿

颜六三　今年风木加临，太阴阳明不及，遂为膜胀，小便不利，两跗皆肿，大便涩滞。治在腑阳，用分消汤方。

生於术　茯苓　泽泻　猪苓　厚朴　椒目

海金沙汤煎。

吴　今岁厥阴司天加临，惊蛰节，病腹满喘促，肢肿面浮，寒热汗出。皆木乘土位，清阳不得舒展，浊气痞塞僭踞，故泄气少宽。姑拟通腑以泄浊。

生於术　茯苓　椒目　紫厚朴　泽泻　淡姜渣

朱四九　郁勃久坐，中焦不运，寒热，小溲不通，腹膨胀满，脉小而涩。全是腑阳失司，与泄木通腑分消法。

四苓加椒目、厚朴、大腹皮、青皮。

肝脾不和清阳痹结

陈　壮盛年岁，形消色夺，诊脉右小促，左小弦劲。病起上年秋季，脘中卒痛，有形梗突。病后陡遇惊触，渐次食减不适，食入不运，停留上脘，腹形胀满，甚则胁肋皆胀，四肢不暖，暮夜渐温，大便旬日始通，便后必带血出。清早未食，自按脐上气海，有瘕形甚小，按之微痛，身动饮水，寂然无踪，天气稍冷，爪甲色紫。细推病属肝脾，气血不通，则为郁遏，久则阳微痹结，上下不行，有若否卦之义。阅医药或消或补，总不见效者，未知通阳之奥耳。

薤白　桂枝　栝蒌仁　生姜　半夏　茯苓

又，薤白汁　桂枝木　栝蒌实　川楝子皮　半夏　茯苓　归须　桃仁　延胡　姜汁

二汁法丸。

湿浊凝滞小溲不行当开太阳

某　胀满跗肿，小溲短涩不利，便泄不爽，当开太阳为主。

五苓散加椒目。

某六七　少腹单胀，二便通利稍舒。显是腑阳窒痹，浊阴凝结所致。前法专治脾阳，宜乎不应。当开太阳为要。

五苓散加椒目。

郑　两投通里窍法，痛胀颇减。无如阴阳不分，舌绛烦渴，不欲纳谷。想太阳膀胱不开，阳明胃不司阖。法当仍与通阳腑为要，但五苓、桂、术，断不适用，议用甘露饮意。

猪苓　茯苓　泽泻　寒水石　椒目　炒橘核

程　今年长夏久热，热胜阳气外泄，水谷运迟，湿自内起，渐渐浮肿，从下及上，至于喘咳不能卧息。都是浊水凝痰，阻遏肺气下降之司，但小溲不利，太阳气亦不通调。此虽阳虚症，若肾气汤中萸、地之酸腻，力难下行矣。

茯苓　桂枝木　杏仁　生白芍　干姜　五味　生牡蛎　泽泻

马五一　初起胸痹呕吐，入夏跗𥊲少腹悉肿，食谷不运，溲短不利。此阳气式微，水谷之湿内蕴，致升降之机失司。当开太阳，姑走湿邪。

猪苓三钱　桂枝木八分　茯苓皮三钱　泽泻一钱　防己一钱半　厚朴一钱

四帖。

邱六岁　六龄稚年，夏至湿热外薄，所食水谷之气，蒸为湿滞，阻遏气机，脾不转运，水道不通，腹笥满胀。幼科但知消导，不晓通腑泄湿，致脾气大困，泄泻不分阴阳。参、苓之补，仅救消涤之害，不能却除湿滞，故虽受无益于病。病根都在中宫，泄肝以安胃，分利以通腑，必得小溲频利，冀有中窾之机。

猪苓　泽泻　海金沙　通草　椒目

湿壅三焦肺气不降

吴　平昔湿痰阻气为喘，兹因过食停滞，阴脏之阳不运，阳腑之气不通。二便不爽，跗肿腹满，诊脉沉弦。犹是水寒痰滞，阻遏气分，上下皆不通调。当从三焦分治。顷见案头一方，用菟丝子升少阴，吴茱萸泄厥阴，不知作何解释，不敢附和，仍用河间分消定议。

大杏仁　莱菔子　猪苓　泽泻　葶苈子　厚朴　桑白皮　广皮　细木通

又，三焦分消，泄肝通腑，二便不爽如昔。诊脉浮小带促，闻声呼息不利，是气分在上结阻，以致中下不通。喘胀要旨，开鬼门以取汗，洁净腑以利水，无非宣通表里，务在治病源头。据脉症参详，急急开上为法，合《金匮》风水反登义矣。

麻黄　杏仁　石膏　甘草　苡仁

朱　初因面肿，邪干阳位，气壅不通，二便皆少。桂、附不应，即与导滞。滞属有质，湿热无形，入肺为喘，乘脾为胀。六腑开合皆废，便不通爽，溺短浑浊，时或点滴，视其舌绛，口渴。腑病背胀，脏病腹满，更兼倚倒左右，肿胀随着处为甚。其湿热布散三焦，明眼难以决胜矣。经云：从上之下者治其上。又云：从上之下，而甚于下者，必先治其上，而后治其下。此症逆乱纷更，全无头绪，皆不辨有形无形之误。姑以清肃上焦为先。

飞滑石一钱半　大杏仁去皮尖十粒　生苡仁三钱　白通草一钱　鲜枇杷叶刷净毛去筋手内揉爽，三钱　茯苓皮三钱　淡豆豉一钱半　黑山栀壳一钱

急火煎五分服。

此手太阴肺经药也。肺气窒塞，当降不降，杏仁微苦则能降。滑石甘凉，渗湿解热，苡仁、通草，淡而渗气分。枇杷叶辛凉，能开肺气，茯苓用皮，谓诸皮皆凉，栀、豉宣其陈腐郁结。凡此气味俱薄，为上焦药，仿徐之才轻可去实之义。

某　暴肿气急，小溲涩少。此外邪壅肺，气分不通。治当从风水、皮水，宣其经隧，以能食能寝为佳。勿得诛伐无过之地。

前胡　蜜炙　麻黄　牛蒡子　姜皮　紫菀　杏仁　茯苓皮　广皮

下焦寒湿流经

王　髀尻微肿，小腿下臁肿甚。乃腑阳不行，病甚于暮。宜辛香通其经腑之郁。

生於术　炮川乌　北细辛　茯苓　汉防己　川独活

又，中满，用余粮丸获效，得暖下泄浊之力，腹胀已去，而髀尻足跗肌肉肿浮。夫脏寒生满病，暖水脏之阳，培火生土是法。究竟阳未全复，四末流行未布。前议幽香通其下焦经脉，果得肿减。议用加味活络丹。

炮川乌　干地龙　乳香　没药　北细辛　桂枝木

用油松节三两，酒水各半，煎汁法丸。

湿热壅塞经隧

汪　肿自下起，胀及心胸，遍身肌肤赤瘰，溺无便滑。湿热蓄水，横渍经隧，气机闭塞，呻吟喘急。湿本阴邪，下焦先受，医用桂、附、芪、术，邪蕴化热，充斥三焦，以致日加凶危也。

川通草一钱半　海金沙五钱　黄柏皮一钱半　木猪苓三钱　生赤豆皮一钱半　真北细辛一分

又，前法肿消三四，仍以分消。

川白通草　猪苓　海金沙　生赤豆皮　葶苈子　茯苓皮　晚蚕砂

又，间日寒战发热，渴饮，此为疟。乃病上加病，饮水结聚，以下痛胀，不敢用涌吐之法。暂与开肺气壅遏一法。

大杏仁　蜜炒麻黄　石膏

又，湿邪留饮，发红瘰，胸聚浊痰，消渴未已。用木防己汤。

木防己一钱　石膏三钱　杏仁三钱　苡仁二钱　飞滑石一钱半　寒水石一钱半　通草煎汤代水。

陈　进神芎导水丸二日，所下皆黏腻黄浊形色。余前议腑气窒塞，水湿黏滞，浊攻犯肺为痰嗽，水渍脉隧为浮肿。大凡经脉六腑之病，总以宣通为是。《内经》云：六腑以通为补。今医不分脏腑经络，必曰参术是补，岂为明理？然肢节足跗之湿，出路无由，必针刺以决其流，此内外冀可皆安。

戊己丸三钱，用二日后，再进前药一服。

薛十九　腹满下至少腹，三阴都已受伤。而周身疥疮，数年不断，脉络中必有湿热。就腹痛泄泻，腑阳不通，不独偏热偏寒之治，常用四苓散。

猪苓三钱　茯苓三钱　泽泻一钱半　生於术一钱　椒目五分

湿热脚气

倪妪　湿热脚气，上攻心胸，脘中满胀，呕逆，乃湿上甚为热化。与苦辛先平在上之满胀，用泻心法。

川连　黄芩　枳实　半夏　姜汁　杏仁

湿郁疮蛊

汤　囊肿腹胀，此属疮蛊。

茯苓皮　海金沙　白通草　大腹皮　绒厚朴　广皮　猪苓　泽泻

木火入络

某三六　性躁，气有余便是火，肝胆中木火入络，成形为胀，便溺皆赤，喉痛声嘶痰血，肝病过膈犯肺。久延为单腹胀，难治。

小温中丸三钱。

气逆入络

吴五五　气逆膜胀，汩汩有声，已属络病，难除病根。

老苏梗　生香附　厚朴　白蔻仁　土栝蒌　桔梗　枳壳　黑山栀

阳虚单胀浊阴凝滞

汪 脉右涩左弱，面黄瘦，露筋。乃积劳忧思伤阳，浊阴起于少腹，渐至盘踞中宫，甚则妨食呕吐。皆单鼓胀之象大着，调治最难。欲驱阴浊，急急通阳。

干姜　附子　猪苓　泽泻　椒目

又，通太阳之里，驱其浊阴，已得胀减呕缓。知身中真阳，向为群药大伤。议以护阳，兼以泄浊法。

人参块　茯苓　生干姜　淡附子　泽泻

又，阴浊盘踞中土，清阳蒙闭，腹满䐜胀，气逆腹痛。皆阳气不得宣通，浊阴不能下走。拟进白通法。

生干姜　生炮附子

冲猪胆汁。

黄 三八　停滞单胀，并不渴饮，昼则便利不爽，夜则小溲略通。此由气分郁痹，致中焦不运。先用大针砂丸，每服一钱五分，暖其水脏以泄浊。

某 向有宿痞，夏至节一阴来复，连次梦遗，遂腹形坚大，二便或通或闭。是时右膝痛肿溃疡，未必非湿热留阻经络所致。诊脉左小弱，右缓大，面色青减，鼻准明亮，纳食必腹胀愈加，四肢恶冷，热自里升，甚则衄血牙宣。全是身中气血交结，固非积聚停水之胀。考古人于胀症，以分清气血为主，止痛务在宣通。要知攻下皆为通腑，温补乃护阳以宣通。今者单单腹胀，当以脾胃为病薮，太阴不运，阳明愈钝。议以缓攻一法。

川桂枝—钱　熟大黄—钱　生白芍—钱半　厚朴—钱　枳实—钱　淡生干姜—钱

三帖。

又，诊脉细小，右微促，畏寒甚，右胁中气，触入小腹，着卧即有形坠着。议用局方禹余粮丸，暖水脏以通阳气。早晚各服一钱，流水送，八服。

又，脉入尺，弦胜于数。元海阳虚，是病之本，肝失疏泄，以致䐜胀，是病之标。当朝用玉壶丹，午用疏肝实脾利水，分消太阳太阴之邪。

紫厚朴_{炒一钱半}　缩砂仁_{炒研一钱}　生於术_{二钱}　猪苓_{一钱}　茯苓_{块三钱}
泽泻_{一钱}

又，脉弦数，手足畏冷，心中兀兀，中气已虚。且服小针砂丸，每服八十粒，开水送，二服。以后药压之。

生於术　云茯苓　广皮

煎汤一小杯，后服。

又，脉如涩，凡阳气动则遗，右胁汩汩有声，坠入少腹。可知肿胀非阳道不利，是阴道实，水谷之湿热不化也。议用牡蛎泽泻散。

左牡蛎_{四钱，泄湿}　泽泻_{一钱半}　花粉_{一钱半}　川桂枝木_{五分，通阳}　茯苓
_{三钱化气}　紫厚朴_{一钱}

午服。

又，脉数实，恶水，午后手足畏冷。阳明中虚，水气聚而为饮也。以苓桂术甘汤劫饮，牡蛎泽泻散止遗逐水。

照前方去花粉，加生於术三钱。

又，手足畏冷，不喜饮水，右胁汩汩有声，下坠少腹，脉虽数而右大左弦。信是阳明中虚，当用人参、熟附、生姜，温经补虚之法。但因欲回府调理数日，方中未便加减，且用前方，调治太阳太阴。

生於术_{三钱}　左牡蛎_{生四钱}　泽泻_{炒一钱}　云苓_{三钱}　生益智_{四分}　桂枝
木_{四分}　炒厚朴_{一钱}

午后食远服。朝服小温中丸五十粒，开水送，仍用三味煎汤压之。

脾胃气窒不和

杨_{十六}　味过辛酸，脾胃气伤结聚，食入则胀满。曾服礞石大黄丸，滞浊既下不愈，病不在乎肠中。前贤治胀治满，必曰分消。攻有形不效，自属气聚为瘕。疏胃宜清，调脾当暖，此宗前贤立法。

生茅术　广皮　丁香皮　黄柏　草豆蔻　川黄连　厚朴　茯苓
泽泻

水法丸。

肿胀证，大约肿本乎水，胀由乎气。肿分阳水、阴水，其有因风、因湿、因气、因热，外来者为有余，即为阳水。因于大病后，因脾肺虚弱，不能通调水道，因心火克金，肺不能生肾水，以致小便不利，因肾经阴亏，虚火烁肺金而溺少，误用行气分利之剂，渐至喘急痰盛，小水短赤，酿成肿证，内发者为不足，即为阴水。若胀病之因更多，所胀之位各异。或因湿、因郁、因寒、因热、因气、因血、因痰、因积、因虫，皆可为胀。或在脏、在腑，在脉络、在皮肤，在身之上下表里，皆能作胀。更或始因于寒，久郁为热，或始为热中，末传寒中。且也胀不必兼肿，而肿则必兼胀，亦有肿胀同时并至者。其病形变幻不一，其病机之参伍错综，更难叙述。故案中诸症，有湿在下者，用分利；有湿在上、中、下者，用分消。有湿而着里者，用五苓散通达膀胱；有湿郁热兼者，用半夏泻心法，苦辛通降。有湿热气郁积者，用鸡金散加减，消利并行。有气血郁积，夹湿热之邪，久留而不散者，用小温中丸，清理相火，健运中州。有湿热与水寒之气交横，气喘溺少，通身肿胀者，用禹余粮丸，崇土制水，暖下泄浊。有寒湿在乎气分，则用姜、附；有寒湿入于血分，则用桂、附；有湿上甚为热，则用麻、杏、膏、苡等味，清肃上焦之气；有湿下着为痹，则用加味活络等剂，宣通下焦之郁。有借乎薤白、栝蒌者，滑润气机之痹结于腹胁也；有借乎制黄、归尾者，搜逐血沫之凝涩于经隧也。有借乎玉壶、控涎、神保、神芎者，视其或轻或重之痰饮水积而驱之也。此皆未损夫脏气，而第在腑之上下，膜之表里者也。若有胃阳虚者，参苓必进，脾阳衰者，术、附必投。更有伤及乎肾者，则又需加减八味、济生等丸矣。其它如养阳明之大半夏汤，疏厥阴之逍遥散，盖由证之牵连而及，是又案中法外之法也已。姚亦陶

徐评： 胀满之为病，即使正虚，终属邪实。古人慎用补法，又胀必有湿，湿则有热。《内经》所以指为热症。今多用温补之药，内虽有通利之品，而臣不胜主，贻误必多。细阅诸案，恐愈者少，而不治者多也。胀满必有有形之物，宜缓缓下之。

[点评] 肿胀之涵义，姚氏分析很具体，他说：肿本乎水，胀由乎气。肿分阳水阴水，外来者为有余，即为阳水；内发者为不足，即为阴水。或因湿、因郁、因寒、因热、因气、因血、因痰、因积、因虫，皆可为胀。胀不必兼肿，而肿则必兼胀，亦有肿胀同时

并至者。其病形变幻不一，其病机之参伍错综。但是，在分析未论及肿因肺脾肾的功能失调，而致水湿饮痰内聚或者蓄积而病，也未联系肺气宣肃，脾气运化，肾气温煦而使气滞内塞之象得以通调。故治法用药尚欠深入。

卷 四

积聚

木犯土虚中挟滞

葛　嗔怒强食，肝木犯土。腹痛，突如有形，缓则泯然无迹，气下鸣响，皆木火余威，乃瘕疝之属。攻伐消导，必变腹满，以虚中挟滞，最难速功。近日痛泻，恐延秋痢。

丁香　厚朴　茯苓　炒白芍　广皮　煨益智仁

又，下午倦甚，暮夜痛发，阳微，阴浊乃踞。用温通阳明法。

人参　吴萸　半夏　姜汁　茯苓　炒白芍

又，照前方去白芍，加川楝、牡蛎。

脾胃伤气分结痞

白十四　疟邪久留，结聚血分成形，仲景有缓攻通络方法可宗。但疟母必在胁下，以少阳厥阴表里为病。今脉弦大，面色黄滞，腹大青筋皆露，颈脉震动。纯是脾胃受伤，积聚内起，气分受病，痞满势成，与疟母邪结血分，又属两途。经年病久，正气已怯。观东垣五积，必疏补两施，盖缓攻为宜。

生於术　鸡肫皮　川连　厚朴　新会皮　姜渣

水法丸。

气滞湿热腑聚

马三二　病后食物失和，肠中变化，传导失职，气滞酿湿，郁而成热，六腑滞浊为之聚。昔洁古、东垣辈，于肠胃宿病，每取丸剂缓攻，当仿之。

川连　芦荟^{箬叶上炙}　鸡肫皮^{不落水去垢，新瓦上炙脆}　煨木香　小青皮
莱菔子　南山楂　紫厚朴

蒸饼为小丸。

湿热食滞

陈_{十八}　湿胜脾胃，食物不化。向有聚积，肠腑不通，热气固郁，当进和中。忌口勿劳，不致变病。

黄芩　枳实　广皮　莱菔子　白芍　白术　苍术　鸡肫皮
水泛丸。

痰凝脉络

吴_{三一}　右胁有形高突，按之无痛，此属瘕痞。非若气聚凝痰，难以推求。然病久仅阻在脉，须佐针刺宣通，正在伏天宜商。

真蛤粉　白芥子　栝蒌皮　黑栀皮　半夏　郁金　橘红　姜皮

脉络凝痹

曹　着而不移，是为阴邪聚络。诊脉弦缓，难以五积、肥气攻治，大旨以辛温入血络治之。

当归须　延胡　官桂　橘核　韭白

王_{三七}　骑射驰骤，寒暑劳形，皆令阳气受伤，三年来，右胸胁形高微突，初病胀痛无形，久则形坚似梗，是初为气结在经，久则血伤入络。盖经络系于脏腑外廓，犹堪勉强支撑，但气钝血滞，日渐瘀痹，而延癥瘕。怒劳努力，气血交乱，病必旋发。故寒温消克，理气逐血，总之未能讲究络病工夫。考仲景于劳伤血痹诸法，其通络方法，每取虫蚁迅速飞走诸灵，俾飞者升，走者降，血无凝着，气可宣通。与攻积除坚，徒入脏腑者有间。录法备参末议。

蜣螂虫　䗪虫　当归须　桃仁　川郁金　川芎　生香附　煨木香

生牡蛎　夏枯草

用大酒曲末二两，加水稀糊丸，无灰酒送三钱。

伏梁

某　伏梁病在络，日后当血凝之虑。脉数左大，是其征也。

厚朴_{一钱}　青皮_{八分}　当归_{一钱}　郁金_{一钱}　益母草_{三钱}　茯苓_{一钱}　泽泻_{一钱}

某　脉数坚，伏梁病在络，宜气血分消。

桃仁_{三钱，炒研}　郁金_{一钱}　茺蔚子_{一钱}　枳实_{七分}　厚朴_{一钱}　茯苓_{三钱}通草_{五分}

自《难经》分出积者阴气也，五脏所生，聚者阳气也，六腑所成。后巢氏《病源》另立癥瘕之名，以不动者为癥，动者为瘕。究之，亦即《难经》积聚之意也。前贤有云：积聚者，就其肓膜结聚之处，以经脉所过部分，属脏者为阴，阴主静，静则坚而不移。属腑者为阳，阳主动，动则移而不定。故是案中又从而悟出云：着而不移，是为阴邪聚络，大旨以辛温入血络治之。盖阴主静，不移即主静之根，所以为阴也。可容不移之阴邪者，自必无阳动之气以旋运之，而必有阴静之血以倚伏之，所以必借体阴用阳之品，方能入阴出阳，以施其辛散温通之力也。又云：初为气结在经，久则血伤入络，辄仗蠕动之物，松透病根，是又先生化裁之妙，于古人书引伸触类而得。若夫荟、肶之去热滞，芥、蛤之豁凝痰，不过为先生用古处也。案中积症，第见伏梁，不能尽备。然宋时诸贤，于五积、九积治法，载在书籍者颇多。大略消补兼施，并以所恶者攻，所喜者诱尔，业医者自当知之稔也。_{姚亦陶}

徐评：积聚之症各殊，治法亦迥别，案中皆泛泛之方，治积聚之法，未及百分之一，学者宜广求之。

【点评】从阴阳看积聚，即知《难经》所言，而更知巢氏之意。从气血看癥瘕，当认初为气结在经，久则血伤入络，为病变之要。故治疗大法是属瘕者，病尚属早，当予调气；而属癥者，已为时晚，治血为主。"若能松透病根，是又先生化裁之妙"，虫类药治疗有效，值得研究。徐氏之评，未涉案中精妙之处。

痞

痰热内闭

宋 前议辛润下气以治肺痹，谓上焦不行，则下脘不通，古称痞闷都属气分之郁也。两番大便，胸次稍舒，而未为全爽，此岂有形之滞？乃气郁必热，陈腐黏凝胶聚，故脘腹热气下注，隐然微痛。法当用仲景栀子豉汤，解其陈腐郁热。暮卧另进白金丸一钱。盖热必生痰，气阻痰滞。一汤一丸，以有形无形之各异也。

黑山栀　香豉　郁金　杏仁　桃仁　栝蒌皮　降香

另付白金丸五钱。

孙 寒热由四末以扰胃，非药从口入以扰胃，邪热、津液互胶成痰，气不展舒，阻痹脘中。治法不但攻病，前议停药，欲谬药气尽，病自退避三舍耳。

人参　川连盐水炒　枳实　半夏　郁金　石菖蒲

热邪里结

某 脉不清，神烦倦，中痞恶心，乃热邪里结。进泻心法。

炒半夏　黄芩　黄连　干姜　枳实　杏仁

刘 热气痞结，非因食滞，胃汁消烁，舌干便难。苦辛开气，酸苦泄热，是治法矣。

川连　生姜　人参　枳实　橘红　乌梅　生白芍

气闭化热

顾 气闭久则气结，不饥，不食，不大便。

川贝母　白蔻仁　郁金　杏仁　金银花　绿豆壳

又，气结必化热，乃无形之病，故徒补无益。

鲜省头草　川斛　甜杏仁　川贝母　麻仁

何三七 烦劳之人，卫气少固，雾露雨湿，伤其流行清肃，疮痍外涸，脘胁反痹。乃经脉为病，无关腑脏。

钩藤　生白蒺　郁金　白蔻仁　桑叶　橘红

又，气窒热郁，仍治上可以通痹。

杏仁　郁金　香附　栝蒌皮　黑山栀　苏梗

热邪入厥阴

周 寒热，呕吐蛔虫，自利，是暑湿热外因。因瞋怒动肝，邪气入于厥阴，胸满，腹胀，消渴，议以开痞方法。

泻心汤去参、甘，加枳实、白芍。

伊 因惊而得，邪遂入肝，故厥后热，神识昏狂。视得面青舌白，微呕渴饮，胸次按之而痛。此属痞结，乃在里之症。宗仲景以泻心汤为法。

川连　半夏　干姜　黄芩　人参　枳实

暑湿伏邪夹食

尤 面垢油亮，目眦黄，头胀如束，胸脘痞闷。此暑湿热气内伏，因劳倦，正气泄越而发。既非暴受风寒，发散取汗，徒伤阳气。按脉形濡涩，岂是表症？凡伤寒必究六经，伏气须明三焦。论症参脉，壮年已非有余之质。当以劳倦伤，伏邪例诊治。

滑石　黄芩　厚朴　醋炒半夏　杏仁　蔻仁　竹叶

又，胸痞自利，状如结胸。夫食滞在胃，而胸中清气，悉为湿浊阻遏，与食滞两途。此清解三焦却邪汤药，兼进保和丸消导。

淡黄芩　川连　淡干姜　厚朴　醋炒半夏　郁金　白蔻仁　滑石

送保和丸三钱。

暑邪阻气

谈氏 胸痞不饥，热不止，舌白而渴，此暑邪未尽。仍清气分。

鲜竹茹　淡黄芩　知母　橘红_{盐水炒}　滑石　桔梗　枳壳汁　郁金汁

某_{四一}　恶寒、泄泻悉减，胸脘仍闷。余暑未尽，胃气未苏故耳。

大麦仁_{四钱}　佩兰叶_{三钱}　新会皮_{一钱}　半夏曲_{炒一钱半}　金斛_{一钱半}
茯苓_{三钱}

湿热伤胃

刘　湿热，非苦辛寒不解。体丰阳气不足，论体攻病为是。胸中痞闷不食，议治在胃。

川连　炒半夏　人参　枳实　姜汁　茯苓　橘红

湿阻气分

邱　脉濡而缓，不饥不食。时令之湿，与水谷相并，气阻不行，欲作痞结。但体质阳微，开泄宜轻。

炒半夏　茯苓　杏仁　郁金　橘红　白蔻仁

某_{三六}　舌白脘痛，呕恶腹鸣。此湿阻气分，胃痹成痛，是不通之象。

炒半夏_{三钱}　高良姜_{一钱}　广藿香_{一钱}　橘红_{一钱}　乌药_{一钱}　香附_{一钱半}

中阳不运

沈_{二四}　精气内损，是皆脏病。萸、地甘酸，未为背谬。缘清阳先伤于上，柔阴之药，反碍阳气之旋运，食减中痞，显然明白。病人食姜稍舒者，得辛以助阳之用也。至于黄芪、麦冬、枣仁，更蒙上焦，斯为背谬极。议辛甘理阳可效。

桂枝汤去芍，加茯苓。

汪　脉沉，中脘不爽，肢冷。

人参_{七分}　淡干姜_{一钱}　炒半夏_{一钱半}　川熟附_{七分}　茯苓_{三钱}　草果仁_{八分}

朱_妪　目垂气短，脘痞不食。太阴脾阳不运，气滞痰阻。拟用大半夏汤。

人参　炒半夏　茯苓　伽楠香汁

又，脉微，有歇无神，倦欲寐。服大半夏汤，脘痛不安，不耐辛通，营液大虚。春节在迩，恐防衰脱。

人参　炒麦冬　北五味

某　舌白脘闷，中焦阳气不宣。

半夏　草果　厚朴　广皮　茯苓　藿香梗

胃寒

张五二　胃寒涌涎，中痞。

泡淡吴萸　干姜　茯苓　半夏　橘红　川楝子

胸次清阳不运

平　酒客脾胃阳微，下午阴气渐漫，脘中微痛，不饥。服苦降重坠辛燥愈加不适者，清阳再受伤触也。宗仲景圣训，以转旋胸次之阳为法。

苓桂术甘汤。

肺气不降胸脘痹阻

某　气阻脘痹，饮下作痛，当开上焦。

枇杷叶　大杏仁　苏子　降香汁　白蔻仁　橘红

张　脉涩，脘痞不饥。口干有痰，当清理上焦。

枇杷叶　杏仁　山栀　香豆豉　郁金　栝蒌皮

加姜汁炒竹茹。

陈三四　食进颇逸，而胸中未觉清旷。宜辛润以理气分，勿以燥药伤阴。

枇杷叶　大杏仁　橘红　黑山栀　香豉　郁金　栝蒌皮

晨服。五剂后接服桑麻丸。

杨 疟母用针，是泄肝胆结邪。瘦人疟热伤阴，梦遗，五心烦热，亦近理有诸。继患脘膈痞闷，不饥食减，大便不爽，乃气滞于上。与前病两歧，焉得用滋阴凝滞之药？思必病后饮食无忌，中焦清浊不和所致。

杏仁　土栝蒌　桔梗　半夏　黑山栀　枳实　香附汁

俞女　脘痹身热，当开气分。

杏仁　栝蒌皮　枇杷叶　广皮　枳壳汁　桔梗

寒热客邪互结

王四三　劳伤胃痛，明是阳伤，错认箭风，钓药敷贴，更服丸药。心下坚实按之痛，舌白烦渴，二便涩少，喘急不得进食。从痞结论治。

生姜汁　生淡干姜　泡淡黄芩　枳实　姜汁　炒川连　半夏

案中六淫外侵，用仲景泻心汤。脾胃内伤，用仲景苓姜桂甘法。即遵古贤治痞之以苦为泄，辛甘为散二法。其于邪伤津液者，用辛苦开泄，而必资酸味以助之。于上焦不舒者，既有枳、桔、杏、蒌开降，而又用栀、豉除热化腐，疏畅清阳之气，是又从古人有形至无形论内化出妙用。若所用保和化食，白金驱痰，附姜暖中，参苓养胃，生脉敛液，总在临症视其阴阳虚实，灵机应变耳。姚亦陶

徐评：痞有二义。痞结成形之痞，是病胸膈痞满，是症痞结之痞，即积聚之类。另立一门亦可，但痞满之痞，不拘何病皆有，此症如何另立一门，此非此老之故，乃编书之不明也。

【点评】治痞当用仲景泻心汤，重在调理无形之气，苦辛通降为主，是其大法。临证所见属胃肠功能紊乱者用之颇效。而徐氏所言"是症痞结之痞，即积聚之类"，欠当。

噎膈反胃

阳结于上阴衰于下关格

吴　脉小涩，脘中隐痛，呕恶吞酸，舌绛，不多饮。此高年阳气结

于上，阴液衰于下，为关格之渐。当开痞通阳议治。

川连　人参　姜汁　半夏　枳实汁　竹沥

卢　阴阳逆乱，已成关格。议用附子泻心汤，为上热下寒主治。

徐七八　老人食入涎涌，吐痰略能咽粥，二便艰少。是阳不转旋上结，阴枯于下便难，极难调治。勿用腥油膻味。脉弦大而搏，议妙香丸。

又，妙香丸仍服，每五日服大半夏汤。

毛　老年形消，不食不便，气冲涌涎，乃关格之症。议用进退黄连汤。

川连　淡干姜　半夏　姜汁　人参　茯苓　附子　生白芍

濮七十　七旬有年，纳食脘胀，大便干涩，并不渴饮。痰气凝遏阻阳，久延关格最怕。

川连　枇杷叶　半夏　姜汁　杏仁　枳壳

杜六四　老人积劳久虚，因渴饮冷，再伤胃阳，洞泄复加呕吐，不受汤饮食物。上不得入，下不得出，此为关格，难治。

人参　半夏　川连　淡干姜

某　清阳日结，腹窄不能纳谷，阴液渐涸，肠失润，大便难。

桂枝　川连　半夏　姜汁　杏仁　茯苓

毕五四　夏间诊视，曾说难愈之疴，然此病乃积劳伤阳，年岁未老，精神已竭，古称噎膈反胃，都因阴枯而阳结也。秋分后复诊，两脉生气日索，交早咽燥，昼日溺少。五液告涸，难任刚燥阳药，是病谅非医药能愈。

大半夏汤加黄连、姜汁。

某　脉寸口搏大，按之则涩，形瘦气逆，上不纳食，下不通便。老年积劳内伤，阳结不行，致脘闭阴枯，腑乏津营，必二便交阻，病名关格，为难治。

人参　枳实　川连　生干姜　半夏　茯苓

肝阴胃汁枯

苏五四　向来翻胃，原可撑持。秋季骤加惊忧，厥阳陡升莫制，遂废食不便，消渴不已。如心热，呕吐涎沫，五味中喜食酸甘，肝阴胃汁，枯槁殆尽，难任燥药通关。胃属阳土，宜凉宜润；肝为刚脏，宜柔宜和。酸甘两济其阴。

乌梅肉　人参　鲜生地　阿胶　麦冬汁　生白芍

某　阳明汁干成膈。

梨汁　柿霜　玉竹　天冬　麦冬　甜杏仁　川贝　生白芍　三角胡麻

烦劳阳亢肺胃津液枯

王五三　老年血气渐衰，必得数日大便通爽，然后脘中纳食无阻。此胃汁渐枯，已少胃气下行之旨，噎症萌矣。病乃操持太过，身中三阳，燔燥烁津所致，故药饵未能全功。议用丹溪法。

麦冬汁　鲜生地汁　柏子仁汁　甜杏仁汁　黑芝麻汁　苏子汁　松子仁浆

水浸布纸，绞汁滤清，炖自然膏。

马六十　劳心劳力经营，向老自衰，平日服饵桂附生姜三十年，病食噎不下膈吐出。此在上焦之气不化，津液不注于下，初病大便艰涩。按经云：味过辛热，肝阳有余。肺津胃液皆夺，为上燥。仿嘉言清燥法。

麦冬　麻仁　鲜生地　甜水梨　桑叶　石膏　生甘草

液亏气滞

某　脉涩左大，食入为噎，是属液亏。先宜理气，后用润剂。
半夏　云茯苓　枇杷叶　枳实　竹沥

肺胃气不降

程　舌黄微渴，痰多咳逆，食下欲噎，病在肺胃。高年姑以轻剂清降。

鲜枇杷叶　杏仁　郁金　栝蒌皮　山栀　淡香豉

肝郁气逆

沈　格拒食物，涎沫逆气自左上升，此老年悒郁所致。必使腑通浊泄，仅可延年。议两通阳明厥阴之法。

半夏　苦杏仁　茯苓　橘红　竹沥　姜汁

酒热郁伤肺胃

俞　酒热郁伤，脘中食阻而痛。治以苦辛寒。

小川连　半夏　香豉　枳实　茯苓　姜汁

又，苦辛化燥，噎阻不舒，而大便不爽。治手太阴。

鲜枇杷叶　紫菀　苏子　杏仁　桃仁　郁金

忧郁痰阻

某　忧思郁结，凝痰阻碍，已属噎塞之象。当怡情善调。

炒半夏一钱半　茯苓五钱　秫米三钱　枳实一钱炒　姜汁三小匙冲

杨四七　脉弦而小涩，食入脘痛格拒，必吐清涎，然后再纳。视色苍，眼筋红黄，昔肥今瘦。云是郁怒之伤，少火皆变壮火。气滞痰聚日壅，清阳莫展，脘管窄隘，不能食物，噎膈渐至矣。法当苦以降之，辛以通之，佐以利痰清膈。莫以豆蔻、沉香劫津可也。

川黄连　杏仁　桔梗　土栝蒌皮　半夏　橘红　竹沥　姜汁

胃阳虚

朱五二　未老形衰，纳谷最少，久有心下忽痛，略进汤饮不安。近来常吐清水，是胃阳日薄，噎膈须防。议用大半夏汤补腑为宜。

人参　半夏　茯苓　白香粳米　姜汁

河水煎。

白五六　少食颇安，过饱食不肯下，间有冷腻涎沫涌吐而出。此有年胃阳久馁，最多噎膈反胃之虑。饮以热酒，脘中似乎快爽，显然阳微欲结。所幸二便仍通，浊尚下泄，犹可望安。

熟半夏姜水炒二两　茯苓二两　生益智仁一两　丁香皮五钱　新会皮一两　淡干姜一两

上药净末分量，用香淡豆豉一两洗净煎汁法丸，淡姜汤服三钱。

吕六十　劳倦饥饱，皆伤胃阳。年及花甲，最虑噎膈翻胃。此面饭酒肉重浊之物，与病不合。

半夏　姜汁　香豉　土栝蒌皮　杏仁　橘红

冯六七　有年阳微，酒湿厚味酿痰阻气，遂令胃失下行为顺之旨。脘窄不能纳物，二便如昔，病在上中。议以苦降辛通，佐以养胃，用大半夏汤。

半夏　人参　茯苓　姜汁　川连　枳实

又，胃属腑阳，以通为补。见症脘中窒塞，纳食不易过膈。肤浅见识，以白豆蔻、木香、沉香、麝，冀获速功。不知老人日衰，愈投泄气，斯冲和再无复振之理。故云岐子九法，后贤立辨其非。夏季宜用外台茯苓饮加菖蒲，佐以竹沥、姜汁，辛滑可矣。

顾四十　脉濡缓无力，中年胸胁时痛，继以早食晚吐，此属反胃。乃胃中无阳，浊阴腐壅。议仿仲景阳明辛热宣通例。

吴萸　半夏　荜茇　淡干姜　茯苓

又，辛热开浊，吐减。行走劳力，即吐痰水食物，阳气伤也。用吴萸理中汤。

尤　脉缓，右关弦，知饥恶食，食入即吐，肢浮，便溏溺少，不渴饮。此胃阳衰微，开合之机已废。老年噎膈反胃，乃大症也。

人参　茯苓　淡附子　淡干姜　炒粳米　姜汁

又，通胃阳法服。腑病原无所补，只以老年积劳伤阳之质，所服之剂，开肺即是泄气。芩连苦寒劫阳，姜汁与干姜、附子并用，三焦之阳皆通耳。若枳、朴仍是泄气，与前义悖矣。

人参　茯苓　淡附子　淡干姜

刘五四　脉左小弦，右濡涩。五旬又四，阴阳日衰。劳烦奔走，阳愈伤，致清气欲结，食入脘痛，痰涎涌逆，皆噎膈反胃见症。其饮酒愈甚，由正气先馁，非酒能致病。

川连　枳实汁　茯苓　半夏　广皮白　黑山栀　姜汁　竹沥

包六十　胸脘痞闷，嗳逆，三四日必呕吐黏腻，或黄绿水液，此属反胃。六旬有年，是亦重病。

川连　半夏　枳实　郁金　竹茹　姜汁

阳虚阴浊凝滞

陆　脉沉微，阳气大伤，阴浊僭踞，旦食不能暮食，周身掣痛，背胀，病状着难愈之症。

人参　附子　干姜　茯苓　泽泻

姚六二　腑阳不通降，浊壅为反胃，累遭病反，老年难以恢复。自能潜心安养，望其悠久而已，药不能愈是病矣。

人参　附子　干姜　公丁香　姜汁和丸

阳衰脘痹血瘀

某　积劳有年，阳气渐衰，浊凝瘀阻，脘中常痛，怕成噎膈便塞之症。

桃仁　红花　延胡　川楝子　半夏　橘红　郁金汁　栝蒌皮

李　两关脉缓涩，食入气阻，吐涎稍通。前已吐过瘀浊胶粘。此皆久积劳倦，阳气不主旋运，为噎膈反胃之症。此病最多反复，必须身心安逸，方可却病，徒药无益耳。

半夏　姜汁　桃仁　韭白汁　香豉　栝蒌皮　郁金。

某　胃痛得瘀血去而减，两三年宿病复起，食进痞闷，怕其清阳结而成膈。大意益气佐通，仍兼血络为治。

人参　半夏　茯苓　新会皮　木香　生益智　当归　桃仁

水法丸，服三钱。

张三三　早食暮吐，大便不爽，病在中下。初因劳伤胃痛，痰瘀有形之阻。

半夏　枳实　制大黄　桃仁　韭白汁

经云：三阳结谓之膈。又云：一阳发病，其传为膈。仲景云：朝食暮吐，暮食朝吐，宿谷不化，名曰胃反。丹溪谓：噎膈反胃，名虽不同病出一体，多因气血两虚而成。然历观噎膈、反胃之因，实有不同。大抵饮食之际，气忽阻塞，饮食原可下咽，如有物梗塞之状者，名曰噎、心下格拒，饥不能食，或食到喉间，不能下咽者，名曰膈。食下良久复出，或隔宿吐出者，名曰反胃。夫噎膈一症，多因喜、怒、悲、忧、恐五志过极，或纵情嗜欲，或恣意酒食，以致阳气内结，阴血内枯而成。治宜调养心脾，以舒结气，填精益血，以滋枯燥。夫反胃乃胃中无阳，不能容受食物，命门火衰，不能熏蒸脾土，以致饮食入胃，不能运化，而为朝食暮吐，暮食朝吐。治宜益火之源，以消阴翳，补土通阳，以温脾胃。故先生于噎膈反胃，各为立法以治之。其阳结于上，阴亏于下，而为噎膈者，用通阳开痞，通补胃腑，以及进退黄连、附子泻心诸法，上热下寒为治。其肝阴胃汁枯槁，及烦劳阳亢，肺胃津液枯而成噎膈者，用酸甘济阴，及润燥清燥为主。其液亏气滞，及阳衰血瘀而成噎膈者，用理气逐瘀，兼通血络为主。其胃阳虚而为噎膈反胃，及忧郁痰阻而成者，用通补胃腑，辛热开浊，以及苦降辛通，佐以利痰清膈为主。其肝郁气逆而为噎膈者，两通厥阴阳明为治。其酒热郁伤肺胃，气不降而为噎膈者，用轻剂清降，及苦辛寒开肺为主。而先生于噎膈反胃治法，可谓无遗蕴矣。张景岳云：治噎膈大法，当以脾肾为主。其理甚通，当宗之。又有饮膈、热膈，及忧、气、恚、食、寒之膈，其主治各载本门，兹不复赘。邹滋九

是证每因血枯气衰致此，凡香燥消涩之药，久在禁内。案中虽有一二仿用辛热，而亦必谛审其为阳微浊踞者。其余或苦辛泄滞而兼润养，或酸甘化液而直滋清，或郁闷于气分，而推扬谷气，或劳伤于血分，而宣通瘀浊，总以调化机关，和润血脉为主。阳气结于上，阴液衰于下二语，实为证之确切论也。姚亦陶

徐评：果系膈症，百无一生，不必言治。若反胃则古人自有主方，不得泛用通治之品，此老尚未明也。案中多用人参，其意以为不食胃虚，不可不用参以补其精气。不知噎膈之症，必有瘀血顽痰逆气，阻膈胃气，其已成者，百无一治。其未成者，用消瘀去痰降气之药，或可望其通利。若用人参，虽或一时精气稍旺，而病根益深，永无愈期矣。

【点评】叶氏对噎膈反胃的病变性质、程度和预后在案中分析很清楚，由于阳气内结，阴液内枯，阳微浊踞，血枯气衰，乃致形瘦气逆，上不纳食，下不通便，两脉生气日索，交早咽燥，昼日溺少，五液告涸。治疗上难任刚燥阳药，故非医药能愈，实为难治。实际上就是现代食管癌等疾病。

叶案中关于这类疾病有这样几点启示：一是要认识到病情险重，正气虚竭，急当扶正为主，徐氏言其不应用人参，欠当；二是用药要避刚燥，宜柔润，先以缓和病情为先；三是要注意患者情绪变化。案中分析病的产生、病的发展变化、病情的加重都与情志相关。"当怡情善调""开怀怡养，斯为第一要策"。

噎嗳

胃虚客气上逆

王二二　初用辛通见效，多服不应。想雨湿泛潮，都是浊阴上加，致胃阳更困。仿仲景胃中虚，客气上逆，噫气不除例。

人参　旋覆花　代赭石　半夏　茯苓　干姜

某　味淡，呕恶嗳气，胃虚浊逆。

白旋覆花　钉头代赭　炒黄半夏　姜汁　人参　茯苓

汪三十　壮年饮酒聚湿，脾阳受伤已久。积劳饥饱，亦令伤阳，遂食入反出，噫气不爽。格拒在乎中焦，总以温通镇逆为例。

白旋覆花　钉头代赭　茯苓　半夏　淡附子　淡干姜

脾肺郁

徐　噫气不爽，食后甚。

杏仁　半夏曲　橘红　厚朴　郁金　桔梗

胃阳虚

陈二十　多噎，胸膈不爽，胃阳弱，宜薄味。

生白术　茯苓　新会皮　半夏曲　益智仁　厚朴　生姜

脾胃不和

某　嗳气，腹微痛，脾胃未和。

人参　焦白芍　茯苓　炙甘草

《内经》止有噫字，而无嗳字，故《经》云：五气所病，心为噫，又云：寒气客于胃，厥逆从下上散，复出于胃，故为噫，夫噫嗳一症，或伤寒病后，及大病后，多有此症。盖以汗、吐、下后，大邪虽解，胃气弱而不和，三焦因以失职，故清无所归而不升，浊无所纳而不降，是以邪气留连，嗳酸作饱，胸膈不爽，而为心下痞硬，噫气不除，乃胃阳虚而为阴所格阻。阳足则充周流动，不足则胶固格阻矣。仲景立旋覆代赭汤，用人参、甘草养正补虚，姜、枣以和脾养胃，所以安定中州者至矣。更以旋覆花之力，旋转于上，使阴中格阻之阳，升而上达。又用代赭石之重镇坠于下，使恋阳留滞之阴，降而下达，然后参、甘、大枣，可施其补虚之功，而生姜、半夏，可奏其开痞之效。而前贤治噫嗳一症，无出仲景右矣，故先生于胃虚客气上逆，及胃阳虚，脾胃不和，肺气不降而为噫嗳者，每宗仲景法加减出入，或加杏仁、桔梗以开肺，智仁、朴、术以散满，甘草、白芍以和胃，靡不应手取愈，可谓得仲景心法矣。邹时乘

【点评】噫嗳一症，当与胃虚相关，宜宗仲景建中为法。

呕吐

肝犯胃

高四四　咽阻，吞酸痞胀，食入呕吐，此肝阳犯胃。用苦辛泄降。

吴萸　川连　川楝子　杏仁　茯苓　半夏　厚朴

钱三七　脉细，右坚大，向有气冲，长夏土旺，呕吐不纳食，头胀脘痹，无非厥阳上冒。议用苦辛降逆，酸苦泄热。不加瞋怒，胃和可愈。

川连　半夏　姜汁　川楝子皮　乌梅　广皮白

金四三 脉细小而弦，风木乘土，当春势张。食入不变，呕吐，得小便通少缓。治以通阳。

炮附子 人参 半夏 吴萸 淡姜 茯苓

又，脉右弦涩，阳微阴凝，食入则吐，胃痛胀甚。半月前用药得效后，反大便欲解不通，腑阳不利，浊乃上攻。先用玉壶丹七分，四服。

蒋三二 脉沉，食入呕吐，忌冷滞食物。

吴萸 半夏 姜汁 茯苓 公丁香柄 广皮白

顾 脉濡弱，左胁下久有聚气，纳食酿积于胃脘之中，两三日呕噫吞酸，积物上涌吐出。此皆怫怒动肝，肝木犯胃，胃中阳伤，不能传及小肠，遂变化失司，每七八日，始一更衣，为胃气不主下行故也。法当温胃阳，制肝逆。宿病纠缠，恐多反复。

淡附子 淡干姜 姜汁 生白芍 淡吴萸 白粳米

朱 胃中不和，食入呕吐。怒动而病，必先制肝。温胆合左金为宜，去甘草、茯苓，加姜汁。

某 气自左升，腹中膨满，呕吐涎沫黄水，暴咳不已。是肝气逆乘，过胃犯肺，当制肝和胃。

安蛔丸。

某 呕黑绿苦水，显属下焦浊邪犯胃。

人参 川椒 乌梅 茯苓 紫石英 桑螵蛸

沈 食过逾时，漾漾涌涎欲吐，诊脉濡涩，以胃虚肝乘。宗仲景旋覆代赭法。

旋覆花 代赭石 人参 半夏 茯苓 广皮

王四五 肝病犯胃呕逆，口吐清涎，头晕，乳房痛，肢麻痹。

人参二两 茯苓二两 桂枝木七钱生 川楝子一两蒸 川连盐水炒七钱 乌梅一两半 归一两半 生白芍一两半

某 冷湿伤胃，肝木上侮，冲气欲呕，腹痛。

淡吴萸 厚朴 草蔻 藿香梗 木瓜 茯苓

毛妪 因惊，肝气上犯，冲逆，呕吐涎。阳升至巅为头痛，脉右弱左弦，当从厥阴阳明治。

人参 川连 茯苓 川楝 川椒 乌梅 干姜 生白芍

某脉弦虚，食已漾漾欲吐，咽阻，中痞有痰。

人参　吴萸　茯苓　半夏广皮　姜汁

陆　鼻明，汤水下咽呕吐，右脉小欲歇。明是劳伤，肝乘胃反。

小半夏汤加檀香泥、炒白粳米。

颜氏　干呕胁痛，因恼怒而病。是厥阴侵侮阳明，脉虚不食。当与通补。

大半夏汤加姜汁、桂枝、南枣。

某　肥腻滞胃，肝木始得再乘土位，致气逆上壅呕出。久病至节反剧，最属不宜，总是调摄未尽善，奈何？暂与降逆平肝安胃一法。

降香　苏子　旋覆花　茯苓　半夏　广皮　韭汁

范　胁痛入脘，呕吐黄浊水液。因惊动肝，肝风振起犯胃。平昔液衰，难用刚燥。议养胃汁，以息风方。

人参　炒半夏　炒麦冬　茯神　广皮白　炒香白粳米

又，六味去萸换芍加麦冬、阿胶、秋石。

唐氏　动气肝逆，痰性凝寒滞胃，卒然大痛呕涎，乃逆滞上攻也。治肝厥以通例。

炒黑川椒　乌梅肉　生干姜　川桂枝木　人参　白芍

某　积劳伤阳，先已脘痛引背，昨频吐微眩，脉弱汗出。胃中已虚，肝木来乘，防有呃忒吐蛔。仿仲景食入则呕者，吴茱萸汤主之。

吴萸　半夏　茯苓　姜汁　粳米

王二四　早上水饮米粥，至晚吐出不化，知浊阴酉戌升逆，瘕形痛而渐大，丸药吐出不化，胃阳乏极矣。两进平肝理气不效，法当辛热开浊。

吴萸　熟附子　良姜　川楝子　茯苓　草果

某　肝风犯胃，呕逆眩晕。苦降酸泄和阳，佐微辛以通胃。

川连　黄芩　乌梅　白芍　半夏　姜汁

李　厥吐，腹痛，气冲。

安胃丸。

王　胃虚少谷，肝来乘克，呕吐不能受纳，盖脏厥象也。

人参　川连　附子　黄芩　干姜　枳实

张氏　勉强攻胎，气血受伤，而为寒热，经脉乏气，而为身痛，乃奇经冲任受病，而阳维脉不用事也。《内经》以阳维为病苦寒热。维者，一身之纲维也，既非外感，羌、苏、柴、葛，三阳互发，世无是病。又芩、栀、枳、朴之属，辛散继以苦寒，未能中病。胃日屡伤，致汤饮皆哕出无余，大便不通，已经半月。其吐出形色青绿涎沫，显然肝风大动，将胃口翻空，而肠中污水，得风翔如浪决，东西荡漾矣。息风镇胃，固是定理，但危笃若此，明理以邀天眷耳。

淮小麦_{百粒} 火麻仁_{一钱} 阿胶_{二钱} 生地_{二钱} 秋石拌人参_{一钱} 南枣肉_{一钱}

陈氏 未病先有耳鸣眩晕，恰值二之气交，是冬藏根蒂未固，春升之气泄越，无以制伏。更属产后精气未复，又自乳耗血，血去液亏，真阴日损，阳气不交于阴，变化内风，上巅犯窍，冲逆肆横，胃掀吐食，攻肠为泻，袭走脉络，肌肉皆肿。譬如诸门户尽撤，遂致暴风飘漾之状。医者辛散苦降重坠，不但病未曾理，致阳更泄，阴愈涸。烦则震动即厥，由二气不能自主之义。阅王先生安胃一法，最为卓识。所参拙见，按以两脉，右手涩弱，虚象昭然。左脉空大，按之不实，亦非肝气肝火有余，皆因气味过辛散越，致二气造偏。兹以病因大旨，兼以经义酌方。

人参 茯苓 半夏 白芍 煨姜 炒粳米

厥阴浊逆

周 痛从少腹上冲，为呕为胀，是厥阴秽浊致患。

韭白根 淡吴萸 小茴香 桂枝木 两头尖 茯苓

又，炒橘核 炙山甲末 韭白 归尾 川楝子 延胡索 小茴香

徐四六 气冲偏左，厥逆欲呕，呕尽方适。伏饮在于肝络，辛以通之。

吴萸_{泡淡八分} 半夏_{三钱} 茯苓块_{三钱} 淡干姜_{一钱} 代赭石_{三钱} 旋覆花_{二钱}

某 脉搏，冷，呕逆，下痢白积，生冷水寒郁生阳，气上塞心大痛，乃厥阴浊邪上攻。

吴萸 丁香 藿香 川楝子 木香 广皮 茯苓

胃阳虚浊阴上逆

褚二二　清涎上涌，食物吐出，乃饥饱伤及胃中之阳。禁鲜荤冷滑，经年可安。

半夏　厚朴　生益智　姜汁　生白术　茯苓

宋三四　阳微不运，水谷悍气聚湿，致食入即呕，周身牵掣不和，乃阳明之脉，不用事也。久延恐致肿胀。

苓姜术桂汤加厚朴、椒目。

陆十七　食已即吐，病在胃也。用辛以通阳，苦以清降。

半夏　川连　厚朴　茯苓　姜汁

曹四七　早食颇受，晚食必胃痛呕吐。阳气日微，浊阴聚则有形，夜痛至晓，阴邪用事乃剧。

半夏　姜汁　淡干姜　秦椒　厚朴　茯苓

王　诊脉右濡左弦，舌白不饥，瘀血上吐下泻。胃阳大伤，药饵下咽则涌。前医用大半夏汤不应，询知所吐皆系酸水痰沫，议以理阳方法。

人参　茯苓　川椒　干姜

潘十八　食后吐出水液，及不化米粒，二便自通，并不渴饮，五年不愈。宜理胃阳，用仲景法。

熟附子　半夏　姜汁　白粳米

又，泄浊阴，劫水饮，以安胃阳。服四日，腹胀、吐水已减，知阳腑之阳，非通不阖，再宗仲景法。

真武汤加人参。

范　脉虚无神，闻谷干呕，汗出振寒。此胃阳大虚，不必因寒热而攻邪。

人参　茯苓　炒半夏　姜汁　乌梅　陈皮

又，脉微细小，胃阳大衰。以理中兼摄其下。

人参　淡熟附子　茯苓　炒白粳米　炒黄淡干姜

又，人参　茯苓　干姜　煨益智仁　广皮　生白芍

金　参药不受，皆浊阴在上，阻塞气机，几无法矣。勉与白通汤加

人尿、猪胆汁，急进以通阳泄浊。

附子　生淡姜　葱白_{五寸}　人尿　猪胆汁

沈_{二九}　吹笛震动元海病，治宜填实下焦。但呛食吐出，又便溏不实，中无砥柱，阴药下未受益，中再受伤矣。仿补益中宫，仍佐镇逆一法。

人参　焦术　炒焦半夏　茯苓　旋覆花　代赭石

吴　寒热邪气扰中，胃阳大伤。酸浊上涌吐出，脘痛如刺，无非阳衰，阴浊上僭，致胃气不得下行。高年下元衰惫，必得釜底暖蒸，中宫得以流通。拟用仲景附子泻心汤，通阳之中，原可泄热开导，煎药按法用之。

人参_{一钱半}　熟附子_{一钱半}　淡干姜_{一钱}

三味另煎汁。

川连_{六分}　炒半夏_{一钱半}　枳实_{一钱}　茯苓_{三钱}

后四味，用水一盏，滚水一杯，煎三十沸，和入前三味药汁服。

江　脉弦迟，汤水不下膈，呕吐涎沫。此阳结，饮邪阻气。议以辛热通阳，反佐苦寒利膈，用泻心法。

人参　附子　干姜

先煎一杯，入姜汁四分。

川连　黄芩　半夏　枳实

滚水煎，和入前药服。

孙_{十四}　食物随入即吐，并不渴饮。当年以苦辛得效，三载不发。今心下常痛如辣，大便六七日始通。议通膈上，用生姜泻心汤。

生姜汁_{四分调}　川连_{六分炒}　黄芩_{二钱泡十次}　熟半夏_{三钱炒}　枳实_{一钱}
人参_{五分同煎}

又，问或不吐食物，腹中腰脐似乎气坠。自长夏起，心痛头重，至今未减。思夏热必兼湿，在里水谷之湿，与外来之热，相洽结聚饮邪矣，当缓攻之。议用控涎丹五分，间日一用。

某_{五二}　诊脉左弦右弱，食粥脘中有声，气冲涌吐。此肝木乘胃，生阳已薄，皆情怀不适所致。

大半夏汤。

中阳虚

某 中焦火衰，食下不运，作酸呕出。

炒黄干姜_{一钱} 川椒_{炒三分} 半夏_{一钱炒} 茯苓块_{三钱} 炒饴糖_{四钱}

黄氏 《灵枢经》云：中气不足，溲便为变。是崩淋、泄泻，皆脾胃欲败之现症。今汤水下咽，少顷倾囊涌出，岂非胃阳无有，失司纳物乎？奈何业医者，中怀疑惑，但图疲药，待其自安，怕遭毁谤耳。此症一投柔药，浊升填塞，必致胀满。仲景于阳明满实，致慎攻下者，恐以太阴之胀误治耳。今舌微红微渴，皆是津液不肯升扬，脾弱不主散精四布。世岂有面色如白纸，尚不以阳气为首重也耶？

人参 熟於术 炙甘草 炮姜 茯神 南枣

张 呕吐胀闷，虚中气滞。

人参 茯苓 砂仁

某氏 脉微肢冷，呕吐清水，食不下化，带下，脊髀酸冥。阳气素虚，产后奇脉不固。急扶其阳，用附子理中汤。

附子 人参 生白术 炮姜 炙草

又，暖胃阳以劫水湿，带下自缓。

照前方加胡芦巴。

又，脉象稍和，已得理中之效。议用养营法。

养营去远志、黄芪、五味。即作丸方。

胃阳虚邪伏不食

蔡妪 凡论病，先论体质、形色、脉象，以病乃外加于身也。夫肌肉柔白属气虚，外似丰溢，里真大怯，盖阳虚之体，为多湿多痰。肌疏汗淋，唇舌俱白，干呕胸痞，烦渴引饮。由乎脾胃之阳伤触，邪得稽踞于中，留蓄不解，正衰邪炽。试以脉之短涩无神论之，阳衰邪伏显然。况寒凉不能攻热，清邪便是伤及胃阳之药。今杳不纳谷，大便渐稀，若不急和胃气，无成法可遵，所谓肥人之病，虑虚其阳。参拟一方，仍候明眼采择。

人参　半夏　生於术　枳实　茯苓　生姜

阳虚吸受秽浊气

吴三六　壮年形伟，脉小濡，恶闻秽气，食入呕哕。缘阳气微弱，浊阴类聚，口鼻受污浊异气，先入募原，募原是胃络分布，上逆而为呕吐。此病理标者，用芳香辟秽；扶正气治本，以温上通阳。

藿香　草果　公丁香　茯苓　厚朴　砂仁壳　广皮　荜茇

又，人参　茯苓　生益智　胡芦巴　煨木香　煨姜

呕伤胃中邪热劫津

孙　寒郁化热，营卫气窒，遂发疮痏。食入即吐，胃中热灼，当忌进腥油。先用加味温胆汤。

鲜竹茹一钱半　半夏一钱半　金石斛三钱　茯苓一钱半　广皮白一钱半　枳实一钱　姜汁一匙调

吴　两番探吐，脘痛立止。气固宣畅，胃津未能无损。风木来乘，外冷里热。诊脉右大，并不搏指。当少少进谷以养胃，多噫多下泄气，调和中焦为宜。

炒竹茹　半夏　川斛　橘红　黑山栀　香豉

肝肾虚冲脉气上逆

曹四三　少腹属肝，肝厥必犯阳明胃腑，故作痛呕。二年来病人已不知因何起病，医徒见病图治。想肝肾必自内伤为病，久则奇经诸脉交伤，经谓冲脉动，而诸脉交动也。议温通柔润剂，从下焦虚损主治。

淡苁蓉干一钱半　茯苓三钱　当归二钱　杞子二钱　炒沙苑一钱半　肉桂心五分

后加鹿角霜。

热邪内结

何 寒热呕吐，胸中格拒，喜暖饮怕凉。平昔胃阳最虚，热邪内结，体虚邪实，最防痉厥。

人参　黄芩　炒半夏　姜汁　川连　枳实

某 舌赤，浊呕，不寐不饥。阳邪上扰，治以苦辛，进泻心法。

淡黄芩　川连　炒半夏　枳实　姜汁

某 郁热阻饮痹呕，有年最虑噎膈。

半夏　金斛　姜汁　茯苓　杏仁　广皮白

暑秽内结

毛氏 旧有胃痛、脘痹、呕吐之病，秋前举发，已得小安。近痛呕复来，身体焮热。宿病未罢，而暑热秽气上窍侵入，三焦混淆，恐内闭变现痉厥。

川连　淡黄芩　半夏　姜汁　黑山栀　枳实汁

某 舌黄不渴饮，久嗽欲呕吐。前用金匮麦门冬汤养胃小效。自述背寒口吐清痰。暑湿客邪未尽，虚体，当辅正醒脾却暑。

人参　茯苓　广皮　半夏　姜汁

肝火刑金

郭五八 知饥能纳，忽有气冲，涎沫上涌，脘中格拒，不堪容物。《内经》谓：肝病吐涎沫。丹溪云：上升之气，自肝而出。木火上凌，柔金受克，咳呛日加。治以养金制木，使土宫无戕贼之害；滋水制火，令金脏得清化之权。此皆老年积劳致伤，岂攻病可效？

苏子　麦冬　枇杷叶　杏仁　北沙参　桑叶　丹皮　降香　竹沥

曹四五 劳倦瞋怒，呕吐身热，得汗热解，而气急，不寐不饥，仍是气分未清。先以上焦主治，以肺主一身气化也。

杏仁　郁金　山栀　香豉　橘红　栝蒌皮

呕吐症，《内经》与《金匮》论之详矣。乃后人但以胃火胃寒痰食气滞立论，不思胃司纳食，主乎通降，其所以不降而上逆呕吐者，皆由于肝气冲逆，阻胃之降而然也。故《灵枢·经脉》篇云：足厥阴肝所生病者，胸满呕逆。况五行之生克，木动则必犯土，胃病治肝，不过隔一之治，此理浅近易明，人乃不能察。而好奇之辈，反夸隔二、隔三之治，岂不见笑于大方也哉！试观安胃丸、理中安蛔丸，所用椒、梅，及胃虚客气上逆之旋覆代赭，此皆胃药乎？抑肝药乎？于此可省悟矣。今观先生之治法，以泄肝安胃为纲领，用药以苦辛为主，以酸佐之。如肝犯胃而胃阳不衰有火者，泄肝则用芩、连、楝之苦寒，如胃阳衰者，稍减苦寒，用苦辛酸热，此其大旨也。若肝阴胃汁皆虚，肝风扰胃呕吐者，则以柔剂滋液养胃，息风镇逆。若胃阳虚，浊阴上逆者，用辛热通之，微佐苦降。若但中阳虚而肝木不甚亢者，专理胃阳，或稍佐椒、梅。若因呕伤，寒郁化热，劫灼胃津，则用温胆汤加减。若久呕延及肝肾皆虚，冲气上逆者，用温通柔润之补，下焦主治，若热邪内结，则用泻心法。若肝火冲逆伤肺，则用养金制木，滋水制火。总之治胃之法，全在温通，虚则必用人参，药味皆属和平。至于治肝之法，药味错杂，或寒热互用，或苦辛酸咸并投，盖因厥阴有相火内寄治法不得不然耳。但观仲景乌梅丸法，概可知矣。案辑六十有余，大半皆由肝邪为患，非先生之卓识，安能畅发此理乎哉？华岫云

徐评：所录诸方，属蓄饮者四五，属反胃者二三，反胃自有主治之法，蓄饮亦有成方可用，乃全不分别。惟以治肝胃之药参错成方，又用人参及姜附者七八，皆与反胃蓄饮相反。则呕吐一症，此老全未梦见也，患诸病者，亦大不幸矣。

洞庭有一金姓者，患呕吐症数年，其先人与此老甚相契，此老竭力治之年余，皆用此等方，而病者几殆，因求治于余，余曰蓄饮也，世无知者，为制一方，其病立已，其人因受业于余，即此可征矣。

【点评】呕吐仍宗《内经》、仲景之论而述木土为患，总以泄肝安胃为纲领。用药以苦辛为主，以酸佐之。如肝犯胃而胃阳不衰有火者，泄肝则用芩、连、楝之苦寒。如胃阳衰者，稍减苦寒，用苦辛酸热。华氏概括其用药非常精准，尤以温胆、泻心、椒梅于临证颇具实用。

吐蛔

胃虚肝乘

王　厥阴吐蛔，寒热干呕，心胸格拒，舌黑，渴不欲饮，极重之症。

乌梅肉一钱半　桂枝木一钱　炒黑川椒四分　白芍一钱　小川连三分　黄芩一钱　生淡干姜一钱

席　脉右歇，舌白渴饮，脘中痞热，多呕逆稠痰，曾吐蛔虫，此伏暑湿，皆伤气分，邪自里发，神欲昏冒，湿邪不运，自利黏痰。议进泻心法。

半夏泻心汤。

又，凡蛔虫上下出者，皆属厥阴乘犯阳明，内风入胃，呕吐痰涎浊沫，如仲景《厥阴篇》中，先厥后热同例。试论寒热后，全无汗解，谓至阴伏邪既深，焉能隔越诸经以达阳分？阅医药方，初用治肺胃，后用温胆茯苓饮，但和胃治痰，与深伏厥阴之邪未达。前进泻心汤，苦可去湿，辛以通痞，仍在上中。服后胸中稍舒，逾时稍寐，寐醒呕吐浊痰，有黄黑之形。大凡色带青黑，必系胃底肠中逆涌而出。老年冲脉既衰，所谓冲脉动，则诸脉皆逆。自述呕吐之时，周身牵引，直至足心，其阴阳跷维，不得自固，断断然矣。仲景于半表半里之邪，必用柴、芩。今上下格拒，当以桂枝黄连汤为法，参以厥阴引经，为通里之使，俾冲得缓，继进通补阳明，此为治厥阴章旨。

淡干姜　桂枝　川椒　乌梅　川连　细辛　茯苓

又，肝郁不舒，理进苦辛，佐以酸味者，恐其过刚也。仿食谷则呕例。

人参　茯苓　吴萸　半夏　川连　乌梅

又，疟来得汗，阴分之邪已透阳经。第痰呕虽未减，青绿形色亦不至，最属可喜。舌心白苔未净，舌边渐红，而神倦困惫。清邪佐以辅正，一定成法。

人参　半夏　茯苓　枳实汁　干姜　川连

又，食入欲呕，心中温温液液，痰沫味咸，脊背上下引痛。肾虚水液上泛为涎，督脉不司约束。议用真武撤其水寒之逆，二服后接服：

人参　半夏　茯苓　桂枝　煨姜　南枣

又，别后寒热三次，较之前发减半。但身动言语，气冲涌痰吐逆，四肢常冷，寒热，汗出时四肢反热。此阳衰胃虚，阴浊上乘，以致清气无以转舒。议以胃中虚，客气上逆为噫气呕吐者，可与旋覆代赭汤，仍佐通阳以制饮逆，加白芍、附子。

又，镇逆方虽小效，究是强制之法。凡痰饮都是浊阴所化，阳气不振，势必再炽。仲景谓饮邪当以温药和之，前方劫胃水以苏阳，亦是此意。议用理中汤，减甘草之守，仍加姜附以通阳，并入草果以醒脾。二服后接用：

人参　干姜　半夏　生白术　附子　生白芍

王　脉沉弦，腹痛呕吐，鼻煤舌绛，面带青晦色。夏秋伏暑发热，非冬月，乃误表禁食，胃气受伤，致肝木上干胃土，蛔虫上出，遂成重病，常有厥逆之虑。拟进泄肝和胃，得痛止呕缓，冀有转机。

川椒　川连　乌梅　干姜　人参　茯苓　生白芍　川楝子

程　大病后，胃气极伤，肝木乘土。蛔欲透膈，脘胁阵痛，是土衰木克。古人以狐惑虫厥，都以胃虚少谷为训。

安胃丸。人参、川椒、乌梅汤化送二钱。

周三一　两胁痛，尤甚于左，呕吐蛔虫，年前好食生米。此饥饱加以怒劳，胃土不和，肝木来犯。试观幼稚有食米麦泥炭者，皆里滞久聚，初从湿热郁蒸而得。宜和阳宣腑，辛窜通络，湿去热走，腑络自和。

川连　干姜　桂枝　金铃子　延胡　芦荟　白芍　枳实

乌梅丸服三钱。

李　身不壮热，二便颇通，已非风寒停滞之病。因惊动肝，厥气下泛，蛔虫上攻触痛，呕吐清涎。仲景云：蛔虫厥都从惊恐得之。

人参安蛔法。

又，古人云：上升吐蛔，下降狐惑，皆胃虚少谷，肝脏厥气上干耳。既知胃中虚，客气上冲逆犯，斯镇逆安胃方，是遵古治法。

人参　代赭石　乌梅肉　川椒　川楝子　茯苓

又，人参　茯苓　炒当归　炒白芍　桂心　炙草　煨姜　南枣

又，忽然痛再发，诊脉微细。恰值立夏之交，正气不相接续，有复厥之虑。

人参　桂枝木　川楝子　炒川椒　生白芍　乌梅肉　川连　细辛

湿热结于厥阴

叶十七　热气上闭，耳聋身热，神识不清。当清心营肺卫。

竹叶心　飞滑石　连翘　川贝　石菖蒲根　生绿豆皮

又，暑湿热内蒸，吐蛔，口渴耳聋。

川连_{水炒四分}　半夏_{一钱半}　枳实_{一钱}　广皮白_{三钱}　菖蒲_{一钱半}　杏仁_{三钱}

又，身热，三候不解，胸痞，入暮谵语，耳聋吐蛔，此热结厥阴，症势最险。

川连　黄芩　干姜　枳实　半夏　姜汁　茯苓　菖蒲

吐蛔本属肝胃症，因厥阴之邪上逆，蛔不能安，故从上而出也。今所辑方案，皆因客邪病而致吐蛔者，虽有泻心汤、桂枝黄连汤、安胃丸等，然皆不离乎仲景之乌梅丸法，以苦辛酸寒热并用为治，当与呕吐门同参。至于幼稚有吐蛔泻蛔，及诸虫之病，治标则有杀虫之方，治本则温补脾胃，或佐清疳热。前人各有成法，不必重赘。华玉堂

徐评：所列诸案，大半皆呕逆症，并非蛔病。其治吐蛔之方，亦惟乌梅丸一方加减，并无精思博识，随症立法。其用人参，虽本于乌梅丸之意，而多不对症，知此老于此病未深讲也。

【**点评**】治法用药皆宗仲景乌梅丸法，药合病机，未见差意。

不食

胃阳虚

张　脉虚缓，不食不饥，形寒浮肿。

人参　生益智　广皮　半夏曲　茯苓　生白芍　煨姜

杨氏 胃伤恶食，络虚风动，浮肿。先与荷米煎。

人参 新会皮 檀香泥 炒粳米 炒荷叶蒂

胃阳虚

潘 不饥不食，假寐惊跳。心营热入，胃汁全亏。调摄十日可愈。

鲜生地 麦冬 知母 竹叶心 火麻仁 银花

王 热损胃汁，不欲食谷。

麦冬 蜜炒知母 地骨皮 川贝母 竹叶心 嘉定花粉 生甘草
甜梨皮

陆二一 时病后，脉弦而劲，知饥不纳。胃气未和，当静处调养。

鲜省头草 鲜莲子 茯神 大麦仁 川斛 炒知母

郑四三 脉濡无力，唇赤舌干，微眩，不饥不饱。此天暖气泄，而
烦劳再伤阳气。夫卫外之阳，内应乎胃，胃既逆则不纳不饥矣。

炒麦冬 木瓜 乌梅肉 川斛 大麦仁

上焦湿热阻气

某 风湿气痹，不饥。

杏仁 滑石 土蒌皮 连翘 橘红 郁金

翁二二 夏季温热上受，首先入肺，河间主三焦极是。今世医者，
初用非发散，即消食，散则耗气，消则劫胃，究竟热蕴未除，而胃汁与
肺气皆索，故不饥不食不便，上脘似格似阻。酸浊之气，皆是热化。病
延多日，苦寒难以骤进，先拟开提上焦气分。

苏子 杏仁 土栝蒌皮 枇杷叶 黄芩 降香

有胃气则生，无胃气则死，此百病之大纲也。故诸病若能食者，势
虽重而尚可挽救，不能食者，势虽轻而必致延剧。此理亦人所易晓也，
然有当禁食与不当禁食之两途。如伤寒之邪，传入阳明之腑，胃有燥热
昏谵者，有干霍乱之上下不通，或正值吐泻之际，或癍疹未达于表，或
瘟疫之邪客于募原，或疟邪交战之时，或初感六淫之邪，发热脘闷，邪
气充塞弥漫，呕恶痞胀不饥，或伤食恶食等症，此虽禁其谷食可也。其

余一切诸症不食者，当责之胃阳虚，胃阴虚，或湿热阻气，或命门火衰，其它散见诸门者甚多。要知此症，淡饮淡粥，人皆恶之，或辛或咸，人所喜也。或其人素好之物，亦可酌而投之，以醒胃气，惟酸腻甜浊不可进。至于案中治法，一览可尽，兹不重赘。华玉堂

【点评】诸病若能食者，势虽重而尚可挽救。不能食者，势虽轻而必致延剧。纵然病情复杂，千变万化，仍应注意胃气，脾胃相为表里，气血生化之源，此皆脾统四脏之意。

肠痹

肺气不开降

张　食进脘中难下，大便气塞不爽，肠中收痛，此为肠痹。

大杏仁　枇杷叶　川郁金　土栝蒌皮　山栀　香豉

夏二十　食下膜胀，旬日得一更衣。肠胃皆腑，以通为用。丹溪每治肠痹，必开肺气，谓表里相应治法。

杏仁　紫菀　冬葵子　桑叶　土栝蒌皮

又，肠痹开肺不效，用更衣丸三钱。

吴　身重不能转移，尻髀板着，必得抚摩少安。大便不通，小溲短少，不饥少饮。此时序湿邪，蒸郁化热，阻于气分，经腑气隧皆阻，病名湿痹。

木防己一钱　杏仁二钱　川桂枝一钱　石膏三钱研　桑叶一钱　丹皮一钱

又，舌白，不渴不饥，大便经旬不解，皮肤麻痒，腹中鸣动。皆风湿化热，阻遏气分，诸经脉络皆闭。昔丹溪谓肠痹，宜开肺气以宣通。以气通则湿热自走，仿此论治。

杏仁　栝蒌皮　郁金　枳壳汁　山栀　香豉　紫菀

沈二五　湿结在气，二阳之痹。丹溪每治在肺，肺气化，则便自通。

紫菀　杏仁　枇杷叶　土栝蒌皮　郁金　山栀皮　枳壳汁　桔梗汁

蒋三一　肺痹，鼻渊，胸满，目痛，便阻。用辛润自上宣下法。

紫菀　杏仁　栝蒌皮　山栀　香豉　白蔻仁

董　高年疟后，内伤食物，腑气阻痹，浊攻腹痛，二便至今不通，

诊脉右部弦搏，渴思冷饮。昔丹溪大小肠气闭于下，每每开提肺窍。《内经》谓肺主一身气化。天气降，斯云雾清，而诸窍皆为通利。若必以消食辛温，恐胃口再伤，滋扰变症。圣人以真气不可破泄，老年当遵守。

紫菀　杏仁　栝蒌皮　郁金　山栀　香豉

又，舌赤咽干，阳明津衰，但痰多，不饥不食，小溲不爽，大便尚秘。仿古人以九窍不利，咸推胃中不和论治。

炒半夏　竹茹　枳实　花粉　橘红　姜汁

叶女　二便不通，此阳痹，当治在肺。

紫菀　杏仁　蒌皮　郁金　黑山栀　桔梗

又，威喜丸。

某　瘅疟肺病，未经清理，致热邪透入营中，遂有瘀血暴下。今诊舌白不渴，不能纳食，大便九日不通，乃气痹为结。宗丹溪上窍闭，则下窍不出矣。

杏仁　枇杷叶　栝蒌皮　川郁金　香豉　苡仁

又，用手太阴药，即思纳谷，阳明气痹无疑。

紫菀　杏仁　枇杷叶　栝蒌皮　郁金　黑山栀

肠痹本与便闭同类，今另分一门者，欲人知腑病治脏，下病治上之法也。盖肠痹之便闭，较之燥屎坚结欲便不通者稍缓，故先生但开降上焦肺气，上窍开泄，下窍自通矣。若燥屎坚闭，则有三承气，润肠丸、通幽汤，及温脾汤之类主之。然余谓便闭之症，伤寒门中，当急下之条无几，余皆感六淫之邪，病后而成者为多。斯时胃气未复，元气已虚，若遽用下药，于理难进，莫若外治之法为稳，用蜜煎导法，设不通爽，虚者间二三日再导。余见有渐导渐去燥粪五六枚，或七八枚，直至二旬以外第七次，导去六十余枚而愈者，此所谓下不嫌迟也，学者不可忽诸。华玉堂

【点评】此述腑病治脏。下病治上为一大特色，反之亦然，且临证用之颇多。案中用药轻灵，杏仁、瓜蒌皮、紫菀、郁金、焦山栀、豆豉7味，均是宣降肺气，清解上焦郁热之品。此处取杏仁是宣肺气，无止咳化痰之意；而豆豉用于透解郁热，显示配伍之精妙。

便闭

大便闭郁热燥结

叶二十　阳气郁勃，腑失传导，纳食中痞，大便结燥。调理少进酒肉坚凝。以宣通肠胃中郁热可效。

川连　芦荟　莱菔子　炒山楂　广皮　川楝子　山栀　厚朴姜汁炒
青皮

又，热郁气阻，三焦通法。

杏仁　郁金　厚朴　广皮白　芦荟　川楝子

湿火

李四九　诊脉如前，服咸苦入阴，大便仍秘涩。针刺一次，病无增减，可谓沉锢之疾。夫病着深远，平素饮酒厚味，酿湿聚热，渍筋烁骨。既已经年不拔，区区汤液，焉能通逐？议以大苦寒坚阴燥湿方法，参入酒醴引导，亦同气相求之至理。

黄柏　茅术　生大黄　干地龙　金毛狗脊　川连　萆薢　晚蚕砂
穿山甲　汉防己　仙灵脾　海金沙　川独活　北细辛　油松节　白茄根
黄酒、烧酒各半，浸七日。

火腑不通

吴妪　脉右如昨，左略小动，肝风震动，里气大燥。更议镇重苦滑，以通火腑。逾六时便通浊行，亦肝喜疏泄之一助。

更衣丸一钱五分。

湿热小肠痹

江　脾宜升则健，胃宜降则和。盖太阴之土，得阳始运；阳明阳土，得阴自安。以脾喜刚燥，胃喜柔润。仲景急下存津，治在胃也；东垣大升阳气，治在脾也。今能食不运，医家悉指脾弱是病。但诊脉较诸冬春，盛大兼弦，据经论病，独大独小，斯为病脉。脾脏属阴，胃腑属阳，脉见弦大，非脏阴见病之象。久病少餐，犹勉强支撑，兼以大便窒塞，泄气不爽，坐谈片刻，嗳气频频，平素痔疮肠红，未向安适。此脉症，全是胃气不降，肠中不通，腑失传导变化之司。古人云：九窍不和，都属胃病。六腑为病，以通为补。经年调摄，不越参、术、桂、附，而毫乏应效，不必再进汤药。议仿丹溪小温中丸，服至七日，俾三阴三阳一周，再议治之义。

小温中丸二两_{一钱}。

肾燥热

朱　足麻偻废，大热阴伤，内郁，大便不通，由怀抱不舒病加。先用滋肾丸四钱，盐汤下，四服。

虚风便闭

某　芪术守中，渐生满胀，小便少，大便窒，肠气亦滞。病久延虚，补汤难进。议以每日开水送半硫丸一钱五分，以通经腑之阳。

吴　有年，二气自虚，长夏大气发泄，肝风鸱张，见症类中。投剂以来，诸恙皆减，所嫌旬日犹未更衣，仍是老人风秘。阅古人书，以半硫丸为首方，今当采取用之。

半硫丸一钱，开水送，三服。

陈三八　用苦药，反十四日不大便。肠中阳气窒闭，气结聚成形，非硝黄攻坚。

半硫丸一钱二分。

又，阳气窒闭，浊阴凝痞，成氏称为阴结。口甜，夜胀，清浊未分。

每日用来复丹一钱五分。

甘五三　脉左微弱，右弦。前议入夜反胃脘痛，是浊阴上攻。据说食粥不化早食至晚吐出，仍是不变之形。火土不生，不司腐熟，温药一定至理。第气攻膈中，究泻不得爽，必肠间屈曲隐处，无以旋转机关，风动则鸣。议用半硫丸。

血液枯燥

周三一　减食过半，粪坚若弹丸。脾胃病，从劳伤治。

当归　麻仁　柏子仁　肉苁蓉　松子肉

某　液耗胃弱，火升便难。

三才加麦冬、茯神、川斛。

天冬　地黄　人参　麦冬　茯神　川斛

潘　肝血肾液久伤，阳不潜伏，频年不愈，伤延胃腑。由阴干及乎阳，越人且畏。凡肝体刚，肾恶燥。问大便五六日更衣，小溲时间淋浊，尤非呆滞补涩所宜。

炒杞子　沙苑　天冬　桂酒拌白芍　茯苓　猪脊筋

又，精血损伤，五液必燥，问六七日更衣。以润剂涵下，用后有遗精，而阳乘巅顶。法当潜阳固阴。

龟甲心　生地　阿胶　锁阳　川石斛

顾姬　阳明脉大，环跳尻骨筋掣而痛，痛甚足筋皆缩，大便燥艰常秘。此老年血枯，内燥风生，由春升上僭，下失滋养。昔喻氏上燥治肺，下燥治肝。盖肝风木横，胃土必衰，阳明诸脉，不主束筋骨，流利机关也。用微咸微苦以入阴方法。

鲜生地八钱　阿胶三钱　天冬一钱半　人中白一钱　川斛二钱　寒水石一钱

又，咸苦治下入阴，病样已减。当暮春万花开放，阳气全升于上，内风亦属阳化，其下焦脂液，悉受阳风引吸，燥病之来，实基乎此。高年生生既少，和阳必用阴药，与直攻其病者有间矣。

生地三钱　阿胶二钱　天冬一钱　麦冬一钱　柏子霜二钱　松子仁二钱

丸方　虎潜丸去琐阳，加咸苁蓉，猪脊筋丸。

包阳升风秘。

柏子仁　当归　红花　桃仁　郁李　仁牛膝

吴　液耗便艰，进辛甘法。

杞子　柏子仁　归身　茯神　沙苑　炒山楂

某　饥饱劳碌，中州受伤。中脘痛两胁胀，嗳泄气宽，静则安，大便艰。

柏子仁　归须　菠菜　韭菜　五灵脂　桃仁　丹皮

某　高年下焦阴弱，六腑之气不利。多痛，不得大便，乃幽门之病。面白脉小，不可峻攻。拟五仁润燥，以代通幽，是王道之治。

火麻仁　郁李仁　柏子仁　松子仁　桃仁　当归　白芍　牛膝

李三六　脉小弱，形瘦，肠风已久。年来食少便难，得嗳噫泄气，自觉爽释。夫六腑通即为补，仿东垣通幽意。

当归　桃仁　红花　郁李仁　冬葵子　柏子霜　芦荟　松子肉

水熬膏，服五钱。

血结

金二十　汤饮下咽，嗳噫不已，不饥不食，大便干，坚若弹丸。大凡受纳饮食，全在胃口，已经胃逆为病，加以瞋怒，其肝木之气，贯膈犯胃，斯病加剧。况平昔常似有形骨梗，脉得左部弦实，血郁血结甚肖。进商辛润方法。

桃仁　冬葵子　皂荚核　郁李仁　大黄　降香　郁金

李　据云两次服辛温药，瘀浊随溢出口，此必热瘀在肝胃络间，故脘胁痞胀，大便阻塞不通。芦荟苦寒通其阴，仅仅更衣，究竟未能却瘀攻病。有年久恙，自当缓攻，汤药荡涤，理难于用。议以桃仁承气汤为丸。

小便闭

某三十　左脉弦数，溺短而痛。
导赤散加丹皮、赤苓。

湿壅三焦

某　舌白身热，溺不利。

杏仁—钱半　桔梗—钱　滑石三钱　通草—钱半　连翘—钱半　芦根—两

汪　秋暑秽浊，由吸而入，寒热如疟，上咳痰，下洞泄。三焦皆热，气不化则小便不通。拟芳香辟秽，分利渗热，必要小溲通为主。

藿香梗　厚朴　檀香汁　广皮　木瓜　猪苓　茯苓　泽泻　六一散

又，昨进分消方，热势略减，小便略通。所有湿热秽浊，混处三焦，非臆说矣。其阴茎囊肿，是湿热甚而下坠入腑，与方书茎肿款症有间。议河间法。

飞滑石　石膏　寒水石　大杏仁　厚朴　猪苓　泽泻　丝瓜叶

又，川连　淡黄芩　生白芍　枳实　六一散　广皮白　生谷芽

陈　暑热不得解散，壅肿癃闭，宜通六腑。已现痉厥，非轻小症。

防己　茯苓皮　猪苓　通草　海金沙　苡仁

又，经腑窒热不通，治在气分，三焦之病何疑。

滑石　石膏　寒水石　猪苓　泽泻

蚕砂汤煎药。

又，定三焦分消。

葶苈　杏仁　厚朴　大腹皮　猪苓　泽泻

海金沙煎汤。

肾阳不通

陈六七　昨用五苓通膀胱见效，治从气分。继而乱治，溲溺不通，粪溏，急当通阳。

生干姜　爆黑川附子

调入猪胆汁。

二便俱闭小肠火结

孔六二　膏粱形体充盛，壮年不觉，酿积既久，湿热壅痹，致小肠火腑，失其变化传导之司，二便闭阻日盛，右胁壅阻作疼。当以苦药通调，必臻小效。

芦荟　川楝子　郁李仁　炒桃仁　当归须　红花

夜服小温中丸二钱。

湿热小肠痹

高 多郁多怒，诸气皆痹，肠胃不司流通，攻触有形，乃肝胆厥逆之气。木必犯土，呕咳恶心，致纳食日减。勉进水谷，小肠屈曲不司变化，为二便不爽。所谓不足之中而兼有余，医勿夯视。

丹溪小温中丸，每服二钱五分。

邵二三 气攻腹胁咽脘，得溲溺泄气乃安。此病由饥饱失和，小肠屈曲之处，不为转旋运行，二便皆致不爽。当用丹溪小温中丸。

湿热肺气不降

金 湿热在经，医不对症，遂令一身气阻，邪势散漫，壅肿赤块。初因湿热为泄泻，今则窍闭，致二便不通。但理肺气，邪可宣通。

苇茎汤去瓜瓣、加滑石、通草、西瓜翠衣。

许 暑湿热，皆气分先病，肺先受伤，气少司降，致二便癃闭。此滋血之燥无效，今虽小安，宜生津清养胃阴。

麦冬　知母　甜杏仁　白沙参　三角胡麻

湿热壅腑

顾四二 腹满坚实，足跗胫痛肿，二便皆不通利，因湿热壅其腑气也。此非中虚，当以宣通为法。

黄芩　黄连　厚朴　枳实　青皮　卜子　丹皮　山栀皮

腑阳不行

某 少腹胀痛，二便皆秘。

玉壶丹。

火腑不通

李三四　能食知味，食已逾时乃胀，小便不利，气坠愈不肯出，大便四日一通。治在小肠火腑。先用滋肾丸，每早服三钱，淡盐汤送。

某　腹中胀满，当通火腑。

更衣丸一钱六分。

某　脉动数，舌干白，不欲饮水。交夏脐下左右攻痛，服米饮痛缓，逾时复痛。六七日大便不通，小溲甚少。部位在小肠，屈曲有阻乃痛，未便骤认虫病，凡六腑宜通，通则不痛。以更衣丸二钱，专通火腑之壅结，一服。

血液枯燥

王　日来便难溺涩，是下焦幽门气钝血燥。议东垣通幽意。

咸苁蓉一两　细生地二钱　当归一钱半　郁李仁二钱研　柏子霜一钱半
牛膝二钱

张四九　少腹微胀，小便通利方安，大便三四日一通，而燥坚殊甚。下焦诸病，须推肝肾，腑络必究幽门二肠。阅所服药，是香砂六君以治脾，不思肾恶燥耶？

当归　苁蓉　郁李仁　冬葵子　牛膝　小茴　茯苓　车前
蜜丸。

张六六　脉左弦如刃，六旬又六，真阴衰，五液涸，小溲血水，点滴不爽，少腹右胁聚瘕。此属癃闭，非若少壮泻火通利可效。

柏子霜　小茴　鹿角霜　茯苓　当归　苁蓉

气血结痹

马三六　脉实，病久瘀热在血，胸不爽，小腹坠，能食不渴，二便涩少。两进苦辛宣腑，病未能却。此属血病，用通幽法。

桃仁　红花　郁李仁　制大黄　归须　小茴　桂枝木　川楝子

薛_姬 大小便不爽，古人每以通络，兼入奇经，六旬有年，又属久病，进疏气开腑无效。议两通下焦气血方。

川芎_{一两醋炒}　当归_{一两，醋炒}　生大黄_{一两}　肉桂_{三钱}　川楝子_{一两}　青皮_{一两}　蓬术_{煨五钱}　三棱_{煨，五钱}　五灵脂_{醋炒，五钱}　炒黑楂肉_{一两}　小香附_{醋炒，一两}

上为末，用青葱白去根捣烂，略加清水淋滤清汁泛为丸。每日进食时服三钱，用红枣五枚，生艾叶三分，煎汤一杯服药。

厥阴热闭

王　远行劳动，肝肾气乏，不司约束，肛门痛坠，若是疡症，初起必然寒热。排毒药味，苦辛寒燥，下焦阴阳再伤，二便皆涩，此为癃闭。背寒烦渴，少腹满胀，议通厥阴。

老韭根　穿山甲　两头尖　川楝子　归须　小茴　橘红　乳香

又，驱浊泄肝，仅仅泄气，二便仍不得通。仿东垣治王善夫癃闭意。

滋肾丸三钱三服。

又，气郁肠中，二便交阻，清理肠胃壅热。

川连　黄柏　川楝子　吴萸　黑山栀　青皮

通草五钱，海金沙五钱，煎汤代水。

又，苦辛已效，当约其制。

川连　黑山栀　丹皮　川楝子　吴萸　海金沙　飞滑石

按便闭症，当与肠痹、淋浊门兼参。其大便不通，有血液枯燥者，则用养血润燥。若血燥风生，则用辛甘息风，或咸苦入阴。故三才五仁通幽虎潜等法，所必用者也。若血液燥则气亦滞，致气血结痹，又当于养阴润燥中，加行气活血之品。若火腑秘结，宜苦滑重镇者，用更衣丸以通之。若老人阳衰风闭，用半硫丸温润以通之。腑阳不行，则用玉壶丹，阳窒阴凝，清浊混淆痞胀，用来复丹。若郁热阻气，则用苦寒泄热，辛以开郁，或用三焦通法，若湿热伤气，阻遏经腑，则理肺气以开降之，此治大便之闭也。小便闭者，若小肠火结，则用导赤。湿壅三焦，则用河间分消。膀胱气化失司，则用五苓，若湿郁热伏，致小肠痹郁，用小温中丸清热燥湿。若肾与膀胱阴分蓄热致燥，无阴则阳无以化，故用滋肾丸，通下焦至阴之热闭。以上诸法，前人虽皆论及，然经案中逐一分晰发明，不啻如耳提面命，使人得有所遵循矣。至若膏粱曲蘖，酿成湿火，渍筋烁骨，用大苦寒坚阴燥湿，仍用酒醴引导。又厥阴热闭为癃，少腹胀满，用秽浊气味之品，直泄厥阴之闭，此皆发前人未发之秘，学者尤当究心焉。大凡小便闭而大便通调者，或系膀胱热结，或水源不清，湿症居多。若大便闭而小便通调者，或二肠气滞，或津液不流，燥症居多，若二便俱闭，当先通大便，小溲自利，此其大略也。至若胃腑邪热化燥便坚，太阳热邪传入膀胱之腑癃秘，又当于仲景伤寒门下法中，承气五苓等方酌而用之，斯无遗义矣。华岫云

大便燥结，本有承气汤，更衣等丸下之，外用猪胆蜜煎润之，可谓无遗蕴矣。然竟有效有不效者，盖因燥粪未尝不至肛门，奈肛门如钱大，燥粪如拳大，纵使竭力努挣，而终不肯出，下既不得出，则上不能食而告危矣。余友教人，先以胆汁或蜜煎导之，俟粪既至肛门，令病者亲手以中指染油，探入肛门内，将燥粪渐渐挖碎而出，中指须要有指甲者为妙。竟有大便一次，燥粪挖作百余块而出者。据云：此法辗转授人，已救四五十人矣，若患此证者，切勿嫌秽而弃之。

徐评：方案重复可厌。

【点评】案中显示，便秘之病机总不离阳明的通降失司，治法用药虽有治脾、治胃、治肝、治肾、治肺之别，但都是以阳明通降复常为主。由于脾胃是人体气机升降出入之枢纽，故在杂病治疗中尤重中焦，而在脾胃分治中又尤重于胃的通降。

肺痹

上焦气分壅热肺不开降

某　肺气痹阻，面浮胸痞，寒热。
葶苈汤。
某　肺痹，卧则喘急，痛映两胁，舌色白，二便少。
葶苈汤。

曹二二　清邪在上，必用轻清气药。如苦寒治中下，上结更闭。

兜铃　牛蒡子　桔梗　生甘草　杏仁　射干　麻黄

某　经热津消，咳痰痹痛。

桂枝　桑枝　木防己　生石膏　杏仁　苡仁　花粉

又，渴饮咳甚，大便不爽，余热壅于气分。

紫菀　通草　石膏　花粉　木防己　苡仁　杏仁

陆　偏冷偏热，肺气不和，则上焦不肃。用微苦辛以宣通。

薄荷梗　桑叶　象贝　杏仁　沙参　黑山栀

某女　温邪，形寒脘痹，肺气不通，治以苦辛。

杏仁　栝蒌皮　郁金　山栀　苏梗　香豉

曹氏　肺痹，右肢麻，胁痛，咳逆喘急不得卧，二便不利，脘中痞胀。得之忧愁思虑，所以肺脏受病。宜开手太阴为治。

紫菀　栝蒌皮　杏仁　山栀　郁金汁　枳壳汁

某二七　温邪郁肺气痹，咳嗽，寒热头痛。开上焦为主。

活水芦根一两　大杏仁三钱　连翘一钱半　通草一钱半　桑皮一钱　桔梗一钱

某十岁　脘中稍爽，痰黏气逆，腹膨。开肺理气为主。

枇杷叶　厚朴　杏仁　滑石　茯苓皮　通草　白蔻仁　苡仁

王　脉搏劲，舌干赤，嗳气不展，状如呃忒。缘频吐胃伤，诸经之气上逆，填胸聚脘，出入几逆，周行脉痹，肌肉着席而痛转加。平昔辛香燥药不受，先议治肺经，以肺主一身之气化耳。

枇杷叶汁、杏仁共煎汤，冲桔梗、枳实汁。

某　天气下降则清明，地气上升则晦塞。上焦不行，下脘不通，周身气机皆阻，肺药颇投，谓肺主一身之气化也。气舒则开胃进食，不必见病治病，印定眼目。

枇杷叶　杏仁　紫菀　苡仁　桔梗　通草

朱　风温不解，邪结在肺，鼻窍干焦，喘急腹满，声音不出。此属上痹，急病之险笃者。急急开其闭塞。

葶苈大枣合苇茎汤。

又，风温喘急，是肺痹险症。未及周岁，脏腑柔嫩，故温邪内陷易结。前用苇茎汤，两通太阴气血颇验，仍以轻药入肺。昼夜竖抱，勿令横卧为要。用泻白散法。

桑白皮　地骨皮　苡仁　冬瓜仁　芦根汁　竹沥

某　风温化热上郁，肺气咽喉阻塞，胸脘不通，致呻吟呼吸不爽。上下交阻，逆而为厥，乃闭塞之症。病在上焦，幼科消食发散苦降，但表里之治，上气仍阻。久延慢惊，莫可救疗。

芦根　桑叶　滑石　梨皮　苡仁　通草

湿热伤肺

李　肺象空悬，气窒声音不出。舌乃心苗，热灼则舌本不展。以唇口肺微之病，乃辛热酒毒之痹。主以轻扬为治，乃无质之病。

羚羊角　连翘心　竹叶心　野赤豆皮　川贝母　金银花

又，暮服威喜丸二钱。

怒劳气逆

唐　脉小涩，失血呕逆之后，脘中痞闷，纳谷䐜胀，小便短赤，大便七八日不通。此怒劳致气分逆乱，从肺痹主治。

鲜枇杷叶　土栝蒌皮　黑栀皮　郁金　杏仁　杜苏子　紫降香
钩藤

又，更衣丸。

肺为呼吸之橐籥，位居最高，受脏腑上朝之清气，禀清肃之体，性主乎降，又为娇脏，不耐邪侵。凡六淫之气，一有所著，即能致病。其性恶寒恶热，恶燥恶湿，最畏火风。邪着则失其清肃降令，遂痹塞不通爽矣。今先生立法，因于风者，则用薄荷、桑叶、牛蒡之属，兼寒则用麻黄、杏仁之类。若温热之邪壅遏而痹者，则有羚羊、射干、连翘、山栀、兜铃、竹叶、沙参、象贝。因湿则用通草、滑石、桑皮、苡仁、威喜丸，因燥则梨皮、芦根、枇杷叶、紫菀，开气则蒌皮、香豉、苏子、桔梗、蔻仁。其苇茎汤，葶苈大枣汤，一切药品，总皆主乎轻浮，不用重浊气味，是所谓微辛以开之，微苦以降之，适有合乎轻清娇脏之治也。肺主百脉，为病最多。就其配合之脏腑而言，肺与大肠为表里又与膀胱通气化，故二便之通闭，肺实有关系焉。其它如肺痿、肺痈、哮

喘、咳嗽、失音，各自分门，兹不重赘。华岫云

徐评：所列诸症，不过喘咳气逆耳，另立肺痹一门，甚属无谓。《内经》有肺痹之名，却非此义，当考之。

【点评】肺位最高，肺朝百脉，肺与大肠相为表里，又与膀胱通达气化，故肺病之用药力主轻清上浮，不取重浊气味，于临证尤须注意。

胸 痹

胸脘清阳不运

浦 中阳困顿，浊阴凝冱。胃痛彻背，午后为甚。即不嗜饮食，亦是阳伤。温通阳气，在所必施。

薤白三钱 半夏三钱 茯苓五钱 干姜一钱 桂枝五分

华四六 因劳，胸痹阳伤，清气不运，仲景每以辛滑微通其阳。

薤白 栝蒌皮 茯苓 桂枝 生姜

王 胸前附骨板痛，甚至呼吸不通，必捶背稍缓。病来迅速，莫晓其因。议从仲景胸痹症，乃清阳失展，主以辛滑。

薤白 川桂枝尖 半夏

生姜加白酒一杯同煎。

谢 冲气至脘则痛，散漫高突，气聚如瘕。由乎过劳伤阳。

薤白 桂枝 茯苓 甘草

临服冲入白酒一小杯。

某六五 脉弦，胸脘痹痛欲呕，便结。此清阳失旷，气机不降，久延怕成噎格。

薤白三钱 杏仁三钱 半夏三钱 姜汁七分 厚朴一钱 枳实五分

徐六一 胸痹因怒而致，痰气凝结。

土栝蒌 半夏 薤白 桂枝 茯苓 生姜

王五七 气逆自左升，胸脘阻痹，仅饮米汤，形质不得下咽。此属胸痹，宗仲景法。

栝蒌薤白汤。

又，脉沉如伏，痞胀格拒在脘膈上部，病人述气壅，自左觉热。凡木郁达之，火郁发之，患在上宜吐之。

巴豆霜—分制　川贝母三分　桔梗二分

为细末服，吐后，服凉水即止之。

某二六　肺卫窒痹，胸膈痹痛，咳呛痰粘。苦辛开郁为主，当戒腥膻。

栝蒌皮　炒桃仁　冬瓜子　苦桔梗　紫菀　川贝母

华　阳气微弱，胸痹。

苓桂术甘汤。

某二十　脉弦，色鲜明，吞酸胸痹，大便不爽。此痰饮凝洿，清阳失旷，气机不利。法当温通阳气为主。

薤白　杏仁　茯苓　半夏　厚朴　姜汁

某三八　气阻胸痛。

鲜枇杷叶　半夏　杏仁　桔梗　橘红　姜汁

寒湿郁痹

某　脉沉，短气咳甚，呕吐饮食，便溏泻，乃寒湿郁痹。胸痹如闷，无非清阳少旋。

小半夏汤加姜汁。

王三三　始于胸痹，六七年来，发必呕吐甜水黄浊，七八日后渐安。自述病发秋月，意谓新凉天降，郁折生阳。甘味色黄，都因中焦脾胃主病。仿《内经》辛以胜甘论。

脾胃阳虚

半夏　淡干姜　杏仁　茯苓　厚朴　草蔻

姜汁法丸。

血络痹痛

某　痛久入血络，胸痹引痛。

炒桃仁　延胡　川楝子　木防己　川桂枝　青葱管

胸痹与胸痞不同。胸痞有暴寒郁结于胸者，有火郁于中者，有寒热互郁者，有气实填胸而痞者，有气衰而成虚痞者，亦有肺胃津液枯涩，因燥而痞者，亦有上焦湿浊弥漫而痞者。若夫胸痹，则但因胸中阳虚不运，久而成痹。《内经》未曾详言，惟《金匮》立方，俱用辛滑温通。所云：寸口脉沉而迟，阳微阴弦，是知但有寒症，而无热症矣。先生宗之加减而治，亦惟流运上焦清阳为主。莫与胸痞、结胸、噎膈、痰食等症混治，斯得之矣。华玉堂

徐评：此即俗名心头痛也，病有数种。偶然卒得者，不外仲景栝蒌薤白汤，其余诸种，各有治法，非一煎剂所能必愈也。案中俱不能见及。

【点评】叶案用药可贵的一点是用古方而不拘泥于古方，这在胸痹案例中可以看出。如果守古方不变，则非但不能获效，且常可致病情变化更为复杂。综合案中治疗主要体现在重阳气、治痰涎、活血通络三个方面。

一重阳气。温通心阳，素体心气不足或心阳不振，阴寒之邪乘虚侵袭，致寒凝心中，气机阻滞，胸阳失展，心脉痹阻。正如《医门法律》中所说："胸痹心痛，然总因阳虚，故阴得乘之。"叶氏谓此为"中阳困顿，浊阴凝凛"。故他在治疗上以"温通阳气在所必施。"宗仲景法，以瓜蒌薤白桂枝汤、瓜蒌薤白白酒汤、瓜蒌薤白半夏汤等"辛滑微通其阳"，并加干姜温中助阳，茯苓甘草补中化痰，生姜散寒饮、化痰浊。温阳化饮，脾胃素虚之体，或饮食不当损伤脾胃，致中阳不运，水饮内停，上凌心胸，胸中气机不利，升降失常，清阳不升。症见咳甚，呕吐饮食，便溏或大便不爽，胸痹如闷。叶氏则以苓桂术甘汤加姜汁通阳化气，健脾祛湿。对于饮阻气机不利，升降失常者，叶氏则用薤白、杏仁、厚朴等调畅气机，用茯苓、半夏、姜汁等化痰除饮。如有中焦虚寒之象者，宜配理中丸祛寒健脾益气，使中焦气旺，升降复常，胸痹可愈。

二治痰涎。用涌吐痰涎法，胸痹患者素有胸中阳气不畅，又因寒饮痰浊阻于胸中，使胸中阳气受阻，气机逆乱，症见"脉沉如伏，

痞胀格拒在脘膈上部，病人述气壅，自左觉热"，叶氏遵"邪在上者宜吐之"的法则，用仲景三物白散涌吐寒饮痰浊。用清热化痰法，平素嗜酒太过，恣食辛辣厚味，蕴湿蒸痰化热，致使痰热互结于胸中，阻遏胸中阳气，治疗总不离苦辛开郁之法，可用千金苇茎汤合小陷胸汤。用理气化痰法，肺主宣发肃降，若肺之宣降失常，则易生痰，痰气交阻于胸中，胸脘气机不畅，易致胸痹，即叶氏所谓"气阻胸痹"。治疗以理气化痰为主，药用枇杷叶、半夏、杏仁、桔梗、橘红、姜汁。临床上常治以二陈汤、五磨饮子。

三活血通络。叶氏认为"久病入络"。胸痹迁延，气滞、痰阻日久，入血入络，使血行失畅，脉络不利，而致气血瘀滞，或痰瘀交阻，中阳不运，心血瘀阻，络脉不通。对痛久入血络，胸痹引痛之血络痹痛者，叶氏治以活血通络法，药用炒桃仁、延胡索、川楝子、木防己、川桂枝、青葱管，使瘀去络通，血行流畅，病可痊愈。

如王案辨为脾胃阳虚而用半夏、干姜、杏仁、茯苓、厚朴、草蔻、姜汁；又如某案辨为血络痹痛而用桃仁、元胡、川楝子、木防己、桂枝、青葱管。对此我在临床颇有体会。曾治一明确诊断为冠心病的女性患者，75岁。来诊时需人扶着，神情委顿，胸闷气短，时见腹胀，不思饮食，大便秘结，已3日未行，夜不能眠，舌质红、苔黄腻而干，脉象弦细带滑。家属诉服过中西药，并出示两张中药方，一方以补气血为主，药用黄芪、党参、当归、白芍药、熟地黄、白术、茯苓、郁金、大腹皮、龙眼肉、陈皮、仙鹤草、甘草等，还嘱咐家属自购野山人参服用；另方以宣痹通阳为主，药用全瓜蒌、薤白头、丹参、红花、郁金、茯苓、降香、陈皮等，并嘱其加服一小杯黄酒。我仔细进行了分析，其诊断没有什么疑义，而在所用方药上感到有些不妥。问题的关键一是没有进行仔细的辨证；二是没有解决好如何掌握古方今用的问题。

首先，从患者表现出胸闷不适，气短的症状来看，似为元气不足之象，但是结合口干苦、大便结、舌苔黄腻的表现显然与湿热蕴结、郁滞肠道、气机升降失常有关。由于湿热聚痰，痰浊化热上扰，故心神不宁，夜不能寐，综合舌脉，可见湿热痰浊内积为标，故当急则治标。其次，与《金匮要略》中，由于上焦阳虚，阴寒浊痰内盛而致喘息咳唾、胸背痛、短气不同，故在此情况下，取瓜蒌薤白白酒汤亦不宜。斟酌再三用清化痰热、宽中下气、通腑泄浊，拟黄连温胆汤加大黄、郁金、丹参、石菖蒲等药。家属始因药简价廉，疑其无效，无奈之中嘱其试用。不料服完一剂，能知饥而思睡，腑气亦得通畅，病情渐渐缓解。

据此而联想金代名家张元素的教导："运气不齐，古今异轨，古今方病，不相能也。"张元素是易水学派的倡导者，针对当时医界固守古方作如是说。而我们应该像张元素一样，继承前贤经旨，立意创新，运用古方，根据实际情况要有所应变，不能刻意认为治疗心悸早搏，运用炙甘草汤，一定要配原方中黄酒一起用，如果此患者不能饮酒，怎么办？如上述患者先前之两方，即是教训。为医者知其常是必需的，更要知其变，才能左右逢源，奏效明显。

哮

寒

王　受寒哮喘，痰阻气，不能着枕。

川桂枝一钱　茯苓三钱　淡干姜一钱　五味一钱同姜捣　杏仁一钱半　炙草四分　白芍一钱　制麻黄五分

卜十九　哮喘，当暴凉而发，诊脉左大右平。此新邪引动宿邪，议逐伏邪饮气。

小青龙法。

徐四一　宿哮廿年，沉痼之病，无奏效之药。起病由于惊忧受寒，大凡忧必伤肺，寒入背俞，内合肺系，宿邪阻气阻痰，病发喘不得卧。譬之宵小，潜伏里闬，若不行动犯窃，难以强执。虽治当于病发，投以搜逐，而病去必当养正。今中年，谅无大害，精神日衰，病加剧矣。

肾气去桂、膝。病发时葶苈大枣汤或皂荚丸。

陈四八　哮喘不卧，失血后，胸中略爽。

苇茎汤加葶苈、大枣。

某 十三　哮喘久咳。

桂枝木　杏仁　橘红　厚朴　炒半夏　炒白芥子

哮兼痰饮

马 三二　宿哮痰喘频发。

真武丸。

朱 五一　宿哮咳喘，遇劳发。

小青龙去麻、辛，加糖炒石膏。

气虚

邹 七岁　宿哮肺病，久则气泄汗出。脾胃阳微，痰饮留着，有食入泛呕之状。夏三月，热伤正气，宜常进四君子汤以益气，不必攻逐痰饮。

人参　茯苓　白术　炙草

哮与喘，微有不同，其症之轻重缓急，亦微各有异。盖哮症多有兼喘，而喘有不兼哮者。要知喘症之因，若由外邪壅遏而致者，邪散则喘亦止，后不复发，此喘症之实者也。若因根本有亏，肾虚气逆，浊阴上冲而喘者，此不过一二日之间，势必危笃，用药亦难奏功，此喘症之属虚者也。若夫哮症，亦由初感外邪，失于表散，邪伏于里，留于肺俞，故频发频止，淹缠岁月。更有痰哮、咸哮、醋哮，过食生冷及幼稚天哮诸症，案虽未备，阅先生之治法，大概以温通肺脏，下摄肾真为主。久发中虚，又必补益中气。其辛散苦寒、豁痰破气之剂，在所不用，此可谓治病必求其本者矣。此症若得明理针灸之医，按穴灸治，尤易除根。噫，然则难遇其人耳。 华玉堂

喘

肺郁水气不降

伊　先寒后热，不饥不食，继浮肿喘呛，俯不能仰，仰卧不安。古

人以先喘后胀治肺，先胀后喘治脾。今由气分膹郁，以致水道阻塞，大便溏泄，仍不爽利。其肺气不降，二肠交阻，水谷蒸腐之湿，横趋脉络，肿由渐加，岂乱医可效？粗述大略，与高明论证。

肺位最高，主气，为手太阴脏，其脏体恶寒恶热，宣辛则通，微苦则降。若药气味重浊，直入中下，非宣肺方法矣。故手经与足经大异，当世不分手足经混治者，特表及之。

麻黄　苡仁　茯苓　杏仁　甘草

某　气逆，咳呛，喘促。

小青龙去桂枝、芍、草，加杏仁、人参。

某　气逆，咳呛，喘急。

淡干姜　人参　半夏　五味　茯苓　细辛

单　疮毒内攻，所进水谷不化，蒸变湿邪，渍于经隧之间，不能由肠而下。膀胱不利，浊上壅遏，肺气不降，喘满不堪着枕。三焦闭塞，渐不可治。议用中满分消之法，必得小便通利，可以援救。

葶苈　苦杏仁　桑皮　厚朴　猪苓　通草　大腹皮　茯苓皮　泽泻

肝升饮邪上逆

汪　脉弦坚，动怒气冲，喘急不得卧息。此肝升太过，肺降失职。两足逆冷，入暮为剧。议用仲景越婢法。

又，按之左胁冲气便喘，背上一线寒冷，直贯两足，明是肝逆挟支饮所致。议用金匮旋覆花汤法。

旋覆花　青葱管　新绛　炒半夏

中气虚

姜　劳烦哮喘，是为气虚。盖肺主气，为出气之脏，气出太过，但泄不收，则散越多喘，是喘症之属虚。故益肺气药皆甘，补土母以生子。若上气散越已久，耳目诸窍之阻，皆清阳不司转旋之机，不必缕治。

人参建中汤去姜。

胃虚

沈二三　晨起未食，喘急多痰。此竟夜不食，胃中虚馁，阳气交升，中无弹压，下焦阴伤，已延及胃，难以骤期霍然。

黄精　三角胡麻　炙草　茯苓

肾阳虚浊饮上逆

吴　浊饮自夜上干填塞，故阳不旋降，冲逆不得安卧。用仲景真武法。

人参　淡熟附子　生淡干姜　茯苓块　猪苓　泽泻

肾气不纳

徐四二　色痿膝疏，阳虚体质。平昔喜进膏粱，上焦易壅，中宫少运，厚味凝聚蒸痰，频年咳嗽。但内伤失和，薄味自可清肃。医用皂荚搜攒，肺伤气泄，喷涕不已，而沉锢胶浊，仍处胸背募俞之间。玉屏风散之固卫，六君子汤之健脾理痰，多是守剂，不令宣通。独小青龙汤，彻饮以就太阳，初服喘缓，得宣通之意。夫太阳但开，所欠通补阳明一段工夫，不得其阖，暂开复痹矣。且喘病之因，在肺为实，在肾为虚。此病细诊色脉，是上实下虚，以致耳聋鸣响。治下之法，壮水源以息内风为主，而胸次清阳少旋，浊痰阻气妨食。于卧时继以清肃上中二焦，小剂守常，调理百日图功。至于接应世务，自宜节省，勿在药理中也。

熟地砂仁制　黄肉　龟甲心　阿胶　牛膝　茯苓　远志　五味　磁石　秋石

蜜丸，早服。卧时另服威喜丸，竹沥、姜汁泛丸。

张三十　幼年哮喘已愈，上年夏令，劳倦内伤致病，误认外感乱治。其气泄越，哮喘音哑，劳倦不复，遂致损怯。夫外感之喘治肺，内伤之喘治肾，以肾主纳气耳。

加减八味丸，每服二钱五分。盐汤下，六服。

胡六十　脉沉，短气以息，身动即喘。此下元已虚，肾气不为收摄，痰饮随地气而升。有年，陡然中厥最虑。

熟地　淡附子　茯苓　车前　远志　补骨脂

吴　气不归元，喘急跗肿冷汗，足寒面赤。中焦痞结，先议通阳。

熟附子　茯苓　生姜汁　生白芍

王十九　阴虚喘呛，用镇摄固纳。

熟地　萸肉　阿胶　淡菜胶　山药　茯神　湖莲　芡实

翁四二　脉细尺垂，形瘦食少，身动即气促喘急。大凡出气不爽而喘为肺病，客感居多。今动则阳化，由乎阴弱失纳，乃吸气入而为喘，肾病何辞？治法惟以收摄固真，上病当实下焦，宗肾气方法意。

熟地　萸肉　五味　补骨脂　胡桃肉　牛膝　茯苓　山药　车前子
蜜丸。

沈二三　阴虚阳升，气不摄纳为喘。

熟地　萸肉　五味　海参胶　淡菜胶　茯神　山药　芡实　湖莲肉
紫胡桃

杨六一　老年久嗽，身动即喘，晨起喉舌干燥，夜则溲溺如淋。此肾液已枯，气散失纳，非病也，衰也，故治喘鲜效。便难干涸，宗肾恶燥，以辛润之。

熟地　杞子　牛膝　巴戟肉　紫衣胡桃　青盐　补骨脂

陈氏　咳喘则暴，身热汗出。乃阴阳枢纽不固，惟有收摄固元一法。

人参　炙草　五味　紫衣胡桃　熟地　萸肉炭　茯神　炒山药
又，摄固颇应。

人参　附子　五味　炙黄芪　白术

某　疮痍疥疾，致气喘咳出血痰，固是肺壅热气。今饮食二便如常，行动喘急，与前喘更有分别。缘高年下虚，肾少摄纳，元海不固，气逆上泛，是肿胀之萌，宜未雨绸缪。

六味丸加牛膝、车前、胡桃。

孙　望八大年，因冬温内侵，遂致痰嗽暮甚，诊脉大而动搏，察色形枯汗泄，吸音颇促，似属痰阻。此乃元海根微，不司藏纳。神衰呓语，阳从汗出，最有昏脱之变。古人老年痰嗽喘症，都从脾肾主治。今温邪扰攘，上中二焦留热，虽无温之理，然摄固下真以治根本，所谓阳根于阴，岂可不为讲究。

熟地炭　胡桃肉　牛膝炭　车前子　云茯苓　青铅

某　热炽在心，上下不接，冲逆陡发，遍身麻木，喘促昏冒。肾真不固，肝风妄动，久病汤药无功，暂以玉真丸主之。

喘症之因，在肺为实，在肾为虚，先生揭此二语为提纲。其分别有四：大凡实而寒者，必挟凝痰宿饮，上干阻气，如小青龙，桂枝加朴、杏之属也。实而热者，不外乎蕴伏之邪，蒸痰化火，有麻杏甘膏、千金苇茎之治也。虚者，有精伤气脱之分，填精以浓厚之剂，必兼镇摄，肾气加沉香，都气入青铅，从阴从阳之异也。气脱则根浮，吸伤元海，危亡可立而待。思草木之无情，刚柔所难济，则又有人参、河车、五味、石英之属，急续元真，挽回顷刻。补天之治，古所未及。更有中气虚馁，土不生金，则用人参建中。案集三十，法凡十九，其层次轻重之间，丝丝入扣，学者宜深玩而得焉。邵新甫

徐评：此篇治下之法已备，治上之法尚多遗漏，不可不讲也。

【点评】书内哮喘两门，共30则医案，加以分列。这里放在一起进行整理后再加以点评，更加清晰。

1. 涵义区别　哮和喘，症有轻重缓急，病情亦有差异。哮症多有兼喘，而喘有不兼哮者。

2. 病因病机

(1)受寒：寒入背俞，内合肺系，宿邪挟痰阻于气分。

(2)化热：伏邪在肺，蕴蒸化为痰火。

(3)气虚：肺主气，为出气之脏。气出太过，但泄不收，则散越多喘。

(4)阴虚阳升，气不摄纳为喘。

(5)下元已虚，肾气不为收摄。

(6)误作外感治疗，其气泄越，哮喘音哑。

总之，喘病之因在肺为实，在肾为虚。

3. 症状

实证：哮喘难卧，不能著枕，感寒而发，痰阻气逆。

虚证：①中虚：气泄汗出，食入泛恶，耳目诸窍不利；②下元

已虚：喘息，胕肿，冷汗，足寒面赤，动辄短气倚息，晨起喉舌干燥，夜则溲溺如淋。

4. 治疗　因于外感治在肺，内伤治在肾，或温通肺脏或下摄肾真，久病中虚宜补中益气。

实证：逐伏邪水饮，投搜逐之剂。方用小青龙汤，桂枝加厚朴杏子汤，小青龙去桂、芍、甘草加杏仁、人参汤，越脾汤，千金苇茎汤。

虚证：中虚者益气，用四君子汤，人参建中汤；阳虚者温通，用真武汤，肾气丸加沉香；阴虚者摄纳，用固阴煎，六味丸加牛膝、车前子、胡桃，或都气丸加青铅。上实下虚：滋液以息内风，清肃上中二焦。病发时，用葶苈大枣泻肺汤或皂荚丸以降气涤痰；病去时，当养正用肾气丸去肉桂、牛膝。气脱根浮：用人参、五味子、紫河车、紫石英以急续元真，挽救危亡。

5. 案例

哮门王案：受寒哮喘，痰阻气，不能著枕。药用：川桂枝一钱，茯苓三钱，淡干姜一钱五分，五味子同姜捣一钱，杏仁一钱半，炙草四分，白芍一钱，炙麻黄五分。

按：寒邪壅遏，肺失肃降，痰浊阻塞气机，肺气上逆则不能平卧。治宜宣肺化痰，降逆平喘，方取小青龙汤加减。麻桂同用，宣肺平喘；桂芍同用，调和营卫；杏仁、茯苓健脾化痰；干姜、五味子辛酸相合，酸以收耗散之肺气，制其麻、桂宣发太过，辛以一开壅结之气机，防其芍、味收敛过度。气得肺宣而降，痰随气顺而消。

喘门胡案：脉沉，短气以息，身动即喘，此下元已虚，肾气不为收摄，痰饮随气而上升，有年，陡然中厥最虑。熟地、淡附子、茯苓、车前子、远志、补骨脂。

按：肾阳虚愈，气不摄纳，短气以息，下元已虚，水液不得敷布，聚而成痰饮也。用熟地、附子温下固肾；祛痰化饮，用茯苓、远志、车前子通其水道以驱邪。本案以温补肾阳为本，兼顾运脾为标，不治肺其喘逆自愈。

总之，哮喘多起因寒邪伏肺，痰浊内生，迁移失治，郁久化热。故本病发作时，呈本寒标热之象甚多。病久脾失健运，痰浊由生，穷必及肾，肾气不足，摄纳无权，水液上泛成痰，痰气交阻，贮留于肺，结成巢穴。若遇风寒或饮食不节，阻塞关隘，呼吸之气转触其痰则见鼾齁有声。

哮喘治疗，初用清化痰浊，肃肺平喘法；待哮喘平息后，继当培本以固其效，防其复发。

呃

肺气郁痹

某　面冷频呃，总在咽中不爽。此属肺气膹郁，当开上焦之痹。盖心胸背部，须借在上清阳舒展，乃能旷达耳。

枇杷叶　炒川贝　郁金　射干　白通草　香豉

阳虚浊阴上逆

王　脉微弱，面亮戴阳，呃逆胁痛自利。先曾寒热下利，加以劳烦伤阳，高年岂宜反复，乃欲脱之象。三焦俱有见症，议从中治。

人参　附子　丁香皮　柿蒂　茯苓　生干姜

陈　食伤脾胃复病，呕吐发呃下利。诊两脉微涩，是阳气欲尽，浊阴冲逆。阅方虽有姜、附之理阳，反杂入芪、归呆钝牵掣，后方代赭重坠，又混表药，总属不解。今事危至急，舍理阳驱阴无别法。

人参　茯苓　丁香　柿蒂　炮附子　干姜　吴萸

某　脉歇止，汗出呃逆，大便溏。此劳倦积伤，胃中虚冷，阴浊上干。

人参　茯苓　生淡干姜　炒川椒　炒乌梅肉　钉头代赭石

黄　脉小舌白，气逆呃忒，畏寒微战。胃阳虚，肝木上犯。议用镇肝安胃理阳。

人参　代赭石　丁香皮　茯苓　炒半夏　淡干姜

又，舌白胎厚，胃阳未醒，厥逆，浊阴上干为呃。仍用通法。

人参　淡附子　丁香皮　淡干姜　茯苓

又，照方加姜汁、柿蒂。

又，人参　炒川椒　附子　茯苓　淡干姜　炒粳米

呃逆一症，古无是名，其在《内经》本谓之哕，因其呃呃连声，故今人以呃逆名之。观《内经》治哕之法，以草刺鼻嚏，嚏而已，无息而疾迎，引之立已，大惊之亦可已。然历考呃逆之症，其因不一。有胃中虚冷，阴凝阳滞而为呃者，当用仲景橘皮汤，生姜半夏汤。有胃虚虚阳上逆，病深声哕者，宜用仲景橘皮竹茹汤。有中焦脾胃虚寒，气逆为呃者，宜理中汤加丁香，或温胃饮加丁香。有下焦虚寒，阳气竭而为呃者，正以元阳无力，易为抑遏，不能畅达而然，宜用景岳归气饮，或理阴煎加丁香。有食滞而呃者，宜加减二陈加山楂、乌药之属，或大和中饮加干姜、木香。凡此诸法，不过略述其端，其中有宜有不宜，各宜随症施治，不可以此为不易之法。故先生谓肺气郁痹，及阳虚浊阴上逆，亦能为呃，每以开上焦之痹，及理阳驱阴，从中调治为法，可谓补前人之不逮。丹溪谓呃逆属于肝肾之阴虚者，其气必从脐下直冲上出于口，断续作声，必由相火炎上，挟其冲气，乃能逆上为呃，用大补阴丸峻补真阴，承制相火。东垣尝谓阴火上冲，而吸气不得入，胃脉反逆，阴中伏阳即为呃，用滋肾丸以泻阴中伏热。二法均为至当，审证参用，高明裁酌可也。_{邹时乘}

徐评：仲景治呃逆，以旋覆代赭石汤为主方，案中独不用此方，而纯用补热之剂，其症属虚寒上逆者，固有此法。但不知何以俱属寒逆，不识当时曾有误用处否。

【点评】呃逆取仲景橘皮竹茹汤乃常用之法，而叶氏以开上焦之痹，及理阳驱阴，从中调治为法。可谓补前人之不逮，实为新意。

疸

谷疸

沈十九　能食，烦倦，手足汗出，目微黄，常鼻衄。夫热则消谷，水谷留湿，湿甚生热，精微不主四布，故作烦倦，久则痿黄谷疸。当与

猪肚丸，苍术换白术，重用苦参。

张三二 述初病似疟，乃夏暑先伏，秋凉继受，因不慎食物，胃脘气滞生热，内蒸变现黄疸，乃五疸中之谷疸也。溺黄便秘，当宣腑湿热，但不宜下，恐犯太阴变胀。

绵茵陈 茯苓皮 白蔻仁 枳实皮 杏仁 桔梗 花粉

酒疸

汪三九 饮酒发黄，自属湿热，脉虚涩，腹鸣不和，病后形体瘦减，起居行动皆不久耐。全是阳气渐薄，兼之思虑劳烦致损。议两和脾胃之方。

戊己加当归、柴胡、煨姜、南枣。

湿热郁蒸

王 右胁高突刺痛，身面发黄，不食不便。瘀热久聚，恐结痈疡。

大豆黄卷 木防己 金银花 生牡蛎 飞滑石 苡仁

张 脉沉，湿热在里，郁蒸发黄，中痞恶心，便结溺赤，三焦病也。苦辛寒主之。

杏仁 石膏 半夏 姜汁 山栀 黄柏 枳实汁

黄 一身面目发黄，不饥溺赤。积素劳倦，再感温湿之气，误以风寒发散消导，湿甚生热，所以致黄。

连翘 山栀 通草 赤小豆 花粉 香豉

煎送保和丸三钱。

脉络瘀热

刘三九 心下痛年余屡发，痛缓能食，渐渐目黄溺赤。此络脉中凝瘀蕴热，与水谷之气交蒸所致。若攻之过急，必变胀满，此温燥须忌，议用河间金铃子散，合无择谷芽枳实小柴胡汤法。

金铃子 延胡 枳实 柴胡 半夏 黄芩 黑山栀 谷芽

疸变肿胀

蒋 由黄疸变为肿胀，湿热何疑？法亦不为谬。据述些少小丸，谅非河间、子和方法。温下仅攻冷积，不能驱除湿热。仍议苦辛渗利。每三日兼进浚川丸六七十粒。

鸡肶皮　海金沙　厚朴　大腹皮　猪苓　通草

疸后郁损心脾

张三二　夏秋疸病，湿热气蒸而成，治法必用气分宣通自效。盖湿中生热，外干时令，内蕴水谷不化。黄乃脾胃之色，失治，则为肿胀。今调治日减，便通利，主腑已通，薄味自可全功。平昔攻苦，思必伤心，郁必伤脾，久坐必升太过，降不及，不与疸症同例。

归脾丸。

脾液外越

杨七十　夏热泄气，脾液外越为黄，非湿热之疸。继而不欲食、便溏。用大半夏汤通胃开饮，已得寝食。露降痰血，乃气泄不收，肃令浅。不必以少壮热症治，顺天之气，是老年调理法。

人参　炙草　生扁豆　山药　茯神　苡仁

黄疸，身黄目黄溺黄之谓也。病以湿得之，有阴有阳，在腑在脏。阳黄之作，湿从火化，瘀热在里，胆热液泄，与胃之浊气共并，上不得越，下不得泄，熏蒸遏郁，侵于肺则身目俱黄，热流膀胱，溺色为之变赤，黄如橘子色。阳主明，治在胃。阴黄之作，湿从寒水，脾阳不能化热，胆液为湿所阻，渍于脾，浸淫肌肉，溢于皮肤，色如熏黄。阴主晦，治在脾。《伤寒》发黄，《金匮》黄疸，立名虽异，治法多同，有辨证三十五条，出治一十二方。先审黄之必发不发，在于小便之利与不利，疸之易治难治，在于口之渴与不渴。再察瘀热入胃之因，或因外并，或因内发，或因食谷，或因醋酒，或因劳色，有随经蓄血，入水黄汗。上盛者，一身尽热，下郁者，小便为难。又有表虚里虚，热除作哕，火劫致黄。知病有不一之因，故治有不紊之法。于是脉弦胁痛；少阳未罢，仍主以和，渴饮水浆，阳明化燥，急当泻热，湿在上以辛散，以风胜，湿在下，以苦泄，以淡渗。如狂蓄血，势所必攻，汗后溺白，自宜投补。酒客多蕴热，先用清中，加之分利，后必顾其脾阳；女劳有秽浊，始以解毒，继之滑窍，终当峻补肾阴。表虚者实卫，里虚者建中，入水火劫，以及治逆变证，各立方论，以为后学津梁。若云寒湿在里之治，《阳明篇》中惟见一则，不出方论，指人以寒湿中求。盖脾本畏木，而喜风燥，制水而恶寒湿。今阴黄一证，外不因于六淫，内不伤于嗜欲，惟寒惟湿，譬以卑监之土，须暴风日之阳，纯阴之病，疗以辛热无疑矣。方虽不出，法已显然，故不用多歧，恐滋人惑耳，今考诸家之说，丹溪云：不必分五疸，总是如盦酱相似。以为得治黄之扼要，殊不知是言也，以之混治阳黄，虽不中綮，不致增剧。以之治阴黄，下咽则毙，何异操刃？一言之易，遗误后人。惟谦甫罗氏，具有卓识，力辨阴阳，遵伤寒寒湿之指，出茵陈四逆汤之治，继往开来，活人有术，医虽小道，功亦茂焉。喻嘉言阴黄一证，竟谓仲景方论亡失，恍若无所循从，不意其注《伤寒》，注《金匮》，辨论数千言，而独于关键处明文，反为之蒙昧，虽云：智者一失，亦未免会心之不远也。总之，罗氏可称勤求古训，朱氏失于小成自狃，嘉言喻氏，病在好发议论而已。今观叶氏黄疸之案，寥寥数则，而于案中所云：夏秋疸病，湿热气蒸而成，其阳黄之治，了然于胸中。案中又有治黄也，而有非黄之论，揣其是病必求虚实，于是知其是病必辨阴阳。如遇阴黄，求治于先生者，决不以治阳之法治阴，而夭人长命也。苟非师仲景而貌丹溪，博览群贤之论，而不陷于一偏之说者，乌能及此？名不浮于实，道之得以久行也固宜。蒋式玉

徐评：疸之变症不一，案中只有泻湿热一法，其余并无良方。不知黄疸之疾，轻者即愈，重者有黄水成窠，久而不化，变态百出，以至伤生。消水窠之法，不可不考。

【点评】黄疸总与湿热有关，也不尽然，徐氏言之有理。而临证时能辨黄疸，分清阴阳，立法选方，服之有效，可见仲景及后贤之审因论治经验可师可法。这里仅联系黄疸与肝炎的证治，有一定的临床价值，以供参照。《内经》曰："邪在肝，则两胁中痛"；"肝病

者，两胁下痛引少腹"；"溺黄赤安卧者，黄疸……目黄者，曰黄疸"；"身痛而色微黄，齿垢黄，爪甲上黄，黄疸也。安卧，小便黄赤，脉小而涩者，不嗜食"，指出了肝病黄疸的具体症状。《伤寒论》曰："伤寒八九日，身黄如橘子色，小便不利，腹微满，茵陈蒿汤主之"；"伤寒发汗已，身目为黄，所以然者，以寒湿在里不解故也"；"伤寒身黄发热，栀子柏皮汤主之"；"伤寒瘀热在里，身必黄，麻黄连翘赤小豆汤主之"，指出了黄疸的症状、治法和方药。《金匮要略》曰："谷疸之为病，寒热不食，食即头眩，心胸不安，久久发黄为谷疸，茵陈蒿汤主之。"方后云："小便当利，尿如皂角汁状，色正赤，一宿腹减，黄从小便去也。""黄疸病，茵陈五苓散主之。""膀胱急，少腹满，身尽黄，额上黑，足下热，因作黑疸。其腹胀如水状，大便必黑，时溏。此女劳之病，非水也。腹满者，难治。硝石矾石散主之。""夫病酒黄疸，必小便不利，其候心中热，足下热，是其证也。"提出了谷疸、黑疸的具体症状和治疗方法以及预后。《备急千金要方》曰："黄疸者，一身面目悉黄如橘。"《类证活人书》曰："一身尽痛，发热，身黄……小便不利。"

在病因上，宋·郭雍讲得更深入："大抵寒邪中人，久不能去，变成热毒……然毒在腠理之内，与正气争持，正邪相窒，毛窍亦不可开……此所以毒气在里不能出者，必成黄、血二证。"另外，其发病在中医的脏腑中主要是二脏一腑，即肝、脾和胃同病，病邪主要是湿热。《症因脉治》一书曰："黄疸不必分为黄疸、酒疸、谷疸、女劳疸、黄汗等五疸，都是由于湿热形成的。"明·孙文胤的《丹台玉案》曰："黄疸之证，皆湿热所成，湿气不能发泄，则郁蒸而生热，热气不能宣扬，则因结而成湿，湿得热而益深，热因湿而愈炽，二者相辅而相成，愈久而愈甚者也。"

在治疗上，中医认为脾湿胃热宜清宜利；肝郁气滞宜疏宜通。《金匮要略》曰："诸病黄家，但利其小便。""黄从小便去也。"《景岳全书》曰："阳黄证，多以脾湿不流、郁热所致，必须清火邪，利小水；火清则溺自清，溺清则黄自退。""阴黄证，多由内伤不足，切不可以黄为意，专用清利，但宜调补心脾肾之虚，以培血气，血气复则黄必尽退。"

综上所述，现在表现为黄疸肝炎患者，常以面目一身尽黄、小便不利而黄、腹满腹胀、纳少为主症。可由外邪侵入；可由饮食不节所致；可由酒湿内聚而成。治疗上，"但利其小便"，若黄疸迁延不愈成阴黄者，宜调补，以培血气为主。

黄疸型肝炎辨证施治：

1. 阳黄证　主要辨热重于湿，或湿重于热，从而选用清热、化湿、除黄等方药。

(1)热重于湿证：湿热蕴蒸，以热为主，热属阳邪，故黄疸深而鲜明，如橘子色；湿热胶结，胃失和降，故脘腹胀，大便干结；苔黄舌红，脉弦滑，为湿热盛。

治法：清利湿热，通腑逐热。

主方：茵陈蒿汤。

(2)湿重于热证：湿热蕴蒸，以湿为主，湿为阴邪，故黄疸色鲜而淡；湿困脾胃，运化失健，故纳呆，大便不实；湿热凝滞，气化失司，故小便短少；舌苔白腻，脉弦或濡，为湿邪盛。

治法：化湿健脾，宣畅气机。

主方：茵陈五苓散。

(3)急黄证：指湿热毒盛，故黄疸急剧加深；热炽津伤，故壮热烦渴；热壅气滞，故胸腹胀满；邪正交搏，血热妄行，故失血或斑疹色紫；热毒过盛，扰乱心包，神明阻塞，故烦躁不安，甚则神志昏迷；舌绛，苔燥，脉弦数，为邪陷营血、耗伤阴液之象。

治法：清营凉血，解毒开窍。

主方：犀角地黄汤或千金犀角散。

2. 阴黄证　寒湿阴邪，故黄疸色如烟熏晦暗；湿伤脾阳，气机失调，运化失司，故腹胀便溏；湿胜则阳微，故形寒，四肢不温；舌质淡，苔白腻，脉沉细或弦缓，为寒湿伤阳之象。

治法：化湿健脾，和中祛湿。

主方：茵陈术附汤。

卷 五

风

风伤卫

某二七　风伤卫，寒热头痛，脘闷。

苏梗一钱　淡豆豉一钱　杏仁三钱　桔梗一钱　厚朴一钱半　连翘一钱半　通草一钱　滑石三钱

某二一　风邪外袭肺卫，畏风发热，咳嗽脘闷。当用两和表里。

淡豆豉一钱半　苏梗一钱　杏仁三钱　桔梗一钱半　连翘一钱半　通草一钱

风伤营卫误治

江五六　劳倦过月，气弱加外感，头痛恶风，营卫二气皆怯，嗽则闪烁筋掣而痛。大凡先治表后治里，世间未有先投黄连清里，后用桂枝和表，此非医药。

当归建中汤。

体虚感风

沈　虚人得感，微寒热。

参归桂枝汤加广皮。

《经》云：风为百病之长。盖六气之中，惟风能全兼五气，如兼寒则风寒，兼暑则曰暑风，兼湿曰风湿，兼燥曰风燥，兼火曰风火。盖因风能鼓荡此五气而伤人，故曰百病之长也。其余五气，则不能互相全兼，如寒不能兼暑与火，暑亦不兼寒。湿不兼燥，燥不兼湿，火不兼寒。由此观之，病之因乎风而起者自多也。然风能兼寒，寒不兼风，何以辨之？如隆冬严寒之时，即密室重帷之中，人若裸体而卧，必犯伤寒之病，此本无风气侵入，乃但伤于寒，而不兼风者也。风能兼寒者，因风中本有寒气，盖巽为风，风之性本寒，即巽卦之初爻属阴是也。因风能流动鼓荡，其用属阳，是合乎巽之二爻、三爻，皆阳爻也。如炎歊溽暑之时，若使数人扇一人，其人必致汗孔闭，头痛恶寒骨节疼等，伤寒之病作矣。斯时天地间，固毫无一些寒气，实因所扇之风，风中却有寒气，故令人受之，寒疾顿作，此乃因伤风而兼伤寒者也。故有但伤寒而不伤风之症，亦有因伤风而致兼伤寒之症，又有但伤风而不伤寒之症，有因伤风而或兼风温、风湿、风燥、风火等症。更有暑、湿、燥、火四气各自致伤，而绝不兼风之症。故柯韵伯所注《伤寒》云：伤风之重者，即属伤寒，亦有无汗脉紧，骨节疼诸症。此柯氏之书，所以能独开仲景生面也，至仲景所著《伤寒》书，本以寒为主，因风能兼寒，故以风陪说，互相发明耳，学者看书，不可不知此理。若夫脏腑一切内外诸风，各有现症，具载《内经》，尤当详考。华岫云

【点评】华氏于案后分析经文风为百病之长和风能全兼五气，乃道出叶氏于临证运用之要旨，在仲景论述基础上，更有创见。

<h1 style="text-align:center">寒</h1>

寒邪客肺

某二二　客邪外侵，头胀，当用辛散。

苏梗　杏仁　桔梗　桑皮　橘红　连翘

某　寒热，头痛，脘闷。

淡豆豉　嫩苏梗　杏仁　桔梗　厚朴　枳壳

风寒伤卫

某五二　复受寒邪，背寒，头痛，鼻塞。

桂枝汤加杏仁。

寒邪兼湿

某十九　时邪外袭，卫痹发热，头痛。先散表邪。

淡豆豉　苏梗　杏仁　厚朴　木防己　茯苓皮

寒客太阳膀胱经气逆

杨四二　太阳脉行，由背抵腰。外来风寒，先伤阳经。云雾自下及上，经气逆而病发，致呕痰涎，头痛。小溲数行病解，膀胱气通，斯逆者转顺矣。当通太阳之里，用五苓散。倘外感病发再议。

劳倦阳虚感寒

某二八　劳伤阳气，形寒身热，头疼脘闷，身痛。

杏仁三钱　川桂枝八分　生姜一钱　厚朴一钱　广皮一钱　茯苓皮三钱

伤寒症，仲景立法于前，诸贤注释于后。先生虽天资颖敏，若拟其治法，恐亦不能出仲景范围。其所以异于庸医者，在乎能辨症耳。不以冬温、春温、风温、温热、湿温、伏暑、内伤劳倦、瘟疫等症，误认为伤寒。其治温热暑湿诸症，专辨邪之在卫在营，或伤气分，或伤血分，更专究三焦，故能述前人温邪忌汗，湿家忌汗，当用手经之方，不必用足经之药等明训，垂示后人，此乃先生独擅见长之处也。若夫《伤寒》之书，自成无己批注以后，凡注疏者不啻数百家。其尤著者，如《嘉言三书》《景岳书》《伤寒三注》《四注》等篇，近有柯韵伯《来苏集》《伤寒论翼》《方翼》，王晋三《古方选注》中所解一百十三方。诸家析疑辨义处，虽稍有异同，然皆或登仲景之堂，或造仲景之室者。业医者，当日置案头，潜心参究，庶乎临症可无误矣。华岫云

伤寒一症，《内经》云：热病者，皆伤寒之类也，又曰：凡病伤寒而成温者，先夏至日者为病温，后夏至日者为病暑。又曰：冬伤于寒，春必病温，其症有六经相传、并病、合病、两感、直中。《难经》又言：伤寒有五，有中风，有伤寒，有湿温，有热病，有温病，其所苦各不同。

再加以六淫之邪，有随时互相兼感而发之病，且其一切现症，则又皆有头痛发热，或有汗无汗，或恶风恶寒，不食倦卧烦渴等，则又大略相同。故其症愈多，其理愈晦，毋怪乎医者临症时，不能灼然分辨。即其所读之书，前人亦并无至当不易之论，将《灵》《素》《难经》之言，及一切外感之症，逐一分晰辨明，使人有所遵循。故千百年来，欲求一鉴垣之士，察六淫之邪，毫不紊乱者，竟未见其人。幸赖有仲景之书，以六经分症，治以汗、吐、下、和、寒、温诸法。故古人云：仲景之法，不但治伤寒，苟能悉明其理，即治一切六气之病与诸杂症，皆可融会贯通，无所不宜。此诚属高论，固深知仲景者也，然余谓六淫之邪，头绪甚繁，其理甚奥，即汇集河间、东垣、丹溪，及前贤辈诸法而治之，犹虑未能兼括尽善。若沾沾焉，必欲但拘仲景之法而施治，此乃见闻不广，胶柱鼓瑟，不知变通者矣。今观叶氏之书，伤寒之法，固属无多，然其辨明冬温、春温、风温、温热、湿温之治，实超越前人，以此羽翼仲景，差可嘉惠后学，观者幸毋忽诸。华玉堂

徐评： 此即俗名著寒之症，偶尔受寒之小疾，不入经络之病也。何必牵引伤寒大症，发诸议论，及细阅此编，竟无治伤寒一门。即此数方为伤寒之法，不禁失笑，夫医者之学问，全在明伤寒之理，则万病皆通。故仲景之书只有二种，《伤寒论》治伤寒之法也，《金匮》治杂症之法也。而《金匮》之方，则又半从《伤寒论》中来，则伤寒乃病中之第一症，而学医者之第一功夫也，今此编独阙此一门，则平日所习何书，所治何病耶？此老数十年医道大行，岂无数千百大症经手，乃竟只录此数方以了局，此非此老之过，乃编书之人胸中茫无定见耳。

【点评】徐氏谓："医者之学问，全在明伤寒之理，则万病皆通"；而华玉堂则讲得更好："今观叶氏之书，伤寒之法，固属无多，然其辨明冬温、春温、风温、温热、湿温之治，实超越前人，以此羽翼仲景"。寓意甚深。

风温

风温伤肺

僧五二　近日风温上受，寸口脉独大，肺受热灼，声出不扬。先与辛凉清上，当薄味调养旬日。

牛蒡子　薄荷　象贝母　杏仁　冬桑叶　大沙参　南花粉　黑山栀皮

杨　脉左实大，头目如蒙，清窍不爽，此风温仍在上焦。拟升降法。

干荷叶　薄荷　象贝　连翘　钩藤　生石膏末

某　风温从上而入，风属阳，温化热，上焦近肺，肺气不得舒转，周行气阻，致身痛，脘闷不饥。宜微苦以清降，微辛以宣通。医谓六经，辄投羌、防、泄阳气，劫胃汁。温邪忌汗，何遽忘之？

杏仁　香豉　郁金　山栀　栝蒌皮　蜜炒橘红

叶　风温入肺，肺气不通，热渐内郁，如舌苔，头胀，咳嗽，发疹，心中懊憹，脘中痞满，犹是气不舒展，邪欲结痹。宿有痰饮，不欲饮水，议栀豉合凉膈方法。

山栀皮　豆豉　杏仁　黄芩　栝蒌皮　枳实汁

郭　风温入肺，气不肯降，身痛，脘闷，皆膹郁之象。辛凉佐以微苦，手太阴主治。

黑山栀　香豉　杏仁　桑叶　栝蒌皮　郁金

风温化燥热

秦六三　体质血虚，风温上受。滋清不应，气分燥也。议清其上。

石膏　生甘草　薄荷　桑叶　杏仁　连翘

又，照前方去连翘、薄荷，加陈蒌皮、郁金栀

少阳风火

某　风火上郁，耳后结核，目眶痛。

薄荷　牛蒡子　前胡　象贝　连翘　黑栀皮　赤芍　生甘草

风温伤阴

某　风温热伏，更劫其阴，日轻夜重，烦扰不宁。

生地　阿胶　麦冬　白芍　炙草　蔗浆

马三五　风温热灼之后，津液未复，阳明脉络不旺，骨酸背楚。治以和补。

生黄芪　鲜生地　北沙参　玉竹　麦冬　归身

蜜丸。

某　阴虚风湿，气从左升。

桂枝汤加花粉、杏仁。

风为天之阳气，温乃化热之邪，两阳熏灼，先伤上焦，种种变幻情状，不外手三阴为病薮。头胀汗出，身热咳嗽，必然并见，当与辛凉轻剂，清解为先。大忌辛温消散，劫烁清津。太阴无肃化之权，救逆则有蔗汁、庐根、玉竹、门冬之类也。苦寒沉降，损伤胃口，阳明顿失循序之司，救逆则有复脉、建中之类，大凡此症，骤变则为痉厥，缓变则为虚劳，则主治之方，总以甘药为要，或兼寒或兼温，在人通变可也。邵新甫

【点评】风温医案 10 则，证治内容很明确，列出如下。

病邪：风为天之阳气，温乃化热之邪。

病机：风温入肺，肺气不通，热渐内郁，两阳熏灼，劫烁阴津。

病位：风温邪在上焦肺经，手三阴为病薮。

病症：形寒发热，头目如蒙，清窍不爽，身痛，脘闷。

治法：辛凉轻剂。清解为先。

主药：牛蒡子、薄荷、象贝母、杏仁、冬桑叶、大沙参、南花粉、黑山栀皮。

药忌：大忌辛温消散，忌汗及泄阳气，劫胃汁。

病重：热伏劫阴，日轻夜重，烦扰不宁。

预后：多数薄味调养，旬日即安。骤变为痉厥，缓变为虚劳。

温热

温邪入肺

某二十　脉数暮热，头痛腰疼，口燥，此属温邪。

连翘　淡豆豉　淡黄芩　黑山栀　杏仁　桔梗

某　温邪化热，肺痹喘急，消渴胸满，便溺不爽，肺与大肠见症。

淡黄芩　知母　鲜生地　阿胶　天冬　花粉

谢　积劳伤阳，卫疏，温邪上受，内入乎肺。肺主周身之气，气窒不化，外寒似战栗，其温邪内郁，必从热化。今气短胸满，病邪在上，大便泻出稀水，肺与大肠表里相应，亦由热迫下泄耳。用辛凉轻剂为稳。

杏仁　桔梗　香豉　橘红　枳壳　薄荷　连翘　茯苓

龚　襁褓吸入温邪，酿为肺胀危症。

芦根　桃仁　苡仁　冬瓜子

施　久患虚损，原寝食安舒，自服阴柔腻补，不但减食不寐，脘中常闷，渴欲饮凉。此口鼻吸入温邪，先干于肺，误补则邪愈炽，气机阻塞。弱质不敢开泄，援引轻扬肃上，兼以威喜丸，淡以和气，上焦得行。可进养胃法。

白沙参　苡仁　天花粉　桑叶　郁金

兼服威喜丸。

温邪劫津

王　温邪发热，津伤，口糜气秽。

卷心竹叶　嘉定花粉　知母　麦冬　金石斛　连翘

某　春温身热，六日不解，邪陷劫津，舌绛，骨节痛。以甘寒息邪。

竹叶心　知母　花粉　滑石　生甘草　梨皮

热伤胃津

丁　口鼻吸入热秽，肺先受邪，气痹不主宣通，其邪热由中及于募原，布散营卫，遂为寒热。既为邪踞，自然痞闷不饥，虽邪轻未为深害，留连不已，热蒸形消，所谓病伤，渐至于损而后已。

桂枝白虎汤。

又，气分之热稍平，日久胃津消乏，不饥，不欲纳食。大忌香燥破气之药，以景岳玉女煎，多进可效。忌食辛辣肥腻自安。

竹叶石膏汤加鲜枸杞根皮。

杨　伏邪发热，烦渴，知饥无寐，乃胃津受伤所致。拟进竹叶石膏汤加花粉。

叶　热伤气分，用甘寒方。

白虎汤加竹叶。

某　右脉未和，热多口渴，若再劫胃汁，怕有脘痞不饥之事。当清热生津，仍佐理痰，俟邪减便可再商。

麦冬　人参　石膏　知母　粳米　竹叶　半夏

叶二八　仲景云：阴气先伤，阳气独发，不寒瘅热，令人消烁肌肉。条例下不注方，但曰以饮食消息之。后贤谓甘寒生津，解烦热是矣。今脉数，舌紫渴饮，气分热邪未去，渐次转入血分。斯甘寒清气热中，必佐存阴，为法中之法。

生地　石膏　生甘草　知母　粳米　白芍　竹叶心

热入心营

毛六十　温邪热入营中，心热闷，胁肋痛。平素痰火，与邪胶结，致米饮下咽皆胀。老年五液已涸，忌汗忌下。

生地　麦冬　杏仁　郁金汁　炒川贝　橘红

马　少阴伏邪，津液不腾，喉燥舌黑，不喜饮水。法当清解血中伏气，莫使液涸。

　　犀角　生地　丹皮　竹叶　元参　连翘

　　陈_姬　热入膻中，夜烦无寐，心悸怔，舌绛而干，不嗜汤饮。乃营中之热，治在手经。

　　犀角　鲜生地　黑元参　连翘　石菖蒲　炒远志

　　又，鲜生地　元参　天冬　麦冬　竹叶　茯神　金箔

　　又，阳升风动，治以咸寒。

　　生地　阿胶　天冬　人参　川斛　茯神　麦冬

　　张　营络热，心震动。

　　复脉汤去姜、桂、参，加白芍。

热邪入心胞

　　陆_{六九}　高年热病，八九日，舌燥烦渴，谵语，邪入心胞络中，深怕液涸神昏。当滋清去邪，兼进牛黄丸，驱热利窍。

　　竹叶心　鲜生地　连翘心　元参　犀角　石菖蒲

　　胡　脉数，舌赤耳聋，胸闷，素有痰火。近日冬温，引动宿病，加以劳复，小溲不利。议治胞络之热。

　　鲜生地_{五钱}　竹叶心_{一钱}　丹参_{一钱半}　元参_{一钱半}　石菖蒲根_{六分}　陈胆星_{六分}

　　顾　温邪误表劫津，邪入胞络内闭。

　　至宝丹。

　　王　吸入温邪，鼻通肺络，逆传心胞络中，震动君主，神明欲迷。弥漫之邪，攻之不解，清窍既蒙，络内亦痹。幼科不解，投以豁痰降火理气，毫无一效。忆《平脉篇》清邪中上，肺位最高。既入胞络，气血交阻。逐秽利窍，须借芳香。议用局方至宝丹。

　　施　温邪如疟，阴气先伤。苦辛再伤阳及胃，内风肆横，肢掣瘛疭。邪闭心胞络中，痰潮神昏。乃热气蒸灼，无形无质。此消痰，消食，清火，竟走肠胃，与病情隔靴搔痒。速速与至宝丹三分，冷开水调服。若得神清，再商治法。

　　顾　饮酒又能纳谷，是内风主乎消烁。当春尽夏初，阳气弛张，遂

致偏中于右。诊脉左弦且坚。肌腠隐约斑点，面色光亮而赤，舌胎灰黄，其中必夹伏温邪，所怕内闭神昏。治法以清络宣窍，勿以攻风劫痰，扶助温邪。平定廓清，冀其带病久延而已。

犀角　生地　元参　连翘心　郁金　小青叶　竹叶心　石菖蒲

又，目瞑舌缩，神昏如醉，邪入心胞络中，心神为蒙，谓之内闭。前案已经论及，温邪郁蒸，乃无形质，而医药都是形质气味，正如隔靴搔痒。近代喻嘉言，议谓芳香逐秽宣窍，颇为合理。绝症难挽，聊尽人工。

至宝丹四丸，匀四服，凉开水调化。

热邪闭窍神昏

包　老年下虚，春温上受，痰潮昏谵，舌绛黄苔，面赤微痉。先清上焦。

天竺黄　金银花　竹叶心　连翘　竹沥

张　温邪自里而发，喉肿口渴，舌心灰滞，上焦热蒙，最怕窍闭昏痉。苦寒直降，攻其肠胃，与温邪上郁无涉。

连翘　黑栀皮　牛蒡子　杏仁　花粉　马勃　栝蒌皮　夏枯草　金汁　银花露

张　周岁内，未得谷味精华。温邪吸入，上焦先受，头面颐颔肿浮。邪与气血混处，刀针破伤经络，温邪内闭热壅，蔓延三焦，昏寐痰潮，舌刺卷缩，小溲点滴浑浊，热气结锢在里。但膏、连、芩、栀之属，药性直降，竟由胃达肠，而热气如烟如雾，原非形质可荡可扫。故牛黄产自牛腹，原从气血而成，混处气血之邪，借此破其蕴结，是得效之因由也。夫温热时疬，上行气分，而渐及于血分，非如伤寒足六经，顺传经络者。大抵热气鸱张，必熏塞经络内窍，故昏躁皆里窍之欲闭。欲宣内闭，须得芳香。气血久郁，必致疡毒内攻，谨陈大意参末。议用紫雪丹三分，微温开水调服。

褚　温邪中自口鼻，始而入肺，为咳喘，继传膻中则呛血，乃心营肺卫受邪。然邪在上焦，壅遏阻气，必聚为热，痰臭呛渴，是欲内闭。惜不以河间三焦立法，或谓伤寒主六经，或谓肺痈专泄气血，致热无出路，胸突腹大，危期至速矣。即有对病药饵，气涌沸腾，势必涌吐无余，焉望有济？夫温热秽浊，填塞内窍，神识昏迷，胀闷欲绝者，须以芳香宣窍，佐牛黄金箔深入脏络，以搜锢闭之邪。今危笃若此，百中图一而已。

紫雪丹。

陈 温邪逆传膻中，热痰蔽阻空窍，所进寒凉消导，徒攻肠胃，毫无一效。痰乃热熏津液所化，膻中乃空灵之所，是用药之最难。至宝丹芳香，通其神明之窍，以驱热痰之结极是。但稚年受温邪，最易阴亏津耗，必兼滋清以理久伏温邪为正。

犀角　鲜生地　元参　连翘心　丹皮　石菖蒲

化服至宝丹。

某 湿为渐热之气，迷雾雺间，神机不发，三焦皆被邪侵，岂是小恙？视其舌伸缩如强，痰涎黏着，内闭之象已见。宣通膻中，望其少苏，无暇清至阴之热。

至宝丹四分，石菖蒲、金银花汤送下。

热陷血分

王十八　夜热早凉，热退无汗。其热从阴而来，故能食，形瘦，脉数左盛，两月不解。治在血分。

生鳖甲　青蒿　细生地　知母　丹皮　淡竹叶

许 温邪已入血分，舌赤音低，神呆潮热，即发斑疹，亦是血中热邪。误汗消食，必变昏厥。

犀角　细生地　元参　丹皮　郁金　石菖蒲

热入厥阴

张 舌绛裂纹，面色枯槁，全无淖泽，形象畏冷，心中热焚。邪深竟入厥阴，正气已经虚极。勉拟仲景复脉汤，合乎邪少虚多治法。

复脉去人参、生姜，加甘蔗汁代水煎。

又，热病误投，表散消导，正气受伤，神昏舌强，势如燎原。前进复脉法，略有转机。宜遵前方，去桂加参，以扶正气为主。

复脉汤去桂，加人参，甘蔗汁代水煎药。

又，进甘药颇安，奈阴液已涸，舌强音缩，抚之干板。较诸已前龈肉映血有间，小便欲解掣痛，犹是阴气欲绝。欲寐昏沉，午间烦燥，热深入阴之征，未能稳许愈期也。

生白芍　炙甘草　阿胶　鸡子黄　人参　生地　麦冬　炒麻仁

误下热陷成结胸

某　误下热陷于里，而成结胸。所以身不大热，但短气，胸满烦躁，此皆邪热内燔，扰乱神明，内闭之象。棘手重恙，仿仲景泻心法，备参末议，再候明眼定裁。

川连　黄芩　半夏　炮淡干姜　生姜枳实

误治伤胃津液

吴　神气如迷，不饥不食，乃苦辛消导发散，劫夺胃津所致。盖温邪手经为病，今世多以足六经主治，故致此。

细生地　竹叶心　麦冬　元参心　连翘心　郁金

王妪　温热十三日，舌黄，心中闷痛。初病手经，不当用足经方。老人怕其液涸，甘寒醒胃却热。

鲜生地　竹叶心　麦冬　郁金　川斛　菖蒲根

冬温伤液

吴十五　近日天未寒冷，病虚气不收藏，所感之邪谓冬温。参、芩益气，薄荷、桔梗、杏仁泄气，已属背谬，加补骨脂温涩肾脏，尤不通之极。自述夜寐深更，漐漐有汗。稚年阴不充，阳易泄，论体质可却病。

桑叶　大沙参　玉竹　苡仁　生甘草
糯米汤煎药。

陈半岁　冬温入肺，胶痰化热。因未纳谷之身，不可重药消痰通利。

炒麦冬　桑叶　大沙参　甜杏仁　地骨皮

气血两伤

某　脉数右大，烦渴舌绛，温邪，气血两伤。与玉女煎。

生地　竹叶　石膏　知母　丹皮　甘草

阴虚感温邪

陈二三　阴虚温邪，甘寒清上。

白沙参　甜杏仁　玉竹　冬桑叶　南花粉　生甘草

关　阴虚挟温邪，寒热不止。虽不宜发散消食，徒补亦属无益。拟进复脉汤法。

炙甘草　阿胶　生白芍　麦冬　炒生地　炒丹皮

青甘蔗汁煎。

黄　体虚，温邪内伏。头汗淋漓，心腹窒塞，上热下冷，舌白烦渴。春阳升举为病，犹是冬令少藏所致。色脉参视，极当谨慎。

阿胶　生地　麦冬　生牡蛎　生白芍　茯苓

劳倦感温阴液燥

张五五　劳倦内伤，温邪外受，两月不愈。心中温温液液，津液无以上供，夜卧喉干燥。与复脉汤去姜、桂、参，三服后可加参。

汪　劳倦更感温邪，阳升头痛，寒热战栗，冷汗。邪虽外达，阳气亦泄致神倦欲眠，舌赤黄胎，口不知味。当以育阴除热为主，辛散苦降非宜。

复脉汤去参、姜、桂、麻，加青甘蔗浆。

劳倦感温营卫胃阳兼虚

曹　脉促数，舌白不饥，寒热汗出。初起腹痛，脐右有形。乃久伤劳倦，复感温邪。今病两旬又六，微咳有痰，并不渴饮，寒来微微齿痉。此营卫二气大衰，恐延虚脱。议固卫阳，冀寒热得平。

黄芪　桂枝　白芍　炙甘草　牡蛎　南枣

病退胃不和

陈　热病后，不饥能食，不寐。此胃气不和。

香豉　黑山栀　半夏　枳实　广皮白

华五五　口鼻受寒暄不正之气，过募原，扰胃系。寒热已罢，犹不饱不饥，舌边赤，中心黄。余邪未清，食入变酸，乃邪热不胜谷。以温胆和之。

半曲温胆去甘草、茯苓、枳实，加郁金、黑山栀。

热毒壅结上焦

林氏　腹满已久，非是暴症。近日面颔肿胀，牙关紧闭，先有寒热，随现是象。诊脉右搏数，左小。乃温邪触自口鼻，上焦先受，气血与热胶固，致清窍不利，候有痹塞之变，理当先治新邪。况头面咽喉结邪，必辛凉轻剂以宣通，若药味重浊，徒攻肠胃矣。仿东垣普济消毒意。

连翘　牛蒡子　马勃　射干　滑石　夏枯草　金银花露　金汁

阴虚邪伏

席　脉左数，右缓弱。阳根未固，阴液渐涸。舌赤微渴，喘促，自利溲数，晡刻自热，神烦呓语。夫温邪久伏少阴，古人立法，全以育阴祛热。但今见症，阴分固有伏邪，真阳亦不肯收纳。议仿刘河间浊药轻投，不为上焦热阻，下焦根蒂自立，冀其烦躁热蒸渐缓。

熟地炭　茯苓　淡苁蓉　远志炭　川石斛　五味子
饮子煎法。

又，晚诊。阴中伏邪，晡时而升，目赤羞明，舌绛而渴。与育阴清邪法。

生地炭　元参心　川石斛　炒麦冬　犀角　石菖蒲

又，脉左数，右软，舌干苔白。小溲淋沥，吸气喘促，烦汗。肾阴不承，心神热灼蒙闭。议以三才汤滋水制热。

三才加茯神、黄柏、金箔。

晚进周少川牛黄清心丸一服。

又，昨黄昏后诊脉，较诸早上，左手数疾顿减，惟尺中垂而仍动。呓语不已，若有妄见。因思肾热乘心，膻中微闭，神明为蒙，自属昏乱。随进周少川牛黄丸一服，俾迷漫无质之热，暂可泄降，服后颇安。辰刻诊脉濡小，形质大衰，舌边色淡，下利稀水，夫救阴是要旨。读仲景《少阴下利篇》，上下交征，关闸欲撒，必以堵塞阳明为治。以阳明司阖，有关无阖，下焦之阴，仍从走泄矣。议用桃花汤。

人参　赤石脂　炮姜　白粳米

又，晚服照方加茯苓。

又，脉左沉数，右小数。暮热微汗，时烦，辰刻神清，虚邪仍留阴分。议用清补。

人参　茯苓　川石斛　炙甘草　黑稆豆皮　糯稻根须

又，金匮麦门冬汤。

邪热兼酒热伤阴

程二八　温热病，已伤少阴之阴。少壮阴未易复者，恰当夏令发泄，百益酒酿造有灰，辛热劫阴泄气，致形体颓然，药难见效。每日饵鸡距子生用，其汤饮用马料豆汤。

冬伤于寒，春必病温者，重在冬不藏精也。盖烦劳多欲之人，阴精久耗，入春则里气大泄，木火内燃，强阳无制，燔燎之势，直从里发。始见必壮热烦冤，口干舌燥之候矣。故主治以存津液为第一，黄芩汤坚阴却邪，即此义也。再者在内之温邪欲发，在外之新邪又加，葱豉汤最为捷径，表分可以肃清。至于因循贻误，岂止一端。或因气燥津枯，或致阴伤液涸。先生用挽救诸法，如人参白虎汤，黄连阿胶汤，玉女煎、复脉法，申明条例甚详。余则治痉厥以甘药缓肝，昏闭用幽芳开窍。热

痰之温胆，蓄血而论通瘀，井井有条，法真周到。_{邵新甫}

徐评： 细详诸案，俱是热邪误治入脏之坏症居多，时邪温热之症绝少。

【点评】此处言精，一为广义之正气，二为肾精。无论伤寒、温病、热病，皆以存津液为第一，用玉女煎或用复脉汤均以此为依据。

暑

暑伤气分上焦闭郁

某 大凡暑与热，乃地中之气，吸受致病，亦必伤人气分。气结则上焦不行，下脘不通、不饥、不欲食、不大便、皆气分有阻。如天地不交，遂若否卦之义。然无形无质，所以清之攻之不效。

杏仁　通草　象贝　栝蒌皮　白蔻　郁金汁

姚 奔走气乱，复饮烧酒，酒气辛热，有升无降，肺气膹郁，上下不通。舌白消渴，气结自胸及腹，澼澼自利不爽，周身肤腠皆痛，汗大出不解。无非暑湿热气，始由肺受，漫布三焦。群医消导苦药，但攻肠胃，在上痞结仍然。议淡渗佐以微辛，合乎轩岐上病治上之方。

西瓜翠衣　川白通草　大豆黄卷　马兜铃　射干　苡仁

范 伏暑阻其气分，烦渴，咳呕喘急，二便不爽。宜治上焦。

杏仁　石膏　炒半夏　黑栀皮　厚朴　竹茹

又，痰多咳呕，是暑郁在上。医家乱投沉降，所以无效。

石膏　杏仁　炒半夏　郁金　香豉　黑山栀

王 舌白烦渴，心中胀闷，热邪内迫，气分阻闭，当治肺经。倘逆传膻中，必致昏厥。

杏仁　郁金　滑石　黄芩　半夏　橘红　栝蒌皮

陈_{四五} 暑湿伤气，肺先受病，诸气皆痹。当午后阳升，烦喘更加。夫无形气病，医以重药推消，多见不效。

西瓜翠衣　活水芦根　杏仁　苡仁

又，酒客中虚，重镇攻消，清气愈伤。夫暑邪皆着气分，苟肺司清肃，则其邪不攻自罢。议仍以廓清为法，若雨露从天下降，炎歊自荡扫无余。

威喜丸二钱，十服。

某二二　身热，头胀脘闷，咳呛，此暑邪外袭于肺卫，当清上焦。

丝瓜叶三钱　大杏仁三钱　香薷七分　通草一钱半　飞滑石三钱　白蔻仁五分

陈　脉左劲右濡，头痛脘闷，麻痹欲厥，舌白。此暑邪内中，蒙闭清空，成疟之象。平昔阴虚，勿犯中下二焦。

嫩竹叶　连翘　飞滑石　野郁金汁　大杏仁　川贝母

龚二四　脉寸大，头晕，脘中食不多下。暑热气从上受，治以苦辛寒方。

竹叶　杏仁　郁金　滑石　香豉　山栀

张四七　三疟之邪在阴，未经向愈，春季洞利不食。想春雨外湿，水谷内聚亦湿，即湿多成五泄之谓。疮痍仅泄经隧湿邪，而里之湿邪未驱。长夏吸受暑邪，上蒙清空诸窍，咳嗽耳聋，的系新邪，非得与宿病同日而语。

连翘　飞滑石　嫩竹叶　荷叶边汁　桑叶　杏仁　象贝　黑山栀

程三六　暑风必挟湿，湿必伤于气分。断疟疮发，即湿邪内发之征。湿伏热蕴，致气壅塞咽底脘中。及至进谷无碍，二便通调，中下无病显然。

白通草　西瓜翠衣　活水芦根　苡仁

吴　连朝骤热，必有暑气内侵。头热目瞑，吸短神迷，此正虚邪痹，清补两难。先与益元散三四钱，用嫩竹叶心二钱，煎汤凉用三四小杯。常用绿豆煎汤服。

龚六十　暑必挟湿，二者皆伤气分。从鼻吸而受，必先犯肺，乃上焦病。治法以辛凉微苦，气分上焦廓清则愈。惜乎专以陶书六经看病，仍是与风寒先表后里之药，致邪之在上，漫延结锢，四十余日不解。非初受六经，不须再辨其谬。经云：病自上受者治其上。援引经义以论治病，非邪僻也。宗河间法。

杏仁　栝蒌皮　半夏　姜汁　白蔻仁　石膏　知母　竹沥

秋露水煎。

又，脉神颇安，昨午发疹，先有寒战。盖此病起于湿热，当此无汗，肌腠气窒，至肤间皮脱如麸，犹未能全泄其邪，风疹再发，乃湿因战栗为解。一月以来病魔，而肌无膏泽，瘦削枯槁。古谓瘦人之病，虑涸其阴。阴液不充，补之以味。然腥膻浊味，徒助上焦热痰，无益培阴养液。况宿滞未去，肠胃气尚窒钝，必淡薄调理，上气清爽，痰热不至复聚。从来三时热病，怕反复于病后之复。当此九仞，幸加意留神为上。

元参心　细生地　银花　知母　生甘草　川贝　丹皮　橘红盐水炒
竹沥

此煎药方，只用二剂可停。未大便时，用地冬汁膏。大便后，可用三才汤。

池　伏暑至深秋而发，头痛，烦渴，少寐。

薄荷　淡竹叶　杏仁　连翘　黄芩　石膏　赤芍　木通

张　病几一月，犹然耳聋，神识不慧，嗽甚痰黏，呼吸喉间有音。此非伤寒暴感，皆夏秋间暑湿热气内郁，新凉引动内伏之邪，当以轻剂清解三焦。奈何医者不晓伏气为病，但以发散消食寒凉清火为事，致胃汁消亡，真阴尽烁。舌边赤，齿板燥裂血，邪留营中，有内闭瘛疭厥逆之变。况右脉小数，左脉涩弱，热固在里。当此阴伤日久，下之再犯亡阴之戒，从来头面，都是清窍，既为邪蒙，精华气血不肯流行，诸窍失司聪明矣。此轻清清解，断断然也。议清上焦气血之壅为先，不投重剂苦寒，正仿古人肥人之病，虑虚其阳耳。

连翘心　元参　犀角　郁金　橘红蜜水炒　黑栀皮　川贝　鲜菖蒲根
加竹沥。

又，昨进清上焦法，诸症虽然略减，而神识犹未清爽。总由病久阴液内耗，阳津外伤。聪明智慧之气，俱被浊气蒙蔽，所以子后午前稍清，他时皆不清明。以阳盛时，人身应之也。拟进局方至宝丹，借其芳香，足以护阳逐邪，庶无内闭外脱之虞。

至宝丹。每服三分，灯心、嫩竹叶汤送。

又，脉右缓大，左弱，面垢色已减，痰嗽不爽，良由胃中津液，为辛散温燥所伤。心营肺卫，悉受热焰蒸迫，致神呆喘急，耳聋。清阳阻痹，九窍不利，首方宣解气血，继方芳香通窍，无形令其转旋，三焦自有专司，岂与俗医但晓邪滞攻击而已。今已获效，当与清养胃阴肺气，体素丰盛，阳弱，不耐沉寒。然深秋冬交，天气降则上焦先受。试观霜露下垂，草木皆改容色。人在气交，法乎天地，兼参体质施治。

　　枇杷叶　炒黄川贝　橘红　郁金　茯苓　苡仁

暑风伤肺

　　王　暑风热气入肺，上热，痰喘嗽。

　　石膏　连翘　竹叶　杏仁　桑皮　苡仁　橘红　生甘草

　　又，肺气壅遏，身热喘咳，溺少。

　　苇茎合葶苈大枣汤。

　　某二五　暑风外袭，肺卫气阻，头胀咳呛，畏风微热，防作肺疟。

　　丝瓜叶　大杏仁　香薷　桔梗　连翘　六一散

　　某　舌灰黄，头痛咳逆，左肢掣痛。此烦劳阳动，暑风乘虚袭入，最虑风动中厥。

　　鲜荷叶三钱　鲜莲子五钱　茯神一钱半　益元散三钱　川贝母一钱半　橘红一钱

　　杨女　暑热秽浊，阻塞肺部，气痹腹满。宜以轻可去实。

　　西瓜翠衣　白通草　活水芦根　生苡仁

　　临好，加入石膏末二钱。

　　周二三　暑风热，神呆。

　　鲜荷叶　苦丁茶　滑石　木通　杏仁　厚朴　广皮　白蔻仁

　　郁二六　暑热，头胀，咳喉痛。

　　鲜荷叶　杏仁　射干　橘红　桑皮　桔梗　木通　滑石

　　暑热阻气中痞不运

　　胡　不饥不食不便，此属胃病，乃暑热伤气所致。味变酸浊，热痰聚脘。苦辛自能泄降，非无据也。

　　半夏泻心汤去甘草、干姜，加杏仁、枳实。

　　王　身热自汗，腹痛，大小便不利。脉虚，右大左小。暑热内闭，拟和表里法。

　　薄荷　枳实　黄芩　生白芍　竹叶心　黑山栀　通草　甘草

　　程四二　秽热由清窍入，直犯募原，初头痛肌胀，今不饥痞闷。以苦辛寒法。

杏仁　半夏　厚朴　橘红　竹叶　黄芩　滑石

又，脉虚，舌赤消渴。伏暑热气，过卫入营，治在手厥阴。

竹叶　犀角　生地　麦冬　元参

某六一　舌黄，脘闷，头胀，口渴，溺短，此吸受秽气所致。

飞滑石三钱　白蔻仁七分　杏仁三钱　厚朴一钱半　通草一钱半　广皮白一钱半

某三三　秽暑吸入，内结募原，脘闷腹痛，便泄不爽。法宜芳香逐秽，以疏中焦为主。

藿香梗　杏仁　厚朴　茯苓皮　半夏曲　广皮　香附　麦芽

杨　秋暑内烁，烦渴，喜得冷饮，脉右小弱者。暑伤气分，脉必芤虚也。此非结胸症，宜辛寒以彻里邪。

石膏　知母　厚朴　杏仁　半夏　姜汁

沈二三　脉小色白，气分不足，兼之胃弱少食。闻秽浊要刮痧，阴柔之药，妨胃助浊。常以猪肚丸养胃。入夏令，热更伤气，每食远进生脉四君子汤一剂，恪守日服，可杜夏季客暑之侵。

生脉四君子汤。长服猪肚丸。

卜二八　春夏必吞酸，肢痿麻木。此体虚不耐阳气升泄，乃热伤气分为病。宗东垣清暑益气之议。

人参　黄芪　白术　甘草　麦冬　五味　青皮　陈皮　泽泻　葛根　升麻　黄柏　归身　神曲

任十六　冲年真阴未长，逢长夏湿热交迫，斯气泄烦倦，当静坐凉爽。过月凉飙至。炎高炎去，乃却病之期。与清暑益气之属。

清暑益气汤。

徐十四　长夏湿热令行，肢起胀窠，烦倦，不嗜食。此体质本怯，而湿与热邪，皆伤气分，当以注夏同参。用清暑益气法。

人参　白术　广皮　五味　麦冬　川连　黄柏　升麻　葛根　神曲　麦芽　谷芽

干荷叶汁泛丸。

烦劳伤暑胃虚

施_{四七} 以烦劳伤阳，交长夏发泄令加，见症都是气弱，亦热伤气也。烦渴有痰，先治其胃。盖阳明经脉，主乎束筋骨以流利机关耳。

金匮麦门冬汤。

吴 诊脉，肝胆独大，尺中动数。先天素弱，水亏，木少滋荣。当春深长夏，天地气机泄越，身中烦倦食减，皆热伤元气所致。进以甘酸，充养胃阴，少俟秋肃天降，培植下焦，固纳为宜。

炒麦冬　木瓜　北沙参　生甘草　乌梅

暑入心营

程 暑久入营，夜寐不安，不饥微痞。阴虚体质，议理心用。

鲜生地　元参　川连　银花　连翘　丹参

顾_{十三} 阴虚遗热，小便淋沥。近日冒暑，初起寒热头痛，汗出不解，肌肉麻木，手足牵强，神昏如寐。成疟则轻，痉厥则重。

犀角　元参　小生地　连翘心　竹叶心　石菖蒲　滑石

化牛黄丸二服。

某 初病伏暑，伤于气分。微热渴饮，邪犯肺也。失治邪张，逆走膻中遂舌绛缩，小便忽闭，鼻煤裂血，口疮耳聋，神呆。由气分之邪热，漫延于血分矣。夫肺主卫，心主营，营卫二气，昼夜行于经络之间，与邪相遇，或凉或热，今则入于络。津液被劫，必渐昏寐，所谓内闭外脱。

鲜生地　连翘　元参　犀角　石菖蒲　金银花

暑风入营

汪 暑风久入营络，微热忽凉。议用玉女煎。

玉女煎去麦冬、牛膝，加丹皮、竹叶。

暑病久延伤液

金 热止，津津汗出，伏暑已解。只因病魔日久，平素积劳，形色脉象虚衰，深虑变病。今饮食未进，寤寐未宁。议以敛液补虚。

人参　茯神　麦冬　五味　炒白芍块

辰砂一两，绵裹同煎。

又，热久，胃汁被劫，不饥不便，亦病后常事耳。古人论病，必究寝食。今食未加餐，难寐，神识未清，为病伤元气，而热病必消烁真阴。议用三才汤意。

人参　天冬　生地　麦冬　五味子

暑热深入劫阴

顾 右脉空大，左脉小芤。寒热麻痹，腰痛冷汗。平素积劳内虚，秋暑客邪，遂干脏阴，致神迷心热烦躁。刮痧似乎略爽，病不肯解。此非经络间病，颇虑热深劫阴，而为痉厥。张司农集诸贤论暑病，谓入肝则麻痹，入肾为消渴，此其明征。议清阴分之邪，仍以养正辅之。

阿胶　小生地　麦冬　人参　小川连　乌梅肉

暑湿弥漫三焦

某 暑湿热气，触入上焦孔窍，头胀脘闷不饥，腹痛恶心。延久不清，有疟痢之忧。医者不明三焦治法，混投发散消食，宜乎无效。

杏仁　香豉　橘红　黑山栀　半夏　厚朴　滑石　黄芩

张 舌白罩灰黑，胸脘痞闷，潮热呕恶，烦渴，汗出，自利。伏暑内发，三焦均受，然清理上中为要。

杏仁　滑石　黄芩　半夏　厚朴　橘红　黄连　郁金　通草

某二六 暑热郁遏，头胀脘痛，口渴溺短，当清三焦。

丝瓜叶　飞滑石　淡竹叶　茯苓皮　厚朴　藿香　广皮　通草

何 暑湿皆客邪也，原无质，故初起头胀胸满，但伤上焦气分耳。

酒家少谷，胃气素薄，一派消导，杂以辛散苦寒，胃再伤残。在上湿热，延及中下，遂协热自利。三焦邪蒸，气冲塞填胸，躁乱口渴。瓜果下脘，格拒相斗，此中宫大伤。况进热饮略受，其为胃阳残惫，而邪结内踞可知矣。考暑门时风烦躁，清浊交乱者，昔贤每以来复丹五六十粒，转运清浊为先。攻补难施之际，望其效灵耳。

来复丹。

吴 目黄脘闷，咽中不爽，呕逆，寒少热多。暑湿客气之伤，三焦不通，非风寒之症。

大竹叶　黄芩　杏仁　滑石　陈皮　厚朴　半夏　姜汁

又，暑湿热，皆气也，并酿蓄浊痰于胃，遂口甜腻滞不饥。议以宣气理痰。

川贝母　栝蒌皮　杏仁　黑山栀　泽泻

另用二贤散。

某四一　诊脉弦，午后恶寒似热，不饥，溺涩短赤。暑热炎蒸，外袭肺卫，游行三焦，致气分窒痹而然。当用和法，宜薄滋味，庶杜疟患。

杏仁　香薷　木通　飞滑石　茯苓　厚朴　白蔻仁　淡竹叶

又，照前方去香薷，加半夏。

杨二八　暑热必挟湿，吸气而受，先伤于上。故仲景伤寒，先分六经；河间温热，须究三焦。大凡暑热伤气，湿着阻气。肺主一身周行之气，位高，为手太阴经。据述病样，面赤足冷，上脘痞塞，其为上焦受病显著。缘平素善饮，胃中湿热久伏。辛温燥烈，不但肺病不合，而胃中湿热，得燥热锢闭，下利稀水即协热下利。故黄连苦寒，每进必利甚者，苦寒以胜其辛热药味尚留于胃底也，然与初受之肺邪无当。此石膏辛寒，辛先入肺，知母为味清凉，为肺之母气。然不明肺邪，徒曰生津，焉是至理？昔孙真人未诊先问，最不误事。再据主家说及病起两旬，从无汗泄。经云：暑当汗出勿止。气分窒塞日久，热侵入血中，咯痰带血，舌红赤，不甚渴饮。上焦不解，漫延中下，此皆急清三焦，是第一章旨。故热病之瘀热，留络而为遗毒，注腑肠而为洞利，便为束手无策。再论湿乃重浊之邪，热为熏蒸之气。热处湿中，蒸淫之气，上迫清窍，耳为失聪，不与少阳耳聋同例。青蒿减柴胡一等，亦是少阳本

药。且大病如大敌，选药若选将，苟非慎重，鲜克有济。议三焦分清治，从河间法。_{初三日。}

    飞滑石 生石膏 寒水石 大杏仁 炒黄竹茹 川通草 莹白金汁 金银花露

又，暮诊。诊脉后，腹胸肌腠发现瘾疹，气分湿热原有暗泄之机，早间所谈余邪遗热，必兼解毒者为此。下午进药后，诊脉较大于早晨，神识亦如前。但舌赤，中心甚干燥，身体扪之，热甚于早间，此阴分亦被热气蒸伤。瘦人虑其液涸，然痰咯不清，养阴药无往而非腻滞。议得早进清膈一剂，而三焦热秽之蓄，当用紫雪丹二三匙，借其芳香宣窍逐秽，斯锢热可解，浊痰不黏。继此调理之方，清营分，滋胃汁，始可瞻顾。其宿垢欲去，犹在旬日之外。古人谓下不嫌迟，非臆说也。

    紫雪丹一钱六分 知母 竹叶心 连翘心 炒川贝 竹沥 犀角 元参 金汁 银花露

又，一剂后用：竹叶心 知母 绿豆皮 元参 鲜生地 金银花

又，一剂后，去银花绿豆皮，加人参、麦冬。

又，初十申刻诊。经月时邪，脉形小数，小为病退，数为余热。故皮腠麸蜕，气血有流行之义，思食欲餐，胃中有醒豁之机，皆佳兆也。第舌赤而中心黄苔，热蒸既久，胃津阴液俱伤，致咽物咽中若阻，溺溲尿管犹痛。咯痰浓厚，宿垢未下，若急遽攻夺，恐真阴更涸矣。此存阴为主，而清腑兼之。故乱进食物，便是助热，惟清淡之味，与病不悖。自来热病，最怕食复劳复，举世共闻，非臆说也。

    细生地 元参心 知母 炒川贝 麦冬 地骨皮 银花露 竹沥

又，脉症如昨。仍议滋清阴分余热，佐清上脘热痰。

照昨日方去地骨皮、银花露，加盐水炒橘红。

某 脉虚，伤暑，头重脘闷，跗酸。

    丝瓜叶_{三钱} 大杏仁_{三钱} 六一散_{三钱} 茯苓皮_{三钱} 汉防己_{一钱半} 绵茵陈_{一钱} 细木通_{一钱} 白蔻仁_{五分}

暑厥

某 中恶暑厥。

苍术白虎汤加滑石。

暑瘵

王　暑邪寒热，舌白不渴，吐血，此名暑瘵重症。

西瓜翠衣　竹叶心　青荷叶汁　杏仁　飞滑石　苡仁

暑邪入厥阴

万　暑邪不解，陷入厥阴。舌灰消渴，心下板实，呕恶吐蛔，寒热，下利血水，最危之症。

川连　黄芩　干姜　生白芍　川椒　乌梅　人参　枳实

江　暑邪深入厥阴，舌缩，少腹坚满，声音不出，自利，上下格拒，危期至速。勉拟暑门酸苦泄热，辅正驱邪一法。

黄连　淡干姜　乌梅　生白芍　半夏　人参　枳实

暑兼血症

某十八　劳伤挟暑，肺气受戕，咳血口干。先清暑热。

鲜荷叶　白扁豆　大沙参　茯神　苡仁

朱三二　三伏中，阴气不生，阳气不潜。其头胀身痛，是暑邪初受。暑湿热必先伤气分，故舌白，口渴，身痛，早晨清爽，午夜烦蒸，状如温疟。沐浴绕动血络，宿病得时邪而来。仲景云：先治新病，后理宿病。是亦阴气先伤，阳气独发也。

鲜生地　石膏　知母　元参　连翘　竹叶心　荷叶汁

王三九　虽是咳痰失血，然强能食，不知饥，目黄晡热，舌心黄，已现暑热客邪症象。此先宜清理肺胃，莫因久恙而投腻补。

杏仁　象贝母　郁金　川通草　桑叶　石膏　橘红　苡仁

又，晚服枇杷叶膏。早六味加阿胶、麦冬。

又，阿胶　鸡子黄　小生地　麦冬　桑叶　炒黑丹皮

徐三六　劳伤挟暑，咳血不饥。

鲜荷叶汁冲　大沙参　生苡仁　六一散　绿豆皮　杏仁　橘红　白蔻仁

天之暑热一动，地之湿浊自腾。人在蒸淫热迫之中，若正气设或有隙，则邪从口鼻吸入。气分先阻，上焦清肃不行，输化之机，失于常度，水谷之精微，亦蕴结而为湿也。人身一小天地，内外相应，故暑病必挟湿者，即此义耳。前人有因动因静之分，或伤或中之候，以及入心入肝，为疟为痢，中痧霍乱，暴厥卒死，种种传变之原，各有精义可参，兹不重悉。想大江以南，地卑气薄，湿胜热蒸，当此时候，更须防患于先。昔李笠翁记中所谓使天只有三时而无夏，则人之病也必稀。此语最确。盖暑湿之伤，骤者在当时为患，缓者于秋后为伏气之疾。其候也，脉色必滞，口舌必腻，或有微寒，或单发热，热时脘痞气窒，渴闷烦冤，每至午后则甚，入暮更剧，热至天明，得汗则诸恙稍缓，日日如是。必要两三候外，日减一日，方得全解。倘如元气不支，或调理非法，不治者甚多。然是病比之伤寒，其势觉缓，比之疟疾，寒热又不分明。其变幻与伤寒无二，其愈期反觉缠绵。若表之汗不易彻，攻之便易溏泻，过清则肢冷呕恶，过燥则唇齿燥裂。每遇秋来，最多是症，求之古训，不载者多，独《己任编》名之曰秋时晚发。感症似疟，总当以感症之法治之。要知伏气为病，四时皆有，但不比风寒之邪一汗而解，温热之气，投凉即安。夫暑与湿，为熏蒸黏腻之邪也，最难骤愈。若治不中窾，暑热从阳上熏，而伤阴化燥，湿邪从阴下沉，而伤阳变浊。以致神昏耳聋，舌干龈血，脘痞呕恶，洞泄肢冷。棘手之候丛生，竟至溃败莫救矣。参先生用意，宗刘河间三焦论立法，认明暑湿二气，何者为重，再究其病，实在营气何分。大凡六气伤人，因人而化，阴虚者火旺，邪归营分为多。阳虚者湿胜，邪伤气分为多。一则耐清，一则耐温，脏性之阴阳，从此可知也。于是在上者以辛凉微苦，如竹叶、连翘、杏仁、薄荷之类。在中者以苦辛宣通，如半夏泻心之类。在下者以温行寒性，质重开下，如桂苓甘露饮之类。此皆治三焦之大意也，或有所夹，又须通变。至于治气分有寒温之别，寒者宗诸白虎法，及天水散意，温者从乎二陈汤，及正气散法。理营分知清补之宜，清者如犀角地黄，加入心之品，补者有三才、复脉等方。又如湿热沉混之苍术石膏汤，气血两燔之玉女法。开闭逐秽，与牛黄及至宝、紫雪等剂，扶虚进参附，及两仪

诸法。随其变幻，审其阴阳，运用之妙，存乎心也。附骥芜词，高明教正。_{邵新甫}

徐评：所列诸案，皆平素伏暑之症为多。其卒然受暑之病绝少，若卒受之症，则当以香茹饮为主，不可不知也。此老治暑邪，能用轻清凉润之品以和肺，是其所长，但暑邪深入，必有闷乱烦躁等症，近于霍乱。此则更有治法，至于病重症危，属热邪横逆，不但人参不可轻用，而桂附干姜服之，无不立毙。乃亦仿仲景伤寒坏症治法，轻于一试。当时不知有害与否，而耳食之徒，竟以为必用之药，讬名本于此老，我见死者甚多，伤心惨目，不得不归咎于作俑之人也。

【点评】案中言及暑病必挟湿，应以暑病多挟湿为妥，故临证以暑病分暑热和暑湿两类为好。暑热证即如张凤逵所说暑病首用辛凉，继用甘寒，终以甘酸。而暑湿证即如邵氏所言"在上者以辛凉微苦，如竹叶、连翘、杏仁、薄荷之类；在中者以苦辛宣通，如半夏泻心之类；在下者以温行寒性，质重开下，如桂苓甘露饮之类"。而见伏暑则病初即见气营或卫营重证，治法当予清热凉血、开窍固脱等法。

湿

湿阻上焦肺不肃降

冯三一　舌白头胀，身痛肢疼，胸闷不食，溺阻。当开气分除湿。

飞滑石　杏仁　白蔻仁　大竹叶　炒半夏　白通草

王二十　酒肉之湿助热，内蒸酿痰，阻塞气分。不饥不食，便溺不爽，亦三焦病。先论上焦，莫如治肺，以肺主一身之气化也。

杏仁　栝蒌皮　白蔻仁　飞滑石　半夏　厚朴

吴五五　酒客湿胜，变痰化火，性不喜甜，热聚胃口犯肺，气逆吐食。上中湿热，主以淡渗，佐以苦温。

大杏仁　金石斛　飞滑石　紫厚朴　活水芦根

孔　心中热，不饥不寐，目黄自利，湿热内伏。

淡黄芩　连翘　炒杏仁　白通草　滑石　野赤豆皮

湿温阻肺

某二九 湿温阻于肺卫，咽痛，足跗痹痛。当清上焦，湿走气自和。

飞滑石 竹叶心 连翘 桔梗 射干 芦根

周 病起旬日，犹然头胀，渐至耳聋，正如《内经·病能篇》所云：因于湿，首如裹。此呃忒鼻衄，皆邪混气之象，况舌色带白，咽喉欲闭。邪阻上窍空虚之所，谅非苦寒直入胃中可以治病。病名湿温，不能自解，即有昏痉之变，医莫泛称时气而已。

连翘 牛蒡子 银花 马勃 射干 金汁

湿热秽气阻窍

李三二 时令湿热之气，触自口鼻，由募原以走中道，遂致清肃不行，不饥不食。但温乃化热之渐，致机窍不为灵动，与形质滞浊有别。此清热开郁，必佐芳香以逐秽为法。

栝蒌皮 桔梗 黑山栀 香豉 枳壳 郁金 降香末

某 吸受秽邪，募原先病，呕逆。邪气分布，营卫皆受，遂热蒸头胀，身痛经旬，神识昏迷，小水不通，上中下三焦交病。舌白，渴不多饮，是气分窒塞，当以芳香通神，淡渗宣窍。俾秽湿浊气，由此可以分消。

苡仁 茯苓皮 猪苓 大腹皮 通草 淡竹叶 牛黄丸二九

湿热伤胃津

吴 湿邪中伤之后，脾胃不醒，不饥口渴。议清养胃津为稳。

鲜省头草 知母 川斛 苡仁 炒麦冬

湿温邪入心胞

张姬 体壮有湿。近长夏阴雨潮湿，着于经络，身痛，自利，发热。仲景云：湿家大忌发散，汗之则变痉厥。脉来小弱而缓，湿邪凝遏阳气，病名湿温。湿中热气，横冲心胞络，以致神昏，四肢不暖，亦手厥阴见症，非与伤寒同法也。

犀角　连翘心　元参　石菖蒲　金银花　野赤豆皮

煎送至宝丹。

湿热内陷

蔡　阳虚挟湿，邪热内陷，所以神识如蒙。议用泻心法。

人参　生干姜　黄芩　川连　枳实　生白芍

湿郁脾阳

张六一　此湿蕴气中，足太阴之气，不为鼓动运行，试以痞结胸满，仲景列于《太阴篇》中，概可推求其理矣。

半夏醋炒　茯苓　川连　厚朴　通草

汤煎。

周　湿伤脾阳，腹膨，小溲不利。

茅术　厚朴　茯苓　泽泻　猪苓　秦皮

又，五苓散。

又，二术膏。

范　四肢乍冷，自利未已，目黄稍退，而神倦不语。湿邪内伏，足太阴之气不运。经言脾窍在舌，邪滞窍必少灵，以致语言欲謇。必当分利，佐辛香以默运坤阳，是太阴里症之法。

生於术三钱　厚朴五分　茯苓三钱　草果仁七分　木瓜五分　泽泻五分

又，身体稍稍转动，语謇神呆，犹是气机未为灵转。色脉非是有余，而湿为阴邪，不徒偏寒偏热已也。

生於术　茯苓　苡仁　郁金　炒远志　石菖蒲汁

又，脾胃不醒，皆从前湿蒸之累。气升咳痰，参药缓进。

炒黄川贝　茯苓　苡仁　郁金　地骨皮　淡竹叶

又，湿滞于中，气蒸于上，失降不得寐，口数白痦，仍不渴饮。开上郁，佐中运，利肠间，亦是宣通三焦也。

生於术五钱　苡仁三钱　寒水石一钱半　桔梗七分　猪苓一钱　泽泻一钱　广皮白一钱半

湿阻中焦阳气

曹三十　肠胃属腑，湿久生热，气阻不爽。仍以通为法。

生於术　川黄连　厚朴　淡生姜渣　广皮白　酒煨大黄

水法丸，服三钱。

李四五　脉小涩，痰多上涌，食入脘阻，大便不爽，上秋至今夏不愈。自述饥饱失和，曾病黄疸。以湿伤气痹主治。

大杏仁　苡仁　半夏　姜汁　茯苓　橘红　郁金　香豉

俞五五　酒湿郁伤，脘中食阻而痛。治以辛苦寒。

小川连　半夏　姜汁　枳实　茯苓　香豉

某五九　舌白目黄，口渴溺赤，脉象呆钝，此属湿郁。

绵茵陈三钱　生白术一钱　寒水石三钱　飞滑石三钱　桂枝木一钱　茯苓皮三钱　木猪苓三钱　泽泻一钱

李　酒客中虚。粤地潮湿，长夏涉水，外受之湿下起。水谷不运，中焦之湿内聚。治法不以宣通经腑，致湿阻气分，郁而为热，自脾胃不主运通，水湿横渍于脉膜之间，二便不爽，湿热浊气，交扭混乱。前辈治中满，必曰分消，此分字，明明谓分解之义。但乱药既多，不能去病，就是脾胃受伤于药。蔓延腿肢，肿极且痛，病深路远，药必从喉入胃，然后四布。病所未得药益，清阳先已受伤，此汤药难以进商也。议用丹溪小温中丸三钱，专以疏利肠中，取其不致流散诸经，亦一理也。

小温中丸，八服。

某三六　阳微体质，湿痰内聚，便溏脘闷，肌麻舌干。清理湿邪，气机升降自安。

金石斛　茯苓　半夏　广皮白　钩藤　白蒺藜

张　脉右缓，湿着阻气。

厚朴　广皮　煨草果　炒楂肉　藿香梗　炒神曲

某二二　不耐烦劳是本虚，脘闷便泄属湿邪。先治湿，后治本。

藿香梗　广皮　茯苓　大腹皮　厚朴　谷芽

陆　湿滞如痞。

山茵陈　草果仁　茯苓皮　大腹皮　绒厚朴　广皮　猪苓　泽泻

汪三三　舌黄脘闷，秽湿内着，气机不宣。如久酿蒸，必化热气，即有身热之累。

杏仁　藿香　茯苓皮　滑石　厚朴　广皮白

某　阅病源，皆湿热内停之象，当去湿清热为主。至于药酒，蕴湿助热，尤当永戒。

生白术　赤小豆皮　绵茵陈　黄柏　茯苓　泽泻

某　脉濡，头胀，胸身重着而痛，寒热微呕，此湿阻气分。

厚朴　杏仁　白蔻仁　木通　茯苓皮　大腹皮　滑石　竹叶

某　长夏外受暑湿，与水谷之气相并，上焦不行，下脘不通。气阻，热从湿下蒸逼，不饥不食，目黄舌白，气分之结。

厚朴　杏仁　广皮　茯苓　半夏　姜汁

某　脉缓，身痛，汗出热解，继而复热。此水谷之气不运，湿复阻气，郁而成病，仍议宣通气分。热自湿中而来，徒进清热不应。

黄芩　滑石　茯苓皮　大腹皮　白蔻仁　通草　猪苓

方四四　形质颓然，脉迟小涩，不食不寐，腹痛，大便窒痹。平昔嗜酒，少谷中虚，湿结阳伤，寒湿浊阴鸠聚为痛。

炒黑生附子　炒黑川椒　生淡干姜　葱白

调入猪胆汁一枚。

王二五　冷湿损阳，经络拘束，形寒。酒客少谷，劳力所致。

桂枝　淡干姜　熟附子　生白术

莫五十　今年夏四月，寒热不饥，是时令潮涔气蒸，内应脾胃。夫湿属阴晦，必伤阳气，吞酸形寒，乏阳运行。议鼓运转旋脾胃一法。

苓姜术桂汤。

某十六　地中湿气，自足先肿。湿属阴邪，阳不易复。畏寒，筋骨犹牵强无力。以金匮苓姜术桂汤。

陈五一　浊凝，气结有形，酒肉挟湿。

荜芨　生香附汁　木香　草果　茯苓　广皮白

江　脉缓，脐上痛，腹微膨，便稀，溺短不爽。此乃湿郁脾胃之阳，致气滞里急。宗古人导湿分消，用桂苓散方。

生茅术　官桂　茯苓　厚朴　广皮白　飞滑石　猪苓　泽泻　炒楂肉

林五二　中年清阳日薄，忽然脘中痞闷，乃清阳不自转旋，酒肉湿浊之气，得以凝聚矣。过饮溏泻，湿伤脾胃，胃阳微。仲景法，以轻剂宣通其阳。若投破气开降，最伤阳气，有格拒之害。

苓桂术甘汤。

严三一　胸满不饥，是阳不运行。嗜酒必挟湿凝阻其气，久则三焦皆闭。用半硫丸，二便已通。议治上焦之阳。

苓桂术甘汤。

王六二　病人述病中厚味无忌，肠胃滞虽下，而留湿未解。湿重浊，令气下坠于肛，肛坠痛不已。胃不喜食，阳明失阖，舌上有白腐形色。议劫肠胃之湿。

生茅术　人参　厚朴　广皮　炮姜灰　生炒黑附子

胡二十　受湿患疮，久疮阳乏气泄，半年淹淹无力。食少，嗳噫难化，此脾胃病。法以运中阳为要。

茯苓　桂枝　生於术　炙草　苡仁　生姜

汪　夏令脾胃司气，兼以久雨泛潮，地中湿气上干，食味重浊少运，所谓湿胜成五泄也。古云寒伤形，热伤气。芒种、夏至、天渐热，宜益气分以充脾胃。此夏三月，必有康健之理。

补中益气汤。

湿邪弥漫三焦

某五十　秽湿邪吸受，由募原分布三焦，升降失司，脘腹胀闷，大便不爽，当用正气散法。

藿香梗　厚朴　杏仁　广皮白　茯苓皮　神曲　麦芽　绵茵陈

蔡　仲景云：小便不利者，为无血也；小便利者，血症谛也。此症是暑湿气蒸，三焦弥漫，以致神昏，乃诸窍阻塞之兆。至小腹硬满，大便不下，全是湿郁气结。彼夯医犹然以滋味呆钝滞药，与气分结邪相反极矣。议用甘露饮法。

猪苓　浙茯苓　寒水石　晚蚕砂　皂荚子_{去皮}

某十四　脘闷，便溏，身痛，脉象模糊。此属湿蕴三焦。

厚朴　广皮　藿香梗　茯苓皮　大豆黄卷　木防己　川通草　苡仁

牛　向年积聚，误服燥热诸药，频与清夺推陈致新乃安。身处江南湿热之乡，饮啖仍用山右浓重之味，留热由肠升膈，三焦不清。议攻无形之热。

清心凉膈去芒硝，加菖蒲。

酒湿伤阳郁生胃痛

韩三一　冷酒水湿伤中，上呕食，下泄脂液。阳气伤极，再加浮肿作胀则危。

人参　茯苓　熟附子　生於术　生白芍　生姜

又，酒湿类聚，例以分利。诊脉微，阳气已败。湿壅生热至胃痛脓。清热则阳亡即死，术、苓运中祛湿，佐附迅走气分，亦治湿一法。

茯苓　熟附子　生白术　左牡蛎　泽泻　车前子

阳衰湿伤脾肾

庞四四　湿久脾阳消乏，中年未育子，肾真亦惫。仿安肾丸法。

鹿茸　胡芦巴　附子　韭子　赤石脂　补骨脂　真茅术　茯苓　菟丝子　大茴香

张五四　阳伤痿弱，有湿麻痹，痔血。

生白术　附子　干姜　茯苓

某三八　舌白身痛，足跗浮肿，从太溪穴水流如注。此湿邪伏于足少阴，当用温蒸阳气为主。

鹿茸　淡附子　草果　菟丝子　茯苓

肝胃湿热

杨　厥阴为病，必错杂不一。疟痢之后，肝脏必虚。发症左胁有痞，腹中块礧外坚，胁下每常汨汨有声。恶虚就实，常有寒热，胃中不知饥，而又嘈杂吞酸，脉长而数。显然厥阴、阳明湿热下渗前阴，阳缩而为湿热症也。议用升发阳明胃气，渗泄厥阴湿热，其症自愈。

苍术　半夏　茯苓　橘红　通草　当归　柏子仁　沙蒺藜　川楝子　茴香

即丸方。

湿郁肢节冷痛

浦氏　胸膈迷漫，胃痛呕食，肢节屈曲处冷痛。月经落后，来时周身腰脊不舒，脉弦沉，痛即便溏。此湿郁阻闭，气血不行，用药先须断酒。

生茅术　炮黑川乌　姜汁　白芥子　厚朴　广皮　荜茇　茯苓

湿热入经络为痹

徐　温疟初愈，骤进浊腻食物，湿聚热蒸，蕴于经络。寒战热炽，骨骱烦疼，舌起灰滞之形，面目痿黄色，显然湿热为痹。仲景谓湿家忌投发汗者，恐阳伤变病。盖湿邪重着，汗之不却，是苦味辛通为要耳。

防己　杏仁　滑石　醋炒半夏　连翘　山栀　苡仁　野赤豆皮

某四七　风暑湿浑杂，气不主宣，咳嗽头胀，不饥，右肢若废。法当通阳驱邪。

杏仁三钱　苡仁三钱　桂枝五分　生姜七分　厚朴一钱　半夏一钱半　汉防己一钱半　白蒺藜二钱

湿郁经脉痛

某　汗多，身痛，自利，小溲全无，胸腹白疹，此风湿伤于气分。医用血分凉药，希冀热缓，殊不知湿郁在脉为痛，湿家本有汗不解。

苡仁　竹叶　白蔻仁　滑石　茯苓　川通草

湿为重浊有质之邪，若从外而受者，皆由地中之气升腾，从内而生者，皆由脾阳之不运。虽云：雾露雨湿，上先受之，地中潮湿，下先受之，然雾露雨湿，亦必由地气上升而致。若地气不升，则天气不降，皆成燥症矣，何湿之有？其伤人也，或从上，或从下或遍体皆受，此论外感之湿邪，着于肌躯者也。此虽未必即入于脏腑，治法原宜于表散，但不可大汗耳。更当察其兼症，若兼风者，微微散之，兼寒者佐以温药，兼热者佐以清药，此言外受之湿也。然水流湿，火就燥，有同气相感之理。如其人饮食不节，脾家有湿，脾主肌肉四肢，则外感肌躯之湿，亦渐次入于脏腑矣。亦有外不受湿，而但湿从内生者，必其人膏粱酒醴过度，或嗜饮茶汤太多，或食生冷瓜果及甜腻之物。治法总宜辨其体质阴阳，斯可以知寒热虚实之治。若其人色苍赤而瘦，肌肉坚结者，其体属阳，此外感湿邪，必易于化热，若内生湿邪，多因膏粱酒醴，必患湿热，湿火之症。若其人色白而肥，肌肉柔软者，其体属阴，若外感湿邪，不易化热。若内生之湿，多因茶汤生冷太过，必患寒湿之症。人身若一小天地，今观先生治法，若湿阻上焦者，用开肺气，佐淡渗，通膀胱，是即启上闸，开支河，导水势下行之理也。若脾阳不运，湿滞中焦者，用术、朴、姜、半之属以温运之，以苓、泽、腹皮、滑石等渗泄之，亦犹低洼湿处，必得烈日晒之，或以刚燥之土培之，或开沟渠以泄之耳。其用药总以苦辛寒治湿热，以苦辛温治寒湿，概以淡渗佐之，或再加风药，甘酸腻浊，在所不用。总之肾阳充旺，脾土健运，自无寒湿诸症。肺金清肃之气下降，膀胱之气化通调，自无湿火湿热暑湿诸症。若夫失治变幻，则有肿胀、黄疸、泄泻、淋闭、痰饮等类，俱于各门兼参之可也。华岫云

徐评：方案重复，令阅者生厌，编书者意欲何为？治湿不用燥热之品，皆以芳香淡渗之药，疏肺气而和膀胱，此为良法？惟健脾消痰培土之方未备，则于固本之法，犹有缺耳。

【点评】湿乃重浊黏腻之邪，可热化而成湿热之邪，也可寒化，证情复杂，常多变幻。

1. 湿热相杂，当主祛湿，宜分轻重　温病中湿邪致病，往往湿热相杂，如油入面，治疗互相制肘，颇具矛盾。叶氏分析了湿热相合的性质特点是湿乃重浊之邪，热为熏蒸之气，二者的关系，热从湿中而起，湿不去则热不除也。热从湿中而出，当以治湿为本，使

湿与热不相搏，热势孤立，则热易清除。强调祛湿为主，但不是单纯祛湿，而是视湿热偏重不同而以化湿清热并施。

2. 湿热伤气，重佐理气，注重调理　叶氏谓湿热阻气，秽湿内著，气机不宣，湿与热皆伤气分，而气机的阻滞，又可使津液输布障碍而导致水湿的产生。故治疗重视湿邪伤气的致病特点，注重调理气机。虽有脘部痞闷，宜从开泄，宣通气滞，以达归于肺。以肺主一身之气化也，如此祛湿的同时注重理气，气机流通，气化正常，则湿邪得化，热邪得清，而湿邪的祛除也有利于气机的通畅，故有湿走气自和及气化湿亦化之论。

3. 气化失常，治分三焦，分消走泄　气化乃气的运动而产生的各种变化。在津液的生成、输布、排泄过程中，离不开气的升降出入运动，有赖于三焦的通畅，而三焦的气化功能是靠三焦所属的脏腑即肺、脾、肾等的协同作用完成的。叶氏对湿邪的治疗强调要区分湿邪所在的上中下三焦的部位，用药各有法度。湿邪在上焦者，主以宣化，治肺为主；湿邪在中焦者，主以运化，治脾为主；湿邪在下焦者，主以淡渗，治膀胱为主。虽然三焦各有法度，但实际运用则是三法或二法并用，并无单用一法。

4. 湿盛阳微，通阳为要，兼顾宣气　湿为阴邪，易闭阻损伤阳气，且在湿热病的治疗过程中，由于患者体质或过用寒凉之品，往往易使阳气更伤，而阳气的郁阻或亏虚，导致气化不行，则湿邪难祛。

因此，叶天士倡用通阳法，其通阳是针对湿邪致阳气郁滞和阳气亏虚两个方面。通阳即宣展气机，迫至气机宣展，气化则湿化，小便通利，湿浊外泄，阳气自无阻遏而外达，而阳气的畅达又可促使湿邪得化，故有通阳不在温，而在利小便。但其通阳之法不仅是利小便，应该是包括宣肺、运脾、淡渗等宣通阳气之法，且对于湿热病症的后期所导致的阳气亏虚，寒湿内停，仍是可以用温热药物温通阳气。

燥

气分热

某　脉右数大，议清气分中燥热。
桑叶　杏仁　大沙参　象贝母　香豉　黑栀皮

肺胃津液虚

卞　夏热秋燥致伤，都因阴分不足。
冬桑叶　玉竹　生甘草　白沙参　生扁豆　地骨皮　麦冬花粉

火郁上焦

某　燥火上郁，龈胀咽痛，当辛凉清上。
薄荷梗　连翘壳　生甘草　黑栀皮　桔梗　绿豆皮

心阳过动伤液

王六七　老人舌腐，肉消肌枯，心事繁冗，阳气过动，致五液皆涸而为燥。冬月无妨，夏月深处林壑，心境凝然，可以延年。每早服牛乳一杯。

胃阴虚

陈　秋燥复伤，宿恙再发。未可补涩，姑与甘药养胃。
麦冬　玉竹　北沙参　生甘草　茯神　糯稻根须
某　上燥治气，下燥治血，此为定评。今阳明胃腑之虚，因久病呕逆，投以辛耗破气，津液劫伤，胃气不主下行，致肠中传送失司。经云：六腑以通为补。半月小效，全在一通补工夫，岂徒理燥而已。议甘寒清补胃阴。

鲜生地　天冬　人参　甜梨肉　生白蜜

热劫阴液

张　脉数虚，舌红口渴，上腭干涸，腹热不饥。此津液被劫，阴不上承，心下温温液液。用炙甘草汤。

炙甘草　阿胶　生地　麦冬　人参　麻仁

某氏　心中烦热，正值经来，而热渴不已。若清肺气大谬，用复脉法。

炙甘草　生地　阿胶　麦冬　枣仁　蔗浆

某　阳津阴液重伤，余热淹留不解。临晚潮热，舌色若赭，频饮救亢阳焚燎，究未能解渴。形脉俱虚，难投白虎。议以仲景复脉一法，为邪少虚多，使少阴、厥阴二脏之阴少苏，冀得胃关复振。因左关尺空数不藏，非久延所宜耳。

人参　生地　阿胶　麦冬　炙草　桂枝　生姜　大枣

燥为干涩不通之疾，内伤外感宜分。外感者由于天时风热过胜，或因深秋偏亢之邪，始必伤人上焦气分，其法以辛凉甘润肺胃为先，喻氏清燥救肺汤，及先生用玉竹、门冬、桑叶、薄荷、梨皮、甘草之类是也。内伤者，乃人之本病，精血下夺而成，或因偏饵燥剂所致，病从下焦阴分先起，其法以纯阴静药，柔养肝肾为宜，大补地黄丸、六味丸之类是也。要知是症大忌者苦涩，最喜者甘柔。若气分失治，则延及于血；下病失治，则槁及乎上。喘咳痿厥，三消噎膈之萌，总由此致。大凡津液结而为患者，必佐辛通之气味，精血竭而为患者，必借血肉之滋填。在表佐风药而成功，在腑以缓通为要务。古之滋燥养营汤、润肠丸、五仁汤、琼玉膏、一炁丹、牛羊乳汁等法，各有专司也。邵新甫

徐评：有因风而燥，当兼治风。案中未备。

【点评】燥门共列医案9则。邵氏分析治燥当分内伤外感，外感者从时令风燥热伤上焦气分用药，而内伤则从精血耗夺或燥剂误耗所致，辨治以滋肝肾为主。从案中所讲上焦治气，下焦治血亦即后来俞根初提出的"上燥救津，中燥增液，下燥滋血"。实际上亦是叶

氏案中分析的燥病之初、中、末三期之用药，是根据"燥者润之"的原则立法。因其"治燥不同治火"，燥证不同火热，治火可以苦寒，燥证则宜柔润，故上述用药皆甘寒或合咸寒之品。而俞根初所说："上燥则咳，嘉言清燥救肺汤为主药；中燥则渴，仲景人参白虎汤为主药；下燥则结，景岳济川煎为主药"。这是对叶氏经验的总结和归纳。具体来说，可作如下分析。

燥邪上受，病多在肺。燥热化火，肺受燥热燔灼，津液耗损则见身热、气逆而喘、干咳无痰、咽喉干燥、鼻燥、胸满胁痛、心烦口渴、舌苔薄白而燥、舌质红。治宜清肺止咳、润燥救津，可用清燥救肺汤。此即所谓"上燥救津"，证属燥病初期，邪实而肺阴伤。燥邪犯肺不清，则入胃经，此时燥热伤及胃阴而见口渴唇燥、咽喉干、干咳、舌质光红无苔，治宜养胃生津增液，可用玉竹麦门冬汤、五汁饮等方。此即所谓"中燥增液"，证属燥病中期，邪气未清而胃阴亏损。燥病日久，伤及肝肾之阴，阴血亏耗，以致水亏火亢，呈现上盛下虚之象。如入夜发热，或有干咳、大便燥结；严重则可因水不涵木，肝风内动，筋脉失养，而发生痉挛抽搐、舌干绛少津、脉虚细数，治宜填补肝肾之阴，可用三甲复脉汤、大定风珠或专翁大生膏，取血肉有情药物。此即所谓"下燥滋血"，证属燥病末期，邪少而肝肾之阴大伤。

叶氏治燥用药经验对现在临床指导治疗糖尿病以及免疫性疾病有重要价值。

疫

疠邪入膻渐干心胞

朱　疫疠秽邪从口鼻吸受，分布三焦，弥漫神识。不是风寒客邪，亦非停滞里症。故发散消导，即犯劫津之戒，与伤寒六经大不相同。今喉痛丹疹，舌如朱，神躁暮昏。上受秽邪，逆走膻中。当清血络，以防结闭。然必大用解毒，以驱其秽。必九日外不致昏愦，冀其邪去正复。

犀角　连翘　生地　玄参　菖蒲　郁金　银花　金汁

姚　疫毒，口糜丹疹，喉哑。治在上焦。

犀角　鲜生地　玄参　连翘　石菖蒲　银花　金汁　至宝丹

谭　口鼻吸入秽浊，自肺系渐干心胞络。初病喉痛舌燥，最怕窍闭神昏之象。疫毒传染之症，不与风寒停滞同法。

玄参　连翘　郁金　银花　石菖蒲　靛叶　射干　牛蒡

冲入真白金汁一杯。

杨　吸入疫疠，三焦皆受。久则血分渐瘀，愈结愈热。当以咸苦之制，仍是轻扬理上。仿古大制小用之意。

玄参　西瓜翠衣　金银花露　莹白金汁

金氏　人静则神昏，疠邪竟入膻。王先生方甚妙，愚意兼以芳香宣窍逐秽。

至宝丹。

疫疠一症，都从口鼻而入，直行中道，流布三焦，非比伤寒六经，可表可下。夫疫为秽浊之气，古人所以饮芳香，采兰草，以袭芬芳之气者，重涤秽也。及其传变，上行极而下，下行极而上。是以邪在上焦者，为喉哑，为口糜。若逆传膻中者，为神昏舌绛，为喉痛丹疹。今观先生立方，清解之中，必佐芳香宣窍逐秽，如犀角、菖蒲、银花、郁金等类，兼进至宝丹，从表透里，以有灵之物，内通心窍，搜剔幽隐，通者通，镇者镇。若邪入营中，三焦相溷，热愈结，邪愈深者，理宜咸苦大制之法，仍恐性速直走在下，故用玄参、金银花露、金汁、栝蒌皮，轻扬理上，所谓仿古法而不泥其法者也。考是症，惟张景岳、喻嘉言、吴又可论之最详。然宗张喻二氏，恐有遗邪留患。若宗吴氏，又恐邪去正伤，惟在临症权衡，无盛盛，无虚虚，而遗人夭殃，方不愧为良医矣。邹滋九

徐评：治时疫不外此等方，若疠疫则一时传染恶毒，非用通灵金石之品，虔制数种，随症施用，不能奏效也。

癍痧疹瘰

三焦伏热

张　伏气热蕴三焦，心凛热发，烦渴，遍体赤癍，夜躁不寐，两脉

数搏。

羚羊角　犀角　连翘心　玄参心　鲜生地　金银花　花粉　石菖蒲

又，寒热，必有形象攻触，及于胃脘之下，口渴，喜饮暖汤。癥已发现，病不肯退。此邪气久伏厥阴之界矣。

桂枝　川连　黄芩　花粉　牡蛎　枳实

湿温

严　湿温杂受，身发斑疹，饮水渴不解，夜烦不成寐，病中强食，反助邪威。议用凉膈疏斑方法。

连翘　薄荷　杏仁　郁金　枳实汁　炒牛蒡　山栀　石膏

又，舌边赤，昏谵，早轻夜重，斑疹隐约，是温湿已入血络。夫心主血，邪干膻中，渐至结闭，为昏痉之危。苦味沉寒，竟入中焦，消导辛温，徒劫胃汁，皆温邪大禁。议清疏血分轻剂以透斑，更参入芳香逐秽，以开内窍。近代喻嘉言申明戒律，宜遵也。

犀角　玄参　连翘　银花　石菖蒲

先煎至六分，后和入雪白金汁一杯，临服研入周少川牛黄丸一丸。

江　温邪发疹，湿热内蕴，便闭不通。先开上焦。

杏仁　苏子　栝蒌皮　紫菀　山栀

风温

某　风温发痧。

薄荷　连翘　杏仁　牛蒡子　桔梗　桑皮　甘草　山栀

某　风温发疹。

薄荷　赤芍　连翘　牛蒡子　桔梗　桑皮　甘草　山栀

热邪入胞络

费　暴寒骤加，伏热更炽。邪郁则气血壅遏，痧疹不肯外达，痰气交阻，神迷喘促，渐入心胞络中，有内闭外脱之忧。热注下迫，自利黏腻不爽。法当开其结闭，消毒解其膻中之壅。必得神清，方保无变。

连翘心　飞滑石　石菖蒲　炒金银花　射干　通草

煎化牛黄丸一丸。

湿热郁肺

朱十二　痧后痰多，咳嗽气急。

芦根－两　杏仁－钱半　桔梗－钱　飞滑石－钱半　桑皮八分　通草－钱

痧后阴伤

某　痧后伏火未清，内热身痛。

玉竹　白沙参　地骨皮　川斛　麦冬　生甘草

某　痧后热不止，阴伤。

生白芍　炙甘草　生扁豆　炒麦冬　川斛　谷芽

外寒内热

章　凉风外袭，伏热内蒸。秋金主令，内应乎肺。喘咳身热，始而昼热，继而暮热，自气分渐及血分，龈肉紫而肌垒发疹。辛寒清散为是。

薄荷　连翘　石膏　淡竹叶　杏仁　桑皮　苡仁

吴　病在暴冷而发，肌表头面不透。是外蕴为寒，内伏为热。肺病主卫，卫气分两解为是。

麻黄　石膏　牛蒡子　枳壳汁　杏仁　射干　桔梗　生甘草

阳明血热

尹　环口燥裂而痛，头面身半以上，发出瘾疹赤纹。乃阳明血热，久蕴成毒。瘦人偏热，颇有是症，何谓医人不识。

犀角地黄汤。

温邪内陷

江　温邪自利，瘾疹。

黄芩　连翘　牛蒡子　桔梗　香豉　薄荷　杏仁　橘红　通草

胆火胃湿郁蒸

李二七　发瘰热肿，独现正面，每遇九、十月大发，五、六月渐愈，七八年来如是。因思夏令，阳气宣越，营卫流行无间，秋冬气凛外薄，气血凝滞，此湿热漫无发泄，乃少阳木火之郁，及阳明蕴蒸之湿，故上焦尤甚耳。法以辛凉，佐以苦寒。俾阳分郁热得疏，庶几发作势缓。

夏枯草　鲜菊叶　苦丁茶　鲜荷叶边　羚羊角　黑栀皮　郁金
苡仁

风湿

唐四五　麻木忽高肿发瘰，必有风湿袭入皮膜，乃躯壳病。昔人每以宣行通剂。

片姜黄　羚羊角　川桂枝　抚芎　半夏　白芥子

某十九　风块瘙痒，咳嗽腹痛。邪着表里，当用双和。

牛蒡子　杏仁　连翘　桔梗　桑枝　象贝母

煎药送通圣丸。

瘰者，有触目之色，而无碍手之质，即稠如锦纹稀如蚊迹之象也。或布于胸腹，或见于四肢，总以鲜红起发者为吉，色紫成片者为重，色黑者为凶，色青者为不治。盖有诸内而形诸外，可决其脏腑之安危，邪正之胜负也。殆伤寒瘟疫诸症，失于宣解，邪蕴于胃腑，而走入营中，每有是患耳。考方书之治，其法不一。大抵由失表而致者，当求之汗。失下而致者，必取乎攻。火甚清之，毒甚化之。营气不足者，助其虚而和之托之。至于阴瘰一说，见象甚微，若必指定些些之瘰点为阴，犹恐不能无误。想前人此例，无非觉后人勿执见瘰为实热之义也。吾故曰：

必参之脉象及兼证方妥。瘖者疹之通称，有头粒而如粟象。瘰者，即疹之属，肿而易痒。须知出要周匀，没宜徐缓。不外乎太阴阳明之患，故缪氏专以肺胃论治为精也。若先生之法，本乎四气，随其时令之胜复，酌以辛凉辛胜，及甘寒、苦寒、咸寒、淡渗等法而治之。凡吾幼科诸友，于此尤当究心焉。邵新甫

痰

痰火

汪五八　宿哮久矣不发，心悸震动，似乎懊憹之象，此属痰火。治以宣通郁遏，勿徒呆补。

半夏　川连　石菖蒲　蛤粉　枳实　茯苓　川郁金　橘红

竹沥姜汁法丸。

刘　痰火郁遏，气滞，吸烟上热助壅，是酒肉皆不相宜。古称痰因气滞热郁，治当清热理气为先。

川连　白术　枳实　厚朴　茯苓　半夏

淡姜汤泛丸。

沈三四　痰火久嗽。

海蛤丸。

张姬　痰火风眩晕，防仆跌。

明天麻　炒半夏　茯苓　橘红　羚羊角　钩藤　竹沥

陈姬　老年痰火咳逆，痰有秽气。

芦根　苡仁　桃仁　丝瓜子　葶苈　大枣

又，下虚不纳，浊泛呕逆，痰秽气。

熟地炭　紫衣胡桃肉　炒杞子　炒牛膝　川斛　茯神

某　痰火上逆蒙窍，耳鸣头晕。

二陈加天麻、钩藤、甘菊、羚羊、菱皮。

某　夏至节，两关脉弦长，五火燔燎，而肝阳胃阳尤甚。动怒抽掣为肝病，食辛香厚味即病至，胃病使然。痰火根深，非顷刻可扫除。惟静养勿恚忿，薄味以清里，此病发之势必缓。由渐加功议药，乃近理

治法。

羚羊角　犀角　川连　郁金　山栀　北秦皮　牛黄　胆星　橘红
生石膏　寒水石　金箔

方诸水法丸，竹叶灯心汤送。

何妪　诊脉右关弦滑，痰多，舌干微强，语言似謇。盖因痰火上蒙，津液不得上承，高年颇虑风痱。宜清上宣通，勿进刚燥及腻滞之药。

半夏　金石斛　橘红　黑山栀　茯苓　郁金　生甘草　石菖蒲　竹沥　姜汁

痰热内闭神昏

张　昏昏如寐，神愦如迷，痰热内闭，势非轻渺。
半夏　石菖蒲　桔梗　枳实　郁金　橘红　竹沥　姜汁

郁痰

某　郁痰。
半夏曲　郁金　石菖蒲　明天麻　白蒺藜　橘红　茯苓　钩藤

陶　脉左弦坚搏，痰多，食不易运。此郁虑已甚，肝侮脾胃。有年最宜开怀，不致延及噎膈。
半夏　姜汁　茯苓　杏仁　郁金　橘红
又，脉如前，痰气未降。前方去杏仁，加白芥子。

湿热蒸痰

金四六　湿热内蒸，痰火日伏，根本渐怯。阳泄为汗，阴泄遗浊。酒客喜于爽口食物，医药中滋腻补方，决不适用也。
猪肚丸方。

叶　久寓南土，水谷之湿，蒸热聚痰。脉沉弦，目黄，肢末易有疮疾。皆湿热盛，致气隧不得流畅。法当苦辛寒清里通肌，仿前辈痰因热起，清热为要。

生茅术　黄柏　栝楼实　山栀　莱菔子　川连　半夏　厚朴　橘红

竹沥姜汁丸。

某　病后，厚味蒸痰。

风化硝　瓜蒌仁　霜枳实　郁金　生茯苓　姜汁　炒山栀

竹沥法丸。

汪　脉胀，湿阻热痰。

半夏　茯苓　黑山栀　橘红　制蒺藜　远志　降香

木火犯中胃虚生痰

徐　阳动内风，用滋养肝肾阴药，壮水和阳，亦属近理。夏季脾胃主司，肝胆火风，易于贯膈犯中，中土受木火之侮，阳明脉衰，痰多，经脉不利矣。议清少阳郁热，使中宫自安。若畏虚滋腻，上中愈实，下焦愈虚。

二陈去甘草，加金斛、桑叶、丹皮。

又，脉左浮弦数，痰多，脘中不爽，烦则火升眩晕，静坐神识安舒。议少阳阳明同治。

羚羊角　连翘　广皮　炒半夏曲　黑山栀皮　香豉

又，脉两手已和，惟烦动恍惚欲晕。议用静药，益阴和阳。

人参　熟地　天冬　金箔

肝肾虚上有痰火

汪　痰火上盛，肾气少摄。朝用通摄下焦，暮服清肃上焦方法。

羚羊角　半夏　茯苓　橘红　黑栀皮　郁金

苦丁茶煎汤法丸，暮服。

熟地　淡苁蓉　杞子　五味　牛膝　茯苓　远志　线胶

蜜丸，早服。

曹五一　色鲜明，属上有痰饮。盖上实则下虚，半百年岁，未得种玉。诊得脉左小不静，右部弦滑。法当清肺胃之热痰，益肾肝之精血。

仿曼倩卫生方法。

燕窝胶　甜梨膏　人参　黄芪　麦冬　山药　茯苓　於术　黄节　黑节　鹿尾胶　羊内肾　淡苁蓉　故纸_{胡桃蒸}　青盐

肾虚痰多

芮　向来痰多食少，而参术服饵未合，此禀质为阳，不受温热刚燥之剂。上年冬季温暖，入春痰愈多，体中微倦，由乎藏聚未固，春气自地升举之征。法当摄肾固真，乃治痰之本，方为有益。

熟地　茯苓　补骨脂　胡桃肉　杞子　五味　牛膝　远志　车前
蜜丸。

痰症之情状，变幻不一。古人不究标本，每着消痰之方，立消痰之论者甚多。后人遵其法而用之，治之不验，遂有称痰为怪病者矣。不知痰乃病之标，非病之本也。善治者，治其所以生痰之源，则不消痰而痰自无矣。余详考之，夫痰乃饮食所化，有因外感六气之邪，则脾、肺、胃升降之机失度，致饮食输化不清而生者。有因多食甘腻肥腥茶酒而生者。有因本质脾胃阳虚，湿浊凝滞而生者。有因郁则气火不舒，而蒸变者。又有肾虚水泛为痰者，此亦因土衰不能制水，则肾中阴浊上逆耳，非肾中真有痰水上泛也。更有阴虚劳症，龙相之火，上炎烁肺，以致痰嗽者，此痰乃津液所化，必不浓厚，若欲消之，不惟无益，而徒伤津液。其余一切诸痰，初起皆由湿而生，虽有风火燥痰之名，亦皆因气而化，非风火燥自能生痰也。其主治之法，惟痰与气一时壅闭咽喉者，不得不暂用豁痰降气之剂以开之，余皆当治其本。故古人有见痰休治痰之论，此诚千古之明训。盖痰本饮食湿浊所化，人岂能禁绝饮食？若专欲消之，由于外邪者，邪散则痰或可清，如寒痰温之，热痰清之，湿痰燥之，燥痰润之，风痰散之是也。若涉本原者，必旋消旋生，有至死而痰仍未清者矣，此乃不知治本之故耳。今观案中治法，有因郁因火者，必用开郁清火为君，以消痰佐之。有因湿因热者，则用燥湿清热，略佐化痰之品。若因肝肾虚而生痰者，则纯乎镇摄固补，此真知治痰之本者矣。若因寒因湿者，更当于痰饮门兼参而治之。_{华岫云}

徐评：所列方案，皆治肺胃浮痰之药。若透经入络，盘踞脏腑，及三焦隐处之老痰，尚有峻厉制炼之方。此等方不能奏效也。

【点评】从标本论治痰之致病，中要害也。无论是外痰，从祛除外邪治，如寒痰温之，热痰清之，湿痰燥之，燥痰润之，风痰散之。或从里用药，如因郁因火者，必用开郁清火为君，以消痰佐之；有因湿因热者，则用燥湿清热，略佐化痰之品；若因肝肾虚而生痰者，则纯乎镇摄固补；最根本者勿忘健脾补肾。

痰饮

外寒引动宿饮上逆

某六一 高年卫阳式微，寒邪外侵，引动饮邪，上逆咳嗽，形寒。仲景云：治饮不治咳，当以温药通和之。

杏仁三钱 粗桂枝一钱 淡干姜一钱半 茯苓三钱 苡仁三钱 炙草四分

周 向有耳聋鸣响，是水亏木火蒙窍。冬阳不潜，亦属下元之虚。但今咳甚，喉下有痰音，胁痛，卧着气冲，乃冲阳升而痰饮泛，脉浮。当此骤冷，恐有外寒引动内饮，议开太阳以肃上。

云茯苓 粗桂枝 干姜 五味同姜打 白芍 炙草

当午时服。

某二一 新凉外束，肺受寒冷。气馁不降，宿饮上干，而病发矣。法当暖护背心，宿病可却。

淡生姜粉 半夏 蛤蜊粉 茯苓 桂枝木 苡仁

煎汤。

饮上逆肺气不降

某五十 背寒咳逆，此属饮象。先当辛通饮邪，以降肺气。

鲜枇杷叶 杏仁 茯苓 橘红 生姜 半夏

某五二 脉右大弦，气喘，咳唾浊沫，不能着枕，喜饮汤水，遇寒病发，此属饮邪留于肺卫。如见咳，投以清润，愈投愈剧矣。

葶苈子 山东大枣

徐氏　痰饮上吐，喘不得卧。乃温邪阻蔽肺气，气不下降，壅滞不能着右。议用宣通，开气分方法。

小青龙去细辛、麻黄，加苡仁、白糖炒石膏。

沈妪　冬温，阳不潜伏，伏饮上泛。仲景云：脉沉属饮，面色鲜明为饮。饮家咳甚，当治其饮，不当治咳。缘高年下焦根蒂已虚，因温暖气泄，不主收藏，饮邪上扰乘肺，肺气不降，一身之气交阻，熏灼不休，络血上沸。经云：不得卧，卧则喘甚痹塞，乃肺气之逆乱也。若以见病图病，昧于色诊候气，必致由咳变幻，腹肿胀满，渐不可挽。明眼医者，勿得忽为泛泛可也。兹就管见，略述大意。议开太阳，以使饮浊下趋，仍无碍于冬温。从仲景小青龙、越婢合法。

杏仁　茯苓　苡仁　炒半夏　桂枝木　石膏　白芍　炙草

方氏　冷暖失和，饮泛气逆，为浮肿喘咳，腹胀，卧则冲呛。议用越婢方。

石膏　杏仁　桂枝　炒半夏　茯苓　炙草

脾胃阳虚

施四七　劳烦太甚，胃阳受伤，外卫单薄，怯寒畏冷，食物少运。痰饮内起，气阻浊凝，胸背皆痛，辛甘理阳已效。当此长夏，脾胃主令，崇其生气，体旺病可全好。

六君子加益智、木香。

黄三四　身居沿海，氛瘴雾露客邪，侵入清阳，阳伤畏寒，久嗽。病人不知却病护身，犹然用力承办。里结饮邪，沉痼不却病。

茯苓桂枝汤。

胡四六　脉沉而微，微则阳气不足，沉乃寒水阴凝。心痛怔忡，渐及两胁下坠。由阳衰不主运行，痰饮聚气欲阻。致痛之来，其心震之谓，亦如波撼岳阳之义。议用外台茯苓饮合桂苓方。

人参　茯苓　半夏　枳实　桂枝　姜汁

白二六　脉沉小弦，为阴浊饮邪。禀质阳不充旺，胸中清气不得舒展旷达。偶触入寒冷，或误进寒物，饮邪暴冷，凝结胸痞。当平日食物，忌用酒肉腥浊，便清阳流行。常服仲景苓桂术甘汤百剂。若病来因冷，即服大顺散。

戴 病去，神已爽慧，但本脉带弦，平素有饮，为阳气不足之体。年纪渐多，防有风痹。此酒肉宜少用，劳怒当深戒矣。议外台茯苓饮方。

人参　茯苓　广皮　枳实　半夏　金石斛

朱 四九 烦劳太过，阳伤，痰饮日聚。阳跷脉空，寤不成寐。卫阳失护，毛发自坠，乃日就其衰夺矣。初进通饮浊以苏阳，接服外台茯苓饮。

吴 氏 脉弦，背中冷，左偏微痛，食少欲呕，四肢牵强，此饮邪内结。议通阳气。

桂枝　茯苓　半夏　姜汁　炙草　大枣

某 眩晕恶心胸脘不爽，脉右弦左弱，面色红亮。此乃痰饮上泛，有厥中之事。

炒半夏　制蒺藜　橘红　煨天麻　石菖蒲　茯苓　姜汁

尤 口中味淡，是胃阳虚。夫浊饮下降痛缓，向有饮湿为患。若不急进温通理阳，浊饮必致复聚。议大半夏汤法。

人参　半夏　茯苓　枳实　姜汁

脾阳不运

张 二七 酒客，谷少中虚。常进疏散表药，外卫之阳亦伤。其痰饮发时，胸中痞塞，自述或饥遇冷病来，其为阳气受病何疑？不必见痰搜逐，但护中焦脾胃，使阳气健运不息，阴浊痰涎，焉有窃踞之理？

生於术　川桂枝　茯苓　淡姜渣　苡仁　泽泻

姜枣汤法丸。

王 三二 脉沉为痰饮，是阳气不足，浊阴欲蔽。当以理脾为先，俾中阳默运，即仲景外饮治脾之意。

苓桂术甘加半夏、陈皮，水法丸。

某 三四 舌白，咳逆不渴，非饮象而何？宜宣温药和之。

杏仁　苡仁　半夏　干姜　粗桂枝　茯苓　厚朴　炙草

某 食后脘中痞阻，按之辘辘有声，手麻胁痛，心烦，耳目昏眩。

是气不流行，痰饮内聚中焦。用桂苓丸，竹沥、姜汁法丸。

又，桂枝　人参　茯苓　半夏　广皮　炙草

黄　味过甘腻，中气缓，不主运，延绵百天，聚气结饮。东垣云：病久发不焦，毛不落，不食不饥，乃痰饮为患。饮属阴类，故不渴饮。仲景五饮互异，其要言不繁，当以温药和之，通阳方法，固无容疑惑。大意外饮宜治脾，内饮治肾，是规矩准绳矣。议用苓桂术甘汤。

某　形体似乎壮实，阳气外泄，畏风怯冷。脾阳消乏，不司健运，水谷悍气，蒸变痰饮，隧道日壅，上实下虚。仲景谓：饮邪当以温药和之。苓桂术甘得效，从外饮立方。

人参　淡附子　生於术　枳实　茯苓　泽泻

荆沥姜汁法丸。

某　老人久嗽妨食。议以外饮治脾。

苓桂术甘汤。

脾肾阳虚

王二四　脉沉，背寒，心悸如坠，形盛气衰，渐有痰饮内聚。当温通补阳方复辟，斯饮浊自解。

人参　淡附子　干姜　茯苓　生於术　生白芍

冯　阳虚则形寒汗出，痰饮痞聚，都是阴浊成形，乘阳气衰微，致上干窍踞。古人法则，必通其阳以扫阴氛，但宿病无急攻方。况平素忧郁，气滞血涩，久耗之体，不敢纯刚，防劫液耳。

人参　熟附子　淡干姜　炒川椒　川桂枝　乌梅肉　生白芍　另真武丸三两

程四八　左脉沉静，右脉微弦。四旬清阳日薄，脾脏鼓运渐迟，加以烦心萦思，水谷悍气，蕴蒸痰饮。仲景谓：外饮当治脾阳。况中年常有遗泄之患，按脉非龙相之动搏。议固下益肾，转旋运脾二方，分早晚服。早服从还少、聚精、七宝，参用丸方。

熟地　苁蓉　枸杞　五味　萸肉　茯神　山药　菟丝　覆盆　鱼胶　菖蒲　远志　龙骨青盐

熟蜜同枣肉捣丸，早服五七钱。

茅术　於术　半夏　茯苓　广皮　生益智　白蒺　钩藤

姜枣汤泛丸，晚服三钱，开水下。

徐　清阳未展，浊阴欲踞，久延必结痰饮。议用真武丸二钱五分，人参一钱煎汤送。胃阳得震，浊当退避矣。十服。

某　脉沉弦，饮泛呛咳，乃下虚无以制上。议早服肾气丸，摄纳下焦散失，以治水泛之饮。午服外台茯苓饮，转旋中焦，使食不致酿痰。

茯苓饮去术。

脾胃阳虚饮逆咳呕

某七一　高年久嗽，脉象弦大，寤不成寐。乃阳气微漓，浊饮上泛。仲景云进温药和之。

杏仁三钱　茯苓三钱　川桂枝一钱　生姜一钱　苡仁三钱　炙草四分　大枣二枚

顾二四　咳嗽数月，呕出涎沫。建中不应，已非营卫损伤。视其面色鲜明，饮食仍进。仿饮邪主治。

小半夏汤加桂枝、杏仁、姜汁。

李三八　劳伤阳气，内起痰饮，卧着气钝饮阻，其咳为多，痰出稍通势缓。且体常汗泄，非风寒表邪不解，并不热渴，亦非火炎烁金。仲景云：饮家而咳，当治饮，不当治咳。

茯苓　桂枝木　苡仁　炙草　姜汁

陈　脉涩小，舌白不渴，身动呕痰，身如在舟车中。此寒热攻胃致伤，逆气痰饮互结，通补阳明为正。白术、甘草守中，未能去湿，宜缓商。

人参汁　半夏　枳实汁　茯苓　竹沥　姜汁

马三四　肌肉丰溢，脉来沉缓。始发右季胁痛，汤饮下咽，汩汩有声，吐痰涎，头痛。此皆脾胃阳微，寒湿滞聚。年方壮盛，不必介怀。温中佐其条达，运通为宜。

茅术　厚朴　半夏　茯苓　陈皮　淡姜渣　胡芦巴　炙草

姜汁泛丸。

马四十　甘缓颇安，辛泄不受。此阳分气衰，将来饮邪日聚。然卧着咳多，清气失旋。先用苓桂术甘汤，继进外台茯苓饮。

曹四七　中年阳气日薄。痰饮皆属阴浊，上干清道，为冲逆咳嗽。仲景治法，外饮治脾，内饮治肾，分晰甚明。昔年曾用桂、苓、泽、术得效，是治支饮治法。数年真气更衰，古人谓饮邪当以温药和之，须忌治嗽肺药。先用小青龙去麻辛接服外台茯苓饮。

脾肾阳虚饮逆咳呕

程五七　昔肥今瘦为饮。仲景云：脉沉而弦，是为饮家。男子向老，下元先亏，气不收摄，则痰饮上泛。饮与气涌，斯为咳矣。今医见嗽，辄以清肺降气消痰，久而不效，更与滋阴。不明痰饮皆属浊阴之化，滋则堆砌助浊滞气。试述着枕咳呛一端，知身体卧着，上气不下，必下冲上逆，其痰饮伏于至阴之界，肾脏络病无疑。形寒畏风，阳气微弱，而藩篱疏撒。仲景有要言不烦曰：饮邪必用温药和之。更分外饮治脾，内饮治肾。不读圣经，焉知此理？

桂苓甘味汤、熟附都气加胡桃。

陈　痛久气乱，阳微，水谷不运，蕴酿聚湿。胃中之阳日薄，痰饮水湿，必倾囊上涌，而新进水谷之气，与宿邪再聚复出，致永无痊期。仲景云：饮邪当以温药和之。又云：不渴者，此为饮邪未去故也。则知理阳通阳，诚有合于圣训，断断然矣。

真武汤。

张四一　痰饮喘咳，肌肉麻痹，痞胀不堪纳谷，冬寒日甚，春暖日减，全是阳气已衰，阴浊逆干犯上。肺药治嗽，无非辛泄滋润。盖辛散则耗阳，滋清助阴浊，浊阻在阳分，气不肃，为夜不得卧。小青龙意，主乎由上以泄水寒，直从太阳之里以通膀胱，表中里药也。仲景谓饮邪当以温药和之，驱阴邪以复阳，一定成法。

早，肾气去萸换白芍，炒楂炭水法丸。

晚，外台茯苓饮，姜、枣汤法丸。

程六十　肾虚不纳气，五液变痰上泛，冬藏失职，此病为甚，不可以肺咳消痰。常用八味丸，收纳阴中之阳。暂时撤饮，用仲景桂苓味甘汤。

孙　未交冬至，一阳来复。老人下虚，不主固纳，饮从下泛，气阻升降，而为喘嗽。发散寒凉苦泻诸药，焉得中病？仲景云：饮家而咳，当治饮，不当治咳。后贤每每以老人喘嗽，从脾肾温养定论，是恪遵圣训也。

桂枝　茯苓　五味子

甘草汤代水，加淡姜、枣。

李　肠红久病，不必攻治。今者气冲喘嗽，脘胁痞阻，是饮浊上僭，最宜究悉。

川桂枝_{七分}　茯苓_{三钱}　干姜_{一钱}　五味子_{同姜合捣一钱}　杏仁_{一钱半}　白芍_{一钱}　炙草_{五分}　生左牡蛎_{三钱}

肾阳虚饮逆喘咳呕

吴_{二七}　壮年下元久虚，收纳气泄。每交秋冬受冷，冷气深入，伏饮夹气上冲，为咳喘呕吐。疏肺降气不效者，病在肾络中也。盖精血少壮不旺，难以搜逐，病根不去谓此。绝欲一年，小暑艾灸，静养一百二十天可愈。

附都气加车前。

潘_{二九}　劳力喘甚，肩背恶寒，饮泛上逆，皆系下元虚损。莫以喘用泻肺等药。

薛氏八味丸。

王　秋深天气收肃，背寒喘咳，饮浊上泛。缘体中阳气少振，不耐风露所致。最宜暖护背部，进通阳以治饮。

茯苓　桂枝　半夏　姜汁　苡仁　炙草

又，早，肾气丸。夜，真武丸。

陈　脉虚微，春阳地升，浊阴上干，喘不得卧。治在少阴。

人参　淡熟附子　猪胆汁

又，照前方加淡干姜一钱半。

又，脉弦，暮夜浊阴冲逆，通阳得效。议真武法，以撤其饮。

人参　淡附子　生白芍　茯苓　姜汁

又，真武泄浊，脘通思食，能寐，昨宵已有渴欲饮水之状。考《金匮》云：渴者，饮邪欲去也。当健补中阳，以资纳谷。

人参　生於术　淡附子　茯苓　泽泻

又，早服肾气丸四五钱。晚用大半夏汤。

人参　半夏　茯苓　姜汁

董　脉弦右濡，阳微恶寒。饮浊上干，咳吐涎沫。且食减胃衰，寒疝窃踞。阴浊见症，岂止一端？喻嘉言谓：浊阴上加于天，非离照当空，氛雾焉得退避？反以地黄、五味阴药，附和其阴，阴霾冲逆肆虐饮邪滔天莫制。议以仲景熟附配生姜法，扫群阴以驱饮邪，维阳气以立基本，况尊年尤宜急护真阳为主。

人参　茯苓　熟附子　生姜汁　南枣

戴　十二月间，诊得阳微，浊饮上干为咳，不能卧。曾用小青龙汤，减去麻黄、细辛，服后已得着枕而卧。想更医接用不明治饮方法，交惊蛰阳气发泄，病势再炽。顷诊脉来濡弱无神，痰饮咳逆未已。谅非前法可效，宗仲景真武汤法，以熟附配生姜，通阳逐饮立法。

真武汤去白术加人参。

肾阳虚膀胱气化不通降

计　不卧呛喘，泛起白沫，都是肾病。议通太阳膀胱。

茯苓　川桂枝　淡干姜　五味子　白芍　炙草

顾　饮邪泛溢，喘嗽，督损头垂，身动喘甚，食则脘中痞闷，卧则喘咳不得息。肺主出气，肾主纳气，二脏失司，出纳失职。议用早进肾气丸三钱，以纳少阴。晚用小青龙法，涤饮以通太阳经腑。此皆圣人内饮治法，与乱投腻补有间矣。

小青龙去麻、辛、甘、芍，加茯苓、杏仁、大枣。

某　形盛面亮，脉沉弦，此属痰饮内聚。暮夜属阴，喘不得卧。仲景谓：饮家而咳，当治其饮，不当治咳。今胸满腹胀，小水不利，当开太阳以导饮逆。

小青龙去麻、辛，合越婢。

桂枝　半夏　干姜　五味　杏仁　石膏　茯苓　白芍

某　服三拗汤，音出喘缓，可见苦寒沉降之谬。素多呕逆下血，中焦必虚，而痰饮留伏显然。议治其饮。

桂枝汤去甘草，加杏仁、茯苓、苡仁、糖炒石膏。

某 太阳经气不开，小水不利，下肢肿浮渐上，着枕气塞欲坐，浊饮上干，竟有坐卧不安之象。医者但以肺病刻治，于理未合。急用小青龙法，使膀胱之气无阻碍，浊饮痰气自无逆冲之患矣。

桂枝　杏仁　干姜　五味　半夏　茯苓

章 伏饮阴浊上干，因春地气主升而发。呕吐不饥，自然脾胃受伤。六君子宣补方法，未尝不妙。今诊得吸气甚微，小溲晨通暮癃，足跗浮肿。其腑中之气开阖失司，最虑中满。夫太阳司开，阳明司阖，浊阴弥漫，通腑即是通阳。仿仲景开太阳一法。

牡蛎　泽泻　防己　茯苓　五味　干姜

寒饮浊邪上冲膻中

张二七　呛喘哮，坐不得卧，神迷如呆，气降则清。水寒饮邪，上冲膻中。用逐饮开浊法。

姜汁　炒南星　姜汁　炙白附子　茯苓　桂枝　炙草　石菖蒲

肺胃湿痰

某三四　咳缓，痰少，脘中不爽，肌腠瘙痒。皆湿邪未尽，痰饮窃踞之象。当用六安法。

杏仁　白芥子　炒半夏　茯苓　淡干姜　橘红

中虚湿热

王 当年阳虚，浊饮上泛喘急，用真武汤丸而效。因平素嗜酒少谷，中虚湿聚，热蕴蒸痰，目黄龈血，未可为实热论治。议方用外台茯苓饮，减甘草佐以微苦清渗，理其湿热，以酒客忌甜故也。

茯苓四两　人参二两　苡仁四两　枳实一两　半夏二两　广皮二两
金石斛八两煮汁为丸。

中焦痰热

汪　面色鲜明，脘中漾漾欲呕，因郁勃热气蒸为痰饮。宜暂缓参、术，务清中焦热痰。

杏仁　枳实汁　橘红　栝蒌皮　郁金　半夏曲　桔梗　黑栀皮

痰饮挟燥

张氏　痰饮挟燥，咳，喉中痒。

杏仁　花粉　茯苓　象贝母　橘红　半夏曲

气火不降

陈妪　痰饮挟气火上踞，脘痞胀不爽。宜理气热。

半夏　茯苓　栝蒌皮　黑栀皮　橘红　郁金

某　脉弦右涩，面亮舌白，口干不喜饮，头重岑岑然，胸脘痹塞而痛，得嗳气稍舒。客谷少中虚，痰饮聚蓄，当此夏令，地气上升，饮邪挟气上阻清空，遂令前症之来。《金匮》云：脉弦为饮，色鲜明者为留饮。口干不欲饮水者，此为饮邪未去故也。况浆浆汗出，岂是风寒？春夏温邪，辛温发散为大禁。自云身体空飘，年已六旬又四，辛散再泄其阳，不亦左乎。

半夏　姜汁　川连　吴萸　茯苓　枳实　竹沥

哮喘伏饮

潘三八　远客路途，风寒外受，热气内蒸，痰饮日聚于脏之外，络脉之中。凡遇风冷，或曝烈日，或劳碌形体，心事不宁，扰动络中宿饮，饮泛气逆，咳嗽，气塞喉底胸膈，不思食物，着枕呛吐稠痰，气降自愈，病名哮喘伏饮。治之得宜，除根不速，到老年岁，仍受其累耳。

小青龙汤去细辛。

饮伏经络

童五六　背寒，短气，背痛映心，贯胁入腰，食粥噫气脘痞，泻出黄沫。饮邪伏湿，乃阳伤窃发。此温经通络为要，缓用人参。

川桂枝　生白术　炒黑蜀漆　炮黑川乌　厚朴　茯苓

胸次清阳少旋支脉结饮

叶四十　脉右弦，舌黄不渴，当心似阻。昔形壮，今渐瘦。咳久不已，卧着则咳，痰出稍安。此清阳少旋，支脉结饮。议通上焦之阳。

鲜薤白　栝蒌皮　半夏　茯苓　川桂枝　姜汁

杨　头中冷痛，食入不消，筋脉中常似掣痛。此皆阳微不主流行，痰饮日多，气隧日结，致四末时冷。先以微通胸中之阳。

干薤白　桂枝　半夏　茯苓　栝蒌皮　姜汁

又，微通其阳已效，痰饮阻气。用茯苓饮，去广皮加姜汁。

支脉结饮

程三三　支脉聚饮，寒月喘甚。初因寒湿而得，故食辛稍安。

杏仁　半夏　厚朴　苡仁　茯苓

姜汁法丸。

赵　支饮，胁痛咳逆。

小青龙去麻、辛。

汪氏　支脉结饮，阻气喘胀，入胁则痛，厥逆为眩。

茯苓　桂枝　半夏　杏仁　郁金　糖炒石膏

黄　支脉结饮，发必喘急。病发用：

桂枝　茯苓　五味　炙草

悬饮

冯　悬饮流入胃中，令人酸痛，涌噫酸水。当辛通其阳以驱饮。

桂枝木　半夏　茯苓　炒黑川椒　姜汁

又，照前方加淡附子。

施　诊脉右虚，左小弦。面色黄，少华采。左胁肋痛，五六年未愈，凡久恙必入络，络主血，药不宜刚。病属内伤，勿事腻补。录仲景旋覆花汤，加柏子仁、归须、桃仁。

又，初服旋覆花汤，未应，另更医谓是营虚，用参、归、熟地、桂、芍、炙草，服后大痛。医又转方，用金铃、半夏、桃仁、延胡、茯苓，服之大吐大痛。复延余治，余再议方，谓肝络久病，悬饮流入胃络，致痛不已。议太阳阳明开阖方法。

人参　茯苓　炙草　桂枝　煨姜　南枣

服苦药痛呕，可知胃虚。以参、苓阖阳明，用草、桂开太阳，并辛香入络，用姜、枣通营卫，生姜恐伐肝，故取煨以护元气，而微开饮气也。

又，前方服之痛止，议丸方。

人参　半夏　川椒　茯苓　桂枝　煨姜

南枣汤丸。

某　夏季阳气大升，痰多呛咳，甚至夜不得卧，谷味皆变，大便或溏或秘，诊脉右大而弦。议以悬饮流入胃络，用开阖导饮法。

人参　茯苓　桂枝　炙草　煨姜　南枣

又，早诊脉，两手皆弦，右偏大。凡痰气上涌。咳逆愈甚，日来小溲少，下焦微肿。议通太阳以撒饮邪。

人参　茯苓　桂枝　炙草　五味　干姜

又，脉弦略数，不渴不思饮，此饮浊未去，清阳不主运行。前方甘温，主乎开阖，能令胃喜。次法开太阳以撒饮邪，亦主阳通。据自述心下胃口若物阻呆滞，其浊锢阳微大着。其治咳滋阴，适为阴浊横帜矣。议用大半夏汤法。

大半夏汤加炒黑川椒。

《内经》止有积饮之说，本无痰饮之名。两汉以前谓之淡饮。仲景始分痰饮，因有痰饮、悬饮、溢饮、支饮之义，而立大小青龙、半夏、苓桂术甘、肾气等汤，以及内饮、外饮诸法，可谓阐发前贤，独超千古。与后人所立风痰、湿痰、热痰、酒痰、食痰之法迥异。总之痰饮之作，必由元气亏乏，及阴盛阳衰而起，以致津液凝滞，不能输布，留于胸中，水之清者悉变为浊，水积阴则为饮，饮凝阳则为痰。若果真元充足，胃强脾健，则饮食不失其度，运行不停其机，何痰饮之有？故仲景云：病痰饮者，当以温药和之。乃后人不知痰饮之义，妄用滚痰丸、茯苓丸消痰破气，或滋填腻补等法，大伤脾胃，堆砌助浊，其于仲景痰饮之法，岂不大相乖谬乎？然痰与饮，虽为同类，而实有阴阳之别。阳盛阴虚，则水气凝而为痰；阴盛阳虚，则水气溢而为饮。故王晋三先生取仲景之小半夏、茯苓及外台饮三汤，从脾胃二经分痰饮立治法。而先生又取仲景之苓桂术甘、外台茯苓饮、肾气丸、真武汤，分内饮、外饮治法，而于痰饮之症，无遗蕴矣。愚历考先生治痰饮之法，则又有不止于此者。然而病变有不同，治法亦有异。如脾肾阳虚，膀胱气化不通者，取仲景之苓桂术甘汤、茯苓饮、肾气、真武等法，以理阳通阳，及固下益肾，转旋运脾为主。如外寒引动宿饮上逆，及膀胱气化不通，饮逆肺气不降者，以小青龙合越婢等法，开太阳膀胱为主。如饮邪伏于经络，及中虚湿热成痰者，则有川乌、蜀漆之温经通络，外台茯苓饮去甘草，少佐苦辛清渗理湿之法。其饮邪上冲膻中，及悬饮流入胃中而为病者，又有姜、附、南星、菖蒲、旋覆、川椒等，驱饮开浊，辛通阳气等法。丝丝入扣，一以贯之，病情治法，胸有成竹矣。非深于得道者，其孰能之？ 邹滋九

因郁因火者，必用开郁清火为君，以消痰佐之。有因湿因热者，则用燥湿清热，略佐化痰之品，若因肝肾虚而生痰者，则纯乎镇摄固补。

【点评】痰饮于临证涉及病证范围甚广，此书载医案71则，详尽列数了叶天士治疗痰饮的处方和用药，体现了其辨治痰饮病的独特经验。其认识多出于先贤，却不囿于祖述，以元气亏乏、阴盛阳衰为源由，宗仲景"病痰饮者，当以温药和之"为大法，而在具体治法和用药上又有发挥，提出了开太阳、阖阳明、外饮治脾、内饮治肾、开阖导饮等方法。叶氏还提到关于痰饮病的调护方法，如饮食宜清淡、虚证宜静养、因时制宜等。

卷　六

郁

郁损心阳

于五五　郁损心阳，阳坠入阴为淋浊。由情志内伤，即为阴虚致病。见症乱治，最为庸劣。心藏神，神耗如惯，诸窍失司。非偏寒偏热药治，必得开爽，冀有向安。服药以草木功能，恐不能令其欢悦。

妙香散。

心脾气结神志不清

陆二六

人参　桔梗　乌药　木香

各三分磨汁。

又，夜服白金丸。

又，久郁，心脾气结。利窍佐以益气。

人参　石菖蒲　龙骨　枣仁　远志　茯神

心下痞结

胡四六　悲泣，乃情怀内起之病，病生于郁，形象渐大，按之坚硬，正在心下。用苦辛泄降，先从气结治。

川连　干姜　半夏　姜汁　茯苓　连皮　栝蒌

郁损心脾营内热

季六九　老年情志不适，郁则少火变壮火。知饥，脘中不爽，口舌糜腐。心脾营损，木火劫烁精华，肌肉日消。惟怡悦开爽，内起郁热可平。但执清火苦寒，非调情志内因郁热矣。

金石斛　连翘心　炒丹皮　经霜桑叶　川贝　茯苓

接服养心脾之营，少佐苦降法。

人参　川连　炒丹皮　生白芍　小麦　茯神

肝郁

某　脘痛已止，味酸，乃肝郁也。

金石斛　黑山栀　丹皮　半夏曲　橘红　枇杷叶

某　初起左边麻木，舌强，筋吊脑后痛，痰阻咽喉。此系肝风上引，必由情怀郁勃所致。

羚羊角　连翘心　鲜生地　元参　石菖蒲　郁金汁

某　气郁不舒，木不条达，嗳则少宽。

逍遥散去白术，加香附。

某　肝郁成热。

加味逍遥去白术，加郁金。

某　郁热吞酸。

温胆汤加山栀、丹皮、郁金、姜汁、炒黄连。

肝脾气血郁

沈四三　脉虚涩，情怀失畅。肝脾气血多郁，半载不愈，难任峻剂。议以局方逍遥散，兼服补中益气，莫以中宫虚塞为泥。

吴四十　劳倦瞋怒致伤，病在肝脾。久有脑泄，髓脂暗损。暂以解郁，继当宣补。

钩藤　生香附　丹皮　桑叶　神曲　白芍　茯苓　广皮

叶氏　悒郁动肝致病，久则延及脾胃。中伤不纳，不知味。火风变动，气横为痛为胀。疏泄失职，便秘忽泻。情志之郁，药难霍然。数年久病，而兼形瘦液枯，若再香燥劫夺，必变格拒中满。与辛润少佐和阳。

柏子仁二钱　归须二钱　桃仁三钱　生白芍一钱　小川连三分　川楝子一钱

某　恼怒肝郁，思虑脾伤。面黄，脉涩，寤不成寐。宗薛氏法治之。

人参　黄芪　熟於术　茯神　枣仁　桂圆肉　当归　炙草　黑山栀　丹皮　远志

戴氏　隐情曲意不伸，是为心疾。此草木攻病，难以见长。乃七情之郁损，以丹溪越鞠方法。

香附　川芎　小川连　茯苓　半夏　橘红　炒楂肉

神曲浆丸。

程姬　脉弦涩，外寒内热，齿痛舌干，无寐。乃肝脾郁结不舒。

郁金　钩藤　丹皮　夏枯草　生香附　薄荷　广皮　茯苓

肝胆郁热

吴四一　操持过动，肝胆阳升，胃气日减，脉应左搏。从郁热治。

丹皮　黑山栀　薄荷梗　钩藤　广皮　白芍　茯苓　神曲

陆二四　郁伤，筋胀，心痛。

钩藤　生香附　郁金　白蒺藜　丹皮　薄荷　广皮　茯苓

肝犯胃气逆血郁

王六三　劳怒伤阳，气逆血郁致痛。痞胀便溏，风木侮土。前方既效，与通补阳明厥阴。

大半夏汤加桃仁、柏仁、当归、姜枣汤法。

肝郁风火升

朱_{三二} 因抑郁悲泣，致肝阳内动。阳气变化火风，有形有声，贯膈冲咽，自觉冷者，非真寒也。《内经》以五志过极皆火，但非六气外来，芩、连之属，不能制伏。固当柔缓以濡之，合乎肝为刚脏，济之以柔，亦和法也。

生地　天冬　阿胶　茯神　川斛　牡蛎　小麦　人中白
熬膏。

赵_{四四} 郁勃日久，五志气火上升，胃气逆则脘闷不饥。肝阳上僭，风火凌窍，必旋晕咽痹。自觉冷者，非真寒也，皆气痹不通之象。《病能篇》以诸禁鼓栗属火，丹溪谓上升之气从肝胆相火，非无据矣。

生地　阿胶　玄参　丹参　川斛　黑稆豆皮

胆脾气血郁

朱_氏 脉弦右大，乳房刺痛，经阻半年。若遇劳怒，腹痛逆气上冲。此邪郁既久，少火化为壮火，气钝不循，胞脉遂痹。治以泄少阳，补太阴。气血流利，郁热可解。

人参　柴胡　当归　白术　丹皮　甘草　茯苓

木火上升喉肿痹

吴_{三八} 脉弦涩数，颈项结瘿，咽喉痛肿阻痹，水谷难下。此皆情志郁勃，肝胆相火内风，上循清窍。虽清热直降，难制情怀之阳，是以频药勿效也。

鲜枇杷叶　射干　牛蒡子　苏子　大杏仁　紫降香

木火上升肺不肃降

朱 情怀悒郁，五志热蒸。痰聚阻气，脘中窄隘不舒，胀及背部。

上焦清阳欲结，治肺以展气化。务宜怡悦开怀，莫令郁痹绵延。

鲜枇杷叶　杏仁　栝蒌皮　郁金　半夏　茯苓　姜汁　竹沥

又，脉左大弦数，头目如蒙，背俞䐜胀，都是郁勃热气上升，气有余便是火。治宜清上。

羚羊角　夏枯草　青菊叶　栝蒌皮　杏仁　香附　连翘　山栀

又，苦辛清解郁勃，头目已清，而膈暖气，颇觉秽浊，此肝胆厥阳由胃系上冲所致。丹溪谓上升之气自肝而出，是其明征矣。

川连　姜汁　半夏　枳实　桔梗　橘红　栝蒌皮

郁热先清上焦

吴氏　气血郁痹，久乃化热。女科八脉失调，渐有经阻瘕带诸疾。但先治其上，勿滋腻气机。

黑山栀皮　炒黄川贝　枇杷叶　栝蒌皮　杏仁　郁金　橘红

阴火上炎

徐氏　火升头痛，来去无定期。咽喉垂下，心悸，二便不爽，带下不已。固奇经，通补阳明，及养肝息风，展转未能却病。病从情志内伤，治法惟宜理偏。议先用滋肾丸三钱，早上淡盐汤送，四服。

郁热

虞三四　脉数，舌白神呆，得之郁怒。

犀角　羚羊角　野郁金　炒远志　鲜石菖蒲　炒丹皮　黑山栀
茯神

郁伤胃

王三十　痰多咽痛。频遭家难，郁伤，心中空洞，呛逆不已。议与胃药。

金匮麦门冬汤。

郁损脉络痰饮阻气

陆二五　病起忧虑上损，两年调理，几经反复。今夏心胸右胁之间，常有不舒之象。此气血内郁少展，支脉中必有痰饮气阻。是宣通流畅脉络，夏季宜进商矣。

天竺黄　茯神　郁金　橘红　远志　石菖蒲　丹参　琥珀
竹沥法丸。

血络郁痹右胁痛

赵六二　脉左涩右弦，始觉口鼻中气触腥秽，今则右胁板痛，呼吸不利，卧着不安。此属有年郁伤，治当宣通脉络。

金铃子　延胡　桃仁　归须　郁金　降香

郁热伤肝阴

王女　阴虚，齿衄肠血。未出阁，郁热为多。与养肝阴方。
生地　天冬　阿胶　女贞子　旱莲草　白芍　茯神　乌骨鸡

肝肾郁热

张六六　情志连遭郁勃，脏阴中热内蒸。舌绛赤糜干燥，心动悸，若饥，食不加餐。内伤情怀起病，务以宽怀解释。热在至阴，咸补苦泄，是为医药。

鸡子黄　清阿胶　生地　知母　川连　黄柏

肝肾液涸阳升喉痹

许　厥阴少阴，脏液干涸，阳升结痹于喉舌，皆心境失畅所致。药无效者，病由情怀中来，草木凉药，仅能治六气外来之偏耳。

熟地　女贞　天冬　霍山石斛　柏子仁　茯神

经络气血郁痹

龙五六　久郁气血不行，升降皆钝。外凉内热，骨节沉痛，肌肿腹膨，肤腠无汗。用药务在宣通，五郁六郁大旨。

香附汁　白蒺藜　钩藤　丹皮　山栀　抚芎　泽兰　姜黄　神曲

金　气血久郁成热，脘胁痹闷不通。常有风疹，腹痛，瘀痹已深。发时宜用通圣一剂，半时以通调气热之郁。

土栝蒌皮　枇杷叶　黑山栀　郁金　桃仁　杏仁

杨　惊惶忿怒都主肝阳上冒，血沸气滞，瘀浊宜宣通以就下。因误投止塞，旧瘀不清，新血又瘀络中，匝月屡屡反复。究竟肝胆气血皆郁，仍宜条达宣扬。漏疡在肛，得体中稍健设法。

旋覆花　新绛　青葱管　炒桃仁　柏子仁

郁劳

赵氏　瘰疬，寒热盗汗，脘中瘕聚，经期不来，大便溏，呛咳减食，春深至冬未痊。此乃郁损成劳，难治之症。

香附　丹皮　归身　白芍　川贝　茯苓　牡蛎　夏枯草

胡氏　头项结核，暮夜寒热盗汗。此乃忧郁不解，气血皆虚。倘若经阻，便难调治。

炒当归　炒白芍　炙草　广皮　茯神　钩藤　南枣

张氏　据说丧子悲哀，是情志中起，因郁成劳。知饥不能食，内珠忽陷忽胀，两胁忽若刀刺，经先期，色变瘀紫。半年来医药无效者，情怀不得解释，草木无能为矣。

人参　当归　生白芍　炙草　肉桂　炒杞子　茯苓　南枣

《素问·六元正纪大论》言五郁之发，乃因五运之气，有太过不及，遂有胜复之变。由此观之，天地且有郁，而况于人乎？故六气着人，皆能郁而致病。如伤寒之邪，郁于卫，郁于营，或在经在腑在脏。如暑湿之蕴结在三焦，瘟疫之邪客于募原，风寒湿三气杂感而成痹症。总之，邪不解散，即谓之郁，此外感六气而成者也，前人论之详矣。今所辑者，七情之郁居多，如思伤脾，怒伤肝之类是也。其原总由于心，因情志不遂，则郁而成病矣。其症心、脾、肝、胆为多。案中治法，有清泄上焦郁火，或宣畅少阳，或开降肺气，通补肝胃，泄胆补脾，宣通脉络。若热郁至阴，则用咸补苦泄。种种治法未能按症分析详论。今举其大纲，皆因郁则气滞，气滞久则必化热，热郁则津液耗而不流，升降之机失度。初伤气分，久延血分，延及郁劳沉疴。故先生用药大旨，每以苦辛凉润宣通，不投燥热敛涩呆补，此其治疗之大法也。此外更有当发明者，郁则气滞，其滞或在形躯，或在脏腑，必有不舒之现症。盖气本无形，郁则气聚，聚则似有形而实无质。如胸膈似阻，心下虚痞胁胀背胀，脘闷不食，气瘕攻冲，筋脉不舒。医家不察，误认有形之滞，放胆用破气攻削，迨至愈治愈剧，转方又属呆补。此不死于病，而死于药矣。不知情志之郁，由于隐情曲意不伸，故气之升降开阖枢机不利。虽《内经》有泄、折、达、发、夺五郁之治，犹虑难获全功，故"疏五过论"有始富后贫，故贵脱势，总属难治之例。盖郁症全在病者能移情易性，医者构思灵巧，不重在攻补，而在乎用苦泄热，而不损胃，用辛理气，而不破气，用滑润濡燥涩，而不滋腻气机，用宣通而不揠苗助长，庶几或有倖成。若必欲求十全之治，则惟道家有一言，可以蔽之曰：欲要长生，先学短死。此乃治郁之金丹也。华岫云

【点评】华氏在郁门后讲到郁有天地之郁和人之郁。案中所述为人的情志之郁。此证常由情志失调、气机郁滞不畅而致。可表现为气、血、痰、火、湿、食诸郁，常为思伤脾、怒伤肝，而总由乎心，发于气。最基本的治疗则是调畅气机。案中所述病机如此。后可见于《证治汇补·郁证》所说："郁病虽多，皆因气不周流，法当顺气为先，开提为次，至于降火、化痰、消积犹当分多少治之。"

郁证发病与肝的关系最密。肝主疏泄，性喜条达，其经脉贯膈布胁肋，肝气郁结则疏泄失常，经脉气机不畅，且可乘脾犯胃，症见精神抑郁，情绪不宁，胁肋胀满，胸脘痞闷，嗳气纳少，舌苔薄腻，脉弦等症；肝气郁结日久，气郁化火，症见情绪急躁，常易发怒，头痛目赤耳鸣；横逆犯胃，则胸胁胀满，口苦而干，嘈杂吞

酸，舌红、苔黄，脉弦带数等症；情志失调，肝气郁滞日久，气病及血，血行瘀滞，心神失养，则见情绪急躁，头痛，胸胁疼痛，失眠，健忘，舌紫暗，脉弦细或涩等症；肝气郁久，横逆侮脾，脾失健运，饮食水谷内停，聚湿生痰，以致痰气交阻，遂见精神抑郁，胸闷叹息则舒，胁肋胀满，咽中似有物梗阻，吞之不出，舌苔白腻，脉象弦滑等症。

在治疗上，疏肝解郁，理气和中是其大法，其中主药是香附、枳壳、柴胡、陈皮。如胁肋胀满疼痛较甚，可加郁金、青皮、佛手、乌药，辛香走窜以散诸气内郁；如口苦且干，便秘，加龙胆草、大黄苦寒下行以降腑气闭郁；如嘈杂吞酸痞加黄连、吴茱萸辛苦相伍平上逆浊气；如咽中似有物梗阻加半夏、厚朴、苏梗、茯苓、生姜以散结聚之痰气。但是，上述理气解郁诸药，用之当视体质、病情而定，辛香燥烈之品不宜久用，不宜量多，既可合滋润药，亦可伍甘凉之品，防其化燥伤津劫津之弊。至于气郁化火，辛散香燥更当慎用。

郁证日久又可转虚，如情志过极可致心阴暗耗、心失所养，忧思郁虑可使心气耗伤、心神失养或使心脾两伤，此时，滋养心阴、养心安神、养气补血中又需加入调气之品。所以，华氏在案后总结宣通为其治疗大法。总之，用药上应处处勿忘"以顺气为先"，应该"不重在攻补，而在乎用苦泄热而不损胃，用辛理气而不破气，用滑润濡燥涩而不滋腻气机，用宣通而不偃苗助长。"

肝火

风火上郁

秦氏　年前肝风眩晕，主以凉血分，和阳息风，一年未发。今岁正月春寒，非比天暖开泄。此番病发，必因劳怒触动情志。至于呕逆，微冷倏热，交丑寅渐作耳鸣咽痹，食纳久留脘中。想少阳木火盛于寅，胆脉贯耳，犯逆之威，必向阳明而后上凭诸窍。脉右涩大，胃逆不降，食味不甘，而脘中逆乱。熏蒸日炽，营血内耗，无以养心，斯瘵不肯寐，心摇荡漾，有难以鸣状之象。今头重脘痹，全是上焦为木火升腾，阻遏清阳。前方滋清，血药居多，必不奏功。今议汤剂方，以苦降其逆，辛通其痹。然汤宜小其制度，以久病体虚。初春若此，冬藏未为坚固可知。其丸剂当以局方龙荟丸，暂服半月再议。

连翘一钱半　黑栀皮一钱　羚羊角一钱　鲜菊叶三钱　紫菀二钱　郁金八分大杏仁去皮尖勿研六粒　土栝蒌皮一钱　鲜菖蒲根四分忌铁

午服。

沈 女　腹痛少减，呕逆已止。上焦热，下焦冷。肝阳尚未和平，拟进当归龙荟法。

当归　龙胆草　川楝子　芦荟　川连　吴萸　大茴

黄 氏　肝胆风火上郁，头面清空之筋掣不和。治以清散。

羚羊角　犀角　山栀　连翘　栝蒌皮　荷叶梗　薄荷梗　青菊叶

郑 氏　巅胀神迷，经脉抽痛，胀闷不欲纳食，一月经期四至。此郁伤气血成病。

龙荟丸二钱五分，三服。

叶 氏　厥阳扰乱神明。经色已黑，肢冷，面青，便秘。

龙荟丸一钱二分，十服。

劳心阳动木火上蒙

阙 十八　诵读吟咏，身虽静坐，而心神常动。凡五志之动皆阳，阳冒无制，清灵遂蒙。《易》旨以蒙乃外加之义。述病发之时，头中欲掐，脘欲抚摩，二便必不自利。此腑气之窒，由乎肝胆厥怫逆起见矣，议从手经上焦治。

羚羊角　连翘心　元参　石菖蒲根　郁金　麦冬　竹叶

气火郁脘痛

唐 女　脉左涩右弦，气火不降，胸胁隐痛，脘不爽。最虑失血。

川贝　山栀　丹皮　郁金汁　钩藤　栝蒌皮　茯苓　橘红

又，气火上郁，脘中窒痛、呕涩。先以开通壅遏。

香豉　栝蒌皮　山栀　郁金　竹茹　半夏曲　杏仁

怒动胆火

葛　瞋怒喧嚷，气火逆飞，致血痹咽痛，食物厌恶，耳前后绕肩闪刺。议解少阳。

夏枯草　丹皮　桑叶　钩藤　山栀　地骨皮

肝肾阴虚风阳上升

朱五四　头痛神烦，忽然而至。五行之速，莫如风火。然有虚实内外之因，非徒发散苦寒为事矣。如向有肝病，目疾丧明，是阴气久伤体质。今厥阴风木司天，春深发泄，阳气暴张。即外感而论，正《内经》冬不藏精，春必病温。育阴可使热清，大忌发散。盖阴根久伤，表之再伤阳劫津液，仲景谓一逆尚引日，再逆促命期矣。余前主阿胶鸡子黄汤，佐地、冬壮水，芍、甘培土，亟和其厥阳冲逆之威，咸味入阴，甘缓其急，与《内经》肝病三法恰合。今已入夏三日，虚阳倏上，烦躁头痛。当大滋肾母，以苏肝子，补胃阴以杜木火乘侮。旬日不致反复，经月可望全好。

人参　熟地　天冬　麦冬　龟胶　阿胶　北味　茯神

络热

陆　鼻左窍有血，左肩胛臂痛。皆君相多动，营热气偏。脉得右虚左数。先以清肝通络。

丹皮　山栀　羚羊角　夏枯草　蚕砂　钩藤　连翘　青菊叶

肝者将军之官，相火内寄，得真水以涵濡，真气以制伏，木火遂生生之机，本无是症之名也。盖因情志不舒则生郁，言语不投则生瞋，谋虑过度则自竭。斯罢极之本，从中变火，攻冲激烈，升之不息为风阳，抑而不透为郁气。脘胁胀闷，眩晕猝厥，呕逆淋闭，狂躁见红等病，由是来矣。古人虽分肝风、肝气、肝火之殊，其实是同一源。若过郁者宜辛宜凉，乘势达之为妥。过升者宜柔宜降，缓其旋扰为先。自竭者全属乎虚，当培其子母之脏。至于犯上、侮中、乘下诸累，散见各门可考。

邵新甫

【点评】肝火医案应与前述之肝风等证联系一起，读之更可深悟其理。王旭高已有详述，不离情志之变，紧合心脾肺肾，若读懂治肝法，杂病复杂重急证治，均有方可用，且多有效。

不寐

心火

倪　多痛阳升，阴液无以上注，舌润赤绛，烦不成寐。当益肾水以制心火。

鲜生地　元参　麦冬　绿豆皮　银花　竹叶心

胆火

吴　少阳郁火，不寐。

丹皮　半夏　钩藤　桑叶　茯苓　橘红

程氏　上昼气逆填脘，子夜窹不肯寐。乃阳气不降，议用温胆汤。温胆去枳实，加金斛，滚痰丸二钱五分。

阳跷脉虚

顾四四　须鬓已苍，面色光亮，操心烦劳，阳上升动，痰饮亦得上溢。《灵枢》云：阳气下交入阴，阳跷脉满，令人得寐。今气越外泄，阳不入阴，勉饮酒醴，欲其神昏假寐，非调病之法程。凡中年已后，男子下元先损。早上宜用八味丸，晚时用半夏秫米汤。

某　阳不交阴，夜卧寐躁。

小半夏汤。

赵氏　呕吐眩晕，肝胃两经受病。阳气不交于阴，阳跷穴空，窹不肯寐。《灵枢》方半夏秫米汤主之。

又，接用人参温胆汤。

脾营虚

某四二　脉涩，不能充长肌肉，夜寐不适。脾营消索，无以灌溉故耳。当用归脾汤意温之。

嫩黄芪　於术　茯神　远志　枣仁　当归　炙草　桂圆　新会皮

胆液亏阳升虚烦

某　肝阳不降，夜无寐。进酸枣仁法。

枣仁　知母　炙草　茯神　小麦　川芎

某　不寐六十日，温胆诸药不效。呕痰不适，明系阳升不降。用金匮酸枣仁汤。

枣仁　知母　茯苓　川芎　炙草

陈　阴精走泄，复因洞泻，重亡津液。致阳暴升，胃逆，食入欲呕，神识不静无寐。议酸枣仁汤。

枣仁五钱　炙草五分　知母二钱　茯苓二钱

某三三　寤不成寐，食不甘味，尪羸，脉细数涩。阴液内耗，厥阳外越，化火化风，燔燥煽动。此属阴损，最不易治。姑与仲景酸枣仁汤。

枣仁炒黑勿研三钱　知母一钱半　云茯神三钱　生甘草五分　川芎五分

肝肾阴亏阳浮

田　脏液内耗，心腹热灼。阳气不交于阴，阳跷穴空，令人寤不成寐。《灵枢》有半夏秫米法，但此病乃损及肝肾，欲求阳和，须介属之咸，佐以酸收甘缓，庶几近理。

龟胶　淡菜　熟地　黄柏　茯苓　萸肉　五味　远志

又，咸苦酸收已效。下焦液枯，须填实肝肾。

龟鹿胶　熟地　苁蓉　天冬　萸肉　五味　茯苓　羊内肾

不寐之故，虽非一种，总是阳不交阴所致。若因外邪而不寐者，如伤寒、疟疾等暴发，营卫必然窒塞，升降必然失常。愁楚呻吟，日夜难安。当速去其邪，攘外即所以安内也。若因里病而不寐者，或焦烦过度，而离宫内燃，从补心丹，及枣仁汤法。或忧劳愤郁，而耗损心脾，宗养心汤及归脾汤法。或精不凝神，而龙雷震荡，当壮水之主，合静以制动法。或肝血无藏，而魂摇神漾，有咸补甘缓法。胃病则阳跷穴满，有《灵枢》半夏秫米汤法。胆热则口苦心烦，前有温胆汤，先生又用桑叶、丹皮、山栀等轻清少阳法。营气伤极，人参、人乳并行；阳浮不摄，七味、八味可选。余如因惊宜镇，因怒宜疏，饮食痰火为实，新产病后为虚也。邵新甫

徐评：不寐之因不一，案中十不得一，博考方知。

【点评】邵氏根据叶案所载不寐的不同表现归纳其阳不交阴所致，案中所述阳升、肝阳、胆火、厥阳外越、阳气不交于阴等，总因阳跷穴虚，阳升胃逆，中焦不安寐不成寐，当调中焦，虚则宜养，实则宜清。吾以清养两大法，列证治用药如下。

1. 养正为主

(1)心脾两虚：脾虚而生血无源，血虚而不能养心，而且夜寐梦多易醒，心悸健忘，神疲纳少，舌淡脉细。治拟健脾养心安神，以养心安神汤（自拟）为基本方。组成：党参9g，炒白术9～12g，炙黄芪12～15g，当归12g，茯神9～12g，远志3～6g，龙眼肉12g，炒枣仁9～12g，柏子仁10g，炒白芍12～15g，木香3g，炙甘草4.5g。

(2)肝肾阴虚：肝阴虚、肝阳偏盛、相火上亢，心火盛则神动；肾阴虚则志伤，心肾失交而神志不安，可见夜寐不宁，心悸而烦，眩晕耳鸣，腰酸健忘，舌质红，脉细数。治拟滋补肝肾，交通心肾，以滋阴安神汤（自拟）为基本方。组成：生地9～12g，山茱萸9g，山药9～12g，朱茯苓12g，黄连3g，丹皮6g，炒白芍9～12g，阿胶(烊冲)9g，泽泻9～12g。

(3)心胆气虚：暴受惊骇，神魂不安，善惊易悲，而见夜寐梦多且易惊醒，心悸气短，倦怠乏力，舌质红，脉弦细。治拟益气镇

惊安神，以定志安神汤（自拟）为基本方。组成：党参6～9g，茯苓9～12g，远志3～6g，炒枣仁9～12g，石菖蒲3～6g，龙齿（先煎）15g，珍珠母（先煎）15～30g，淮小麦15～30g，炙甘草3～6g。

2. 清邪为主

（1）痰食中阻：脾胃素虚，饮食不节，或痰浊内蕴，壅遏于中，胃气失于和降，而见不寐，心烦胸闷，嗳气吞酸，厌食呕恶，舌苔黄腻，脉滑。治拟和胃化痰，以和中安神汤（自拟）为基本方法。组成：制半夏6～9g，朱茯苓9～12g，陈皮6g，枳实9～12g，黄连3～6g，竹茹6～9g，北秫米9～12g，炙甘草3g。

（2）心肝火旺：情怀抑郁化火，扰动心神，而见不寐多梦，甚至彻夜不寐，急躁易怒，头晕头胀，目赤耳鸣，口干而苦，不思饮食，大便秘而小便短赤，舌红苔黄，脉弦而数；或为心烦不寐，躁扰不安，口干舌燥，时见舌面生疮，小便短赤，舌光红、苔黄，脉细弦数。治拟清火宁心安神，以清火安神汤（自拟）为基本方。组成：生地12～15g，黄连3～6g，黄芩6～9g，山栀9g，龙骨（先煎）15g，牡蛎（先煎）15～30g，龙胆草3～9g，连翘6～9g，生甘草3g。

嘈

阳升

某 阳升嘈杂。

麦冬_{三钱} 生地_{二钱} 柏子仁_{一钱} 川斛_{三钱} 茯神_{三钱} 黑稆豆皮_{三钱}

心阳热

某 心中烦热，头上汗泄，汗止自安，易嘈。

淮小麦 柏子仁 茯神 炙草 南枣 辰砂

血虚

程_氏 血虚心嘈，咽呛。

生地　天冬　麦冬　女贞子　生白芍　炙草　茯神　麻仁

肝阴虚

某氏　经半月一至，夜嘈痛。

生地　阿胶　天冬　茯神　白芍　丹参

嘈有虚实真伪，其病总在于胃。《经》云：饮入于胃，游溢精气，上输于脾，脾气散精，上归于肺。又云：脾与胃以膜相连耳。又云：脾主为胃行其津液者也。由此观之，脾属阴，主乎血；胃属阳，主乎气。胃易燥，全赖脾阴以和之；脾易湿，必赖胃阳以运之。故一阴一阳，互相表里，合冲和之德，而为后天生化之源也。若脾阴一虚，则胃家饮食游溢之精气，全输于脾，不能稍留津液以自润，则胃过于燥而有火矣。故欲得食以自资，稍迟则杂嘈愈甚，得食则可嘈暂止。若失治则延便闭、三消、噎膈之症。治当补脾阴，养营血，兼补胃阴，甘凉濡润，或稍佐微酸，此乃脾阴之虚而致胃家之燥也。更有一切热病之后，胃气虽渐复，津液尚未充，亦有是症。此但以饮食调之，可以自愈。此二种，乃为虚症嘈。所谓实者，年岁壮盛，脾胃生发之气，与肾阳充旺，食易消磨，多食易饥而嘈，得食即止。此非病也，不必服药。以嘈上皆是真嘈症。所云伪者，因胃有痰火，以致饮食输化不清，或现恶心，吞酸，微烦，眩晕，少寐，似饥非饥，虽饱食亦不能止。此乃痰火为患，治宜清胃，稍佐降痰。苦寒及腻滞之药，不宜多用。又有胃阳衰微，以致积饮内聚，水气泛溢，似有凌心之状，凄凄戚戚，似酸非酸，似辣非辣，饮食减少。此属脾胃阳虚，治宜温通，仿痰饮门而治之。此二种乃似之嘈伪症，若夫所云心者误也。心但有烦而无嘈，胃但有嘈而无烦，亦不可不辨明之。今先生之法，仅有四案，倘有心之士更能搜采补入，则幸甚。华岫云

三消

郁火

计四十　能食善饥渴饮，日加瘵瘦，心境愁郁，内火自燃。乃消症

大病。

生地　知母　石膏　麦冬　生甘草　生白芍

烦劳心营热

王五八　肌肉瘦减，善饥渴饮。此久久烦劳，壮盛不觉，体衰病发，皆内因之症。自心营肺卫之伤，渐损及乎中下。按脉偏于左搏，营络虚热，故苦寒莫制其烈，甘补无济其虚，是中上消之病。

犀角三钱　鲜生地一两　元参心二钱　鲜白沙参二钱　麦冬二钱　柿霜一钱
生甘草四分　鲜地骨皮三钱

又，固本加甜沙参。

肝阳犯胃

杨二八　肝风厥阳，上冲眩晕，犯胃为消。

石膏　知母　阿胶　细生地　生甘草　生白芍

某　液涸消渴，是脏阴为病。但胃口不醒，生气曷振？阳明阳土，非甘凉不复。肝病治胃，是仲景法。

人参　麦冬　粳米　佩兰叶　川斛　陈皮

阳动烁津

胡五七　元阳变动为消，与河间甘露饮方。

河间甘露饮。

钱五十　阳动消烁，甘缓和阳生津。

生地　炙黑甘草　知母　麦冬　枣仁　生白芍

肾消

杨二六　渴饮频饥，溲溺浑浊，此属肾消。阴精内耗，阳气上燔。舌碎绛赤，乃阴不上承，非客热宜此。乃脏液无存，岂是平常小恙？

熟地　萸肉　山药　茯神　牛膝　车前

肾阴虚胃火旺

某　脉左数，能食。

六味加二冬、龟版、女贞、旱莲、川斛。

肾阴虚心火亢

王四五　形瘦脉搏，渴饮善食，乃三消症也。古人谓：入水无物不长，入火无物不消。河间每以益肾水制心火，除肠胃激烈之燥，济身中津液之枯，是真治法。

玉女煎。

姜五三　经营无有不劳心，心阳过动，而肾阴暗耗，液枯，阳愈燔灼。凡入火之物，必消烁干枯，是能食而肌肉消瘦。用景岳玉女煎。

三消一症，虽有上、中、下之分，其实不越阴亏阳亢，津涸热淫而已。考古治法，唯仲景之肾气丸，助真火蒸化，上升津液。《本事方》之神效散，取水中咸寒之物，遂其性而治之。二者可谓具通天手眼，万世准绳矣。他如《易简》之地黄引子，朱丹溪之消渴方，以及茯苓丸、黄芪汤、生津甘露饮，皆错杂不一，毫无成法可遵。至先生则范于法，而不囿于法，如病在中上者，膈膜之地，而成燎原之场，即用景岳之玉女煎，六味之加二冬、龟甲、旱莲，一以清阳明之热，以滋少阴；一以救心肺之阴，而下顾真液。如元阳变动而为消烁者，即用河间之甘露饮，生津清热，润燥养阴，甘缓和阳是也。至于壮水以制阳光，则有六味之补三阴，而加车前、牛、膝，导引肝肾。斟酌变通，斯诚善矣。邹滋九

徐评：消渴之症有数种，案中俱未备，宜详考之。

【点评】邹氏赞叶天士治三消是"范于法，而不囿于法"。而于临证治疗常用甘寒生津治上中，清胃泻火治中消，咸寒增液治下消；补气阴在前期，通血络在后期。案中立法择药甚精，颇有疗效。

脾瘅

中虚伏热

某 无形气伤，热邪蕴结，不饥不食，岂血分腻滞可投？口甘一症，《内经》称为脾瘅，中焦困不转运可知。

川连　淡黄芩　人参　枳实　淡干姜　生白芍

某 口甜，是脾胃伏热未清。宜用温胆汤法。

川连　山栀　人参　枳实　花粉　丹皮　橘红　竹茹　生姜

口甘一症，《内经》谓之脾瘅。此甘，非甘美之甘，瘅即热之谓也。人之饮食入胃，赖脾真以运之，命阳以腐之，譬犹造酒蒸酿者然。倘一有不和，肥甘之疾顿发。五液清华，失其本来之真味，则淫淫之甜味，上泛不已也。胸脘必痞，口舌必腻，不饥不食之由，从此至矣。《内经》设一兰草汤，其味辛，足以散结，其气清，足以化浊，除陈解郁，利水和营，为奇方之祖也。夹暑夹泾之候，每兼是患，以此为君，参以苦辛之胜，配合泻心等法。又如胃虚谷少之人，亦有是症，又当宗大半夏汤，及六君子法，远甘益辛可也。邵新甫

脾瘅症，经言因子食甘肥所致。盖甘性缓，肥性腻，使脾气遏郁，致有口甘、内热、中满之患。故云：治之以兰，除陈气也。陈气者，即甘肥酿成陈腐之气也。夫兰草即为佩兰，俗名为省头草。妇人插于髻中，以辟发中油秽之气。其形似马兰而高大，其气香，其味辛，其性凉，亦与马兰相类。用以醒脾气，涤甘肥也。今二案中，虽未曾用，然用人参以助正气，余用苦辛寒以开气泄热，枳实以理气滞，亦祖兰草之意，即所谓除陈气也。此症久延，即化燥热，转为消渴。故前贤有膏粱无厌发痈疽，热燥所致，淡薄不堪生肿胀，寒湿而然之论。余于甘肥生内热一症，悟出治胃寒之一法。若贫人淡薄茹素，不因外邪，亦非冷饮停滞，其本质有胃寒症者，人皆用良姜、丁香、荜茇、吴萸、干姜、附子等以温之。不知辛热刚燥能散气，徒使胃中阳气，逼而外泄。故初用似效，继用则无功。莫若渐以甘肥投之，或稍佐咸温，或佐酸温，凝养胃阳，使胃脂胃气日厚，此所谓药补不如食补也。又有肾阳胃阳兼虚

者，曾见久服鹿角胶而愈，即此意也。未识高明者以为然否？华岫云

【点评】脾瘅症，经言因子食甘肥所致，而在临证见于多种疾病，叶氏用佩兰，称奇方之祖，言之有理。特别是喜食甘肥者，于出现病变时，温胆汤是常用的，用药平淡，却有出奇之效。

疟

瘅疟

孙 阴气先伤，阳气独发，犹是伏暑内动。当与《金匮》瘅疟同例。

竹叶 麦冬 生地 玄参 知母 梨汁 蔗浆

施 发热身痛，咳喘。暑湿外因，内阻气分，有似寒栗，皆肺病也。

竹叶 连翘 薄荷 杏仁 滑石 郁金汁

又，微寒多热，舌心干，渴饮脘不爽。此属瘅疟，治在肺经。

杏仁 石膏 竹叶 连翘 半夏 橘红

程 阴气先伤，阳气独发，有瘅热无寒之虑。

鲜生地 知母 麦冬 竹叶心 滑石

唐 未病，形容先瘦，既病暮热早凉。犹然行动安舒，未必真正重病伤寒也。但八九日，病来小愈，骤食粉团腥面。当宗食谷发热，损谷则愈，仲景未尝立方。此腹痛洞泻，食滞阻其肠胃，大腑不司变化。究其病根，论幼科体具纯阳，瘦损于病前，亦阳亢为消烁。仲景谓：瘅疟者，单热不寒。本条云：阴气孤绝，阳气独发，热灼烦冤，令人消烁肌肉。亦不设方，但云以饮食消息之。嘉言主以甘寒生津可愈，重后天胃气耳。洞泻既频，津液更伤。苦寒多饵，热仍不已。暮夜昏谵，自言胸中格拒，腹中不和。此皆病轻药重，致阴阳二气之残惫。法当停药与谷，谅进甘酸，解其烦渴，方有斟酌。

又，鼻煤，唇裂舌腐。频与芩、连，热不肯已。此病本轻，药重于攻击，致流行之气结闭不行，郁遏不通，其热愈甚。上则不嗜饮，不纳食，小溲颇利便必管痛，三焦皆闭，神昏瘛疭有诸。

连翘心三钱 鲜石菖蒲汁一钱半 川贝母三钱 杏仁二十粒 射干二分

淡竹叶一钱半

又，自停狠药，日有向愈之机。胃困则痞闷不欲食，今虽未加餐，已知甘美，皆醒之渐也。童真无下虚之理，溲溺欲出，尿管必痛，良由肺津胃汁，因苦辛燥热烈气味劫夺枯槁，肠中无以运行。庸医睹此，必以分利。所谓泉源既竭，当滋其化源。九窍不和，都属胃病。

麦门冬二钱　甜杏仁四钱　甜水梨皮三钱　蔗浆一木杓

张　舌赤，烦汗不寐，肢体忽冷。乃稚年瘅疟，暑邪深入所致。

杏仁　滑石　竹叶　西瓜翠衣　知母　花粉

又，热甚而厥，幼稚疟症皆然。

竹叶石膏汤去人参、半夏，加知母。

温疟

某　风温阳疟。

杏仁　滑石　连翘　黄芩　青蒿　淡竹叶

丁　脉右数，左小弱，面明。夏秋伏暑，寒露后发。微寒多热，呕逆身痛。盖素有痰火，暑必挟湿。病自肺经而起，致气不宣化。不饥不食，频溺短缩。乃热在气分，当与温疟同例。忌葛、柴足六经药。

桂枝白虎汤加半夏。

胡　按仲景云：脉如平人，但热无寒，骨节烦疼，微呕而渴者，病名温疟。桂枝白虎汤主之。

桂枝白虎汤。

盖今年夏秋久热，口鼻吸暑，其初暑邪轻小，不致病发。秋深气凉外束，里热欲出，与卫营二气交行，邪与二气遇触，斯为热起。临解必有微汗者，气邪两泄。然邪不尽，则混处气血中矣。故圣人立法，以石膏辛寒，清气分之伏热，佐入桂枝，辛甘温之轻扬，引导凉药以通营卫，兼知母专理阳明独胜之热，而手太阴肺，亦得秋金肃降之司，甘草粳米和胃阴以生津。此一举兼备。方下自注云：一剂知，二剂已。知者，谓病已知其对症。已者，中病当愈之称耳。

邓　寒少热多，胸中痞胀。温邪未解，谩言止截。

淡黄芩　炒半夏　姜汁　生白芍　草果　知母　乌梅

又，照前方去半夏、姜汁，加鳖甲。

吴 间日寒热，目黄口渴。温邪兼雨湿外薄为疟。

滑石　杏仁　白蔻仁　淡黄芩　半夏　郁金

又，脉数，舌红口渴。热邪已入血分。

竹叶　石膏　生地　丹皮　知母　青蒿梗

又，饮食不节，腹中不和，疟邪攻胃。

鲜首乌　乌梅肉　生鳖甲　黄芩　丹皮　草果　知母

送保和丸二钱。

又，人参　生谷芽　枳实汁　茯苓　广皮　炒半夏曲

暑疟

朱 舌黄烦渴，身痛，心腹中热躁，暑热不解为疟。经言：暑脉自虚，皆受从前疲药之累瘁。

石膏　知母　生甘草　炒粳米　麦冬　竹叶

何 劳倦伤气，遗泄伤阴。暑邪变疟，炽则烦冤最盛。分解使邪势轻，参、术、芪、附，皆固闭邪气也。

草果仁　知母　淡黄芩　川贝母　青蒿　花粉

冯 暑伤气分，上焦先受，河间法至精至妙。后医未读其书，焉能治病臻效？邪深则疟来日迟，气结必胸中混蒙如痞。无形之热，渐蒸有形之痰。此消导发散，都是劫津，无能去邪矣。

石膏　杏仁　半夏　厚朴　知母　竹叶

黄 脉数，目眦黄，舌心干白黄胎，口中黏腻，脘中痞闷，不思纳谷。由于途次暑风客邪内侵募原，营卫不和，致发疟疾。夫暑必兼湿，湿也，热也，皆气也。气与邪搏，则清浊交混，升降自阻，古称湿遏必热自生矣。圣帝论病，本乎四气。其论药方，推气味，理必苦降辛通，斯热气痞结可开。消导攻滞，香燥泄气，置暑热致病之因于不治，不识何解？

川连　黄芩　花粉　桔梗　白蔻仁　郁金　橘红　六一散

又，苦降能驱热除湿，辛通能开气宣浊。已经见效，当减其制，仍祖其意。

川连　桔梗　白蔻仁　厚朴　茵陈　茯苓皮　银花　白通草

胡　间日疟，痰多脘闷，汗多心热。伏暑内炽，忌与风寒表药。

滑石　黄芩　厚朴　杏仁　通草　白蔻　半夏　栝蒌皮　知母

又，黄芩　草果　知母　半夏　生白芍　乌梅

汪氏　微冷热多，舌白，脘闷呕恶。暑秽过募原为疟。

杏仁　郁金　滑石　厚朴　黄芩　炒半夏　白蔻　橘红

湿疟

某　舌白脘闷，寒起四末，渴喜热饮。此湿邪内蕴，脾阳不主宣达，而成湿疟。

厚朴一钱半　杏仁一钱半　草果仁一钱　半夏一钱半　茯苓三钱　广皮白一钱半

某二五　疟止，面浮渐及脘腹。

苡仁　桑白皮　茯苓　大腹皮　姜皮　广皮

某　间疟，寒热俱微。此属湿疟。

杏仁三钱　厚朴一钱　桂枝木五分　飞滑石三钱　草果八分　炒半夏一钱半　茯苓皮三钱　绵茵陈一钱半

牛四八　寒来喜饮热汤，发热后反不渴，间疟已四十日。今虽止，不饥不思食，五味入口皆变。初病舌白干呕，湿邪中于太阴脾络。湿郁气滞，喜热饮暂通其郁，邪蒸湿中生热，六腑热灼，津不运行，至大便硬秘。此为气痹湿结，当薄味缓调，令气分清肃。与脾约似同，但仲景气血兼治，此病却专伤气分。

炒黄半夏　生益智仁　绵茵陈　广皮　厚朴　茯苓

又，疟止，舌白不饥，大便旬日不通。此皆留邪堵塞经腑隧道之流行，久延必致腹胀癥瘕。

杏仁　白蔻仁　半夏　厚朴　生香附汁　广皮　茯苓皮

接服半硫丸二钱。

某　脉右弦左弱，留邪未尽，大便黏稀，最防转痢。较七八日前，势减一二，但去疾务尽。苦辛寒逐其蕴伏，而通利小便，亦不可少。

草果　知母　厚朴　茯苓　木通　滑石

湿热

曹 身痛舌白，口渴自利，此湿温客气为疟，不可乱投柴、葛，仲景有湿家忌汗之律。

飞滑石　杏仁　郁金　淡黄芩　白蔻仁　防己

又，湿甚为热，心痛，舌白，便溏，治在气分。

竹叶心　麦冬　郁金　菖蒲　飞滑石　橘红

化服牛黄丸。

又，心下触手而痛，自利，舌白烦躁，都是湿热阻气分。议开内闭，用泻心汤。

川连　淡黄芩　干姜　半夏　人参　枳实

又，神气稍清，痛处渐下至脐。湿伤在气，热结在血。吐咯带血，犹是上行为逆。热病瘀留，必从下出为顺。

川连　黄芩　干姜　半夏　人参　枳实　白芍　炒楂肉

费 舌白渴饮，身痛呕恶，大便不爽，诊脉濡小。乃暑湿从口鼻入，湿甚生热。四末扰中，疟发脘痞胀痹。当以苦辛寒清上彻邪，不可谓遗泄而病，辄与温补助邪。

黄芩　知母　白蔻　郁金　蒌皮　厚朴　杏仁　半夏　姜汁　石膏

又，脉濡，口渴，余热尚炽。

人参　知母　石膏　竹叶　甘草　麦冬

又，热缓，不欲食，津液受烁。当和胃生津。

人参　五味　知母　橘红　炒白芍　半夏曲

张 疮家湿疟，忌用表散。

苍术白虎汤加草果。

阳虚

曹 寒从背起，汗泄甚，面无淖泽，舌色仍白。邪未尽，正先怯。心虚痉震，恐亡阳厥脱。议用仲景救逆法加参。

又，舌绛，口渴，汗泄，疟来日晏。寒热过多，身中阴气大伤，刚补勿进，议以何人饮。

人参　何首乌

孙　阳虚之体，伏暑成疟，凉药只宜少用。身麻属气虚。用生姜泻心法。

半夏　生姜汁　茯苓　炙甘草　南枣肉

沈　阳微复疟。

桂枝　当归　黄芪　防风　鹿角屑　姜汁　南枣

范五三　劳疟入阴，夏月阳气发泄，仍然劳苦经营，以致再来不愈。用药以辛甘温理阳为正，但未易骤效耳。

人参　当归　肉桂　炙草　川蜀漆　生姜　南枣

方　寒甚于背，阳脉衰也。

人参　鹿茸　炒当归　炙草　鹿角霜　官桂　鳖甲煎丸

吴六一　背寒，舌白粉胎，知饥食无味。此为无阳，温中下以托邪。

生白术　厚朴　桂枝　附子　草果仁　茯苓

又，照方去茯苓，加人参、炙草、生姜。

程　寒热经月不止，属气弱留邪。以益气升阳。

补中益气汤。

又，生鹿茸　鹿角霜　人参　归身　茯苓　炙草　生姜

某氏　建中法甚安，知营卫二气交馁。夫太阳行身之背，疟发背冷，不由四肢，是少阴之阳不营太阳，此汗大泄不已矣。孰谓非柴葛伤阳之咎欤，议用桂枝加熟附子汤。

人参桂枝汤加熟附子。

华氏　二十岁，天癸始通，面黄汗泄，内热外冷。先天既薄，疟伤不复。《内经》谓阳维为病，苦寒热，纲维无以振顿，四肢骨节疼痛。通八脉以和补，调经可以却病。

淡苁蓉　鹿角霜　当归　川芎　杜仲　小茴　茯苓　香附

顾氏　进护阳方法，诸症已减，寒热未止。乃久病阳虚，脉络未充，尚宜通补为法。

人参　生鹿茸　当归　紫石英　茯苓　炙草　煨姜　大枣

又，经邪不尽，寒热未止。缘疟久营卫气伤，脉络中空乏。屡进补法，仅能填塞络中空隙，不能驱除蕴伏之邪。拟进养营法，取其养正邪

自却之意。

人参　当归　杞子　生白芍　茯神　桂心　炙草　远志　煨姜
南枣

袁姬　脉弦缓，寒战甚则呕吐噫气，腹鸣溏泄，是足太阴脾寒也。
且苦辛寒屡用不效，俱不对病，反伤脾胃。

人参　半夏　草果仁　生姜　新会皮　醋炒青皮

又，《灵枢经》云：中气不足，溲便为变。况老年人惊恐忧劳，深夜
不得安寐，遂致寒战疟发。当以病因而体贴谛视，其为内伤实属七八。
见疟通套，已属非法。若云肺疟，则秋凉不发，何传及于冬令小雪？当
以劳疟称之，夫劳必伤阳气，宜乎四末先冷。疟邪伤中，为呕恶腹鸣
矣。用露姜饮。

又，阳陷入阴，必目瞑欲寐。寒则肉腠筋骨皆疼，其藩篱护卫太
怯，杳不知饥，焉得思谷？老年人须血气充溢，使邪不敢陷伏。古贤有
取升阳法。

嫩毛鹿角　人参　当归　桂枝　炙甘草

又，前议劳伤阳气，当知内损邪陷之理。凡女人天癸既绝之后，其
阴经空乏，岂但营卫造偏之寒热而已。故温脾胃，及露姜治中宫营虚。
但畏寒不知热为牝疟。盖牝为阴，身体重着，亦是阴象。此辛甘理阳，
鹿茸自督脉以煦提，非比姜、附但走气分之刚暴。驱邪益虚，却在营
分。《奇经》曰：阳维脉为病发寒热也。

鹿茸　鹿角霜　人参　当归　浔桂　茯苓　炙草

又，正气和营疟战已止。当小其制。

人参　鹿茸　当归　炒杞子　沙苑　茯苓　炙草

某　疟后，脾肾阳虚。便溏畏寒，肢体疲倦，当防肿胀。

附子　白术　茯苓　泽泻　苡仁　生姜　大枣

某　阴疟已乱，汗多。

桂枝　牡蛎　生黄芪　炙草　归身　五味　煨姜　大枣

某　脉沉，舌白，呃忒，时时烦躁，向系阳虚痰饮，疟发三次即
止。此邪窒不能宣越，并非邪去病解。今已变病，阴冱痰浊阻塞于中，
致上下气机不相维续，症势险笃。舍通阳一法，无方可拟。必得中阳流
运，疟症复作，庶有愈机。

淡附子一钱半　生草果仁钱半　生白芍三钱　茯苓三钱　生厚朴一钱　姜汁五分

一剂此冷香、真武合剂。

胃阳虚湿聚

某　伏暑冒凉发疟，以羌防苏葱，辛温大汗。汗多，卫阳大伤，胃津亦被劫干，致渴饮，心烦无寐，诊脉左弱右促，目微黄。嗜酒必中虚谷少，易于聚湿蕴热。勿谓阳伤骤补，仿《内经》辛散太过，当食甘以缓之。

大麦仁　炙草　炒麦冬　生白芍　茯神　南枣

又，药不对症，先伤胃口。宗《内经》辛苦急，急食甘以缓之。仲景谓之胃减，有不饥不欲食之患。议用金匮麦门冬汤，苏胃汁以开痰饮。仍佐甘药，取其不损阴阳耳。

金匮麦门冬汤，去枣米，加茯神、糯稻根须。

又，脉右大，间日寒热，目眦微黄，身痛。此平素酒湿，挟时邪流行经脉使然。前因辛温大汗，所以暂养胃口。今脉症既定，仍从疟门调治。

草果　知母　人参　枳实　黄芩　半夏　姜汁

脾胃阳虚

项　疟已过月，形脉俱衰。平素阳虚，虚则邪难解散。腹胀是太阴见症，治从脾胃。

人参一钱　半夏二钱　生於术二钱　茯苓二钱　草果仁二钱　淡姜一钱

陈　邪伏于里，积久而发，道路已远，未能日有寒热。汗出不解，攻表无谓。平昔肛垂骱痛，必有湿痰阻隧，舌白不喜饮。治在太阴阳明。

炒半夏　厚朴　草果　知母　姜汁　杏仁

阴虚

某　遗泄损阴，疟热再伤阴。声嘶火升，乃水源不充。易怒神躁，水不涵木之象。用何人饮，佐清阴火。

制首乌　人参　天冬　麦冬　知母　茯苓

某氏　疟已半年，今但微热无汗，身弱自乳，血去伤阴。此头痛是阳气浮越，心痛如饥，晡热，都是阴虚成劳。若不断乳，经去不至为干血，则服药亦无用。

生地三钱　阿胶一钱半　生白芍一钱　炙黑甘草四分　麦冬一钱半　火麻仁一钱　粗桂枝木三分

某　疟后，心悸气怯，便后有血，是热入伤阴。用固本丸加首乌、阿胶。

人参　生地　熟地　天冬　麦冬　制首乌　阿胶

某　阴液消亡，小溲短赤，皆疟热所伤。不饥不纳，阴药勿以过腻，甘凉养胃为稳。

人参　生地　天冬　麦冬　川斛　蔗浆

另服资生丸。

阴虚热伏血分

郑　自来阴虚有遗泄，疟邪更伤其阴。寐多盗汗，身动气促，总是根本积弱，不主敛摄。此养阴一定成法。

熟地　生白芍　五味　炒山药　茯神　芡实　湖莲肉

张　脉数，疟来日迟，舌干渴饮。积劳恺郁，内伤居多，致邪气乘虚，渐劫阴气。热邪坠于阴，热来小溲频数，故汗多不解。议清阴分之热，以救津液。

活鳖甲　知母　草果　鲜生地　炒桃仁　花粉

翁　脉左弦，暮热早凉，汗解渴饮。治在少阳。

青蒿　桑叶　丹皮　花粉　鳖甲　知母

沈十九　用力失血，无非阳乘攻络，疟热再伤真阴，肌消食减。自述夏暑汗泄，头巅胀大，都是阴虚阳升。清火皆苦寒，未必能和身中之阳也。

鳖甲　生白芍　天冬　首乌　炙草　茯神

某氏　疟热伤阴，小溲淋痛。

生地　鳖甲　丹皮　知母　茯苓　泽泻

朱十五　疟久后，阴伤溺血。

炒焦六味加龟甲、黄柏。

吴十四　阴疟后，内热。

清骨散。

热邪痞结

项　阳气最薄，暑入为疟，先由肺病，桂枝白虎汤，气分以通营卫为正治。今中焦痞阻，冷饮不适，热邪宜清，胃阳亦须扶护。用半夏泻心法。

半夏　川连　姜汁　茯苓　人参　枳实

热邪痞结肺痹

王　汗出不解，心下有形，自按则痛，语言气窒不爽，疟来鼻准先寒。邪结在上，当开肺痹。医见疟治疟，焉得中病？

桂枝　杏仁　炙草　茯苓　干姜　五味

又，汗少喘缓，肺病宛然，独心下痞结不通，犹自微痛。非关误下结胸，陷胸等法未妥。况舌白渴饮，邪在气分。仿仲景栗坚开痞。

生牡蛎　黄芩　川桂枝　姜汁　花粉　炒黑蜀漆

又，照前方去花粉，加知母、草果。

又，鳖甲煎丸一百八十粒。

王　舌白，不大渴，寒战后热，神躁欲昏，而心胸饱闷更甚。疟系客邪，先由四肢以扰中宫。痰嗽呕逆，显是肺胃体虚，邪聚闭塞不通，故神昏烦闷郁蒸，汗泄得以暂解。营卫之邪未清，寒热漫延无已。此和补未必中窍，按经设法为宜。

白蔻仁　大杏仁　焦半夏　姜汁　黄芩　淡竹叶

又，寒热，疟邪交会中宫，邪聚必胀闷呕逆，邪散则安舒。当心胸之间，并无停食之地。夫不正之气为邪，秽浊弥漫，原非形质可以攻消。苟非芳香，何以开其蒙闭之秽浊？欲少望见效，舍此捷径，无成法可遵，道中知否耶？

牛黄丸，二服。

心经疟

乐二九　热多昏谵，舌边赤，舌心黄，烦渴，脉弱，是心经热疟。医投发散消导，津劫液涸，痉厥至矣。

犀角　竹叶　连翘　玄参　麦冬　银花

陈　前方复疟昏迷，此皆阳气上冒。

救逆汤去姜、加芍。

又，镇逆厥止。议养心脾营阴，乃病后治法。

人参　炙草　杞子　桂圆　炒白芍　枣仁　茯神　远志

肺疟

某四三　舌白渴饮，咳嗽，寒从背起。此属肺疟。

桂枝白虎汤加杏仁。

范　脉寸大，汗出口渴。伏邪因新凉而发，间日疟来。议治手太阳。

淡竹叶　大杏仁　滑石　花粉　淡黄芩　橘红

金氏　肺疟脘痞。

黄芩　白蔻仁　杏仁　橘红　青蒿梗　白芍

张姬　暑风入肺成疟。

淡黄芩　杏仁　滑石　橘红　青蒿梗　连翘

陈六岁　冷暖不调，夜热多汗，咳嗽。忌荤腥油腻，可免疳劳，温邪如疟，当治手太阴。

竹叶心　麦冬　粳米　飞滑石　知母　炙草

脾疟

柳 暑湿都伤气分，不渴多呕，寒起四肢，热聚心胸。乃太阴疟也，仍宜苦辛，或佐宣解里热之郁。

川连　黄芩　炒半夏　枳实　白芍　姜汁

烦躁甚，另用牛黄丸一丸。

某 寒起呕痰，热久不渴，多烦。中焦之邪，仍以太阴脾法。

草果　知母　生姜　乌梅　炒半夏　桂枝木

早服鳖甲煎方。

葛 疟久，舌白泄泻。太阴脾伤，肌肉微浮。宜补中却邪，大忌消克发散。

人参　草果　白芍　茯苓　煨老姜　炙草

王 脉濡，不渴，呕痰不饥，是太阴脾疟。当辛温以理中焦之阳。

生於术　半夏　草果　紫厚朴　茯苓　姜汁

又，太阴脾疟，必有寒湿凝阻其运动之阳，所防久虚变幻浮肿腹胀。人参未能多用，权以生术代之，但与络方少逊，佐以通药则无碍。

生於术　桂枝木　炒常山　茯苓　生鹿角　生姜汁

某二二　寒起四末，渴喜热饮，属脾疟状。先当温散。

杏仁　厚朴　草果仁　知母　生姜　半夏

金 既成间日寒热疟，呕吐痰涎。其疟邪大犯脾胃，故不饥不食，脉仍虚，舌白。治在太阴，不必攻表。

人参　半夏　草果　橘红　黄芩　知母　姜汁

沈十岁　脉濡，寒热，疟日迟，腹微满，四肢不暖，是太阴脾疟，用露姜饮以升阳。

人参一钱　生姜一钱

露一宿，温暖服。

厥阴疟

华 用劫药疟止。新沐疟来，阳弱失卫，外邪直侵入里。证以疟来不得汗,邪不从外解大着。

川桂枝　炮黑川乌　生白术　炒黑蜀漆　全蝎　厚朴

姜汁丸。

胃阴虚

王五二　暑湿伤气,疟久伤阴,食谷烦热愈加,邪未尽也。病已一月,不饥不饱,大便秘阻,仍有潮热。全是津液暗伤,胃口不得苏醒。甘寒清热,佐以酸味,胃气稍振,清补可投。

麦冬　干首乌　乌梅肉　知母　火麻仁　生白芍

高　阴虚,温疟虽止,而腰独痛。先理阳明胃阴,俾得安谷,再商治肾。

北沙参　麦冬　木瓜　蜜水炒知母　大麦仁　乌梅

周　舌白,脉小,暑邪成疟,麻黄劫汗伤阳,遂变痉症。今痰咸有血,右胁痛引背部,不知饥饱。当先理胃津。

大沙参　桑叶　麦冬　茯神　生扁豆　苡仁

胃逆不降

杨　高年疟,热劫胃汁,遂不饥不饱,不食不便,渴不嗜饮,味变酸浊。药能变胃方苏。

人参　川连　枳实　牡蛎　淡干姜　生姜

徐　脉数,左寸大,关弦。疟后食大荤太早,胃气受伤,不得下降。致痞闷恶心,痰多唇燥,大便不利,俱是腑气不宣之象。拟进温胆汤法,以和胃气。

炒焦竹茹　炒焦半夏　草果仁　生枳实　杏仁　橘红　金斛　花粉

黄　疟后不饥,咽即吐,此脘膈痰与气阻。胃不降,则不受纳。仿温胆汤意,佐以苦味降逆。

鲜竹茹　枳实　炒半夏　茯苓　橘红　川连　苦杏仁　郁金汁

肝胃

李 不饥，口涌甜水。疟邪未清，肝胃不和。

川连　干姜　枳实　栝蒌仁　半夏　广皮白　姜汁

又，口涌甜水，脾瘅。

川连　黄芩　厚朴　半夏　生干姜　广皮

煎送脾约丸。

又，橘半枳术丸。

金 寒自背起，冲气由脐下而升，清涎上涌呕吐，遂饥不能食。此疟邪深藏厥阴，邪动必犯阳明，舌白形寒，寒胜，都主胃阳之虚。然徒补钝守无益。

人参　半夏　广皮白　姜汁　川椒　乌梅　附子　生干姜

方 先厥而疟，蛔虫下出，呕逆腹鸣，脘痞窒塞，此厥阴疟疾，勿得乱治。

川连　淡干姜　姜汁　川桂枝　生白芍　乌梅肉　黄芩

秋露水煎药。

又，阳微寒胜，疟久不已理胃阳以壮中宫使四末之邪，不令徒犯脾胃。

人参　炒半夏　生姜　乌梅　草果　炒常山

秋露水煎。

又，辛酸两和肝胃已效。

人参　草果　生姜　生白芍　乌梅　炙鳖甲

吴 体丰色白，阳气本虚。夏秋伏暑，挟痰饮为疟。寒热夜作，邪已入阴。冷汗频出，阳气益伤。今诊得脉小无力，舌白，虚象已着。恐延厥脱之虑，拟进救逆汤法。

人参　龙骨　牡蛎　炙草　桂枝木　炒蜀漆　煨姜　南枣

又，闽产，阳气偏泄，今年久热伤元，初疟发散，不能去病，便是再劫胃阳，致邪入厥阴，昏冒大汗。思肝肾同属下焦，厥阳挟内风冒厥，吐涎沫胶痰。阳明胃中，久寒热戕扰，空虚若谷，风自内生。阅医药不分经辨症，但以称虚道实，宜乎鲜有厥效。议用仲景安胃泄肝一法。

人参　川椒　乌梅　附子　干姜　桂枝　川连　生牡蛎　生白芍

又，诸症略减，寒热未止。尚宜实阳明，泄厥阴为法。

人参　炒半夏　淡干姜　桂枝木　茯苓　生牡蛎

又，天暴冷，阳伤泄泻。脉得左手似数而坚，口微渴，舌仍白。阴液既亏，饮水自救，非热炽也。议通塞两用，冀其寒热再缓。

人参　淡附子　桂枝木　茯苓　生牡蛎　炒黑蜀漆

蔡　恶进谷食，舌干龈胀，不饥不知味，寤多寐少。皆由疟汗呕逆，都令诸阳交升，胃气不降，则不食，阳不下潜则无寐，肝风内震，则火升心热。法当和胃阳，平肝气。肝平胃醒，必谷进能寝矣。

知母　北沙参　麦冬　新会皮　乌梅肉　新谷露冲

金七五　强截疟疾，里邪痞结，心下水饮，皆呕吐无余，病在胃口之上。老年阳衰，防其呃厥，舍泻心之外无专方。

人参　枳实　干姜　半夏　川连　黄芩

又，舌白，气冲心痛，嗳噫味酸，呕吐涎沫，皆胃虚肝乘。仿仲景胃中虚，客气上逆，可与旋覆花代赭石汤。

旋覆花　代赭石　人参　半夏　茯苓　姜汁　粳米

又，诸恙向安，寝食颇逸。平昔肝木易动，左脉较右脉弦长。味变酸木侮土。秋前宜慎。

人参　半夏　茯苓　广皮　生谷芽　生白芍

马　疟半月不止，左胁下已有疟母，寒热时，必气痞呕逆。乃肝邪乘胃，有邪陷厥阴之象。拟进泻心法。

川连　黄芩　干姜　半夏　人参　枳实

朱女　厥阴冲气上攻，眩晕，间疟。

安胃丸三钱，椒梅汤送。

陈氏　疟母，是疟邪入络，与血气扭结，必凝然不动。今述遇冷劳怒，冲气至脘，痛必呕逆，必三日气降痛缓，而后水饮得入。此厥逆之气，由肝入胃，冲脉不和，则经水不调。

延胡　川楝子　半夏　蓬术　蒲黄　五灵脂　姜汁。

韩二七　疟不止，欲吐。

炒半夏一钱半　厚朴一钱　青皮一钱　炒焦知母一钱半　草果仁一钱　橘

红一钱

临服调入姜汁一钱。

脾胃

吴 背寒，疟来渐晏，邪有入阴之意。此伏邪不肯解散，都因久积烦劳，未病先虚也。饮水少腹如坠，脘中痞结不舒，中焦屡受邪迫，阳气先已馁弱。议两和太阴阳明法。

草果　知母　半夏　厚朴　姜汁　乌梅　黄芩　花粉

又，进两和阴阳，寒热已止。诊脉右濡，明是气衰。宜和胃生津，使余邪不攻自解。

人参　知母　炙鳖甲　生白芍　乌梅肉　大麦仁　炒丹皮

又，脉左数，舌绛暮渴。

炒麦冬　人参　首乌　白芍　丹皮　茯神

另更衣丸二钱。

陆六十　口涌清涎，不饥不食。寒热邪气，交会中焦，脾胃日困。

半夏　姜汁　茯苓　厚朴　炒常山　草果　乌梅

又，大半夏汤加草果、乌梅。

凌十三　疟久，脾胃气伤。不食倦怠，半年不肯复元。论理必用参术益气，但贫窭岂能久用？然久延不苏，倘腹满浮肿，便难调治。

白术膏加砂仁末。

某三一　疟邪由四末以扰中宫，脾胃受伤无疑。但寒暑更迁，病邪既久，脏腑真气自衰。两年来纳谷不运，渐觉衰微，不耐风冷之侵，并无凝痰聚气见症。此必胸中宗气自馁，致清阳不司转运。当以仲景苓桂术甘汤。

又，六君子汤去甘草，加檀香泥、桂枝木。

吴 疟已复疟，溺浊淋痛。稚年脾疟，食物不慎。色黄，腹膨有滞，脾胃愈衰。东垣云：中气不足，溲便乃变，初秋交冬，迭加反复，久则五疳劳瘵。当慎于食物，令脾胃气灵可效。宗《脾胃论》，升降疏补法。

人参　茯苓　炙草　广皮　使君子　神曲　楂肉　麦芽　泽泻

祝 此劳伤阳气，更感冷热不正之气。身热无汗，肢冷腹热，自利，舌灰白，微呕，显然太阴受病。诊脉小右濡，不饥，入夜昏谵语，但如寐，不加狂躁。论脾为柔脏，体阴用阳。治法虽多，从未及病。当遵前辈冷香、缩脾遗意。

人参　益智仁　茯苓　新会皮　生厚朴　苡仁　木瓜　砂仁

又，脉右弦，来去不齐，左小奕弱，舌边红，舌心白黄微绛，鼻冷，四肢冷，热时微渴，不饥不思食。前议太阴脾脏受病，疟邪从四末乘中，必脾胃受病。鼻准四肢皆冷，是阳气微弱，因病再伤，竟日不暖。但形肉消烁，不敢刚劫攻邪，以宣通脾胃之阳。在阴伏邪，无发散清热之理。

人参　草果　炒半夏　生姜　茯苓　新会皮　蒸乌梅肉
二帖后加附子，后又加牡蛎。

吴十七　疟伤脾胃，腹中不和，脉右涩，食入胀甚。前方通调气血，佐以泄木。服之积滞既下，痛随利减。仍宜制木安土，不可作阳虚温补治。

生於术　川连　椒目　麦芽　鸡肫皮　广皮　厚朴　炒山楂

肝风

陈四六　疟邪由四末以扰中，皆阳明厥阴界域。阳明衰，则厥阴来乘，津液少，斯内风必动。昔贤以麻属气虚，木是湿痰败血。今戌亥频热，行走淋汗，显然液虚。阳动风生，脂液不得灌溉肢末，非湿痰气分之恙。

冬桑叶九蒸　熟首乌　黑芝麻　柏子仁　茯神　当归　杞子　菊花炭
蜜丸。

痞

李 脉左弦，呕吐，发热后，脘中痞闷不爽。宜慎口腹，清肃上中二焦，不致再延成疟。进苦辛法。

杏仁　郁金　山栀　豆豉　白蔻　枳壳

孙　高年发疟，寒热夜作，胸闷不欲食，烦渴热频，最虑其邪陷为厥。进阳旦法。

桂枝　黄芩　花粉　生白芍　生左牡蛎　煨姜　南枣

姬　疟脉沉涩，中脘痞结，此属里症，用泻心法。

半夏　川连　橘红　枳实　黄芩　生姜汁

又，沉，右关大。疟未止，寒热子后作，烦渴，中闷不欲食。

醋炒半夏　杏仁　黄芩　花粉　草果　生姜

陆　疟截，虚气痞结，成身痛。

桂枝　炒焦半夏　姜汁　广皮白　当归　茯苓

钱氏　暑热伤气成疟，胸痞结，呕吐痰沫，皆热气之结。前医泻心法极是。

人参汁　枳实汁　黄连　黄芩　炒半夏　杏仁　厚朴　姜汁

汪　此湿热与水谷交蒸，全在气分，尝得三焦分消清解。既成间日疟疾，邪正互争，原无大害。初误于混指伤寒六经，再谬于参、术守补，致邪弥漫。神昏喘急，谵妄痉搐，皆邪无出路，内闭则外脱。求其协热下利，已不可得。诊脉细涩，按腹膨满。夫痞满属气，燥实在血。今洞利后而加腹满，诸气皆结，岂非闭塞而然？溃败决裂至此，难望挽救。

细叶菖蒲根汁二钱　草果仁五分　茯苓皮三钱　紫厚朴一钱　绵茵陈三钱　辰砂　益元散五钱　连翘心一钱半　金银花三钱

另用牛黄丸一服，用凉开水缓缓以茶匙挑化服。

潘氏　伏邪发热，厥后成疟，间日一至。咳嗽痰多，恶心中痞。其邪在肺胃之络，拟进苦辛轻剂。

杏仁　黄芩　半夏　橘红　白蔻　花粉

程氏　脉右大，寒热微呕，脘痞不纳，四末疟邪交于中宫。当苦辛泄降，酸苦泄热，邪势再减二三，必从清补可愈。

川连　炒半夏　姜汁　黄芩　知母　草果　炒厚朴　乌梅肉

毛氏　用玉女煎，寒热未已，渴饮仍然，呕恶已减，周身皆痛。诊脉两手俱数，舌色灰白边赤，汗泄不解。拟用酸苦泄其在里热邪，务以疟止，再调体质。

黄芩　黄连　草果　白芍　乌梅　知母

用秋露水煎药。

又，寒热由四末以扰中宫，胃口最当其戕害。热闷不饥，胃伤邪留。清热利痰，固为要法。但有年气弱，兼之病经匝月，清邪之中，必佐辅正。议用半夏泻心法。

人参　半夏　黄连　黄芩　枳实　姜汁

劳疟

方　劳疟再发。

人参　草果　生姜　乌梅

秋露水煎。

又，补中益气汤加草果、知母、姜、枣。

陈　络虚则痛，阳微则胀。左胁有疟母，邪留正伤，此劳疟。

人参　当归　肉桂　焦术　炙草　茯苓　广皮　生姜　南枣

四剂后，用五苓散一服。

某　劳疟畏寒，下虚不纳。

六味加肉桂、五味。

疟兼热痢

某　疟未止，热陷下痢，中痞不欲食。

人参　川连　黄芩　生白芍　广皮　炒当归　炒山楂　干姜　枳实
银花

又，疟后劳复。

人参　当归　白芍　枣仁　茯神　广皮　生姜　南枣

气血凝络

范二二　脉小涩，病起疟后，食物不和，仍诵读烦劳，遂至左胁，连及少腹，常有厥起，或攻胃脘，或聚腹中，凝着膜胀。古语云：疟不离乎肝胆，亦犹咳不离乎肺也。盖肝得邪助，木势张扬，中土必然受侮。本气自怯，运纳之权自减。清阳既少展舒，浊阴日踞，渐为痞满。上年温养辛甘久进，未见病去。其治体之法，谅不能却。自述静处病加，烦动小安，其为气血久阻为郁。议用通络法，以病根由疟久，邪留络中耳。

紫降香　桃仁　小香附　淡姜渣　神曲　鸡肫皮　南山楂

韭根汁法丸。

高　疟发既多邪入于络。络属血分，汗下未能逐邪。仲景制鳖甲煎丸一法，搜剔络中留伏之邪，五六日必效。

早午暮各服七粒。

某　疟邪经月不解，邪已入络。络聚血，邪攻则血下。究竟寒热烦渴，目黄舌腻，溺赤短少，全是里邪未清。凡腥荤宜禁，蔬食不助邪壅。阅医药柴、葛攻表，消导通便，与疟无与。用仲景鳖甲煎丸，早十粒，午十粒，黄昏十粒，开水送。

费　疟邪迫伤津液，胃减不饥，肠燥便红，左胁微坚，有似疟母结聚。当宣络热，以肃余邪。

生地　知母　丹皮　麻仁　生鳖甲

某氏　疟邪内陷，变成阴疟，久延成劳。务以月经通爽，不致邪劫干血。

生鳖甲一两　桃仁三钱　炒丹皮一钱　穿山甲三钱　楂肉一钱半　生香附一钱半

疟母

顾　左胁有疟母，乃气血交结之故，治宜通络。

鳖甲　桃仁　金铃子　牡蛎　丹皮　夏枯草

江　远客，水土各别，胃受食物未和，更遭瞋怒动肝。木犯胃土，疟伤，胁中有形瘕聚。三年宿恙，气血暗消。但久必入血，汤药焉能取效？宜用缓法，以疏通其络。若不追拔，致阳结阴枯，酿成噎膈难治矣。

生鳖甲　桃仁　麝香　蛰虫　韭白根粉　归须　郁李仁　冬葵子

熬膏

吴二四　疟反复，左胁疟母。

生鳖甲　生牡蛎　炒桃仁　当归须　炒延胡　柴胡梢　桂枝木　炒楂肉　青皮

某　夏秋湿热疟痢，正虚邪留，混入血络，结成癥瘕疟母。夫湿气热气，本属无形。医治非法，血脉蕴邪，故寒热间发。仲景立法，务在缓攻，急则变为中满，慎之。兼服鳖甲煎丸。

知母　草果　半夏　黄芩　乌梅　生姜

秋露水煎。

金十一　经年老疟，左胁已结疟母。邪已入络，与气血胶结成形。区区表里解散之药，焉得入络？通血脉，攻坚垒，佐以辛香，是络病大旨。

生牡蛎三钱　归须二钱　桃仁二钱　桂枝五分　炒蜀漆一钱　公丁香三粒

三日疟阳虚

某三八　少阴三疟已久，当升阳温经。

鹿茸　熟附子　人参　粗桂枝　当归　炒黑蜀漆

吕二四　阴疟一年方止，羸瘦妨食，食入不运，不饮汤水，四肢无力，诊脉微弱不鼓。屡进六君益气无效，当温里通阳，从火生土意。

人参　熟附子　生益智　茯神　白芍　生姜

吴四一　三疟愈后反复，寒多有汗，劳则阳泄致疟。议护阳却邪。

川桂枝　熟附子　生於术　炙草　生姜　南枣肉

某　阴疟汗多，下焦冷。用升阳法。

人参　鹿茸　桂枝木　当归　炙甘草　生姜　大枣

邪扰心营

陆四七　邪深留阴，三日始有疟发。但热来必神昏谵妄，是膻中震动所致。议定未病两日，日进清心牛黄丸一服。试看后期，疟至何如。

肝胃

蔡氏 三日疟，一年有余，劳则欲发内热。素有结痞，今长大攻走不定，气逆欲呕酸，经闭四载。当厥阴阳明同治。

半夏　川连　干姜　吴萸　茯苓　桂枝　白芍　川椒　乌梅

脾阳虚

蔡五三　三疟。不饥不纳，恶心，渴喜热饮，诊脉沉细。脾阳困顿，不能送邪外出。治以四兽饮。

沈五二　三疟。腹胀，不渴呕水，邪在脾胃之络。温疏里邪，勿用表散。

草果　粗桂枝　生姜　厚朴　炒蜀漆　茯苓

又，温脾通胃得效。

生於术　淡附子　川桂枝　炒黑蜀漆　厚朴　生姜

某四五　三疟经年，至今复受湿邪。及发日来，舌白脘闷，渴喜热饮。当温太阴。

杏仁　草果　知母　桂枝　半夏　生姜　厚朴　乌梅

詹二九　三疟，脾发，用露姜法，寒止热盛。加入乌梅五分，取其酸味以和阴，谓其疟久，阴亦伤耳。

胡 阴疟，滞伤脾胃，用苦辛温得效。疟未已，腹胀便泄。议理中阳。

人参　益智　木香　茯苓　厚朴　广皮　生姜

钱三五　遇劳，疟发数年，初起即三阴，此伤损已在脏阴之络，最难速效。甘温益气，久进益气汤。

某四三　三疟早截，中阳窒塞，脘胀不运，背寒肢冷。

草果仁　杏仁　半夏　茯苓　桂枝　厚朴　广皮　生姜

某 脉濡，面黄舌白，脘中格拒，汤水皆呕，三日疟一至。据色脉诊，乃足太阴阳微饮结，当以温药和之。

半夏　荜茇　丁香柄　草蔻　厚朴　姜汁

气血凝络

李 初病劳倦晡热，投东垣益气汤，未尝背谬，而得汤反剧，闻谷气秽。间日疟来，渴思凉饮，此必暑邪内伏，致营卫周流与邪触着，为寒热分争矣。故甘温益气，升举脾脏气血，与暑热异歧。胃中热灼，阳土愈燥，上脘不纳，肠结便闭。其初在经在气，其久入络入血。由阳入阴，间日延为三疟。奇脉跷维，皆被邪伤，《内经》谓阳维为病，苦寒热也。维为一身纲维，故由四末寒凛而起，但仍是脉络为病。故参、芪、术、附，不能固阳以益其虚；归、桂、地、芍，无能养营以却邪矣。昔轩岐有刺疟之旨，深虑邪与气血混成一所，汗、吐、下无能分其邪耳。后汉张仲景，推广圣经蕴奥，谓疟邪经月不解，势必邪结血中有癥瘕疟母之累瘵，制方鳖甲煎丸。方中大意，取用虫蚁有四，意谓飞者升，走者降，灵动迅速追拔沉混气血之邪。盖散之不解，邪非在表，攻之不驱，邪非着里。补正却邪，正邪并树无益。故圣人另辟手眼，以搜剔络中混处之邪。治经千百，历有明验，服十二日干支一周，倘未全功，当以升其八脉之气，由至阴返于阳位，无有不告安之理。

某 阴疟两月，或轻或重。左胁按之酸痛，邪伏厥阴血络，恐结疟母。议通络以逐邪，用仲景鳖甲煎丸。每早服三十粒，当寒热日勿用。

疟母

昌二四 三疟皆邪入阴络，故汗下为忌。经年疟罢，癥瘕疟母，仍聚季胁。邪攻血气之结，攻逐瘀聚，升降以通阴阳，乃仲景成法。但诊脉细微，食减神衰，攻法再施，恐扰中满。前与温补通阳颇安，然守中之补，姑缓为宜。

人参　当归　淡附子　淡干姜　茯苓　肉桂　鳖甲胶丸

诸疟由伏邪而成，非旦夕之因为患也。六淫之气，惟燥不能为害。而新凉收束，实属有关。考之圣训，独手三阳，手厥阴，却无其症名，医者当辨其六气中所伤何气，六经中病涉何经。若小柴胡专主少阳，岂能兼括也。夫温疟，瘅疟，痰食，瘴疠诸疟，皆有成方，予不复赘。但此症春月及冬时间有，惟夏秋暑湿为患者居多。暑必挟湿，专伤气分。第一要分别其上焦中焦之因，暑湿二气何者为重。若暑热重者，专究上焦肺脏清气。疟来时，必热重而寒微，唇舌必绛赤，烦渴而喜凉饮，饮多无痞满之患，其脉色自有阳胜之候。当宗桂枝白虎法，及天水散，加辛凉之品为治。若湿邪重者，当议中焦脾胃阳气。疟来时，虽则热势蒸燔，舌必有黏腻之苔，渴喜暖汤，胸脘觉痞胀呕恶，其脉色，自有阳气不舒之情状。当宗正气散，及二陈汤去甘草，加杏、蔻、生姜之类主之。必要阳胜于阴，而后配和阳之剂，日后方无贻累。倘症象两兼，则两法兼之可也。大凡是症，若邪气轻而正不甚虚者，寒热相等，而作止有时。邪气重而正气怯者寒热模糊，来势必混而不分。又云：邪浅则一日一发，邪稍深则间日一发，邪最深则三日一发，古称为三阴大疟，以肝、脾、肾三脏之见症为要领。其补泻寒温，亦不离仲景治三阴之法为根蒂。可知阳经轻浅之方，治之无益也。所云：移早则邪达于阳，移晏则邪陷于阴，阴阳胜复，于此可参。若久而不已，必有他症之虞。太阴之虚浮胀满，有通补之理中法，开腑之五苓汤。少阴之痿弱成劳，有滋阴之复脉汤，温养之升奇法。厥阴之厥逆吐蛔，及邪结为疟母，有乌梅丸，与鳖甲煎法。又如心经疟久，势必动及其营，则为烦渴见红之累。肺经疟久，理必伤及其津，则为胃秘肠痹之候。一则凉阴为主，一则清降为宜。然而疟之名目不一，而疟之兼症甚多，若不达权通变，而安能一一尽善。即如暑湿格拒三焦，而呕逆不纳者，宗半夏泻心法。秽浊蒙蔽膻中，而清灵昧甚者，用牛黄清心丸。心阳暴脱，有龙蛎之救逆。胃虚呕呃，有旋覆代赭之成方。如表散和解，通阳补气，滋阴化营，搜邪入络，动药劫截，辛酸两和，营气并补，及阳疟之后养胃阴，阴疟之后理脾阳等法，已全备矣。汇集诸家，融通无拘，所谓用药如用兵，先生不愧良工之名也。邵新甫

徐评：皆依样画葫芦之谈。

又，评古圣凡一病必有一主方，如疟疾小柴胡汤主方也，疟象不同，总以此方加减，或有别症，则不用原方亦可，盖不用柴胡汤而亦可愈者，固有此理。若以为疟而断不可用柴胡，则乱道矣。余向闻此老治疟，禁用柴胡，耳食之人，相传以为秘法，相戒不用，余以为此乃妄人传说，此老决不至此。今阅此案，无一方用柴胡，乃知此语信然，则此

老之离经叛道，真出人意表者矣。夫柴胡汤少阳经之主方，凡寒热往来之症，非此不可，而仲景用柴胡之处最多，伤寒论云：凡伤寒之柴胡症有数论，但见一症便是，不必悉具。其推崇柴胡如此，乃此老偏与圣人相背，独不用柴胡，譬之太阳症，独不许用桂枝，阳明症独不许用葛根，此必无知妄人。岂有老名医而有此等议论者，真天下之怪事也。

【点评】吴瑭在《温病条辨》一书中高度赞扬叶天士的学术经验，他说："此叶氏之读古书、善用古方，岂他人之死于句下者所可同日语哉！"在书中第八十三条是改叶案疟门翁姓案语为条文，且作了详细注解，分析清楚，说理透彻。原文是"少阳切近三阴。立法以一面领邪外出，一面防邪内入为要领。小柴胡汤以柴胡领邪，以人参、大枣、甘草护正。以柴胡清表热，以黄芩、甘草苦甘清里热。半夏、生姜两和肝胃，蠲内饮，宣胃阳，降胃阴，疏肝。用生姜、大枣调和营卫，使表者不争，里者内安。清者清，补者补，升者升，降者降，平者平，故曰和也。青蒿鳖甲汤，用小柴胡法而小变之，却不用小柴胡之药者，小柴胡原为伤寒立方，疟缘于暑湿，其受邪之源，本自不同，故必变通其药味。以同在少阳一经，故不能离其法。青蒿鳖甲汤以青蒿领邪，青蒿较柴胡力软，且芳香逐秽开络之功，则较柴胡有独胜。寒邪伤阳，柴胡汤中之人参、甘草、生姜，皆护阳者也。暑热伤阴，故改用鳖甲护阴。鳖甲乃蠕动之物，且能入阴络搜邪。柴胡汤以胁痛、干呕为饮邪所致，故以姜、半通阳降阴而清饮邪；青蒿鳖甲汤以邪热伤阴，则用知母、花粉以清热邪而止渴。丹皮清少阳血分，桑叶清少阳络中气分，宗古法而变古方者，以邪之偏寒偏热不同也。"所以，后来也有人评吴瑭抄袭了叶案，现在看来，这种说法有失公允的。

泄泻

暑湿热

周　因长夏湿热，食物失调，所谓湿多成五泄也。先用胃苓汤分利阴阳。

胃苓汤去甘草。

温 长夏湿胜为泻，腹鸣溺少，腑阳不司分利。先宜导湿和中。

胃苓汤。

又，向年阴分伤及阳位，每有腹满便溏，长夏入秋，常有滞下。此中焦气分积弱，水谷之气易于聚湿。或口鼻触入秽邪，遂令脾胃不和。是夏秋调摄最宜加意，拟夏秋应用方备采。天暖气蒸，南方最有中痧痞胀诸恙。未受病前，心怀疑虑，即饮芳香正气之属，毋令邪入为第一义。

藿香梗　白蔻仁　橘红　桔梗　杏仁　郁金　降香　厚朴

夏至后，热胜湿蒸，气伤神倦，用东垣益气汤，若汗出口渴，兼生脉散敛液。

某 秋暑秽浊，气从吸入。寒热如疟，上咳痰，下洞泄，三焦蔓延。小水短赤，议芳香辟秽，分利渗湿。

藿香　厚朴　广皮　茯苓块　甘草　猪苓　泽泻　木瓜　滑石　檀香汁

又，进药稍缓，所言秽浊，非臆说矣。其阴茎囊肿，是湿热甚而下坠入腑，与方书茎款症有间。议河间法。

厚朴　杏仁　滑石　寒水石　石膏　猪苓　泽泻　丝瓜叶

某 阴疟久伤成损，俯不能卧，脊强，脉垂，足跗浮肿。乃督脉不用，渐至伛偻废疾。近日暑湿内侵泄泻，先宜分利和中。

厚朴　藿香　广皮　茯苓　泽泻　木瓜　炒扁豆　炒楂肉　炒砂仁

蔡二一 气短少续为虚，近日腹中不和，泄泻暑伤。先以清暑和脾，预防滞下。

厚朴　广皮　炙草　茯苓　泽泻　炒扁豆　麦芽　木瓜　炒楂肉　砂仁

又，香砂异功散。

叶五七 平素操持积劳，五志之火易燃，上则鼻窍堵塞，下有肛痔肠红。冬春温邪，是阳气发越，邪气乘虚内伏。夫所伏之邪，非比暴感发散可解，况兼劳倦内伤之体。病经九十日来，足跗日肿，大便日行五六次，其形黏腻，其色黄赤紫滞，小便不利，必随大便而稍通。此肾关枢机已废，二肠阳腑失司。所进水谷，脾胃不主运行，酿湿坠下，转为瘀腐之形。正当土旺入夏，脾胃主气，此湿热内淫，由乎脾肾日伤。不得明理之医，一误再误，必致变现腹满矣。夫左脉之缓涩，是久病阴阳之损，是合理也。而右脉弦大，岂是有余形质之滞？即仲景所云：弦为胃减，大则病进。亦由阳明脉络渐弛，肿自下日上之义。守中治中，有妨食滋满之弊。大旨中宜运通，下宜分利。必得小溲自利，腑气开阖，始有转机。若再延绵月余，夏至阴生，便难力挽矣。

四苓加椒目、厚朴、益智、广皮白。

又，服分消方法五日，泻减溺通，足跗浮肿未消。要知脾胃久困，湿热滞浊，无以运行，所进水谷，其气蒸变为湿，湿胜多成五泻。欲使湿去，必利小便，然渗利太过，望六年岁之人，又当虑及下焦。久病入夏，正脾胃司令时候。脾脏宜补则健，胃腑宜疏自清。扶正气，驱湿热，乃消补兼施治去。晚服资生丸炒米汤送下。

早服：人参　广皮　防己　厚朴　茯苓　生术　泽泻　神曲　黄连吴萸

湿热

朱　口腹不慎，湿热内起，泄泻复至。此湿多成五泄，气泻则腹胀矣。

人参　茅术　川连　黄芩　白芍　广皮　茯苓　泽泻　楂肉

陈　脉缓大，腹痛泄泻，小溲不利。此水谷内因之湿，郁蒸肠胃，致清浊不分。若不清理分消，延为积聚黏腻滞下，议用芩芍汤。

淡黄芩　生白芍　广皮　厚朴　藿香　茯苓　猪苓　泽泻

张　脉缓涩，腹满，痛泻不爽，气郁滞久，湿凝在肠。用丹溪小温中丸。

针砂　小川连　苍术　白术　香附　半夏　广皮　青皮
神曲浆丸。

程　诊脉肝部独大，脾胃缓弱，平昔纳谷甚少，而精神颇好。其先天充旺不待言矣。目今水泻，少腹满胀，少腹为厥阴肝位，由阴阳不分，浊踞于下，致肝失疏泄。当以五苓散导水利湿，仿古急开支河之法。

黄九岁　久泻兼发疮痍，是湿胜热郁。苦寒必佐风药，合乎东垣脾宜升，胃宜降之旨。

人参　川连　黄柏　广皮　炙草　生於术　羌活　防风　升麻　柴胡　神曲　麦芽

朱三四　形瘦尖长，木火体质。自上年泄泻，累用脾胃药不效。此阴水素亏，酒食水谷之湿下坠，阴弱不能包涵所致。宜苦味坚阴，淡渗胜湿。

炒川连　炒黄柏　厚朴　广皮白　茯苓　猪苓　泽泻　炒楂肉

陈　寒湿已变热郁，六腑为窒为泻。

生台术　厚朴　广皮白　茯苓　益智仁　木瓜　茵陈　泽泻

某三三　酒湿内聚痰饮，余湿下注五泄。常用一味茅术丸。

炒半夏　茯苓　苡仁　刺蒺藜　新会皮

中暑

王氏　头胀，喜冷饮，咳呕心中胀，泄泻不爽。此为中暑，故止涩血药更甚。舌色白。议清上焦气分。

石膏　淡黄芩　炒半夏　橘红　厚朴　杏仁

中阳湿滞

王二七　自春徂冬，泻白积，至今腹痛，小水不利。想食物非宜，脾胃水寒偏注大肠。当分其势以导太阳，胃苓汤主之。

胡二三　三疟劫截不效，必是阴脏受病。衄血热渴，食入不化痛泻，二者相反。思病延已久，食物无忌，病中勉强进食，不能充长精神，即为滞浊阻痹。先以胀泻调理，不必以疟相混。

草果　厚朴　陈皮　木香　茯苓皮　腹皮　猪苓　泽泻

郁四八　经营劳心，纳食违时，饥饱劳伤，脾胃受病，脾失运化。夜属阴晦，至天明洞泻黏腻，食物不喜。脾弱，恶食柔浊之味。五苓通膀胱分泄，湿气已走前阴之窍，用之小效。东垣谓中气不足，溲便乃变，阳不运行，湿多成五泄矣。

人参 生白术 茯苓 炙草 炮姜 肉桂

某五八 形寒便泻，舌白。

厚朴 广皮 半夏 茯苓皮 桂枝木 生姜

寒湿

程氏 寒湿腹痛，恶心泄泻。

厚朴 藿香梗 益智仁 广皮 炒茅术 煨木香 茯苓 泽泻

吴氏 寒凝胃阳，腹痛泄泻。

草果 厚朴 茅术 广皮 吴萸 炒楂肉

程氏 泻后腹膨。

人参 生益智 炮姜 茯苓 厚朴 广皮 砂仁

陆姬 气滞为胀，湿郁为泻。主以分消。

炒厚朴 大腹皮 茯苓 泽泻 煨益智 广皮 炒楂肉

某氏 雨湿凉气，乘于脾胃，泄泻之后，腹膨减食。宜健中运湿。

焦白术炭 厚朴 广皮 生谷芽 炒扁豆 木瓜 茯苓 泽泻

程女 湿郁脾阳，腹满，肢冷泄泻。

四苓散加厚朴、广皮。

邹姬 湿伤泄泻，小便全少，腹满欲胀，舌白不饥，病在足太阴脾。宜温中佐以分利。

生茅术 厚朴 草果 广皮 茯苓 猪苓 泽泻 炒砂仁

又，早服真武丸，姜汤送二钱五分，一两。

夜服针砂丸，开水送一钱五分，六钱。

又，人参 附子 枳实 茯苓 干姜 生白芍

某氏 脉沉缓，肌肉丰盛，是水土禀质。阳气少于运行，水谷聚湿，布及经络，下焦每有重着筋痛。食稍不运，便易泄泻，经水色淡，水湿交混。总以太阴脾脏调理，若不中窾，恐防胀病。

人参 茯苓 白术 炙草 广皮 羌活 独活 防风 泽泻

倪六七 阳伤湿聚，便溏足肿。

粗桂枝 生白术 木防己 茯苓 泽泻

又，脉紧，足肿便溏。阳微湿聚，气不流畅，怕成单胀。

照前方加茵陈。

又，晨泄肢肿。

生白术　桂枝木　淡附子　茯苓　泽泻

陆五一　当脐动气，子夜瘕泄，昼午自止。是阳衰寒湿冱凝，腑阳不运，每泻则胀减，宜通不宜涩。

制川乌　生茅术　茯苓　木香　厚朴　广皮

肝犯胃

朱　消渴干呕，口吐清涎，舌光赤，泄泻。热病四十日不愈，热邪入阴。厥阳犯胃，吞酸不思食。久延为病伤成劳。

川连　乌梅　黄芩　白芍　人参　诃子皮

陶十八　病由春木正旺，中焦受克。先泄泻，继以腹痛，小便不利，食不思纳，皆是六腑不和所致。夫胃为阳土，肝属阴木，腑宜通，肝宜柔宜凉。治胃必佐泄肝，制其胜也。阅方呆补，不知脏腑阴阳，故辨及之。

泡淡黄芩　炒小川连　炒广皮　厚朴　生白芍　炒乌梅肉　猪苓　泽泻

杨　因惊而泻，腹痛欲呕，是为蛔厥。当用酸苦，忌进甜物。

川椒　乌梅肉　川连　淡干姜　金铃子　延胡索　桂枝木　生白芍

唐　胃中不和，不饥少寐，肝风震动，头迷，溏泄，高年经月未复。两和厥阴阳明。

炒半夏　人参　枳实　茯苓　炒乌梅肉

潘　入夜咽干欲呕，食纳腹痛即泻。此胃口大伤，阴火内风劫烁津液。当以肝胃同治，用酸甘化阴方。

人参一钱半　焦白芍三钱　诃子皮七分　炙草五分　陈仓米三钱

又，去陈米加南枣一枚。

又，咽干不喜汤饮，腹鸣溺浊。五液消烁，虚风内风扰于肠胃。

人参　木瓜　焦白芍　赤石脂　炙草

朱　经月减食泄泻，下焦无力。以扶土泄木法。

人参　焦术　炒益智　茯苓　木瓜　广皮

某　病后，阴伤作泻。

乌梅　白芍　炙草　广皮　茯苓　荷叶

王　霍乱后痛泻已缓，心中空洞，肢节痿弱。此阳明脉虚，内风闪烁，盖虚象也。异功去参、术，加乌梅、木瓜、白芍。

又，上吐下泻之后，中气大虚，身痛肢浮，虚风内动。以补中为法。

异功散加木瓜、姜、枣。

某　腹鸣晨泄，巅眩脘痹，形质似属阳不足。诊脉小弦，非二神四神温固之症。盖阳明胃土已虚，厥阴肝风振动内起，久病而为飧泄。用甘以理胃，酸以制肝。

人参　茯苓　炙草　广皮　乌梅　木瓜

某　头痛损目，黎明肠鸣泄泻，烦心必目刺痛流泪。是木火生风，致脾胃土位日戕。姑议泄木安土法。

人参　半夏　茯苓　炙草　丹皮　桑叶

肝犯脾胃

徐六六　自春季胸胁肌腠，以及腹中疼痛，从治肝小愈。腹鸣泄泻不止，久风飧泄，都因木乘土位。东垣云：治脾胃必先制肝，仿此。

人参　焦术　炙草　木瓜　乌梅　炒菟丝饼

程　劳损经年，食入腹胀痛泻，心中寒凛，肤腠热蒸，此阳不内潜，脾胃久困，万无治嗽清降之理。议用戊己汤，扶土制木法。

叶三六　左胁气胀，在皮膜之里，此络脉中病也。泄肝破气久服，脾胃受困，而为泄泻，得养中小愈。然以药治药，脉络之病仍在。

半夏　桂枝　茯苓　远志　归须　橘红

姜枣汤泛丸。

张姬　腹鸣膜胀，清晨瘕泄。先以息肝风，安脾胃方。

人参　茯苓　木瓜　炒乌梅　炒菟丝子

又，泄肝醒胃方。

吴萸　生白芍　炒乌梅　人参　茯苓

胆郁伤脾

某 脉右弦，腹膨鸣响痛泻，半年不痊。此少阳木火郁伤脾土，久则浮肿胀满。法当疏通泄郁，非辛温燥热可治。

黄芩　白芍　桑叶　丹皮　柴胡　青皮

脾胃阳虚

吴 阳虚恶寒，恶心吞酸，泄泻。乃年力已衰，更饮酒中虚。治法必以脾胃扶阳。

人参　茯苓　附子　白术　干姜　胡芦巴

赵 晨泄难忍，临晚稍可宁耐，易饥善食，仍不易消磨，其故在乎脾胃阴阳不和也。读东垣《脾胃论》，谓脾宜升则健，胃宜降则和。援引升降为法。

人参　生於术　炮附子　炙草　炒归身　炒白芍　地榆炭　炮姜灰　煨葛根　煨升麻

又，肠风鸣震，泄利得缓，犹有微痛而下。都缘阳气受伤，垢滞永不清楚。必以温通之剂为法。

生茅术三钱　炙草五分　生炮附子一钱　厚朴一钱　广皮一钱　制大黄五分

金五八 能食不化，腹痛泄泻。若风冷外乘，肌肉着冷，其病顷刻即至。上年用石刻安肾丸，初服相投，两旬不效。知是病在中焦，不必固下矣。自述行走数十里，未觉衰倦，痛处绕脐。议用治中法，足太阴阳明主治。

生於术　生茅术　生益智　淡干姜　胡芦巴　茯苓　木瓜　荜茇

王三五 三年久损，气怯神夺。此温养补益，皆护元以冀却病，原不借乎桂、附辛热，以劫阴液。今胃减咽干，大便溏泄经月。夏三月脾胃主候，宜从中治。

人参　炒白芍　炙草　煨益智　炒木瓜　茯苓　广皮

金 冲年遗恙，先天最薄，夏秋疟伤，食少不运，痞胀溏泻，都是脾胃因病致虚。当薄味调和，进治中法。

人参　益智　广皮　茯苓　木瓜　炒泽泻　谷芽　煨姜

李氏　脉沉，形寒，腰髀，牵强腹鸣，有形上下攻触，每晨必泻，经水百日一至。仿仲景意。

茯苓　炮淡干姜　生於术　肉桂

某氏　阳微浊滞，吐泻心痛，当辛温开气，胃阳苏醒乃安。

炒半夏　厚朴　广皮　益智仁　煨木香　乌药　香附汁　姜汁

脾阳虚

某二十　色白，脉奭，体质阳薄。入春汗泄，神力疲倦，大便溏泄不爽。皆脾阳困顿，不克胜举，无以鼓动生生阳气耳。刻下姑与和中为先。

益智仁八分　广皮一钱　姜灰七分　茯苓三钱　生谷芽三钱

杨　小便不利，大便溏泄。补脾法中，佐以淡渗，分其阴阳。

人参　熟术　茯苓　象牙屑　泽泻　苡仁　广皮　白芍

薛十三　水谷湿邪内着，脾气不和。腹膨不饥，便溏，四肢酸痹。

厚朴　茯苓皮　大腹皮　防己　广皮　泽泻　苡仁　桂枝木

又，肢酸，腹膨便溏。

木防己　生白术　苡仁　木瓜　桂枝木　泽泻

脾肾阳虚

马四一　饮酒少谷，中气久虚，晨泄，下部冷，肾阳脾阳两惫，知饥少纳，法当理阳。酒客性不喜甘腻滋柔之药。

茯苓　覆盆子　生益智　炒菟丝饼　补骨脂　芡实

朱四十　酒湿内困，脾肾阳虚。用黑地黄丸蒸饼水煮和丸。

徐五九　晨泄病在肾，少腹有瘕，亦是阴邪，若食荤腥厚味，病即顿发，乃阳气积衰。议用四神丸。

席五四　阴疟初愈，不慎食物，清阳既微，健运失司，肠胃气滞，遂为洞泄。且足跗微肿，虑其腹筲欲满。夏季脾胃主令，尤宜淡薄。药以通阳为先，平时脾肾两治。

胃苓汤去白术、甘草，接服黑地黄丸去五味。

朱四一　久泻无有不伤肾者，食减不化，阳不用事，八味肾气，乃从阴引阳，宜乎少效。议与升阳。

鹿茸　人参　阳起石　茯苓　炮附子　淡干姜

又，久泻必从脾肾主治，但痛利必有黏积，小溲短缩不爽。温补不应，议通腑气。

厚朴　广皮　茯苓　猪苓　泽泻　川连　煨木香　炒山楂　炒神曲

僧五五　瘕泄一年，食减腹鸣属脾肾阳衰，近腹中微痛，兼理气滞。用陈无择三神丸。

某　背部牵掣入胁，晨泻。

苓桂术甘去甘加鹿角、姜、枣。

龚五二　诊脉两关缓弱，尺动下垂。早晨未食，心下懊憹，纳谷仍不易化。盖脾阳微，中焦聚湿则少运；肾阴衰，固摄失司为瘕泄。是中宜旋则运，下宜封乃藏，是医药至理，议早进治中法，夕用四神丸。

高氏　经来腹膨，脐脊酸垂，自秋季泄泻不已，脘痞妨食。用济生丸不应。

鹿角霜　炒菟丝饼　生杜仲　淡苁蓉　茯苓　沙苑　焦归身　炒黑小茴

陈氏　产育十五胎，下元气少固摄，晨泄。自古治肾阳自下涵蒸，脾阳始得运变。王氏以食下不化为无阳，凡腥腻沉着之物当忌。早用四神丸晚服理中去术、草，加益智、木瓜、砂仁。

张妪　泄泻，脾肾虚，得食胀。

人参　炒菟丝子　炒黄干姜　茯苓　煨益智　木瓜

某　泻五十日，腹鸣渴饮，溲溺不利，畏寒形倦，寐醒汗出。用温中平木法。

人参　胡芦巴　炮姜　茯苓　诃子皮　附子　粟壳

某　脾肾不摄，五更泻。

巴戟　菟丝子　五味　补骨脂　芡实　建莲　山药　炙草

某　久泻，脉虚。

人参　五味　禹余粮石

张氏　产后不复，腹疼瘕泻。

炒菟丝饼　鹿角霜　生杜仲　淡补骨脂　炒黑小茴　炒杞子　茯苓

顾氏　阅病原，是劳损，自三阴及于奇经。第腹中气升胃痛，暨有形动触。冲任脉乏，守补则滞，凉润则滑。漏疡久泻寒热，最为吃紧。先固摄下焦为治。

人参　炒菟丝饼　芡实　湖莲　茯神　赤石脂

某　肾虚瘕泄。

炒香菟丝子　生杜仲　炒焦补骨脂　茴香　云茯苓

又，阳微，子后腹鸣，前方瘕泄已止。

人参　炒菟丝子　炒补骨脂　湖莲肉　芡实　茯苓

顾　脾肾瘕泄，腹膨肢肿，久病大虚，议通补中下之阳。

人参　川熟附　茯苓　泽泻　炒黄干姜

某　肾虚瘕泄，乃下焦不摄。纯刚恐伤阴液，以肾恶燥也。早服震灵丹二十丸，晚间米饮汤调服参苓白术散二钱。二药服十二日。

中虚腹痛

高　脉细下垂，高年久咳，腹痛泄泻，形神憔悴。乃病伤难复，非攻病药石可愈。拟进甘缓法。

炙甘草　炒白芍　炒饴糖　茯神　南枣

食伤

王　过食泄泻，胃伤气陷。津不上涵，卧则舌干微渴。且宜薄味调摄，和中之剂，量进二三可安。

人参　葛根　生谷芽　炙甘草　广皮　荷叶蒂

泄泻，注下症也。经云：湿多成五泄，曰飧，曰溏，曰骛，曰濡，曰滑。飧泄之完谷不化，湿兼风也。溏泄之肠垢污积，湿兼热也。骛溏之澄清溺白，湿兼寒也。濡泄之身重软弱，湿自胜也。滑泄之久下不能禁固，湿胜气脱也。是以胃风汤治有血之飧泄，清六丸疗肠垢之热溏。骛溏便清溺白，中有硬物，选用理中治中。滑泄脉微气脱，洞下不禁，急投四柱、六柱饮。惟濡泄有虚有实，或以胃苓，或以术附。至于脾泄、胃泄、肾泄、大肠泄、小肠泄、大瘕泄、痰郁泄、伤酒伤食泄，古方古法，条载甚详。其急则治标，必使因时随症，理固然也。及其缓则治本，惟知燥脾渗湿，义有未尽者乎。盖脾同坤土，本至静之体，而有干健之用，生万物而役于万物。从水从火，为寒为热，历观协热下利者，十不得一二。从水之寒泄者，十常八九焉。言当然者，主治在脾。推所以然者，必求之水火。因思人身水火，犹权衡也，一胜则一负，火胜则水负，水胜则火负。五泄多湿，湿水同气，水之盛，则火之衰也，于是推少阳为三阳之枢，相火寄焉，风火扇胃，而熟腐五谷。少阴为三阴之枢，龙火寓焉，熏蒸脏腑，而转输糟粕。胃之纳，脾之输，皆火之运也。然非雷藏龙驯，何能无燥无湿？势有冒明燎上之眚。如果土奠水安，从此不泛不滥，定无清气在下之患矣。吾故曰：五泄之治，平水火者清其源，崇堤土者塞其流耳。今观叶氏诊记，配合气味，妙在清新，纵横治术，不离规矩。依然下者升，滑者固，寒者温，热者清。脉弦治风，脉濡渗湿。总之长于辨症立方，因而投剂自能辄效。所谓读古而不泥于古，采方而不执于方，化裁之妙，人所难能者。余友吴子翼文，昔在叶氏门墙。曾言先生洞达人情，谙练时务，使之应世，一人杰也，以故小道居此盛名。又闻其应酬之暇，好读两汉，出辞自必高古。惜乎著作长案，不能一见，令人叹息不忘耳。蒋式玉

徐评：治泻之法，不过分清降浊利水通气。案中方亦平妥，重复者七八，编书之人，意欲何为？凡泄泻无不有痰有湿有寒有风，故肠内不和而生此病，案中一味蛮补蛮涩，人参五味方居其半，无邪而纯虚者，或能有效。如正虽虚而尚有留邪者，则此症永无愈期矣。当时误人亦不少也。当时此老名重，凡延诊者，想必病重而久，故案中补涩之味甚多，而分清降浊者少也。

【**点评**】蒋氏高度评价叶氏之用药："今观叶氏诊记，配合气味，妙在清新，纵横治术，不离规矩。依然下者升，滑者固，寒者温，热者清。脉弦治风，脉濡渗湿。总之长于辨症立方，因而投剂自能辄效。"故案中见久泻者，投健脾外，必合补骨脂、菟丝子、胡芦巴、鹿角霜、湘莲肉、炒黑茴香等温肾之品。案中用药显现读古而不泥于古，采方而不执于方的精准思维，实为后人用药典范。而其化裁之妙，确为人所难能者。

卷 七

痢

暑湿热

沈 暑必挟湿，伤在气分，古称滞下。此滞字，非停滞饮食，言暑湿内侵，腑中流行阻遏，而为滞矣。消导，升举，温补，暑邪无有出路。胸痞不饥，不食，黏腻未已，而肛门沉坠里结。三焦皆受邪蒸，上下浑如两截。延为休息痢疾，缠绵展转，岂旦晚骤愈之病。

淡干姜　生姜　小川连　淡黄芩　人参　枳实

徐 夏季痢症，多是湿热食积。初起宜分消其邪。但肌柔白嫩，乃气虚之质。且性情畏药，只宜少与勿过。

槟榔汁　青皮　陈皮　厚朴　川连　黄芩　木香　炒黑山楂

又，湿热下痢，必用苦辛寒为治。粟壳涩肠止泻，久痢成方。当此热邪未清，宜通，斯滞可去。因色白气弱，未敢峻攻耳。

厚朴　黄芩　川连　木香汁　楂肉　炒银花　麦芽

卢 痢症湿热，皆是夏令伏邪，但以攻消，大伤胃气，不能去病。今微呕，不饥不寐，大便欲解不通。是九窍六腑不和，总是胃病。

人参一钱　吴萸炒川连四分　泡淡生干姜五分　茯苓三钱　川楝子肉一钱　生白芍一钱半

某女 舌色灰黄，渴不多饮，不饥恶心，下利红白积滞，小溲不利。此暑湿内伏，三焦气机不主宣达。宜用分理气血，不必见积以攻涤下药。

飞滑石　川通草　猪苓　茯苓皮　藿香梗　厚朴　白蔻仁　新会皮

陆氏 经来暑秽痧胀，心烦、自利黑瘀。

淡黄芩　枳实　川连　石菖蒲　郁金　橘红

陈姬 泻痢两月，肢体浮肿，高年自属虚象。但胸脘痞闷，纳谷恶心，每利必先腹痛。是夏秋暑热，郁滞于中。虚体挟邪，焉有补涩可去邪扶正之理？恐交节令变症，明是棘手重症矣。

人参　茯苓　川连　淡干姜　生白芍　枳实

某　脐上青筋突痛，太阴脾受伤，此前症也。近日腹痛白积，两旬不已。是新受夏秋暑湿，与病异歧。先理新病，导气分消主之。

藿香　厚朴　广皮　茯苓皮　川连　木香　木瓜　扁豆

某　痰哮宿病，正在初秋而发。又值寒热下痢血积，腹痛吐逆，脉来右弦左弱，目黄羞明，必是暑湿凝滞着里。以补虚之中，佐以清邪，乃通剂法。

人参　黄芪　白芍　广皮　石莲子　川连　楂肉　草决明　金银花

湿热

王　痢疾古称滞下，乃是湿热气薄肠胃，阻闭气分，故利仍不爽。河间、丹溪，佥用清热导气者为此。

黄芩　川连　草决明　炒黑楂肉　生白芍　石莲　丹皮　广木香汁

倪六十　面垢舌白，心下脘中，凄凄痛窒，至圊复便不爽。此水谷之湿，内蒸为热，气道阻闭，上热下冷。若外受客邪，既过募原，必有寒热矣。

淡黄芩　川连　淡竹叶　槟榔汁　白芍　厚朴　广皮白

某　湿温下痢，脱肛。

五苓散加寒水石。

江　食物不调，肠胃蕴蓄，郁蒸积聚而滞下，三月不愈。清疏带补之。

人参　川连　炒白芍　炒楂肉　广皮　茯苓　炒当归　乌梅

陆　湿热内蕴，中焦痞结。阳气素虚体质，湿注自利不爽，神识昏乱，将变柔痉。

炒半夏　人参　枳实　川连　干姜　黄芩　姜汁

顾　得汤饮，腹中辘辘，自利稀水。平昔酒客留湿，湿胜内蕴，肠胃不爽，凝积。东垣清暑益气，亦为湿热伤气而设。但脾胃久病，仍能纳食，当苦味坚阴，芳香理脾。

生茅术四两　炒黑黄柏二两　炒黑地榆二两　猪苓一两半　泽泻一两半

水法丸，服三钱。

葛四十 酒客，大便久泻，胁上曾发痈疡，春夏胁下有形，腹形满胀。此久蕴湿热，痈脓自利，未能泄邪，肠胃气壅，利频不爽。法当分消以去湿热，若攻劫太过，必伤脾胃。议用丹溪小温中丸，早进二钱五分，夜进二钱五分，三两。

某 潮热，自利，腹痛。

黄芩 生白芍 枳实 桔梗 槟榔汁 木香汁

徐 能食，腹痛，下痢。兼和其阴。

人参 生白芍 黄芩 枳实 川连 干姜

某十六 湿热内蒸，下利红积。

炒黑神曲 炒黑楂肉 茯苓皮 飞滑石 新会皮 厚朴 淡竹叶
扁豆叶

祝三八 十年久痢，须推饮食避忌。酒客湿滞肠中，非风药之辛，佐苦味入肠，何以胜湿逐热？久病饮食不减，肠中病也。

绵茵陈 香白芷 北秦皮 茯苓皮 黄柏 藿香

某 形瘦阴亏，湿热下痢。误投消食，反劫津液。邪未尽，津先耗，咽喉痛，且呛咳。所谓湿未罢，已上燥矣。

川连 银花 通草 黄芩 川贝 茯苓皮

某 湿热内阻气分，腹痛下痢，目眦黄，舌光不渴。议清里泄湿热。

黄芩 寒水石 川连 厚朴 秦皮 郁金

山五十 湿郁腹痛，利红如豆汁。

生茅术三钱 炒山楂一钱半 厚朴一钱 红曲一钱半 广皮一钱 猪苓
一钱

某 夏秋痢疾，固是湿热伤气。脾胃气滞，后重里急不爽。古方香连丸，取其清里热，必佐理气，谓气行斯湿热积聚无容留矣。知母、生地，滋阴除热，治阴分阳亢之火，与痢门湿热大异。盖滋则呆滞，气钝窒塞，宜乎欲便不出，究竟湿热留邪仍在。桂附热燥，又致肛坠，痛如刀割。补中益气东垣成法，仅仅升举下焦清阳，未能直透肠中。再用大黄重药，兼知母、生地等味，更令伤及下焦。书义谓诸痢久，都属肾伤。小腹痛坠，忌冷，显然是下症。议与升阳，亦须下治。

人参 茯苓 泽泻 炙草 防风根 羌活 独活 细辛 生姜

大枣

某 舌白，渴不欲饮，心腹热，每痢必痛，肛坠，痢又不爽，微呕有痰，口味有变，头中空痛，两颊皆赤。此水谷气蒸湿热，郁于肠胃，清浊交混，忽加烦躁难鸣苦况。法当苦寒泄热，苦辛香流气渗泄利湿。盖积滞有形，湿与热本无形质耳。

川连　黄芩　郁金　厚朴　猪苓　槐米　秦皮

厥阴伏热

包 先厥，下利脓血，腹痛呕恶。乃寒热互伤。

淡黄芩　川连　丹皮　生芍　炮姜　炒银花

陈氏 温邪经旬不解，发热自利，神识有时不清。此邪伏厥阴，恐致变痉。

白头翁　川连　黄芩　北秦皮　黄柏　生白芍

又，温邪误表，劫津，神昏，恐致痉厥。

炒生地　阿胶　炒麦冬　生白芍　炒丹皮　女贞子

邱姬 进润剂，痛缓积稀，知厥阴下利，宜柔宜通。血虚有风显然。

生地　阿胶　丹皮　生白芍　银花　小黑稆豆皮

某 热渐入里，胸痞便泄。议酸苦泄热。

黄芩　川连　枳实　白芍　广皮　白滑石　甘草　谷芽

协热痢

蔡 内虚邪陷，协热自利，脉左小右大，病九日不减，是为重症。议用白头翁汤方，加黄芩、白芍。

潘 时令暑湿，都从口鼻而受。气郁则营卫失于转运，必身热无汗。其邪自上以及中，必循募原，致肠胃亦郁。腹痛泻积，无非湿热之化。此分消利湿则可，若以表药，则伤阳气矣。

茯苓　陈皮　厚朴　木香　炒扁豆　炒山楂

又，协热下利，黏腻血水，是肠胃中湿热之化也。

北秦皮　白头翁　茯苓　泽泻　炒银花　益元散

某　春温内陷下痢，最易厥脱。

川连　阿胶　淡黄芩　炒生地　生白芍　炙草

王　热毒逗留不化，潮热下利。

川连　黄芩　炒白芍　茯苓　泽泻　木瓜

血痢

张三三　江南地薄气弱，夏季食物内蕴，时令热迫内聚。湿热赤痢，入冬不愈，皆饮食不忌之累。宜淡薄滋味。

生茅术　厚朴　南山楂　草果仁　樗根皮　槐花　广皮　银花

又，痢血三月，昼痢夜止，肛门欲坠。以气陷门户不藏。

人参　当归　白芍　肉桂　炙草　白术　广皮　煨姜　南枣

某二四　血痢半载，少腹痛。

六味地黄加炒楂肉、炒延胡。

某　血积痛痢，起于夏令，秋半不减，明是湿热滞于肠胃。久延，面色消夺，右脉搏大，乃痢症所大忌。稍通积聚，兼以和血。

酒炒大黄　川连　黄芩　丹皮　肉桂　归身　白芍　生甘草

袁二七　久痢，腹疼，下血。

生黄芪三钱　生白术三钱　炒归身一钱　炒楂肉二钱　炒地榆一钱半　广皮一钱　厚朴一钱　羌活五分　防风根五分

朱三九　下痢带瘀血，肛中气坠，腹不痛。

炒黑樗根皮一两　生茅术一钱　生黄柏一钱　炒黑楂肉三钱　炒黑地榆一钱半　炒焦银花一钱半　赤苓三钱　猪苓一钱半

某　痛痢不爽，已有血下，暑湿不独在气分。且积劳茹素，攻夺宜慎。

当归　白芍　南山楂　厚朴　草果　炮姜

阳虚气滞

某　脉缓，脐上痛，便稀溺短。此乃湿郁脾胃之阳，致气滞里急。

宗古人导湿分消意。

生茅术　广皮　厚朴　官桂　飞滑石　茯苓　猪苓　泽泻　炒山楂

张五七　脉沉伏，久痢腹痛，畏寒少食，气弱肠滞。以温通方法。

熟附子　生茅术　生大黄　茯苓　厚朴　木香

又，温下相投，肠滞不通，皆因腑阳微弱。古贤治痢，不离通涩二法。

当归　肉桂心　茯苓　厚朴　南山楂　生麦芽

王六二　平昔温补相投，是阳不足之体。闻患痢两月，不忌食物，脾胃滞壅，今加呕恶。夫六腑宜通，治痢之法，非通即涩。肛肠结闭，阳虚者，以温药通之。

熟附子　制大黄　厚朴　木香　茯苓皮

范二七　痢称滞下，谓有滞必先痛后下。况病起不慎口腹，阳气窒塞，积聚留着。试阅前方，宣通者有效，守补则病剧。六腑皆以宣通为用。

附子　大黄　茯苓　厚朴　生草果　广皮

又，温下已效。肠胃留滞，都因阳不主运。再佐理气兼之。

附子　制大黄　茯苓　广皮　厚朴　生益智　木香　猪苓

李　痢将两月，目微黄，舌白口干，唇燥赤，腹满，按之软，竟日小便不通。病者自述肛门窒塞，努挣不已，仅得进出黏积点滴。若有稀粪，自必倾肠而多。思夏秋间暑湿内着为痢，轩岐称曰滞下，谓滞着气血，不独食滞一因。凡六腑属阳，以通为用，五脏皆阴，藏蓄为体。先泻后痢，脾传肾则逆，即土克水意，然必究其何以传克之由。盖伏邪垢滞从中不清，因而下注矣。迁延日久，正气因虚，仲景论列三阴，至《太阴篇》中，始挈出腹满字样。脾为柔脏，惟刚药可以宣阳驱浊。但今二肠窒痹，气不流行，理中等法，决难通腑。考《内经》二虚一实者治其实，开其一面也。然必温其阳，佐以导气逐滞。欲图扭转机关，舍此更无他法。

制附子　生厚朴　木香　制大黄　炒黑大茴

又，懈弛半月，脾肾复惫，脾败不主健运，纳食皆变痰沫，肾真失司纳气，水液上泛阻咽。皆痢伤浊壅，变胀末传，脉见弦劲，是无胃气。小愈变病，最属不宜。入冬为藏阳之令，今阳渐溃散，而阴液枯槁，渴不多饮，饮不解渴。治阳必用刚药，其阴更涸矣。转展无可借箸，勉与脾肾分调。脾阳动则冀运，肾阳静可望藏。王道固难速功，揆之体用，不可险药。

早服炒焦肾气丸，午服参苓白术散加益智仁。

阳虚

许三三　劳倦咳嗽失血，仍然不避寒暑，食物腹中泻痢，病上加病。后感，法当先治，以分病有新旧。

厚朴　益智　广皮　茯苓皮　白芍　炙草　木瓜　炒扁豆

又，咳嗽泻痢，药治相背，治肺碍脾，治脾碍肺。方今交冬，治痢为要，病人说早食相安，晚食胀满。脾胃阳气已乏，勿徒消滞寒克矣。

白芍桂酒拌　益智　广皮　茯苓　焦白术　炙草　谷芽　砂仁壳

张　下痢泄泻之后，诊脉右弦大，胃虚少纳，阳弱不司运化。法当通腑之阳。

人参　益智仁　炒菟丝饼　炒砂仁末　茯苓　广皮白

陆二六　腹满自痢，脉来濡小，病在太阴。况小便清长，非腑病湿热之比，法当温之。

生於术　附子　茯苓　厚朴　干姜

许二四　痢疾一年，已浮肿溺涩，古称久痢必伤肾。月前用理阴煎不应，询及食粥吞酸，色瘁，脉濡。中焦之阳日惫，水谷之湿不运。仍辛温以苏脾阳，佐以分利。用胃苓汤，去甘草，加益智。

陈　痢积虽然少缓，诸款不减。面色青晦，四肢厥冷，仍在险途。拟进益黄散法。

人参　煨益智仁　公丁香　茯苓　广皮　青皮　木瓜　炒冬米

某　脉微细，肢厥，下痢无度。吴茱萸汤，但能止痛，仍不进食。此阳败阴浊，腑气欲绝。用桃花汤。

赤石脂　干姜　白粳米

某　痢后大便不实，食不健运，色脉俱是虚象。此清阳失旷于中，阴气先走泄于下。先理中焦，再当摄阴。

人参　白术　茯苓　炙草　广皮　炮姜益智

某　自利不渴者属太阴。呃忒之来，由乎胃少纳谷。冲气上逆，有土败之象，势已险笃。议金匮附子粳米汤。

人参　附子　干姜　炙草　粳米

某　长斋有年，土薄气馁，加以久痢少谷欲呕，脾胃之阳衰矣。由夏及今，半载不痊。倘忽肿胀，何法施治？

人参　白术　干姜　炮姜　丁香　茯苓

袁　中下阳微，呕呃下利。温中不应，恐延衰脱。夫阳宜通，阴宜守，此关闸不致溃散。春回寒谷，生气有以把握，候王先生主议。

人参　附子　炮姜　炒粳米　赤石脂　生白芍

某　春痢入冬，痢止，腹痛食少。童年那有淫欲之扰？此系寒热不和，脾胃受伤也。

六君子汤加肉桂。

脾营虚寒

某　脉沉微，下痢红紫黑，舌胎粉白，并不渴饮，此太阴脾营虚寒也。仿理阴煎。

当归头　白芍　炮姜　炙草　茯苓　益智

唐氏　下痢四十余日，形寒腹痛。

炒当归　生白芍　肉桂　炒山楂　青皮　茯苓

阳明不阖

沈　议堵截阳明一法。

人参　炒白粳米　炮姜　赤石脂

脾肾兼虚

某六四　高年下痢，痰多舌干，脉右空大，神困音低。乃脾肾两亏，二气交虚，有年致此，恐非宜。

人参一钱半　菟丝子一钱半　赤石脂三钱　炮姜一钱半　茯苓三钱　木瓜一钱

王五十　久痢久泻为肾病，下泻久而阴伤气坠。四神丸治脾肾晨泄，辛温香燥皆刚，佐入五味酸柔，不过稍制其雄烈。此肛坠尻酸，乃肾液内少而气陷矣。腥油肉食须忌。

熟地　禹余粮石　五味子

蒋五一　久痢用辛甘温而效，是脾阳久伤，治由东垣法极是。述食血腥，滑必便溏，四肢忽有肉疹。营卫内应脾胃，气血未得充复。五旬外，下亦怯，用脾肾两补。

人参　山药　茯苓　湖莲　芡实　补骨脂　苁蓉　黄肉　五味　巴戟　菟丝　覆盆子

痢伤阴液

某　下痢腹痛舌干，肛坠，痢伤阴也。

熟地炭　炒归身　炒白芍　炒楂肉　茯苓　炙草

某　滞浊下行痛缓，议养阴通腑。

生地　阿胶　丹皮　山栀　猪苓　泽泻

孙　脉左数，下利，腹不甚痛，暮夜微热。所伏暑热，乘阴虚下陷，是清热理脾不效。当摄阴升阳。

熟地炭　当归炭　山楂炭　炒黑麦芽　炙黑甘草　防风根　炒黑升麻

又，照方去山楂，加人参、焦白芍。

又，泻痢久必阴损液耗，此口渴微咳，非实火客邪。与甘酸化阴。

人参　山药　炙草　炒乌梅　木瓜　炒湖莲肉

蔡　脉右数，左细数，面垢舌燥，白苔点点，肌肤甲错，左胁动气，伏暑当秋凉而发。初病如疟，当从苦辛寒法，里邪炽烈，变为下痢，胃津被劫，阴液大耗。昔贤于热病液涸，急以救阴为务。苟胃关得苏，渐以冀安。否则犯喻氏所指，客邪内陷，液枯致危之戒矣。

复脉汤去姜、桂、麻。

又，酸甘化阴法。

人参　生地　乌梅　炙草　麦冬　木瓜

鲍　痢久，阴液消亡，无以上承，必唇燥舌干。奈胃关不和，善噎难饥。此由阴腻柔剂所致，择其不腻滞者调之。

人参　炙草　炒白芍　炒乌梅肉　炒麦冬　茯神

周五十　痢后气坠，都主阴伤，但瞋怒不已，木犯土，致病留连。摄阴之中，聊佐和肝。

熟地　茯苓　炒山楂　炒乌梅　木瓜

某　阴液涸，则小水不通，胃气逆，则厌食欲呕。此皆痢之款症也，治以中下二焦为主。议理阴煎。

熟地　白芍　附子　五味　炮姜　茯苓

吴三十　痢久阴伤腹痛，肛门坠胀。秋病入冬不愈，已属休息症。和阴剂中，仍有升降。仿东垣法。

炒熟地　炒当归　炒白芍　炙草　生山楂　生谷芽

久痢伤肾下焦不摄

陈三七　泻痢久则伤肾，多见下焦沉坠。先伤在阴，刚药不效。

人参　鹿茸　菟丝子　茯苓　舶茴香　制补骨脂　砂仁

张五一　晨泄痢血属肾病，无痛坠等因。用黑地黄丸。

范　泻痢起于长夏，医谓时令湿热。胃苓汤，苓芍法，固非谬讹。因高年肾阳肝阴先亏，使客气内扰阻遏，中流乏砥柱坐镇，致狂澜滔天耳。病经两旬不减，重阴无阳。验诸神识尚清，其外邪为少，而内损为多。八脉无权，下无收摄，漏卮不已，理必生阳泄，下焦冷。此皆阴阳二气微绝，治病则夯，治本为宜。非置之不理，实究天人而已。

人参二钱　鹿茸二钱　炒黑当归三钱　生杜仲三钱　生沙苑一钱　茯苓三钱

李五十　自痢五六年，即周身痛痹，盖肠胃病，致经络筋骨藩篱疏撤，阳失卫。药难效灵，书此代煎。

冬於术　苁蓉　熟附子

河水煎。

吴四九　治痢大法，无过通塞二义。夏秋湿热固多，初痢不痛，已非湿热。色滞者，肠中陈腐也。至今痛而痢，痢后复痛，按之痛减属虚。小雪不愈，阳不来复。久痢治肾，然非滋腻。先用苓姜术桂汤。

某氏　治痢古法，不越通涩。经停有瘕，腹浮肿，八脉之病。医惑于见痢，认为脾胃症。议用济生肾气丸。

朱五七　痢久肛坠，是下焦肾虚，失于收纳。治脾胃药无功。

熟地炭　炒归身　赤石脂　五味子　炒楂肉

周四六　痢久必伤肾阴，八脉不固，肠腻自滑而下。但执健脾无用，病不在中，纳谷运迟，下焦坎阳亦衰，用三神丸。

五味子　补骨脂　肉果

某　痢久阴阳两伤，少腹肛坠，连两腰胯脊髀酸痛。由脏腑络伤，已及奇经，前议轻剂升阳颇投，仍从下治。

人参　鹿茸　附子　炒当归　茴香　菟丝子　杜仲

周　转方柔药相安，显然久痢伤及肾阴。当用理阴煎，兼用禹粮石脂丸，以摄固肠中。

熟地炭　归身炭　人参　炙甘草　五味子　炒楂肉

兼服禹粮赤石脂丸。

金氏　脉数劲，下痢腹鸣痛，后坠，卧则气冲，咳嗽吐黏涎。产后过月，显是下损至中。纳谷日少，形神日衰，势已延成蓐劳，难期速功。

熟地炭　人参　茯神　炒山药　建莲　赤石脂

某氏　休息痢，经二年，明是下焦阴阳皆虚，不能收摄。经期不来，小腹抚摩有形上行，似乎癥瘕，其实气结。若不急进温补，恐滋扰肿胀之累也。

人参　附子　茯苓　炙草　五味　白芍

气虚下陷

某　气虚下陷，门户不藏。

人参　黄芪　广皮　炙草　归身　炒白芍　防风　升麻

某　痢经五十日来，小愈再发。独见后重下坠，此为气陷，则门户不藏，亦胃弱内风乘袭。议陷者举之。

人参　归身　白芍　炙草　升麻　荷叶

疟变痢

石　疟邪热气，内陷变痢，延已三月。脾胃气衰，面浮肚膨，仍有里急欲坠之象。中虚伏邪，进以和解。

黄芩　柴胡　人参　丹皮　炒当归　白芍　谷芽　炒山楂

蔡　神气索然，腹中动气，舌红嗌干，寒热日迟。平素积劳致虚，邪伏厥阴，脉促细坚，温清难用。勉议复脉汤，存阴勿涸，希图援救。

复脉汤。

又，两投复脉，色脉略转。所言平素积虚，不但疟邪内陷。阳结于上则胸痞，阴走于下则频利，非徒开泄攻邪也。

救逆汤去姜。

又，奔脉动气，皆是阳虚浊泛，当和营理阳。

人参　茯苓　归身　炙草　桂心　牡蛎　煨姜　大枣

又，冲气填塞，邪陷下痢，势非轻小。用泻心法。

人参　淡干姜　熟附子　川连　黄芩　枳实

又，人参　淡干姜　生地　炒桃仁

张　气衰热伏，腹痛下痢，脘中痞闷，不欲纳食。由疟变痢，经邪入腑，斯病势已重。清理湿热以开痞，延久必须扶正。

淡黄芩　川连　人参　生白芍　干姜　枳实

某　邪陷疟后变痢，伤及厥阴。症见气上撞心，饥不能食，干呕腹痛，全是肝病。肝为至阴之脏，相火内寄。仲景治法，不用纯刚燥热之药，以肝为刚脏故也。今正交土旺，土木为仇，五日内未为稳当。

人参　炒当归　炒白芍　炒乌梅肉　茯苓　淡吴萸　生香附汁　真北秦皮

肠风

孙　下痢无积，肛坠，肠间汩汩有声。此属肠风，当用摄固。

熟地炭　黄肉炭　炒归身　炒杞子　川断　北味肉

煎药送赤石脂丸三钱。

某　当年久痢，用三神丸得效，是脾肾两因，兼理气分之滞，体质阳虚，遇冷病加。今病起长夏，小水不通，必系夏热阻其宣化，久则气血凝着而为肠红。先与桂苓甘露饮，分消其湿。

於术　茯苓　猪苓　泽泻　滑石　桂心

噤口痢

包　川连　人参　黄芩　白芍　草决明　炒山楂　炒银花

又，噤口痢，乃热气自下上冲，而犯胃口，肠中传导皆逆阻似闭，腹痛在下尤甚。香、连、梅、芍，仅宣中焦，未能泄下热燔燎。若不急清，阴液同归于尽。姑明其理，以俟高明备采。

白头翁汤。

又，脉左细，数右弦，干呕不能纳谷，腹痛里急后重，痢积不爽。此暑湿深入着腑，势属噤口痢疾，症非轻渺。议用苦寒清解热毒。必痛缓胃开，方免昏厥之变。

川连　干姜　黄芩　银花　炒山楂　白芍　木香汁

又，下午病剧，乃阴气消亡之征。若但阴柔，恐生生不至。疏补胃药，正宜进商。

生地　阿胶　人参　生白芍　炒山楂　炒银花

矫　初起无寒热，即泻痢呕恶不食，乃噤口痢重病。夫暑邪之伤，由口鼻吸气而入，邪与水谷交混，蒸变湿热，酿为积滞脓血。肠胃气窒，欲解不能通爽，遂致里结后重。香连苦辛，理气导湿清热，初用颇是。皆缘劳碌之人，非膏粱温养之质。淡薄积劳，中气易伤。四十日来，积少痛缓，医称病解，而食不下咽，不知饥饱。诊得脉弦，形衰，舌白，不渴饮水日泻数行。全属胃倒气夺，中宫损极，下关不摄。谷不能咽，焉能承受汤药？药味气劣，胃衰必恶。久痢久泻，务在能食。古人非醒脾胃，即安肾摄纳。再询粉浆下咽，或呛或噎。议以上脘宜通其清阳，下焦当固摄其滑脱。仿古方中参苓白术散末，当以米饮日服二次。间以不腻滑之物，食些少勿多，以示胃之所喜为补。必得胃气渐醒，方有转危为安。

人参二钱　焦术一钱　半茯苓一钱　半炙草五分　炒扁豆二钱　苡仁一钱半

桔梗一钱　砂仁七分炒　炮姜炭一钱　肉豆蔻一钱

上药研细，秤准分两。每次用香粳米饮汤调服一钱五分，上药须日进二次。

鲍　舌心黄边白，渴饮，水浆停胃脘，干呕微微冷呃，自痢稀水，小便不利，诊脉坚劲不和。八旬又二，暑湿热邪内着，必脾胃气醒，始可磨耐，以高年不敢过清过消。用清暑益气方法。

川连　黄芩　石莲子　煨干葛　青皮　人参　茯苓　厚朴　猪苓泽泻

又，口中干燥，小水全无，泉源已竭，阴液无以上承，痢症噤口，都是湿热壅于胃口。下元衰惫，冲脉气震高突，此攻病保真，理难捉摸矣。

川连　黄芩　草决明　石莲子　乌梅　白芍

痢症，古名滞下，惟夏秋暑湿挟积者居多，其次则风淫火迫寒侵也。推之燥气，独不为患。考前法，悉有定例，不必再述。至于暑者，有阴暑阳暑之源，其邪必兼乎湿。夫阴暑由于人之阳气先亏，加以贪凉喜冷，郁折生阳，故主于温。阳暑由于天之热伏，阻气化浊，则重于清。而医之下手工夫，才此须细心认定。但邪之来也，似水之流，脏腑间，一有罅隙，则乘虚而着，故有在气在血之分，伤脏伤腑之异。若表之邪郁，而气机下流不息者，喻氏论人参败毒散。里之积壅，而寒热交黏者，洁古立芍药汤。在气分，有苦辛调气，与辛甘益气等法。在血分，有酸苦行血，及咸柔养血诸方。若表症急，从乎三阳，有桂枝汤、葛根芩连汤、小柴胡汤。里势实，专究脾胃，有小承气汤、温脾汤。总之，治腑以三焦见症为凭，治脏以足三阴为要领。辨得虚实之情形，酌以或通或涩之法，则临症权宜，庶乎不错矣。但是症不治之条甚多。最难愈者，莫如休息痢，攻补之法非一，予亦不赘。最危险者，莫如噤口痢，却有两端。若因暑湿邪充，格拒三焦者，气机皆逆传而闭，上下之势，浑如两截。若治不得其要，则邪无出路，正立消亡。此丹溪立法最高，后世都宗其旨。先生又借用半夏泻心汤，减去守中之品，取补以运之，辛以开之，苦以降之，与病情尤为允协。所以先生之见长，是集之奥妙，每每在此。又因脾肾之阳素虚，阴邪从中而下者，先伤太阴，继伤少阴，关闸大开，痛泄无度。戊癸少化火之机，命阳无蒸变之力，此不饥不食，为呕为胀，理宜然矣。与邪多积热之候相比，绝然不同。参之仲景理中汤、肾气丸，及景岳理阴煎，胃关煎等法可也。吾乡姚颐真先生，化出捷径良法，以大剂苁蓉，配入参、归、姜、附、桂、制白芍之类治之，靡不应手而愈。想苁蓉之性，温能达下，咸可利胃，质之柔润，以补阳中之阴，较地黄、阿胶尤胜，与之肠膏竭尽，络脉结涩而痛者，堪称神品。自此推广，用治甚多。若曰某方某药，但治某症，不知活用，反称杜撰，则禁绝后人灵活之心，无从施发矣。邵新甫

徐评：夏秋之痢，总由湿热积滞。与伤寒传入三阴之痢不同。案中合法者亦甚多，一遇老年及久痢，即混入阴经治法，并参附乌梅五味等，全不对症，随笔乱书。并与案中之论，亦自己相背，想是习气使然，抑此中实无定见也，后人竟用温补，以为本之此老，杀人无算，触目伤怀。

【点评】痢症，古名滞下，包括西医所指的急慢性肠炎、胃肠功能紊乱、慢性结肠炎等疾病，叶氏治疗滞下运用化湿导滞的用药经验，笔者用于慢性结肠炎取得了很好效果，现作简述。

根据慢性结肠炎的临床表现，我们对 22 例患者进行辨证施治，基本上分为 4 种证型来治疗。

1. 湿热蕴阻，气机阻滞（10 例）

主要症状：腹痛腹胀较甚，多偏于左下腹，腹泻与便秘交替出现，大便易带黏液及血，肠鸣，矢气，口苦，舌质红，苔黄根腻，脉滑带数。

治法：清利湿热，调畅气机。

基本方：戊己丸加味。

病案举例：施某，男，90 岁，退休。

患者从 1964 年下半年因急性菌痢未愈，以后腹泻反复发作，曾用多种抗生素治疗，便检正常，乙状结肠镜检查诊断为慢性结肠炎。腹痛腹泻仍日行 5～6 次，时间不定，便下黏液挟血，腹胀肠鸣，口干，舌质红，苔薄黄，脉弦。证属湿热内蕴，气机阻滞，传化失司。治拟清化湿热为主。

处方：香连丸（吞）10g、地锦草 15g、秦皮 9g、茯苓 12g、石榴皮 9g、赤白芍（各）6g、煨木香 3g、陈皮 6g、荠菜花炭 9g、车前草

30g、白头翁60g,煎汤代水。

上方从1980年12月4日起服7剂后,大便减为日行1~2次,黏液明显减少,未见出血,又服7剂后,黏夜消失,大便已经1日1次。至1981年1月10日,因服白蟹,即见大便次数增多,且夹黏液及血,服上方3天后,即见改善,一直巩固至今。

2. 湿热蕴久,伤及阴血(6例)

主要症状:腹痛,发作时呈绞痛难忍,腹胀,便后即减,五更泻,脓血便,量较多,口苦口干,腰酸,或有失眠耳聋,五心烦热等症,舌质深红,苔薄黄腻,脉象弦细。

治法:清利湿热,滋养阴血。

基本方:驻车丸加减。

病案举例:阎某,男,32岁。

患者发病从1972年3月开始,因腹泻,大便有脓血,而经GI及乙状结肠镜证实为慢性结肠炎,用过中草药、中药灌肠、呋喃西林灌肠治疗,未能奏效,近日再作乙状结肠镜检查,发现10cm处有3点溃疡,即取中西药治疗,疗效不显。证见大便日行1次,成形,间歇性出血且夹黏液,左下腹胀痛,拒按,舌质红,苔薄,脉细滑。证属湿热壅结下焦,伤及阴血。治拟清化湿热,养阴止血。

处方:黄连1.5g、赤白芍(各)9g、煨木香3g、太子参15g、秦皮9g、炒白术9g、仙鹤草15g、煨葛根9g、茯苓12g、当归尖9g、台乌药6g、参三七粉(吞)3g。

上方从1981年1月15日开始服用至4月2日,大便一直未见下血,症情稳定。又服上药巩固至5月13日作乙状结肠镜检查:所见肠段没有出血、溃疡、结节及新生物。5月14日以后即服养阴和血方巩固,至今未发。

3. 湿热伤及脾肾(4例)

主要症状:腹痛隐隐,按之则舒,五更泻,大便夹有黏液,肠鸣,畏寒,肢冷,舌偏淡,苔黄腻,脉细滑偏沉。

治法:健脾温肾,清利湿热。

基本方:三神丸加味。

病案举例:陈某,女,51岁,技术员。

患者自1979年3月开始腹泻，曾用中西药物治疗，未见奏效，经乙状结肠镜检查，诊断为"漫性结肠炎"。证见大便1日3~4次，五更泄，泻后则安。大便初稀薄，以后为水泻，夹有黏液，腹痛隐隐，按之则舒，遇寒即发，面色萎黄，小便清长，舌质偏淡，苔薄脉细。证属脾肾亏损，湿热壅滞下焦。治拟温化助运，佐以清利。

处方：煨肉果6g、补骨脂10g、五味倍子(各)8g、山药15g、黄连3g、荠菜花炭12g、石榴皮10g、阿胶珠6g、秦皮10g。

从1980年10月30日开始服用上方，两周后病情即见明显好转，但遇冷仍要发作。以上方出入服至1981年4月23日，病情得到稳定，期间曾感冒1次，经过治疗，病清也没反复。从6月16日，以健脾温肾为主，至今病情稳定。1981年12月17日作乙状结肠镜复查，所见肠段未发现充血、溃疡、水肿及新生物。

4. 湿热蕴结，郁阻胃肠(2例)

主要症状：腹泻与便秘交替出现，便秘时服通下药即见脓血便，腹痛难忍，便后顿减，舌质红，苔薄腻，脉弦细。

治法：通导积滞，清利湿热。

基本方：枳实导滞汤加减。

病案举例：冯某，女，22岁，农场工人。

患者自1978年8月起，出现便秘与腹泻交替出现，经乙状结肠镜与GI证实为溃疡性结肠炎。曾服地塞米松、黄连素等药，腹泻停止，大便仍见干结，左下腹疼甫，胸脘闷，时呕恶，口苦，舌苔黄腻，脉象滑数。证属湿热积滞，传导失常，腑气不畅。治拟清利湿热，通导积滞。

处方：枳实10g、生大黄(后下)6g、黄芩6g、黄连3g、郁李仁6g、生首乌30g、莱菔子60g。

服上药2周后，仍见腹痛，大便1周2次，余证依然，仍需理气下气，再拟原方出入。

处方：枳实6g、生大黄(后下)6g、元明粉(冲)12g、生首乌30g、木香3g、郁李仁6g、莱菔子60g、黄芩6g、黄连3g、陈皮6g。

上药连服月余，至今未发。腑气得通，诸症悉减，后以调理脾胃方药巩固。

疗效为近期痊愈7例，显效9例，有效5例，无效1例。

体会：慢性结肠炎致病因素多由湿热之邪壅滞于内所致。由于其病因的特点，导致了本病病程较长，缠绵不愈，易反复发作。因此，我们在临床中，在辨证正确的基础上，坚持长期用药，既祛邪彻底，又巩固了疗效，效果较为满意。

在治疗本病用药过程中，坚持以清温并举。湿非温不化，热非清不去；湿热相合，犹宜辛苦开泄。另一方面又坚持了补泻兼施。湿热内蕴，久伤正气，以健脾温肾、养阴补血扶其正气，正气得扶，湿热得清，固疾乃除。

在本病发病过程中，患者多有脾胃之气损伤、阴液亏损之象。我们在用药过程中配合健脾胃、益气阴药物，取得了很好疗效。

便血

湿热

郑　夏至后，湿热内蒸，肠风复来。议酸苦法。

川连　黄芩　乌梅肉　生白芍　广皮　厚朴　荆芥炭　菊花炭

又，驻车丸二钱。

某　脉右数，形色苍黑，体质多热，复受长夏湿热内蒸，水谷气壅，血从便下。法以苦寒，佐以辛温。薄味经月，可冀病愈。

茅术　川连　黄芩　厚朴　地榆　槐米

程　年前痰饮哮喘，不得安卧，以辛温通阳劫饮而愈。知脾阳内弱，运动失职，水谷气蒸，饮邪由湿而成。湿属阴，久郁化热，热入络，血必自下，但体质仍属阳虚。凡肠红成方，每多苦寒。若脏连之类，于体未合，毋欲速也。

生於术　茯苓　泽泻　地榆炭　桑叶　丹皮

阳虚寒湿

俞　阳虚，肠红洞泻。议劫胃水。

理中换生茅术、生厚朴、附子炭、炮姜。

程十七 脉沉，粪后下血。少年淳朴得此，乃食物不和，肠络空隙所渗。与升降法。

茅术 厚朴 广皮 炮姜 炙草 升麻 柴胡 地榆

又，脉缓濡弱，阳气不足，过饮湿胜，大便溏滑，似乎不禁，便后血色红紫，兼有成块而下。论理是少阴肾脏失司固摄，而阳明胃脉，但开无合矣。从来治腑，以通为补，与治脏补法迥异。先拟暖胃通阳一法。

生茅术 人参 茯苓 新会皮 厚朴 炮附子 炮姜炭 地榆炭

湿遏脾阳

程三一 食入不化，饮酒厚味即泻，而肠血未已。盖阳微健运失职，酒食气蒸，湿聚阳郁，脾伤清阳日陷矣。议用东垣升阳法。

人参 茅术 广皮 炙草 生益智 防风 炒升麻

中虚湿下陷

某 阳虚体质，食入不化，饮酒厚味即泻，而肠血未止。盖阳微健运失职，酒食气蒸湿聚，脾阳清阳日陷矣。当从谦甫先生法。

人参二钱半 干姜二钱半煨 附子三钱 茅术五钱 升麻三钱 白术二钱半 厚朴二钱半 茯神二钱半 广皮二钱半 炙草二钱半 归身一钱半 白芍一钱半 葛根二钱半 益智一钱半 地榆三钱 神曲一钱半

上药各制，姜、枣汤丸。

温 湿胜中虚，便红。

焦术 炒当归 炒白芍 炙草 防风根 煨葛根 干荷叶

郁怒木火犯土

刘六一 郁怒，肠红复来，木火乘腑络，腹中微痛。议与和阴。

冬桑叶 丹皮 生白芍 黑山栀 广皮 干荷叶边 生谷芽

张　二年前冲气入脘，有形痛呕，粪前后有血，此属厥阳扰络。风动内烁，头巅皆眩痛。每日用龙荟丸。

叶　瞋怒动肝，络血乃下，按之痛减为虚。夫肝木上升，必犯胃口，遂胀欲呕。清阳下陷，门户失藏，致里急便血。参、术、炮姜，辛甘温暖，乃太阴脾药，焉能和及肝胃？丹溪云：上升之气，自肝而出。自觉冷者，非真冷也。

驻车丸二钱。

程四六　少阳络病，必犯太阴。脾阳衰微，中焦痞结，色痿如瘁，便后有血。论脾乃柔脏，非刚不能苏阳。然郁勃致病，温燥难投。议补土泄木方法。

人参　当归　枳实汁　炒半夏　桑叶　丹皮

参、归养脾之营，枳、半通阳明之滞，桑、丹泄少阳之郁。

木郁土中

某　凡有痔疾，最多下血。今因瞋怒，先腹满，随泻血，向来粪前，近日便后，是风木郁于土中。气滞为膨，气走为泻。议理中阳，泄木佐之。

人参　附子　炮姜　茅术　厚朴　地榆　升麻_{醋炒}　柴胡_{醋炒}

大肠血热

某　便红，脉数。

生地_{三钱}　银花_{三钱}　黄芩_{一钱}　白芍_{一钱半}　槐花_{一钱}

程二三　脉数，能食，肠红。阴自下泄，肠腑热炽所致。非温补之症。

细生地　丹参　黄柏　黑稆豆皮　地榆炭　柿饼灰　槐花　金石斛

某三七　内热，肠红发痔。当清阴分之热。

生地　炒丹皮　酒炒黄芩　炒黑槐花　柿饼灰　元参　银花　黑山栀

汪　嗽血已止，粪中见红，中焦之热下移。肠胃属腑，止血亦属易事。花甲以外年岁，热移入下，到底下元衰矣。

细生地　川石斛　柿饼灰　天冬

赵三六　劳倦，便后血。

炒黑樗根皮一两　炒黑地榆三钱　炒黑丹皮一钱　五加皮三钱　炒焦银花一钱半　苍术一钱　茯苓二钱　炒泽泻一钱

钱十八　阴虚内热，肠红不止。

炒黑樗根皮一两　炒生地三钱　炒银花一钱半　炒黑地榆二钱　归身一钱半　生白芍一钱半　炒丹皮一钱　茯苓一钱半

阳明不阖

蔡三八　脉濡小，食少气衰，春季便血，大便时结时溏，思春夏阳升，阴弱少摄。东垣益气之属升阳，恐阴液更损。议以甘酸固涩，阖阳明为法。

人参　炒粳米　禹粮石　赤石脂　木瓜　炒乌梅

某　能食肠血，脉细色痿，肛痔下坠。议酸苦息风坚阴。

黄肉炭　五味炭　黄柏炭　地榆炭　禹粮石　赤石脂

脾胃气滞

吴二八　中满过于消克，便血，食入易滞，是脾胃病。血统于脾，脾健自能统摄。归脾汤嫌其守，疏腑养脏相宜。

九蒸白术　南山楂　茯苓　广皮　谷芽　麦芽

姜枣汤法。

脾胃阳虚

某二三　便血如注，面黄，脉小，已经三载。当益胃法。

人参一钱　焦术三钱　茯苓三钱　炙草五分　木瓜一钱　炮姜五分

心脾营损

李三十 上年夏季,络伤下血,是操持损营。治在心脾。

归脾饴糖丸。

朱 入暮腹痛鸣响,睾丸久已偏坠,春正下血经月,颜色鲜明。此痛决非伤瘀积聚,乃营损寒乘,木来侮土,致十四载之缠绵。调营培土,以甘泄木,散郁宜辛。节口戒欲,百天可效。

人参　炒当归　炒白芍　肉桂　炮姜　茯苓　炙草　南枣

又,细推病情,不但营气不振,而清阳亦伤。洞泄不已,而辛润宜减,甘温宜加。从桂枝加桂汤立法。

人参　桂枝　茯苓　生白芍　炙草　肉桂　煨姜　南枣

又,仍议理营。

人参　於术　茯苓　炮姜　桂心　白芍　真武丸二钱

脾不统血

某十八 便后下血,此远血也。

焦术一钱半　炒白芍一钱半　炮姜一钱　炙草五分　木瓜一钱　炒荷叶边二钱

血去阴伤虚阳上冒

方 脉小左数,便实下血,乃肝络热腾,血不自宁。医投参芪归桂甘辛温暖,昧于相火寄藏肝胆。火焰风翔,上蒙清空。鼻塞头晕,呛咳不已。一误再误,遗患中厥。夫下虚则上实,阴伤阳浮冒,乃一定至理。

连翘心　竹叶心　鲜生地　元参　丹皮　川斛

又,下血阴伤走泄,虚阳上升,头目清窍,参芪术桂辛甘助上,致鼻塞耳聋。用清上五六日,右脉已小,左仍细数,乃阴亏本象,下愈虚则上愈实。议以滋水制火之方。

生地　元参　天冬　川斛　茯神　炒牛膝

又，脉左数，耳聋胁痛，木失水涵养，以致上泛。用补阴丸。

补阴丸五钱。

又，虎潜丸，羊肉胶丸。

阴虚血涩

某　肠红黏滞，四年不痊，阴气致伤。肛坠刺痛，大便不爽，药难骤功。当以润剂通腑。

生地　秭豆皮　楂肉　麻仁　冬葵子　归须

劳伤营卫

姚　劳伤下血，络脉空乏为痛，营卫不主循序流行，而为偏寒偏热。诊脉右空大，左小促。通补阳明，使开合有序。

归芪建中汤。

脾肾虚

唐四七　《内经》以阴络伤，则血内溢，盖烧酒气雄，扰动脏络聚血之所。虽得小愈，而神采爪甲不荣，犹是血脱之色。肛坠便甚，治在脾肾。以脾为摄血之司，肾主摄纳之柄故也。

晚，归脾去木香。早，六味去丹、泽，加五味、芡实、莲肉、阿胶丸。

沈五五　酒湿污血，皆脾肾柔腻主病。当与刚药。

黑地黄丸。

凡脾肾为柔脏，可受刚药。心肝为刚脏，可受柔药，不可不知。谦甫治此症，立法以平胃散作主，加桂、干姜、归、芍，重加炒地榆以收下湿，用之神效，即此意也。

吴四二　腹痛下血，食荸荠豆浆而愈，乃泄肺导湿之药。既愈以来，复有筋骨痿㾇寒热，夜卧口干。乃湿去气泄，阳明脉乏，不主用事，营卫失度，津液不升之象。天真丸主之，去人参。

支五六 痔血久下，肌肉痿黄，乃血脱气馁，渐加喘促浮肿。再延腹胀，便不可为。此症脏阴有寒，腑阳有热。详于《金匮》谷疸篇中，极难调治。

人参 焦术 茯苓 炒菟丝子 广皮 生益智 木瓜

肾阳虚

杨四八 中年形劳气馁，阴中之阳不足，且便血已多，以温养固下。男子有年，下先虚也。

人参 茯苓 归身 淡苁蓉 补骨脂 巴戟 炒远志

生精羊肉熬膏丸，服五钱。

田三八 久矣晨泄腹痛，近日有红积，此属肾虚。

补骨脂 大茴香 五味 茯苓 生菟丝

陈三七 脉左虚涩，右缓大，尾闾痛连脊骨，便后有血，自觉惶惶欲晕，兼之纳谷最少。明是中下交损，八脉全亏。早进青囊斑龙丸，峻补玉堂、关元。暮服归脾膏，涵养营阴。守之经年，形体自固。

鹿茸生切薄另研 鹿角霜另研 鹿角胶盐汤化 柏子仁去油烘干 熟地九蒸 韭子盐水浸炒 菟丝子另磨 赤白茯苓蒸 补骨脂胡桃肉捣烂蒸一日，揸净，炒香

上溶膏炼蜜为丸，每服五钱，淡盐汤送。

鹿茸壮督脉之阳，鹿霜通督脉之气，鹿胶补肾脉之血。骨脂独入命门，以收散越阳气。柏子凉心以益肾，熟地味厚以填肾。韭子、菟丝，就少阴以升气固精。重用茯苓淡渗，本草以阳明本药，能引诸药，入于至阴之界耳。不用萸、味之酸，以酸能柔阴，且不能入脉耳。

肾阴虚

胡十八 上下失血，先泻血，后便泻，逾月，阴伤液耗。胃纳颇安，且无操家之劳。安养闲坐百日，所谓静则阴充。

熟地 萸肉 茯神 山药 五味 龙骨

汪 肾虚，当春阳升动咳嗽，嗽止声音未震，粪有血。阴难充复，不肯上承。用阴药固摄。

熟地　白芍　茯神　黑稆豆皮　炒焦乌梅肉

陈三十　肾阴虚络中热，肝风动。肠红三载不已，左胁及腹不爽，少阳亦逆。多以补中调摄，故未见奏功。姑用疏补，为益脏通腑。

熟地炭　炒当归　炒楂肉　炒地榆　炒丹皮　冬桑叶

又，益阴泄阳，四剂血止。但腰酸脘中痹，咽燥喜凉饮，肛热若火烙。阳不和平，仍是阴精失涵。用虎潜法。

熟地炭　白芍　当归　地榆炭　龟胶　知母　黄柏

猪脊髓丸。

某　沫血鲜红凝块紫黑，阴络伤损，治在下焦。况少腹疝瘕，肝肾见症。前此精浊日久，亦令阴伤于下。

人参　茯神　熟地炭　炒黑杞子　五味　炒地榆　生杜仲

又，左脉小数坚，肛坠胀。

人参　茯神　湖莲肉　芡实　熟地炭　五味

奇脉伤

陈氏　脉小，泻血有二十年。《经》云：阴络伤，血内溢。自病起十六载，不得孕育。述心中痛坠，血下不论粪前粪后。问脊椎腰尻酸楚，而经水仍至，跗膝常冷，而骨髓热灼。由阴液损伤，伤及阳不固密。阅频年服药，归、芪杂入凉肝，焉是遵古治病？议从奇经升固一法。

鹿茸　鹿角霜　枸杞子　归身　紫石英　沙苑　生杜仲　炒大茴

补骨脂　禹余粮石

蒸饼浆丸。

劳力伤络

张三九　劳力见血，胸背胁肋诸脉络牵掣不和。治在营络。

人参　归身　白芍　茯苓　炙草　肉桂

血瘀在络

计五三　瘀血必结在络，络反肠胃而后乃下，此一定之理。平昔劳形奔弛，寒暄饥饱致伤。苟能安逸身心，瘀不复聚。不然年余再瘀，不治。

旋覆花　新绛　青葱　桃仁　当归须　柏子仁

宋氏　当年肠红，继衄血喉痛，已见阳气乘络。络为气乘，渐若怀孕者，然气攻则动如梭，与胎动迥异。倘加劳怒，必有污浊暴下，推理当如是观。

柏子仁　泽兰　卷柏　黑大豆皮　茯苓　大腹皮

便血一症，古有肠风、脏毒、脉痔之分，其见不外乎风淫肠胃，湿热伤脾二义，不若《内经》谓阴络受伤，及结阴之旨为精切。仲景之先便后血，先血后便之文，尤简括也。阴络即脏腑隶下之络，结阴是阴不随阳之征。以先后分别其血之远近，就远近可决其脏腑之性情，庶不致气失统摄，血无所归，如漏卮不已耳。肺病致燥涩，宜润宜降，如桑麻丸，及天冬、地黄、银花、柿饼之类是也。心病则火燃血沸，宜清宜化，如竹叶地黄汤及补心丹之类是也。脾病必湿滑，宜燥宜升，如茅术理中汤，及东垣益气汤之类是也。肝病有风阳痛迫，宜柔宜泄，如驻车丸，及甘酸和缓之剂是也。肾病见形消腰折，宜补宜填，如虎潜丸及理阴煎之类是也。至胆经为枢机，逆则木火煽营，有桑叶、山栀、柏子、丹皮之清养。大肠为燥腑，每多湿热风淫，如辛凉苦燥之治。胃为水谷之海，多气多血之乡，脏病腑病，无不兼之，宜补宜和，应寒应热，难以拘执而言。若努力损伤者，通补为主。膏粱蕴积者，清疏为宜。痔疮则滋燥兼投，中毒须知寒热。余如黑地黄丸，以治脾湿肾燥，天真丸，以大补真气真精，平胃、地榆之升降脾胃，归脾之守补心脾，斑龙以温煦奇督，建中之复生阳，枳术之疏补中土，禹粮赤脂以堵截阳明，用五仁汤复从前之肠液养营法善病后之元虚。此皆先生祖古方而运以匠心，为后学之津梁也。邵新甫

徐评：以上诸案，肠红痔血，俱不能分别。人参、姜桂一概乱投，此老与此症竟茫然无知，误人不少。案中不但痔血一症，混入肠红，即知其为痔血矣，而痔血之方又不中病，盖另有治法？不得与肠红方等也，便血肠中必有受之处，褚氏所谓肠有窍便血杀人是也，当知填窍之法。今惟知用人参、姜、附及五味等燥热收敛之药，助其肠中之火，而于脱血之后，更劫其阴。苟非纯虚，是益其疾矣。

【点评】邵氏分析叶氏治便血是祖古方而运以匠心，实非过誉。既有脏病兼腑之病变，而予不同方药，更注重祛除血络之瘀。而徐氏评述宜分肠红痔血，避免杂药乱投。

脱肛

湿热气虚下陷

翁六五　湿热皆主伤气，气下陷坠肛而痛，溲溺后，阴囊筋牵着于肛，其痛为甚。夫厥阴肝脉绕阴，按脉濡弱，决非疏泄主治。议进陷者举之，从东垣补中益气汤。

气虚下陷

孙　面色痿黄，腹痛下血，都因饮食重伤脾胃。气下陷为脱肛，经月不愈，正气已虚。宜甘温益气，少佐酸苦。务使中焦生旺，而稚年易亏之阴自坚，冀有向安之理。

人参　川连　炒归身　炒白芍　炙草　广皮　石莲肉　乌梅

又，肛翻纯血，不但脾弱气陷，下焦之阴亦不摄固。面色唇爪，已无华色。此益气乃一定成法，摄阴亦不可少。然幼稚补药，须佐宣通，以易虚易实之体也。

人参　焦术　广皮　白芍　炙草　归身　五味　升麻醋炒　柴胡醋炒

肾气不摄

某　便后，少腹痛肛坠，溺则便滑，肾虚不摄。
熟地炭　五味　萸肉炭　茯苓　炒远志　炒菟丝子
某　肛坠尻痛，利多伤阴。
熟地炭　五味　茯神　炒山药　炒楂肉　炒菟丝子
煎送禹粮石脂丸。
王六二　阳气下陷，肾真不摄，肛坠气泄如风。向老下元阳惫，非升柴能举其陷。

人参　鹿茸　补骨脂　炒大茴香　茯苓

调入阳起石三分。

吴五六　脱肛漏血，遇劳即发，病经十六载。色萎黄，背脊痛，诊脉尺中下垂。法当升阳摄阴，兼理奇脉。

斑龙丸加五味子，蜜丸。

脱肛一症，其因不一。有因久痢久泻，脾肾气陷而脱者。有因中气虚寒，不能收摄而脱者。有因酒湿伤脾色欲伤肾而脱者。有因肾气本虚，关门不固而脱者。有因湿热下坠而脱者。又肛门为大肠之使，大肠受寒受热，皆能脱肛。老人气血已衰，小儿气血未旺，皆易脱肛。经曰下者举之，徐之才曰涩可去脱，皆治脱肛之法也。观先生治脱肛之症，亦不越乎升举、固摄、益气三法。如气虚下陷而脱者，宗东垣补中益气汤，举陷为主。如肾虚不摄而脱者，宗仲景禹粮石脂丸，及熟地、五味、菟丝辈，固摄下焦阴气为主。如肝弱气陷，脾胃气虚下陷而脱者，用摄阴益气，兼以酸苦泄热为主。如老年阳气下陷，肾真不摄而脱者，又有鹿茸、阳起石等，提阳固气一法。汪讱庵云：有气热血热而肛反挺出者，宜用芩、连、槐、柏，及四物、升、柴之类。愚谓即或间有此症，终非可训之法，存之以质君子。邹滋九

徐评：脱肛多由浊气下降，湿痰毒火合并为害。故肿痛异常此实症也，必清其大肠之火，而用外治之药以收之，无不立愈。其有虚人病后清气下陷，则用补中益气之法以提之，十不得一者也。乃不论何因，俱用升提收敛之法，肛门之痰火浊气，将升提而置之何地耶，又脱肛之疾属热多，又用温燥，更非所宜。

　　【点评】脱肛发病，要注意辨证有虚中挟实。邹氏总结叶氏治该病的升举、固摄、益气三法多指虚证变化，而临证要注意湿热痰浊壅塞。

痿

肺热叶焦

汤六三　有年偏痿，日瘦，色苍脉数。从《金匮》肺热叶焦，则生痿躄论。

玉竹　大沙参　地骨皮　麦冬　桑叶　苦百合　甜杏仁

徐三岁　面瘰跗冹，此属肺热痿躄。

连翘　花粉　黑山栀　赤小豆　桑叶　白通草

湿火

张　湿中伏热，沉着下焦。用苦胜湿，辛通气分，然必循经入络，渐次达及阳明。

绵茵陈三钱　生茅术五分　黄柏一钱半　晚蚕砂一钱　寒水石三钱　茯苓皮三钱

又，色苍脉实，体质强壮，虽年逾四旬，气元充旺。询知平日善啖酒醴甘肥，此酿成湿火，蕴结下焦。今少腹微肿硬，二便滞涩，自觉少腹气胀上冲，两足沉重，艰于步履，腿股皮中甚热。即《内经》所云湿热不攘大筋缳短，小筋弛长缳短为拘，弛长为痿也。更述曾因熬炼膏药，中有蟅虫、蜈蚣等物，吸受秽浊毒气，未始非与湿热纠蓄，沉伏下焦。前议苦辛寒燥，兹再佐以搜逐络隧。然此病从口而入，必茹素戒饮，一二年之久，病根可拔，当恪守勿懈为要。

绵茵陈三钱　黄柏一钱半　川草薢一钱　茯苓皮三钱　金铃子一钱半　穿山甲三钱　大槟榔汁一钱

又，绵茵陈　草薢　茯苓皮　黄柏　蚕砂　汉防己　龙胆草　山栀　青黛

又，病去七八，常服二妙丸可也。

黄柏八两，略炒　茅山术米泔浸，切片，同乌芝麻拌饭上蒸三五次，去芝麻，焙干，三两

二味研末，水法丸。空心服三钱，开水下。

湿热蒸烁筋骨

吴二十　雨湿泛潮外来，水谷聚湿内起，两因相凑，经脉为痹。始病继以疮痍，渐致痿缪筋弛，气隧不用。湿虽阻气，而热蒸烁及筋骨，久延废弃有诸。

大豆黄卷　飞滑石　杏仁　通草　木防己

胃气窒筋骨不利

廉三二　诊脉论体，从遗精漏疡，继而环跳穴痛，遂不堪行走。脏阴伤及腑阳，阳气日加窒塞，经脉不司舒展。食入雍脘欲吐，大便旬日不通，痞阻日甚，而为痿症。《内经》论治痿独取阳明，无非流通胃气，盖胃脉主乎束筋骨利机关窍也。议用加味温胆汤。

又，大便旬日不通，用更衣丸。取意小肠火腑，非苦不通，非下不夺也。

邪风入络

某五岁　头目口鼻喎邪，继而足痿，此邪风入络所致。
羚羊角　犀角　元参　细生地　黄柏　川斛　川萆薢

阳明虚营络热内风动

俞　五旬又四，阳气日薄，阳明脉络空乏，不司束筋骨以流利机关。肩痛肢麻头目如蒙，行动痿弱无力，此下虚上实。络热，内风沸起，当入夏阳升为甚。燥湿利痰，必不应病。议清营热以息内风。
犀角　鲜生地　元参心　连翘心　冬桑叶　丹皮　钩藤　明天麻

肝胃虚内风动

陈 阳明脉空，厥阴风动，自右肩臂渐及足跗痿躄。长夏气泄，秋半不主收肃，显然虚症。先用通摄方法。

淡苁蓉　熟地　杞子　川牛膝　川斛　茯苓　远志_{炒黑}　石菖蒲

肝胃虚

夏四四　自稚壮失血遗精。两交夏月，四肢痿，不得转动，指节亦不能屈曲。凡天地间，冬主收藏，夏主发泄。内损多年不复元，阳明脉衰所致。

当归　羊肉胶　杞子　锁阳　菊花炭　茯苓　青盐

胃阳督肾皆虚

吴三九　下焦痿躄，先有遗泄湿疡，频进渗利，阴阳更伤。虽有参、芪、术，养脾肺以益气，未能救下。即如畏冷阳微，几日饭后吐食，乃胃阳顿衰，应乎外卫失职。但下焦之病，多属精血受伤，两投柔剂温通之补，以肾脏恶燥。久病宜通任督，通摄兼施，亦与古贤四斤、金刚、健步诸法互参。至于胃药，必须另用。夫胃腑主乎气，气得下行为顺。东垣有升阳益胃之条，似乎相悖，然芩、连非苦降之气味乎？凡吐后一二日，暂停下焦血分药，即用扶阳理胃二日，俾中下两固。经旨谓阳明之脉，束筋骨以利机关。谅本病必有合矣。

鹿茸　淡苁蓉　当归　杞子　补骨脂　巴戟天　牛膝　柏子仁　茯苓　川斛

吐后间服大半夏汤，加淡干姜、姜汁。

湿热肝肾虚

沈 长夏湿热，经脉流行气钝。兼以下元络脉已虚，痿弱不耐，步趋常似酸楚，大便或结或溏，都属肝肾为病。然益下必佐宣通脉络，乃正治之法。倘徒呆补，恐季夏后，湿热还扰，须为预理。

鹿角霜　当归　生茅术　熟地_{姜汁制}　茯苓　桑椹子　苁蓉　巴戟
远志　小茴

金气狗脊三斤，酒蒸，水熬膏和丸，淡盐汤送下。

李_{四九}　痿躄在下，肝肾病多，但素饮必有湿热，热瘀湿滞，气血不行，筋缩，肌肉不仁，体质重者难移，无非湿邪之深沉也。若论阳虚，不该大发疮痏。但久病非速攻，莫计效迟，方可愈疾。

细生地　咸苁蓉　当归须　牛膝　黄柏　生刺蒺　萆薢

包_{五三}　寝食如常，脉沉而缓，独两腿内外肌肉麻木。五旬又三，阳脉渐衰，蹻、维不为用事，非三气杂感也。温通以佐脉络之流畅，仿古贤四斤、金刚之属。

淡苁蓉　枸杞子　牛膝　茯苓　白蒺藜　木瓜　川斛　萆薢

金毛狗脊膏丸。

郭　两足痿弱，遇冷筋掣，三年久病，药力焉得速拔？况不明受病何因，徒见病而治，难期速功，据云：精滑溺后，通纳下焦为宜。

淡苁蓉　茯苓　川斛　生茅术　生杜仲　金毛狗脊

脾肾阳虚

沈_{四四}　眩晕怔忡，行走足肢无力，肌肉麻木，骨骱色变，早晨腹鸣瘕泄。此积劳久伤阳气，肝风内动，势欲痿厥。法当脾肾双补，中运下摄，固体治病。脾肾双补丸，山药粉丸。缪仲淳方。

肝肾虚

沈_{三六}　寝食如常，仪容日瘦，语言出声，舌络牵强，手足痿弱，不堪动作。是肝肾内损，渐及奇经诸脉，乃痿痹之症。未能骤期速功。

地黄饮子去萸、味、桂。

席　雨水后，诊得右脉颇和，左关尺大，坚搏不附骨。春阳初萌，里真漏泄，有风动枯痿之虑。议乙癸同涵意。

熟地　淡苁蓉　杞子　五味　黄肉　牛膝　川斛　茯神　菊花　山药粉丸

冲脉虚寒

李氏　右肢跗足无力如痿，交子夜痰多呛嗽，带下且频。是冲脉虚寒，浮火上升，非治嗽清热。夫冲为血海，隶于阳明，女科八脉，奇经最要。《内经》论之，女子五七年岁，阳明日衰。今天癸将绝年岁，脉络少气。非见病治病肤浅之见，愚意通阳摄阴以实奇脉，不必缕治。

薛氏加减八味丸二两，匀七服，盐汤送下。

肾阳奇脉兼虚

许　金疮去血，乃经脉营络之伤，若损及脏腑，倏忽莫救。后此瞋怒动肝，属五志中阳气逆迸，与客邪化火两途。苦辛泄气，频服既多，阳遂发泄。形虽若丰盈，而收藏固摄失职。少腹约束，阳道不举，背脊喜靠，步履无力，皆是痿弱症端，渐至痿废。议以通纳之法，专事涵养生真。冀下元之阳，八脉之气，收者收，通者通，庶乎近理。

鹿角霜　淡苁蓉干　生菟丝粉　生杜仲粉　归身　五味　大茴香远志　家韭子　覆盆子　云茯苓

蒜汁泛丸。

唐三四　脉左沉小，右弦，两足腰膝酸奭无力，舌本肿胀，剂颈轰然蒸热，痰涎涌出味咸。此肾虚收纳少权，督脉不司约束，阴火上泛，内风齐煽。久延痿厥沉疴，病根在下。通奇脉以收拾散越之阴阳为法。

虎潜去知柏归，加枸杞、青盐，羊肉胶丸。

下焦阴虚

万　脉濡弱，右大，心热、烦渴，两足膝腰髀伸缩不得自如。此乃下焦阴虚，热烁筋骨而为痿躄。

生虎潜去龟、广锁，加元参。

骨痿

黄二四 冬藏精气既少，当春夏发泄，失血、遗精，筋弛骨痿，不堪行走。精血内怯，奇脉中少气。三年久损，若不绝欲安闲，有偻废难状之疾。

鹿筋胶　羯羊肉胶　牛骨髓　猪脊髓　线鱼胶　苁蓉干　紫巴戟
枸杞子　茯苓　沙苑子　牛膝　青盐

某 病后，阴伤骨痿。

生杜仲　熟地　龟甲　黄柏　虎骨　牛膝　当归　巴戟

督阳虚

某 症如历节，但汗出筋纵而痛，冬月为甚，腰脊伛偻形俯。据述未病前，梦遗已久。是精血内损，无以营养筋骨，难与攻迫。议香茸丸，温通太阳督脉。

鹿茸三两　生当归二两　麝香一钱　生川乌五钱

雄羊肾三对，酒煮烂，捣丸。

《经》云：肺热叶焦，则生痿躄。又云：治痿独取阳明。以及脉痿、筋痿、肉痿、骨痿之论。《内经》于痿症一门，可谓详审精密矣。奈后贤不解病情，以诸痿一症，或附录于虚劳，或散见于风湿，大失经旨。赖丹溪先生，特表而出之，惜乎其言之未备也。夫痿症之旨，不外乎肝、肾、肺、胃四经之病。盖肝主筋，肝伤则四肢不为人用，而筋骨拘挛。肾藏精，精血相生，精虚则不能灌溉诸末，血虚则不能营养筋骨。肺主气，为高清之脏，肺虚则高源化绝，化绝则水涸，水涸则不能濡润筋骨。阳明为宗筋之长，阳明虚，则宗筋纵，宗筋纵则不能束筋骨以流利机关，此不能步履，痿弱筋缩之症作矣。故先生治痿，无一定之法，用方无独执之见。如冲任虚寒而成痿者，通阳摄阴，兼实奇脉为主。湿热沉着下焦而成痿者，用苦辛寒燥为主。肾阳奇脉兼虚者，用通纳八脉，收拾散越之阴阳为主。如下焦阴虚，及肝肾虚而成痿者，用河间饮子虎潜诸法，填纳下焦，和肝息风为主。阳明脉空，厥阴风动而成痿者，用通摄为主。肝肾虚而兼湿热，及湿热蒸灼筋骨，而成痿者，益下佐以温通脉络，兼清热利湿为主。胃虚窒塞，筋骨不利而成痿者，用流通胃气，及通利小肠火腑为主。胃阳、肾、督皆虚者，两固中下为主。阳明虚，营络热及内风动而成痿者，以清营热息内风为主。肺热叶焦而成痿者，用甘寒清上热为主。邪风入络而成痿者，以解毒宣行为主。精血内夺，奇脉少气而成痿者，以填补精髓为主。先生立法精详，真可垂诸不朽矣。邹滋九

徐评：下体痿弱，确是属虚者多。案中多温补肝肾，亦不为过。但其中必兼有风痰寒湿，一味蛮补，亦有未到之处。此等方起于宋而盛于明，古人不如是也。

【点评】叶氏治痿，在《内经》治痿独取阳明基础上，立通阳摄阴，通纳八脉，注意奇经，防其肾督俱虚，精血内夺，其法精详，值得深究。

痹

周痹

吴 风湿相搏，一身尽痛，加以堕水。外寒里热，痛极发厥，此属周痹。

桂枝木　片姜黄　羚羊角　海桐皮　花粉　白蒺藜

又，照前方去姜黄、白蒺加大豆、黄卷、木防己。

鲍四四 风湿客邪，留于经络，上下四肢流走而痛。邪行触犯，不拘一处，古称周痹。且数十年之久，岂区区汤散可效？凡新邪宜急散，宿邪宜缓攻。

蜣螂虫　全蝎　地龙　穿山甲　蜂房　川乌　麝香　乳香

上药制末，以无灰酒煮黑大豆汁泛丸。

杜三三 温暖开泄，骤冷外加，风寒湿三气交伤为痹，游走上下为楚。邪入经隧，虽汗不解，贵乎宣通。

桂枝　杏仁　滑石　石膏　川草薢　汉防己　苡仁　通草

又，经脉通而痛痹减，络中虚则痿弱无力，周身汗出。阳泄已多，

岂可再用苦辛以伤阳泄气乎?《内经》以筋缓为阳明脉虚,当宗此旨。

黄芪　防风　白术　茯苓　炙草　桂枝　当归　白芍　苡仁

又,大凡邪中于经为痹,邪中于络为痿。今痹痛全止,行走痿弱无力。经脉受伤,阳气不为护持,法当温养通补,经旨春夏养阳,重在扶培生气耳。

黄芪<small>四两</small>　茯苓<small>三两</small>　生白术<small>三两</small>　炙草　淡苁蓉<small>二两</small>　当归<small>三两</small>　牛膝<small>二两</small>　仙灵脾<small>二两</small>　虎骨胶　金毛狗脊<small>十二两,无灰,酒浸半日,蒸熬膏</small>

胶膏为丸。

刘<small>三一</small>　濒海飓风潮湿,着于经脉之中,此为周痹。痹则气血不通,阳明之阳不主司事,食腥腻遂不化为溏泻。病有六七年,正虚邪实。不可急攻,宜缓。

生白术　生黄芪　海桐皮　川桂枝木　羌活　防风

行痹

周　痛势流走而肿,后感外邪。参药不可与也,从行痹治。

羌活　木防己　石膏　生甘草　海桐皮　杏仁

吴　寒入阴分,筋骨痛爽,此为痹症。遗泄内虚,忌用表散劫真。

当归　沙苑　北细辛　桂枝木　生白术　茯苓

又,虎骨　当归　北细辛　生白术　茯苓

又,行痹入左足。

生虎骨　防己　萆薢　苡仁　半夏　茯苓

某<small>氏</small>　风湿发热,萃于经脉。肿痛游走,病名行痹,世俗呼为历节风是也。

桂枝　羌活　石膏　甘草　杏仁　防风

又,行痹,腹中痛便难,不知饥。

栝蒌皮　紫菀　杏仁　郁金　半夏　山栀　桑枝

肢痹

俞　肩胛连及臂指,走痛而肿,一年,乃肢痹也。络虚留邪,和正祛邪。

　　黄芪　防风　海桐皮　生白术　归身　川羌活　片姜黄　白蒺藜

　　李三四　脉小弱，当长夏四肢痹痛，一止之后筋骨不甚舒展。此卫阳单薄，三气易袭。先用阳明流畅气血方。

　　黄芪　生白术　汉防己　川独活　苡仁　茯苓

　　朱三二　肢痹痛频发。

　　羚羊角　木防己　川桂枝尖　晚蚕砂　川萆薢　白通草　生苡仁　茯苓

　　汪　冬月温暖，真气未得潜藏，邪乘内虚而伏，因惊蛰节，春阳内动，伏气乃发。初受风寒，已从热化。兼以夜坐不眠，身中阳气，亦为泄越。医者但执风寒湿三邪合成为痹，不晓病随时变之理。羌、防、葛根，再泄其阳，必致增剧矣，焉望痛缓？议用仲景木防己汤法。

　　木防己　石膏　桂枝　片姜黄　杏仁　桑枝

　　又，气中伏邪得宣，右肢痹痛已缓。血分留热壅着，左肢痛势未衰。足微肿，体质阴虚，仍以宣通轻剂。

　　羚羊角　桂枝木　片姜黄　花粉　木防己　杏仁　桑皮

　　顾　湿热流着，四肢痹痛。

　　川桂枝木　防己　蚕砂　石膏　杏仁　威灵仙

寒湿

　　某　左脉如刃，右脉缓涩。阴亏本质，暑热为疟。水谷湿气下坠，肢末遂成挛痹。今已便泻减食畏冷，阳明气衰极矣。当缓调，勿使成疾。

　　生白术　狗脊　独活　茯苓　木防己　仙灵脾　防风　威灵仙

　　又，湿痹，脉络不通，用苦温渗湿小效。但汗出形寒泄泻，阳气大伤，难以湿甚生热例治。通阳宣行以通脉络，生气周流，亦却病之义也。

　　生於术　附子　狗脊　苡仁　茯苓　萆薢

　　徐十九　长夏湿胜气阻，不饥不食，四肢痹痛，痛甚于午后子前，乃阳气被阴湿之遏。色痿黄，脉小涩。以微通其阳，忌投劫汗。

茯苓　萆薢　木防己　晚蚕砂　泽泻　金毛狗脊

黎　肢腠麻痹，足膝为甚。

当归　杞子　生虎骨　油松节_{各二两}　川芎　狗脊　萆薢　淮牛膝
仙灵脾　檀香泥　白茄根　沙苑_{各一两}

火酒　醇酒各半，浸七日。

某_{三七}　寒湿滞于经络，身半以下筋骨不舒，二便不爽。若非迅疾飞走，不能效。

蠲痛丹。

某　劳力感湿，腰痹酸痛，四肢乏力。

生杜仲　生苡仁　沙苑子　茯苓　粗桂枝木　金毛狗脊　晚蚕砂
木防己

某　十五年中痹痛三发。述痛久流及肢节骨骱，屈曲之所皆肿赤。此寒湿变热为欲解，病在躯壳筋骨，无害命之理。但病深沉下甚，已属阴邪，小腹胀，小溲全无。

川独活_{八分}　汉防己_{八分}　川熟附_{八分}　粗桂枝木_{一钱}　茯苓_{五钱}　川萆薢_{一钱}　木猪苓_{一钱}

又，生白术_{三钱}　茯苓_{三钱}　川熟附_{一钱}　川独活_{五分}　北细辛_{一分}
汉防己_{五分}　猪苓_{一钱半}　泽泻_{一钱}

又阳虚湿痹，痹愈，下焦无力。用斡旋其阳。

茯苓_{四两}　生白术_{二两}　泡淡生干姜_{一两}　肉桂_{五钱}

以上四味，生研末，滚水泛丸。每早服三钱，开水下。

何_{三六}　脉沉，目黄舌肿，周身四肢疹发，胃痛，肢末皆肿强，遇冷饮凉即病。此久伏湿邪，阳气伤损。议温气分以通周行之脉。

川乌头　生白术　桂枝木　茯苓　半夏　姜汁

唐_姬　右后胁痛连腰胯，发必恶寒逆冷，暖护良久乃温。此脉络中气血不行，遂至凝塞为痛，乃脉络之痹症。从阳维阴维论病。

鹿角霜　小茴香　当归　川桂枝　沙苑　茯苓

风湿

王　努力，经气受伤，客邪乘卫阳之疏而入，风湿阻遏经隧，为肿为痛。大汗连出，痛仍不止，而大便反滑。其湿邪无有不伤阳气者，固卫阳以却邪，古人正治，以湿家忌汗耳。

生於术三钱　防风根五分　生黄芪三钱　片姜黄一钱　桂枝木五分　海桐皮一钱　羌活五分　独活五分

又，人参一钱　生於术二钱　黄芪三钱　炒当归一钱半　川桂枝一钱　炙甘草五分　煨姜七分　南枣二枚

又，风湿肿痹，举世皆以客邪宜散，愈治愈剧，不明先因劳倦内伤也。盖邪之所凑，其气必虚。参、术益气，佐以风药，气壮托出其邪，痛斯止矣。病人自云：手足如堕如无，讵非阳微不及行乎四末乎？此皆误治，致参药过费耳。

人参一钱　生於术二钱　黄芪二钱　归身一钱半　肉桂三分　炙甘草三分　煨姜一钱　南枣一枚

又，遗泄阴伤，兼以敛摄。

人参一钱　生於术二钱　黄芪三钱　归身一钱　炙草五分　熟地三钱　茯神三钱　五味五分　白芍一钱

丸方：

人参二两　黄芪四两　茯神二两　杞子二两　鹿角霜二两　鹿茸二两　归身三两　炙草一两　菊花炭二两

炼蜜丸。

王　风湿痹痛。

防己　生於术　川独活　茯苓　炒黄柏　生苡仁

又，痹在四肢。

羚羊角　白蒺藜　海桐皮　滑石　大豆黄卷　苡仁

又，照前方去蒺藜、苡仁，加连翘、青菊叶、花粉。

又，羚羊角　犀角　连翘　海桐皮　大豆黄卷　花粉　姜黄　金银花

金　风湿热走痛，二便不通，此痹症也。

杏仁　木防己　寒水石　郁金　生石膏　木通

李　风湿肌肿而痛，畏热。

炒黄柏　茅术　制蒺藜　木防己　秦艽　钩藤

又，黄柏　防己　茯苓　苡仁　草薢　虎骨

杨 四肢流走痹痛，风胜移走，湿凝为肿。下焦为甚，邪入阴分。蠲痛丹。

蒋氏 便溏食少，腰腹以下骨骱肢节沉痛。

人参 生於术 制白松香 茯苓 汉防己 北细辛 川独活 苡仁

王 身半以上属阳，风湿雨露从上而受，流入经络，与气血交混，遂为痹痛。经月来，外邪已变火化，攻散诸法，不能取效。急宜宣通清解，毋使布及流注。

防己 姜黄 蚕砂 杏仁 石膏 滑石

毛氏 风湿相搏，一身肿痛，周行之气血为邪阻蔽。仿仲景木防己汤法。

木防己 石膏 杏仁 川桂枝 威灵仙 羌活

湿热

洪四三 湿盛生热生痰，渐有痿痹之状。乃阳明经隧为壅，不可拘执左属血右属气也。《金匮》云：经热则痹，络热则痿，今有痛处，治在气分。

生於术三钱 生黄芪三钱 片姜黄一钱 川羌活一钱 半夏一钱 防风五分 加桑枝五钱

又，芪术固卫升阳，左肩胛痛未已。当治营中，以辛甘化风法。

黄芪 当归 炙草 防风 桂枝 肉桂

张 骨骱走注行痛，身体重着，不能转舒，此为湿痹。但阳虚之质，忌辛散苦寒药。

桂枝木 木防己 苡仁 羚羊角 大豆黄卷 杏仁 橘红

方 左脉弦大，面赤痰多，大便不爽。此劳怒动肝，令阳气不交于阴，阳维阳跷二脉无血营养，内风烁筋，跗酸痹痛。暮夜为甚者，厥阴旺时也，病在脉络。

金斛 晚蚕砂 汉防己 黄柏 半夏 草薢 大槟榔汁

又，痛右缓，左痛，湿热未尽，液虚风动也。

生地 阿胶 龟版 稆豆皮 茯苓 通草

某十九 舌白目彩油光，腰痹痛。湿邪内蕴，尚未外达，必分利湿邪为主。

杏仁　苏梗　木防己　厚朴　茯苓皮　花粉　晚蚕砂　茵陈

吴氏　风湿化热，蒸于经络，周身痹痛，舌干咽燥。津液不得升降，营卫不肯宣通，怕延中痿。

生石膏　杏仁　川桂枝　苡仁　木防己

又，石膏　杏仁　木防己　炒半夏　橘红　黑山栀　姜汁　竹沥

石　脉数右大，温渐化热，灼及经络。气血交阻，而为痹痛。阳邪主动，自为游走。阳动化风，肉膹浮肿。俗谚称为白虎历节之谓。

川桂枝木　防己　杏仁　生石膏　花粉　郁金

又，照前方去郁金，加寒水石、晚蚕砂、通草。

又，脉大已减，右数象未平，痛缓什七。肌肤甲错，发痒，腹微满，大便不通。阳明之气未化，热未尽去，阴已先虚，不可过剂。

麻仁　鲜生地　川斛　丹皮　寒水石　钩藤

某　久痹酿成历节，舌黄痰多，由湿邪阻着经脉。

汉防己　嫩滑石　晚蚕砂　寒水石　杏仁　苡仁　茯苓

湿热入血络

宋　病者长夏霉天奔走，内踝重坠发斑，下焦痛起，继而筋掣，及于腰窝、左臂。经云：伤于湿者，下先受之。夫下焦奇脉不流行，内踝重着。阴维受邪，久必化热烁血。风动内舍乎肝胆，所谓少阳行身之侧也。诊得右脉缓，左脉实。湿热混处血络之中，搜逐甚难。此由湿痹之症失治，延为痿废沉疴矣。三年病根，非仓猝迅攻。姑进先通营络，参之奇经为治。考古圣治痿痹，独取阳明，惟通则留邪可拔耳。

鹿角霜　生白术　桂枝　茯苓　抚芎　归须　白蒺藜　黄菊花

某　初病湿热在经，久则瘀热入络，脓疡日多未已，渐而筋骨疼痛。《金匮》云：经热则痹，络热则痿。数年宿病，勿事速攻。夜服蒺藜丸。

午服

犀角　元参　连翘心　野赤豆皮　细生地　丹参　姜黄　桑枝

痰血壅塞经络

张二九　四肢经隧之中，遇天令阴晦，疼痛拘挛。痛疽疡溃脓，其病不发，疡愈病复至，抑且时常蚯蚓。经以风寒湿三气合而为痹。然经年累月，外邪留着，气血皆伤，其化为败瘀凝痰，混处经络，盖有诸矣。倘失其治，年多气衰，延至废弃沉疴。

当归须四两　干地龙二两　穿山甲二两　白芥子一两　小抚芎一两　生白蒺二两

酒水各半法丸。

暑伤气湿热入络

沈　从来痹症，每以风寒湿三气杂感主治。召恙之不同，由乎暑暍外加之湿热，水谷内蕴之湿热。外来之邪，着于经络，内受之邪，着于腑络。故辛解汗出，热痛不减，余以急清阳明而致小愈。病中复反者，口鼻复吸暑热也。是病后宜薄味，使阳明气爽，斯清阳流行不息，肢节脉络舒通，而痹痿之根尽拔。至若温补而图速效，又非壮盛所宜。

人参　茯苓　半夏　广皮　生於术　枳实　川连　泽泻

竹沥、姜汁法丸。

暮服白蒺藜丸。

卫阳疏风邪入络

某　冬月温舒，阳气疏豁，风邪由风池、风府，流及四末，古为痹症。忽上忽下，以风为阳，阳主动也。诊视鼻明，阳明中虚可见。却邪之剂，在乎宣通经脉。

桂枝　羚羊角　杏仁　花粉　防己　桑枝　海桐皮　片姜黄

又，症已渐安，脉络有流通意，仲景云：经热则痹，络热则痿。知风淫于内，治以甘寒，寒可去热，甘味不伤胃也。

甜杏仁　连翘　元参　花粉　绿豆皮　梨汁

又，余热尚留，下午足寒，晨餐颈汗。胃未调和，食不甘美。因大便微溏，不必过润。

北沙参　麦冬　川贝　川斛　陈皮　谷芽

肝阴虚疟邪入血络

沈三七　用养肝血息风方，右指仍麻，行走则屈伸不舒，戌亥必心热烦蒸。想前法不效，杞归辛温，阳动风亦动矣。议去辛用咸，若疑虑途次疟邪未尽，致脉络留滞，兼以通逐缓攻亦妙。

熟地　龟胶　阿胶　秋石　天冬　麦冬　五味茯神
蜜丸晨服。
桃仁　穿山甲　干地龙　抚芎　归须　丹皮　红花　沙苑
香附汁丸，夜服。

热入下焦血分

某　仲景以经热则痹，络热则痿。今痹痛多日，脉中筋急，热入阴分血中，致下焦为甚。所谓上焦属气，下焦属血耳。

柏子仁　当归　丹皮　钩藤　川斛　沙苑
又，痹痛，右膝甚。
生虎骨　柏子仁　牛膝　萆薢　苡仁　茯苓

风寒湿入下焦经隧

某四八　脉弦劲右足踝臁肿痛，得暖得摩稍适。此风寒湿三气，混入经隧而为痹也。当用辛温，宣通经气为要。

活络丹一丸，陈酒下。
某　痹痛在外踝筋骨，妨于行走。邪留经络，须以搜剔动药。
川乌　全蝎　地龙　山甲　大黑豆皮

气滞热郁

某　病后过食肥腻，气滞热郁，口腻黏涎，指节常有痹痛。当从气分宣通方法。

苏梗　杏仁　蒌皮　郁金　半夏曲　橘红

肝胃虚滞

陈五四　劳动太过，阳气烦蒸，中年液衰风旋，周身痹痛。此非客邪，法宜两调阳明厥阴。

黄芪　生白术　制首乌　当归　白蒺藜　黑稆豆皮

肝胆风热

张五三　烦劳郁勃之阳，变现热气内风。《内经》以热淫风消，必用甘寒。前议谓酒客不喜甘味，且痰多食少，亦忌甘腻滋滞。用清少阳胆热者，酒气先入肝胆也。酒汁湿着，肠胃受之，理明以通胃，胃肠气机流行，食加，滑泄颇腻。今者气热，当午上冒，经络痹痛亦减于平日。主以和阳甘寒，宣通经脉佐之。

童桑　羚羊角　天门冬　枸杞子　白蒺藜　丹皮　茯苓　霍山石斛
共熬膏。

某氏　血虚风痹，骨骱肿痛。

羚羊角　细生地　元参　当归　桂枝　桑枝　白蒺藜

精血虚

金三二　痹痛在下，重着不移，论理必系寒湿。但左脉搏数，经月遗泄三四，痛处无形，岂是六淫邪聚？然隧道深远，药饵未易奏功，佐以艾灸，冀得效灵。

枸杞子　肉苁蓉　虎骨胶　麋角胶　杜仲　桑椹子　天冬　沙苑

茯苓

溶胶丸。

气虚

孙 脉右大，阳明空，气短闪烁欲痛。

人参　生黄芪　熟白术　炙草　广皮　当归　白芍　半夏　防风根　羌活

又，益气颇安，知身半以上痹痛，乃阳不足也。

人参　黄芪　熟於术　炙草　桂枝　归身　白芍　川羌

沈 痹痛在右，气弱有痰。

生於术　川桂枝　川独活　片姜黄　白茯苓　陈防己

营虚

王 辛香走窜，宣通经隧壅结气分之湿，有却病之能，无补虚之益，大凡药饵，先由中宫以布诸经，中焦为营气之本，营气失养，转旋目钝，然攻病必借药气之偏，朝夕更改，岂是去疾务尽之道，另于暮夜进养营一贴。

人参　茯苓　桂枝木　炙草　当归　炒白芍　南枣

筋痹

吴三六 筋纵痛甚，邪留正痹。当此天暖，间用针刺以宣脉络。初补气血之中，必佐宣行通络之治。

生黄芪　防风　桂枝　炒黑常山　归身　青菊叶汁

血中气滞

某 痹痛偏左，入夜尤甚，血中之气不行。

归须　桑枝　苡仁　白蒺藜　姜黄　木防己

血虚络涩

刘三八　周礼采毒药以供医事，盖因顽钝沉痼，着于躯壳，非脏腑虚损，故必以有毒攻拔，使邪不留存，凝着气血，乃效。既效矣，经云：大毒治病，十去其五。当此只宜爱护身体，勿劳情志，便是全功道理。愚人必曰以药除根，不知天地之气，有胜有复，人身亦然。谷食养生，可御一生；药饵偏胜，岂可久服？不观方士炼服金石丹药，疽发而死者比比。

何首乌　黑芝麻

桑枝、桂枝汤泛丸。

营中热

某　脉沉小数，营中留热，骺骨尚有微疼。宜通经络，佐清营热。

钩藤　细生地　当归须　白蒺藜　丹皮　片姜黄

此症与风病相似，但风则阳受之，痹则阴受之，故多重着沉痛。其在《内经》，不越乎风寒湿三气。然四时之令，皆能为邪，五脏之气，各能受病。其实痹者，闭而不通之谓也。正气为邪所阻，脏腑经络，不能畅达，皆由气血亏损，腠理疏豁，风寒湿三气，得以乘虚外袭，留滞于内，致湿痰浊血，流注凝涩而得之。故经云：三气杂至，合而为痹。又云：风胜为行痹，寒胜为痛痹，湿胜为着痹，以及骨痹、筋痹、脉痹、肌痹、皮痹之义。可知痹病之症，非偏受一气足以致之也。然而病症多端，治法亦异，余亦不能尽述。兹以先生治痹之法，为申明一二。有卫阳疏，风邪入络而成痹者，以宣通经脉，甘寒去热为主。有经脉受伤，阳气不为护持而为痹者，以温养通补，扶持生气为主。有暑伤气湿热入络而为痹者，用舒通脉络之剂，使清阳流行为主。有风湿肿痛而为痹者，用参术益气，佐以风药壮气为主。有湿热伤气，及温热入血络而成痹者，用固卫阳以却邪，及宣通营络，兼治奇经为主。有肝阴虚，疟邪入络而为痹者，以咸苦滋阴，兼以通逐缓攻为主。有寒湿入络而成痹者，以微通其阳，兼以通补为主。有气滞热郁而成痹者，从气分宣通为主。有肝胃虚滞而成痹者，以两补厥阴阳明为治。有风寒湿入下焦经隧而为痹者，用辛温以宣通经气为主。有肝胆风热而成痹者，用甘寒和阳，宣通脉络为主，有血虚络涩，及营虚而成痹者，以养营养血为主。又有周痹、行痹、肢痹、筋痹，及风寒湿三气杂合之痹，亦不外乎流畅气血，祛邪养正，宣通脉络诸法。故张景岳云：治痹之法，只宜峻补真阴，宣通脉络，使气血得以流行，不得过用风燥等药，以再伤阴气。亦见道之言也。邹滋九

徐评：案多重复，可删。既知风寒湿为痹，则尽属外邪可知。而用人参及温补之药者，十居二三，恐有留邪之患。凡属形体之疾，当外治，不明外治之法，服药虽中病，仅得医术之半耳。

【点评】痹者闭也，总由风寒湿三气杂至合而成痹。凡初病在经在气，久病入络入血，痹久而致络道不通，损及正气，乃致气血不足，肝肾亏损。故治痹有三要：一曰散，散寒祛风利湿；二曰通，通络祛瘀搜剔；三曰补，补气血，益肝肾，强筋骨。

一曰散寒祛风利湿。此乃痹症为风寒所致，风湿相搏和寒湿为患。关节疼痛或有走窜之象，或为偏着不移，表现在上肢伸举不利，或者下肢步履不便，当以《伤寒论》中附子汤为主加减。若见风湿为主，合桂枝附子汤意；疼痛加剧，则合甘草附子汤意。另外，上肢关节疼痛，伸举不利，可入片姜黄、羌活；下肢关节疼痛，步履不便可入威灵仙、西河柳、徐长卿。

二曰通络祛瘀，搜剔久痹入络入血。凡新邪宜急散，宿邪宜缓攻。关节疼痛反复发作，常见关节变形、肿痛，有的入夜刺痛，常常掣痛难忍。故除投以散寒祛风利湿之品外，应以虫蚁搜剔之品。笔者在临床上运用时，将虫蚁之品加入分为三类：一类加地龙、全蝎；二类加全蝎、蜈蚣、地鳖虫；三类加蜣螂虫、露蜂房、全蝎、蜈蚣。主要视其病之新久，瘀之深浅，痛之轻重。

当然，通络祛瘀不限于虫蚁之品，其他如当归、泽兰、丹参、赤芍、川芎、桃红、红花、石楠叶等均可配合运用。

三曰补气血，益肾肝，强筋骨。痹症日久，终致气血不足或肝肾亏损。此时除取散寒祛风除湿之品，或加化瘀通络之药以外，应加补气血或肝肾之品。补气血者可加八珍汤，补肝肾者则合左归丸

或右归丸。临证处方常取独活寄生汤、人参养荣汤加减。

另外,病久投以补益之品,又可防其通络搜剔,散寒祛风除湿等药攻伐太过。

上述治痹三要,于临床治疗时,常合在一起化裁使用。

徐灵胎在评述中注重外治之法,言之有理。

痉厥

痰火上闭

李 先因呕吐腹痛,随即昏迷,此气火痰上蒙清神为厥。先用乌梅擦牙,令牙关得开,然后用药。

至宝丹三分。

煎厥

某 阳气暴张,精绝,令人煎厥。

细生地一两　阿胶三钱　出山铅打薄五钱

调珍珠末一钱。

又,煎厥者,下焦阴液枯燥,冲气上逆为厥。议用咸寒降逆,血肉填阴。

细生地　元参　龟胶　阿胶　淡菜　蚌水

又,液涸消渴,都是脏阴为病。前议填阴,药汁浓腻不能多进。但胃口不醒,生气何以再振?阳明阳土,非甘凉不复,况肝病治胃,自来有诸。

人参　麦冬　川斛　新会皮　白粳米　干佩兰叶

王四一　《经》云:烦劳则张,精绝,辟积于夏,令人煎厥。夫劳动阳气弛张,则阴精不司留恋其阳,虽有若无,故曰绝。积之既久,逢夏季阳正开泄,五志火动风生,若煎熬者然,斯为晕厥耳。治法以清心益肾,使肝胆相火,内风不为暴起,然必薄味静养为稳。

连翘心　元参心　竹叶心　知母　细生地　生白芍

肾厥

某二九　肾厥，由背脊而升，发时手足逆冷，口吐涎沫，喉如刀刺。盖足少阴经脉，上循喉咙，挟舌本，阴浊自下上犯，必循经而至。仿许学士椒附意，通阳以泄浊阴耳。

炮附子　淡干姜　川椒　胡芦巴　半夏　茯苓

姜汁泛丸。

某　肾厥，气逆至头。

玉贞丸二十粒。

膻中热郁心窍蒙

盛四九　脐上心下热炽，咽喉间陈腐气，遂神昏仆厥，经时汗出而醒。病来口涌血沫，乃膻中热拥以致心窍受蒙。若非芳香清透，不能宣通络中瘀痹。

生乌　犀角一两　天竺黄一两　丹参一两　郁金一两　云茯神一两　石菖蒲五钱　麝香一钱冰片五分

各生研，野赤豆皮煎汤泛丸，竹叶汤送下二钱，食后服。

谢女　热郁于内，则机窍不灵。春令升泄，木火化风旋扰，瘛疭搐搦，有癫痫之虑。不可进通经，再劫其阴液。

细生地　郁金　犀角　丹参　石菖蒲　生白芍　竹沥

又，火淫于内，治以苦寒，佐以咸寒。

黄连　黄芩　黄柏　黑山栀　牡蛎　生地

冲入方诸水。

又，脉左坚，经阻半载，戌亥阴时，厥逆肢掣，逾时方苏，即欲渴饮。龙荟宣窍，咸苦清火未效。且大便两旬不解，定是热结在血。仿古人厥应下之义，用张子和玉烛散。

玉烛散。

温邪劫液风阳上逆

罗　温邪内陷，津液被劫，厥阳挟内风上逆，遂致痉厥。

生牡蛎　阿胶　熟地炭　生白芍　炒远志　石菖蒲

又，厥阴误进刚药，五液劫尽，阳气与内风鸱张，遂变为痉。平昔内损，继以暴邪，本属难调。此阴气竭绝，戌亥当防。

熟地炭　磁石　生白芍　木瓜　远志　茯神

毛　瘦人而病温热，神呆舌赤。诊脉时，两手牵掣震动。此津液受劫，肝风内鼓，是发痉之原。议以养胃汁，息肝风，务在存阴耳。用仲景复脉汤法，去参、姜、桂。

余　脉细促，神迷，舌缩言謇，耳聋，四肢牵引，牙关不紧，病已月余。乃温邪劫液，阳浮独行，内风大震，变幻痉厥危病。议以育阴息风法。必得痉止神清，方有转机。

阿胶二钱　鸡子黄一枚　人参秋石拌烘一钱　天冬一钱　细生地二钱　白芍一钱半

又，神气稍苏，脉来敛静，五液交涸，风阳尚动。滋液救其焚燎，清补和阳去热，用药全以甘寒。津液来复，可望向安。

阿胶　人参　淡菜　鲜生地　天冬　川斛

毛　少阴不藏，温邪深入。喘促汗出，渴不多饮，舌辛似缩，症非轻小。拟用复脉汤，为邪少虚多之治，去姜。

又，舌绛汗泄，齿燥痰腻，热劫津液，最防痉厥。

复脉汤去姜、桂。

暑邪内陷胞络闭结

唐　积劳伏暑，欲寐时，心中轰然上升，自觉神魂缥缈。此皆阳气上冒，内风鼓动，所以陡然昏厥。

石膏　知母　甘草　粳米　生地　麦冬　竹叶心

方　热闭神狂，因乎食复。畏人与肢筋牵动，仍属暑病变痉。通三焦以清神明，冀有转机。

紫雪丹二钱。

又，舌欲痿，肤燥筋掣，热劫脂液殆尽为痉。用河间甘露饮，再服紫雪丹一钱。

杨　暑由上受，先入肺络，日期渐多，气分热邪逆传入营，遂逼心胞络中。神昏欲躁，舌音缩，手足牵引。乃暑热深陷，谓之发痉。热闭在里，肢体反不发热。热邪内闭则外脱，岂非至急？考古人方法，清络热必兼芳香，开里窍以清神识。若重药攻邪，直走肠胃，与胞络结闭无干涉也。

犀角　元参　鲜生地　连翘　鲜菖蒲　银花

化至宝丹四丸。

金　暑热结聚于里，三焦交阻。上则神呆不语，牙关不开，下则少腹冲气，小溲不利。邪结皆无形之热闭塞，渐有痉厥之状。昨大便既下，而现此象，岂是垢滞？议芳香宣窍，通解在里蕴热。

紫雪丹一钱五分开水化，匀三服。

鲍　舌白，渴欲冷饮，气促，呛咳而呃，胸闷昏谵。此暑风湿热秽浊痹塞，宿垢尚在小肠。旬日间渐变痉厥，是为险机。议逐秽结，以冀稍清。

大杏仁　连翘心　竹叶心　川贝母　菖蒲根汁　辰砂　益元散

煎药化牛黄丸一服。

蔡　暑湿热，都着气分，乃消食、苦降、滋血乱治，热炽津涸，舌板成痉。究竟邪闭阻窍，势属不稳。

人参　生甘草　石膏　知母　粳米

肝风

潘二八　肝阳化风，上冒为厥。风阳内烁，脂液涸而作痛。此非实症，刚燥忌用。

生地　阿胶　牡蛎　天冬　茯神　生白芍

夏五二　中年以后，阳气日衰。是下焦偏冷，阳不及护卫周身。气分更虚，右肢如痿。当春地气上升，身中肝风大震，心嘈瞋怒，痰涌音哑，乃厥象也。皆本气自病，最难见效。

熟地　熟淡附子　牛膝炭　炒麦冬　远志炭　茯苓

马　面青㿠白，入夜颧颊渐赤，耳聋，舌心干板而缩，并不渴饮，间有寒战后热。此厥阴肝脏液涸风旋，势成痉厥危症。勉从经旨之训，肝苦急，当食甘以缓之。

甘麦大枣汤加阿胶。

陆 面青，头痛动摇，手足搐搦牵掣。惊吓恼怒，病从肝起。如饥求食，昼夜无寐。都是肝风盘旋鼓舞，渐为痫厥，此乃五志之病。

阿胶　牡蛎　生地　天冬　小麦　生白芍

某 冲气巅胀，厥。

龙荟丸一钱二分。

顾 此痿厥也。盖厥阴风旋，阳冒神迷则为厥。阳明络空，四末不用，而为痿厥。午后黄昏，乃厥阴阳明旺时，病机发现矣。凡此皆属络病，《金匮》篇中有之。仲景云：诸厥宜下，下之利不止者死。明不下降之药，皆可止厥。但不可硝黄再伤阴阳耳。但积年沉疴，非旦夕速效可知矣。

活鳖甲　真阿胶　方诸水　鲜生地　元参　青黛

又，照前方去元参，加天冬。

厥从肝起，其病在下。木必得水而生，阴水亏，斯阳风烁筋，而络中热沸即厥。拙拟血属介类，味咸入阴，青色入肝，潜阳为法。

又，阴络空隙，厥阳内风掀然鼓动而为厥。余用咸味入阴和阳，介类有情之潜伏，颇见小效。但病根在下深远，汤剂轻浮，焉能填隙？改汤为膏，取药力味重以填实之，亦止厥一法。

鲜鳖甲　败龟版　猪脊髓　羊骨髓　生地　天冬　阿胶　淡菜
黄柏

熬膏。早服七钱，午服四钱。

林 据说六七年前，惊骇起病。气从左胁有声，攻及胸膈，心中胀极，气降胀减，必汗出溲溺，此属肝厥。凡烦劳动怒，即刻举发。肝木风火内寄，其来必骤，且有声音。久恙非汤药可投，缓调须用丸药，更发作自必轻减。

人参　干姜　附子　桂枝　川椒　小川连　川楝子　当归　白芍
乌梅肉丸

顾 平昔肠红，阴络久伤，左胁下宿瘕，肝家风气易结。形瘦面青，阴虚，阳气易冒，血络不得凝静，诸阳一并遂为厥。冲气自下犯胃为呃，症似蓄血为狂。奈脉细劲，咽喉皆痛，真阴枯槁之象。水液无有，风木大震，此刚剂强镇，不能息其厥冒耳。

生鸡子黄一枚　真阿胶二钱　淡菜泡洗五钱　龟版五钱

冲入热童便一杯。

戴　酒客中虚多湿，阳明素虚，厥阴来乘。当谷雨土旺用事，风木与阳俱升逆，郁冒而厥。此平昔积劳内因，与外邪无涉。阅医多用风药，是再伤肌表护卫之阳，乃召风以致中耳。

川桂枝　羚羊角　炒半夏　橘红　明天麻　茯苓　当归　钩藤

吴三十　肝风痫厥，迅发莫制，都因肾真内怯，平素多遗，诊脉芤弱。议用固本丸。

固本加五味、萸肉、金箔，蜜丸。

谢五八　有年下虚。春木自地而升，阳浮上蒙清窍。《经》云：下虚上实，为厥癫疾。肝风内震，倘加恼怒，必致厥仆痱中。大忌攻痰祛风药。

熟地　天冬　萸肉　五味　牛膝　龟甲　磁石　茯神　远志　菖蒲

厥阴寒厥

夏十九　少腹气攻有形，呕吐头胀。阴脉不至头，而厥阴脉上至巅顶。四肢逆冷，即厥象也，不是疟母宿冷。肝脉环绕阴器为遗泄。

炒黑川椒　川楝子　炒橘核　青木香　小茴香　茯苓

王　右脉已伏，左小紧。四肢冰冷，干呕烦渴。厥阴浊泛，胃阳欲绝，此属痛厥。姑以辛热泄浊通阳。

泡淡吴萸　制附子　川楝子　延胡索　淡干姜　茯苓

又，脉微为无阳，下利冷汗，呕逆不食，肢厥不肯回阳。一团浊阴阻蔽，却有闭脘之危。议四逆之属，护阳驱浊。

人参　淡附子　枳实　茯苓　生淡干姜

又，肢厥，恶心，吞酸，胸满，大便不通有六日。

川连　淡干姜　人参　枳实　陈皮　半夏　茯苓

厥阴热邪

史　温热已入厥阴，阴伤，致风阳上巅，遂为痉厥。厥发丑寅，阳明、少阳之阳震动。昨进咸苦，清其阴分之热已效，今复入镇阳以止厥。

生地　天冬　阿胶　鸡子黄　生龙骨　小麦

蒋　眩晕，心痛胀，呕吐涎沫，周身麻木。此厥阴肝脏中阳，过胃贯膈，逆冲不已，有痉厥之意。

川连吴黄煮　干姜　川楝子　乌梅　牡蛎　白芍

又，开泄和阳入阴已效，当停煎药。

龙荟丸。

程　厥邪热深，生姜性辛温，大泄肝阴，阳遂上冒，心热晕厥。但阴虚热炽，苦寒不可多进，以滋阴却热为稳。

生鳖甲　鲜生地　生白芍　知母　山栀　橘红

张　未病先有惊恐，先寒战，后发热，心中极热，干呕烦躁，渴饮冷，仍不解渴。诊脉小弦，舌白无胎，曾肢冷如冰。此热邪已入厥阴肝经，所谓热深厥深也。病全入里，极为棘手。议用紫雪丹，开深伏之热结，取其芳香宣窍。冀得躁扰势缓，方有转机。

紫雪丹二钱。

王　心中疼热，耳聋白利，热邪已入厥阴。三日不厥，方有好音。

郁金　川连　秦皮　黄芩　连翘心　石菖蒲汁

某　先发水痘，已感冬温。小愈不忌荤腥，余邪复炽，热不可遏。入夜昏烦，辄云头痛。邪深走厥阴，所以发厥。诊脉两手俱细，是阳极似阴。鼻煤舌干，目眦黄，多属邪闭坏败，谅难挽回。用凉膈散。

肝风烁阴

伍女　室女经来，冲脉自动，动则阳升。内风绕旋不息，为薄厥、煎厥。阳明虚，胃失降，厥阴热，肝愈横。风阳上冒，清空神迷，诸窍似阻，皆入夏大地发泄之征。本虚表实，先理其实。议用局方龙荟丸，纯苦直降，非汤饮留连肠胃之比。每服三钱，不拘二三次分服。接用复脉法，去参、姜、桂。

肝逆胃虚

施氏　诸厥属肝，肝病犯胃，为呕逆腹痛，乃定例也。诊脉虚小，望色㿠白。据述怀妊，病竟不发。思中流砥柱，斯肝木凝然，则知培植胃土，乃治病法程矣。六君子去术、皮，加芍药、木瓜、煨姜、南枣。

某氏　厥属肝病，几番病发，都因经水适来。夫血海贮聚既下，斯冲脉空乏，而风阳交动，厥之暴至之因由也。咸寒濡润，亦和阳泄内风之义，治之未应。下焦独冷，喉呛胸痹。思冲脉乃阳明所属。阳明虚则失阖，厥气上犯莫遏。《内经》治肝不应，当取阳明，制其侮也。暂用通补入腑，取乎腑以通为补。

小半夏汤加白糯米。

龚三一　诸厥皆隶厥阴，疝瘕，心热胁胀，中消便难。乃肝阳内风，妄动消烁，犯及阳明矣。经言治肝不应，当取阳明。肝胃一脏一腑相对，不耐温补者，是肝用太过，肝体不及也。

九孔石决明　淮小麦　清阿胶　细生地　天冬　茯神

怒

陈　瞋怒微厥，肝阳升举。宜益胃阴以制伏。
人参冷冲　麦冬　茯神　鲜莲子　竹叶心　生甘草
微温服。

奇脉虚风阳动

叶氏　脉右大，热升风动，郁冒为厥。宗陈无择羚羊角散方。
羚羊角　小生地　元参　丹参　连翘　黑豆皮
又，厥后惊惕汗泄，阳风无制，都缘阴枯不主恋阳。议用六味益阴和阳。
炒六味去山药，加人参、秋石。
又，渴不欲饮，阴不上乘。况寐醒神识不静，易惊汗出。法当敛补。

人参　萸肉炭　熟地　五味　茯神　远志

又，半月经水两至，痛自下焦冲突而厥。病由阴维、冲、任，盖八脉所司也。此养营仅到中宫，所以无效。

苁蓉　鹿角霜　当归　柏子霜　桂枝　木茯苓

又，前法已中病情，须从奇经治义。

照前方去桂枝木，加鹿角胶。

又，病去八九，仅以温补下元为法。

不必穷治。

淡苁蓉　炒杞子　当归　柏子仁　茯苓　小茴香

心营热

陶氏　脉数，厥止，热在营中。

犀角　元参　丹皮　连翘心　胆星　橘红

蛔厥呕吐

王　口鼻触入异气，胃伤呕吐。土衰则木克，肝风内横，三虫扰动为痛。从蛔厥论治。

川椒　干姜　桂枝木　川楝子　人参　川连　乌梅　生白芍

阴涸欲绝

黄二十　据述十一年前夏秋间，多用井水盐梅，因此昏厥，以后三五日一发。病愈虽醒，日瘦日减，间有语言不自接续。想其至理，水盐梅酸，大泄肝肾脏阴。厥者，阳气逆乱，冒神愦愦，势成沉痼，非痫厥门治痰治火清窍者。是脏阴受病，脏主乎藏蓄，医偏搜逐劫烁，凡阴涸欲绝，譬诸油尽，灯焰忽明忽昏，扑然息矣。先圣先贤从无成法，未敢凑药欺人。常用人乳一杯。

某脉左动如数，右小濡弱。病起瞋怒，即寒热，汗出，心悸，继而神魂自觉散越。夫肝脏藏魂，因怒则诸阳皆动。所见病源，无非阳动变化内风而为厥。故凡属厥症，多隶厥阴肝病。考《内经》治肝，不外辛以理用，酸以治体，甘以缓急。今精彩散失，镇固收摄，犹虑弗及，而方书泄肝、平肝、抑肝，方法尽多。至于补法，多以子母相生为治。此病全以肝肾下焦主法为正。所服医药，并无师古之方，未识何见？

阿胶一钱半　鸡子黄一枚　人参一钱　生地三钱　金箔五片

肝肾虚冲气逆

某　冷自足上贯于心，初起周身麻木，今则口鼻皆有冷气。病起惊恐，内伤肝肾为厥。冲脉隶于肝肾，二脏失藏，冲气沸乱，其脉由至阴而上，故多冷耳。

淡苁蓉　熟地炭　五味子　紫石英　茯苓　牛膝

痛厥

汪　胃阳伤残，浊气上攻，将为痛厥。当治阳明之阳。
吴茱萸　姜汁　半夏　茯苓　粳米
又，照前方去吴萸，加广皮。

痓厥

某　热甚而厥，其热邪必在阴分，古称热深厥深。病中遗泄，阴伤邪陷。发表攻里，断难施用。和正托邪，是为正法。
草果　知母　人参　半夏　姜汁　乌梅
厥者，从下逆上之病也。痓者，明其风强之状也。所以二字每每并言，原与伤寒门所载者有间。想是症，总由气血日偏，阴阳一并而成。譬如风雷之猛烈，郁极而发也。若发而渐复者，犹可转危为安。若发而转逆者，必至直拔根荄乃已。斯存亡之机，在乎命脏之盈亏耳。考方书之名目不一，致病之因由亦繁。大抵可吐者，如痰食填塞于胸中，用瓜蒂散之类，及烧盐探引方法。可清可折者，如厥阳壮火升逆而莫制，用玉女煎，及宣明龙荟丸法。可开可降者如气厥，薄厥，而形气暴绝，有五磨饮子，及蒲黄酒法。秽浊蒙神，而昏乱无知，有牛黄、至宝，及苏合香丸之两法。飞尸卒厥，先宜酒醴以引导，并可按穴而施针法及灸法。若从虚而论者，如内夺而厥，则为喑痱，有地黄饮子之通摄下焦法。烦劳阳张，令人煎厥有人参固本，加入金箔、方诸水，为壮水制火法。血厥而阳腾络沸，参乎从阴从阳法，色厥而精脱于下，急与大剂挽元法。肾厥宗许学士之椒附以通阳。蛔厥有仲景之安蛔法。阳极用救阴峻剂，阴极有扶阳方法。种种规模，已为全备。及参案中，先生于是症独重在肝。盖肝者，将军之官，善干他脏者也。要知肝气一逆，则诸气皆逆，气逆则痰生，遂火沸风旋神迷魂荡，无所不至矣。若犯于上者，不免凌金烁液，有门冬汤，及琼玉膏之补金柔制法。若犯于中，而为呕为胀者，用六君去术，加木瓜、姜、芍之类，及附子粳米汤加人参，为补胃凝肝法。若震及心脾，而为悸为消者，用甘麦大枣汤，合龙蛎之属，为缓急重镇法。若挟少阳之威而乘巅摇络者，用羚羊、钩藤、元参、连翘之剂，为息风清络法。若本脏自病，而体用失和者，以椒、梅、桂、芍之类，为益体宣用法。若因母脏之虚，而扰及子脏之位者，用三才配合龟、甲、磁、朱，及复脉减辛味，复入鸡黄之属，为安摄其子母法。至于痿厥之治，尤觉神奇，取血肉介类，改汤为膏，谓其力味重实，填隙止厥最速。此岂非补前人之未备，开后学之法门者乎？参是案者，幸毋忽诸。邵新甫

徐评：案中所载甚杂，或有痫症，或有痉症，或有怔忡症，或有火郁症，或有惊恐症，或有痰迷症，皆谓之厥。此编书者之过也。至于当用人参，则厥症十不得一者，乃居其三四，恐留邪之害，必有受之者矣。

【点评】叶氏论治痉厥与肝要合看，体用失和，犯上犯中，多有心肺脾胃之变，而因肾水亏损则取复脉、填补奇脉，真开后学之法门。

惊

气逆阳泄

某　惊则气逆，阳泄为汗。用重镇压惊。

川桂枝木_{五分}　黄芪_{去心二钱}　人参_{一钱}　龙骨_{煅一钱半}　左顾牡蛎_{煅一}
_{钱半}

痰火阻窍

某　惊恐伤神，不语。

建兰根汁　姜汁　金汁　共和一处，隔汤炖，徐徐服。

脏燥阳浮

某　因惊外触，见症神怯欲迷，已经肢厥冷汗怕动，仿镇怯理虚。

人参　茯神　枣仁　生龙骨　石菖蒲　炙草　南枣　陈淮小麦

早上服

杨_氏　经血期至，骤加惊恐，即病寒热，心悸不寐。此惊则动肝，恐则伤肾。最虑久延脏燥，即有肝厥之患。

淮小麦　天冬　龙骨　牡蛎　白芍　茯神

陈_{二九}　心中若烟雾，暖则气散，少顷即聚。易惊恐畏惧，呕逆不渴，自述难鸣苦况。泻后亡阴，热药劫阴，前议和胃不应，主以镇之摄之。

炙甘草　淮小麦　大枣　枣仁　青龙骨

肝肾阴虚阳浮

某　骤惊，阳逆暴厥，为肝胆病。昼则心悸是阳动，夜则气坠属阴亏。用收固肾肝可效。

生地_{五钱}　黄肉_{一钱}　龙骨_{三钱}　牡蛎_{三钱}　五味_{一钱}　真金箔_{三张}

《经》云：惊则伤胆，恐则伤肾。大凡可畏之事，猝然而至者谓之惊。若从容而至，可以宛转思维者，谓之恐。是惊急而恐缓也。夫惊症，大人亦有之，小儿最多，因其神志未坚，胆气未充，故每遇稍异之形声，即陡然而惊矣。惊之所伤，由心猝及乎胆，由胆即及乎肝，遂致心主君火，兼肝胆中相火风木，骤然而起。症现搐搦瘛疭，神昏谵妄，肢冷厥逆，吐乳身热，目窜口噤。种种所患，无非心、肝、胆之现症，而实毫无外感之风邪。此因外受之惊，而动内之木火风也。故但当以一惊字，立为病名，斯乃切当。因其内风沸起，遂加一风字，因病来迅速又加一急字故遂有急惊风之病名，此已属牵强附会矣。至于今之混称为急惊风者，更属背谬。总因小儿阴气未充，外感之风温风热风火，以及寒邪化热，并燥火诸症，最易伤阴。阴伤则血不营筋，液伤则脉络滞涩。热盛，亦能使内之木火风相继而起，所现之症，与受惊者类亦相同，然实非因受惊而起，其所治之法，大有区别。如果因惊者，治宜安养心神，镇惊定怯，甘凉清内热，柔润息肝风，或少佐芳香，通其窍络，舒其结闭。至于刚热燥涩，表散之药，概不可用。若无惊而但感外邪者，有宜于凉散，有宜于温散，有宜于苦寒清火，有宜于甘温扶阳，或补或泻，自当按六淫之邪而施治，与惊字毫无关涉。奈今之医者，每遇非惊之症，因不能辨明六气中所伤何气，却定不出病名，遂强将一惊字混入，借口漫称为急惊风症，掩饰欺人。病家亦酷信之，以为小儿防范难周，焉有无惊之理。其所订之方错杂游移不知治惊总以心、肝、胆为主。若治时邪，须兼肺、胃、脾、肾、三焦、营卫、经络而论，大不相同也。更有一种称慢惊风之病名者，尤属怪诞不经，必当亟为驳正。有论在幼科吐泻之后，宜合观之。<small>华岫云</small>

徐评： 风字最妙。凡肝胆之疾，无不因风，肝为风脏。《经》云：风者百病之长也，不但外风名风，即内风亦名风，故大人口眼歪斜，神昏厥冒，亦名中风。与小儿亦相类，何独小儿之病不得名风也。

癫痫

惊恐痰火升

孙<small>十八</small>　神呆，脉沉。因惊恐以致痫疾，语言不甚明了，此痰火阻其灵窍。深戒酒肉厚味，静室善调，经年可愈。

黄连　黄芩　山栀　枳实　橘红　胆星　菖蒲　远志

陈　动怒惊触，乃外加扰内，致五志阳越莫制。古人集癫、痫、狂辨，以阳并于阴，阴并于阳，互异。今以阳逆狂乱，非苦药之降，未能清爽其神识也。

当归龙荟丸三钱。

倪　骤然惊惕，阳气上逆，遂神呆不寐，倏尔叫喊，不食，不饥，不便，有癫痫之象。

龙荟丸二服。

卢十四　痰病已成痫疾，难愈。

竹节　白附子　天竺黄　陈胆星　石菖蒲　川连　郁金　茯神
橘红

阳气郁窍络阻

汪　惊恐，阳升风动，宿痫遂发。吐痰呕逆不言，络脉失利也。

羚羊角　石菖蒲　胆星　远志　连翘　钩藤　天麻　橘红

曹十四　春病及长夏，痫厥屡发。前用龙荟丸意，苦泄肝胆，初服即泻，此久病阴分已虚。议理阴和阳，入酸以约束之。

生鸡子黄　阿胶　川连　黄柏　生白芍　米醋

金二十　痫厥，神呆肢强。

犀角　羚羊角　元参　菖蒲　炒半夏　炒远志　郁金　橘红

木火动心神虚

吴　惊狂，乃木火扰动，虽得平静，仍心悸怔忡，夜卧不寐。诊脉虚细如丝，已非痰火有余。议补心丹，以理心之用。

人参　茯神　枣仁　元参　丹参　天冬　麦冬　生地　川连　柏子
仁　菖蒲　桔梗　远志

木火郁血滞

叶氏　每遇经来紫黑，痫疾必发。暮夜惊呼声震，昼则神呆，面青多笑，火风由肝而至。泄胆热以清神，再商后法。

丹皮　丹参　细生地　黑山栀　茺蔚子　胡黄连

调入琥珀末。

肝肾阳升

张二二　入冬不寐，痫疾遂发，此阳不潜藏，治在肝肾。

用虎潜法。

火郁心肾不交

某　癫疾，脉不鼓指。议交心肾，益神志。

生地　龟甲　黄柏　川连酒炒　菖蒲　茯神　远志　山栀　竹叶

风阳阳亢

叶二九　五志阳升，神识迷惑，忽清忽甚者，非有形质之邪，乃热气化风上巅，致于竟夜不寐。攻痰疏利，决不效验。先以极苦之药，冀其亢阳潜降。

生地　龙胆草　丹参　木通　山栀　芦荟　青黛　薄荷

劳心太过

某　平昔操持，身心皆动，悲忧惊恐，情志内伤。渐渐神志恍惚，有似癫痫，其病不在一脏矣。医药中七情致损，二千年来，从未有一方包罗者，然约旨总以阴阳迭偏为定评。凡动皆阳，当宗静以生阴是议。阳乘于络，脏阴不安，敛摄镇固，久进可效。家务见闻，必宜屏绝，百日为期。

人参　廉珠　茯神　枣仁　炙草　生龙骨　萸肉　五味　金箔

天地，一阴阳也，阴阳和则天清地宁，一有偏胜，遂有非常之变。人身亦一阴阳也，阴阳和则神清气定，一有偏胜，自致不测之疴。故《内经》曰：重阳者狂，重阴者癫。痫与癫，其原则同也。古人集癫、痫、狂辨，以为阳并于阴，阴并于阳，此诚不刊之论、言乎现症，狂则少卧不饥，妄言妄笑，甚则上屋逾垣，其候多躁而常醒。癫则或歌或哭，如醉如痴，甚至不知秽洁，其候多静而常昏。痫则发作无时，卒然昏仆，筋瘛疭，口中作声，后人因其声似，分马痫、牛痫、猪痫、羊痫、鸡痫五名，其候经时而必止。推其病因，狂由大惊大怒，病在肝、胆、胃经，三阳并而上升，故火炽则痰涌，心窍为之闭塞。癫由积忧积郁，病在心、脾、胞络，三阴蔽而不宣，故气郁则痰迷，神志为之混淆。痫病或由惊恐，或由饮食不节，或由母腹中受惊以致内脏不平，经久失调，一触积痰，厥气内风，猝焉暴逆，莫能禁止，待其气反然后已。至于主治，察形证，诊脉候，以辨虚实。狂之实者，以承气、白虎，直折阳明之火，生铁落饮，重制肝胆之邪；虚者当壮水以制火，二阴煎之类主之。癫之实者，以滚痰丸，开痰壅闭，清心丸泄火郁勃；虚者当养神而通志，归脾、枕中之类主之。痫之实者，用五痫丸以攻风，控涎丸以劫痰，龙荟丸以泻火；虚者当补助气血，调摄阴阳，养营汤河车丸之类主之。狂、癫、痫三症治法，大旨不越乎此。今如肝风痰火者，苦辛以开泄。神虚火炎者，则清补并施，肝胆厥阳化风旋逆者，以极苦之药折之。神志两虚者，用交心肾法。劳神太过者，宗静以生阴意，为敛补镇摄。方案虽未详备，而零珠碎玉，不悉堪为世宝哉！医者惟调理其阴阳，不使有所偏胜，则郁逆自消，而神气得反其常焉矣。龚商年

【点评】癫、痫、狂总由阴阳不调所致，如病在肝胆胃经。三阳并而上升，而病在心脾胞络，三阴蔽而不宣。而实者不离痰火，虚者当养心神。调摄阴阳以纠偏胜，以使诸逆自平。

衄

温邪

某　温邪衄血。

连翘　元参　淡黄芩　黑山栀皮　杏仁　郁金

风温

某　风温衄血。

丹皮　元参　连翘　赤芍　茅花　黑栀皮

湿热胃火上蒸

某三四　此热蒸于水谷之湿，龈血齿衄，纳谷如昔。治在阳明。

熟地　知母　石膏　元参　牛膝

胆火上升心营热

陈女　常有衄血，今夏忽起神识如呆，诊脉直上鱼际。大忌惊恐恼怒，天癸得通可愈。

犀角　丹参　元参　生地　连翘　知母

林二六　阳升，鼻衄不止。

细生地　乌犀角　炒知母　牛膝　黑山栀　川斛　丹皮　炒黑侧柏叶

某　努力伤，阳逆鼻衄。

犀角二钱镑　细生地三钱　炒丹皮一钱　元参一钱　炒牛膝一钱半　黑山

栀一钱　炒黑侧柏叶五钱

临服冲鲜荷叶汁一小杯。

阴虚阳冒

赵二十　脉左数，衄血火升。

生地　阿胶　天冬　麦冬　淡菜　生白芍　茯神　炒山药

程　从前衄血，都以养阴益气而愈，知非实热，皆劳役阳冒，以致阴血之动也。今壮年肌肉不充，身动气促如喘，口中腻涎浊沫。竟是肾精带伤，收纳失职之象。急急保养，远戒酒色，犹可向安。

熟地　人参　萸肉　湖莲　芡实　补骨脂

山药粉丸。

朱十七　脉数，阴亏阳升，头晕，心中烦杂，鼻衄。

生地　元参　金银花　川斛　丹皮　石决明

某　咳逆失音，衄血。

生地　龟板　丹皮　牛膝　山药　茯苓

某十岁　鼻衄时发。

生地　元参　丹皮　山药　茯苓　泽泻　黄柏　人中白

酒热伤胃

某　食烧酒辛热，及青梅酸泄，遂衄血咳嗽，心腹极热。五味偏胜，腑阳脏阴为伤。此病以养胃阴和法。

生白扁豆　北沙参　麦冬　白粳米

血行清道，从鼻而出，古名曰衄，与浊道之吐咯者不同。清道即指至高之分，由山根以上睛明之次而来也。其穴乃手足太阳、足阳明、阴阳跷五脉之会，及冲脉交会其间。可见诸经皆能为衄，不独肺胃而然。诸书虽已详明，惟景岳辨之尤切。但衄之为患，总由乎火。外为六淫之变化，内因五志之掀腾，气血日为错乱，阴阳为之相乘。天人交感之处，虚实攸分矣。若风寒壅盛于经，阳气郁而迫营者，宜参麻黄桂枝症之大意。若温风暑热怫郁，而动血外溢者，用辛凉清润等剂，认定经络之高下。若火邪极甚，而载血上泛者，有苦寒咸寒之法，审其原委之浅深。此外因主治法也。至于烦冗曲运，耗及木火之营，肝脏厥阳化火风上灼者，甘咸柔婉，理所必需。多劳过欲，病及天一之真，阳浮引阴血以冒上窍者，滋潜厚味，法从峻补。血脱则挽回元气，格阳则导火归源，因酒用和阳消毒之剂，因努力用培中益下之方，此内因主治法也。学者惟审内外两因，庶乎施治无误矣。_{邵新甫}

徐评： 治衄诸方，为案中最稳当。

疝

督任阳虚

某　七疝治法，最详子和，其旨辛香以泄肝，得气疏泄而病缓矣，按法调理不愈。七味导引纳肾，益气升举脾阳，而坠气仍然。艾灸蒸脐，原得小安。《内经》任脉为病，男子内结七疝，女子带下瘕聚。同为奇经主之，故疏泄诸方，能治气实，参术升补，仅治中虚下陷，与元海奇经中病无补。壮岁至老，病根不辍，下焦日衰。可知升阳一法，体症颇合。衰年仅可撑持，勿使病加可矣。

生鹿茸_{三钱}　鹿角霜_{一钱}　当归_{二钱}　生菟丝子_{五钱}　沙蒺藜_{一钱}　川桂枝尖_{五分}

饥时服。

浊阴凝聚肝络

朱_{二一}　劳伤，温里已效，脐旁动气，少腹结疝，睾丸偏坠皆阳气不自复，浊阴聚络。不宜急于育子。

当归　舶茴香　淡苁蓉　枸杞子　安息香　茯苓

孙　疝坠于右，筋缩连小腹痛，此寒主收引。议进温通厥阴之络。

川楝子_{二两}　穿山甲_{二两，炙}　炮黑川乌_{五钱，去皮}　炒黑小茴香_{一两}　橘核_{二两，炒}　乳香_{五钱}

用老韭白根汁泛丸，饥时服二钱五分。

明 脐下少腹，形象横梗，发必痛绕胁腰，以及阴囊，此乃厥阴肝气不宣。议以苦辛加左金，佐通经脉之凝涩。

川连　吴萸　穿山甲　青木香　金铃子　延胡

青橘叶汤丸。

郁十七 肝病，络虚气聚，少腹滞胀。前用河间金铃子散，加牡蛎、橘叶，合咸苦辛胜法，小效加食。述饥则胁腹鸣盛，而浊气下泄颇安，乃络虚不足中之有余。形质瘦怯，不可纯攻。

桃仁　当归梢　炒小茴　橘核　郁李仁　南山楂

葱白汁丸。

谢五七 七疝皆肝，少腹坚聚有形，是闭塞不通之象。百日久恙，血络必伤。古人治疝，必用辛香。助燥气胜之品，宜缓商矣。

归须　杜牛膝根　小茴香　川楝子　穿山甲　柏子仁

林 脉右弦，左涩，当脐痛连少腹，已属凝聚有形。呕吐黄浊，大便欲解不通，若患处辘辘有声，痛势稍减。惟卧着体不转移，其痛更加，此属肝气疝瘕。辛香流气，所称通则不痛耳。

炒桃仁　炒橘核　金铃子　炒延胡　韭白汁　两头尖　小茴青皮

此通泄厥阴气血方也。痛甚于下，浊结有形，非辛香无以入络，非秽浊无以直走至阴之域。以子和方合奉议意。

施四八 立冬前一日，寒战后热属厥阴。食蟹咸寒沉坠，浮肿囊大，溲溺甚少，至晚肿胀愈加，显然阳微浊聚。治从气分开泄冷湿。

粗桂枝　吴萸　川楝子　茯苓　生牡蛎　泽泻

磨青皮汁十匙。

膀胱寒湿凝滞

唐三六 寒湿已入太阳之里，膀胱之气不利，阴囊茎肿。

五苓散加独活、汉防己。

筋疝

某 肝风筋疝，怒劳致伤。宜通补息风。

苁蓉　补骨脂　归须　小茴　韭子　茯苓　胡桃肉　青盐
羊内肾蒸熟和丸。

奇脉阳虚

朱　动气疝瘕，绕脐汩汩有声。男子精气不充，是下焦损伤。温补勿过刚燥，须察八脉，以推病情。

淡苁蓉　归身　炒枸杞　小茴　炒沙苑　茯苓　红枣肉

郁怒肝疝肿胀

汪　自云郁怒不已，夏季忽起腹胀。医以快气疏滞汤药，其胀竟入小腹下坠，青筋外突，胀甚延及肾囊，乃肝疝之症。议子和法。

归须　橘核　青木香　青皮　小茴　黑山栀　青葱管

周三六　久久劳怒，肝木内震。胁中少腹，皆肝脉游行之所。气凝聚为胀，聚久结形为瘕疝。情怀忧郁，永不能痊。以内起情志，不专草木微功耳。

炒小茴　黑山栀　川楝子　延胡　青木香　青皮　生香附　橘核

肝疝犯胃

吴六十　味酸，食不化，涌吐。述少腹厥气上冲，下有宿疝，以肝浊攻胃。经云：食出完谷，是无阳也。

生炮黑附子　生淡干姜　猪胆汁　吴萸　川楝子

吴二四　疝结少腹，按之坚，凡过饥必冲突至脘，吐酸膜胀。述病从怒劳而得，内应乎肝，肝逆犯胃，饥则胃弱肝乘上嗳下泄气则减。

肉桂　真橘核　青木香　小茴　穿山甲　粗桂枝　李根白皮

项　寒胜疝坠，亦属厥阴。盖阳明衰，厥邪来乘。须胃阳复辟，凝寒自罢。

人参一钱半　炮乌头一钱　淡干姜一钱　吴萸泡淡一钱　茯苓三钱

朱　七疝在肝，《内经》谓冲脉为病，但冲脉隶于阳明，肝木必乘克胃土。胃翻涌逆，致吐蛔呕涎，汤饮不入，呃忒不止。皆逆乱无已，为脏厥危疴矣。肝体本刚，相火内寄。一派热燥药饵，以刚济刚，竟有缺折之虞。欲泄其浊，拟用朱南阳法。

韭白根　两头尖　金铃子　延胡　归须　肉桂心

毛　疝发已过，肢冷潮热，其纳食减半。浊阴内迫犯胃，无发汗攻表之理。议泄厥阴，以安阳明。

人参　炒黑川椒　附子　茯苓　川楝子　胡芦巴

久疝湿热郁

詹　老年久疝，因瞋怒而肿大，热痛，肝失疏泄，火腑湿热蕴结不通。温补升阳固谬，盖肝性主刚湿闭反从燥化。此龙胆苦坚不应，议柔苦制热，反佐辛热，以开血中郁痹。用东垣滋肾丸。

戴五二　湿热下注，久则囊肿形坚。下焦血多气少，子和法中，原有虎潜诸论，后医弃置不用，惜哉！

龙胆草　黄柏　芦荟　山栀　知母　海金沙　猪苓　泽泻　细辛

陈三五　疝多肝病，宜乎辛泄。但形体参脉，是湿热内蕴阻塞，二便不为通爽。先以通太阳方。

寒水石　海金沙　猪苓　泽泻　通草　木香汁

倪　疝瘕结聚少腹，大便闭阻，小溲短涩，舌白渴饮，不能纳谷。无对症方药，姑与滋肾丸尝，服千粒，分十服。

许三六　久有疝症，十年来，寒热劳形，则右胸胁中，一股气坠，直走少腹，凡大小便用力皆然。面赤亮，痰多，食腥腻，更令病加。此湿热久壅隧中，缓攻为宜。

控涎丹四分，间日服，十服。

又，脉沉，痰多，手骭赤疮，宿疝在下，右胁气坠少腹。前议控涎丹逐痹未应，想久聚湿热沉痼，非皮膜经脉之壅。用浚川丸四十粒，匀二服，间日一进，竟通腑聚，然后再议。

又，通腑宣壅，黏痰既下，其疝仍聚于右，且盛于寒天冬月。卧安必有声自消，行走劳动，必有形直坠阴囊。久病急攻无效，议辛甘化风方法。古人以疝为肝病，什居八九。

当归　鹿角　桂枝　肉桂　小茴　川芎　炙草　茯苓　生姜　羊肉胶丸

张五九　痛自肾囊，渐踞少腹之左。夫厥阴之脉，绕乎阴器。操持谋虑，都主伤肝。一气结聚，变幻形象而痛，病名曰疝。疝分有七，暴疝多寒，久疝多热。泄气痛缓，宣通可以却病。只因下焦乃深远之乡，气热湿郁，概可知矣。

川连　小茴　黑山栀　橘核　川楝子　青木香　郁李仁　冬葵子

陈　脉沉弦，舌灰边白，腰跨气痛，肾囊睾丸肿大，此湿热为病。乱吃发散消导，湿热下坠为疝。治当分消。

萆薢　黄柏　山栀　茯苓　丹皮　防己　猪苓　泽泻

疏泄伤卫阳

陈二二　辛香流气以治疝，未尝不通。服之五日，遍身疼痛，下午四肢浮肿，肌肤渐见高突块瘰。思走泄气胜，都是阳伤。芪附汤主之。

生黄芪一两　附子二钱

疏泄伤卫阳

朱二五　厥阴三疟久延，邪攻肝经络脉。少腹痛渐硬，气串绕阴器筋痛，乃结疝瘕之象。病久，虽少壮，不可专于泄气。温肾宣肝为急。

淡苁蓉　归身　枸杞子　炒黑小茴　穿山甲　全蝎

陆三九　疟母十年，沉痼宿疴，药不能效。夫疟邪既久，邪与气血两凝，结聚络脉，药难入络耳。疟不离乎肝胆，疝不外乎肝病。七疝，子和分剖大着。虚质不可专以辛香。下坠为甚，议有情温通，以培生气。

鹿茸　大茴香　穿山甲　当归水　安息香　炮黑川乌　全蝎

用黑大豆炒赤淋酒一杯，滤酒汁和丸。每服二钱，暖酒送。

《经》云：任脉为病，男子内结七疝，女子带下瘕聚。又督脉生病，从少腹上冲心而痛，不得前后为冲疝。又曰：脾传之肾，病名曰疝瘕。又曰：三阳为病，发寒热，其传为㿉疝。又曰：邪客于足厥阴之络，令人卒疝暴痛。此《素问》言诸经之疝也。又《经脉》等篇云：足阳明之筋病，癫疝，腹筋急。足太阴之筋病，阴器纽痛，下引脐，两胁痛。足厥阴之经筋病，阴器不用。此《灵枢》言诸经之疝也。后人因有筋、水、狐、癫、气、血、寒七疝之名，其主治各有专方，立法可谓大备。然其中不无错杂之处，终非可训之定法。惟仲景先生，独以寒疝为名，其所出三方，亦以温散祛寒，调营补虚为主，并不杂入气分之药。而子和治法又以辛香流气为主，谓肝得疏泄而病愈矣。其金铃虎潜诸法，可谓发前人所未发。故疝病之本，不离乎肝，又不越乎寒。以肝脉络于阴器，为至阴之脏。足太阳之脉，属肾络膀胱，为寒水之经。故仲景所云：寒疝，腹中痛逆冷，手足不仁，腹满，脉弦而紧，恶寒不欲食，绕脐痛，及胁痛里急，是内外皆寒气作主，无复界限。其乌头二方，专以破邪治标为急，虚实在所不论，是急则治标之义也。其当归羊肉一方，专以补虚散寒为主，故以当归羊肉辛甘重浊，温暖下元，而不伤阴，佐以生姜，随血肉有情之品，引入下焦温散泜寒，是固本不治标也。子和所云：疝不离乎肝者，以疝病有阴囊肿胀，或痛而里急筋缩，或茎中作痛，或牵引睾丸，或少腹攻冲作痛，或号笑忿怒而致，此皆肝经脉络之现症，其金铃散一法，以泄肝散逆为主，故以川楝导膀胱小肠之热，元胡和一身上下诸痛，以肝主疏泄故也。其所取虎潜一法，以柔缓导引为主，故方中用虎骨息肝风，壮筋骨，羊肉、龟板补髓填精，佐以地黄补肾，当归补肝，使以陈皮利气疏肝，芍药通肝调营，是治肝而顾及于肾也。及观先生治疝之法，又更有进焉者。其旨以暴疝多寒，久疝多热，为疝病之大纲，其余随症施治。如气坠下结者，以鹿茸、鹿角升阳为主，其胀结有形，痛甚于下者，宗丹溪通阳泄浊为治。其火腑湿热郁结不通者，用柔苦制热，反佐辛热，以开血中郁痹为主。其寒湿下坠，太阳之里，膀胱之气不和，二便不为通利者，五苓散加减，通太阳膀胱为主。其湿热久聚，气坠少腹阴囊者，用控涎丹，浚川丸等，逐痹通腑分消，兼辛甘化风法为主。如下焦阴阳两虚者，用有情温通以培生气，兼通补息风为主。而先生于治疝之法，可谓曲尽病情，诸法备矣。仲景又有狐疝一方，究非王道之品，兹不具赘。邹滋九

徐评：治疝之法，大段亦不外此。惟癫疝血疝诸大症，尚未有治法。想当时未及遇此等大症也。

头痛

风火

徐六七　冬月呕吐之后，渐渐巅顶作痛，下焦久有积疝痔疡，厥阴阳明偏热。凡阳气过动，变化火风，迅速自为升降，致有此患。

连翘心　元参心　桑叶　丹皮　黑山栀皮　荷叶汁

胡六三　脉左弦数，右偏头痛，左齿痛。

连翘　薄荷　羚羊角　夏枯草花　黑栀皮　鲜菊叶　苦丁茶　干荷叶边

某　高年气血皆虚，新凉上受，经脉不和。脑后筋掣牵痛，倏起倏静，乃阳风之邪。议用清散轻剂。

荷叶边　苦丁茶　蔓荆子　菊花　连翘

王六三　邪郁，偏头痛。

鲜荷叶边三钱　苦丁茶一钱半　连翘一钱半　黑山栀一钱　蔓荆子一钱　杏仁二钱　木通八分　白芷一分

郁五十　风郁头疼。

鲜荷叶　苦丁茶　淡黄芩　黑山栀　连翘　蔓荆子　木通　白芷

肝风

某四七　内风头痛，泪冷。

炒杞子　制首乌　柏子仁　茯神　炒菊花炭　小黑稆豆皮

沈氏　痛在头左脑后，厥阳风木上触。

细生地　生白芍　柏子仁　炒杞子　菊花　茯神

伏暑

孙二四　暑伏，寒热头痛。

鲜荷叶边　连翘　苦丁茶　夏枯草　山栀　蔓荆子　厚朴　木通

某　暑风湿热，混于上窍，津液无以运行，凝滞，遂偏头痛，舌强干润。治宜清散。

连翘　石膏　生甘草　滑石　蔓荆子　羚羊角　荷梗　桑叶

血虚阳浮

程　既知去血过多，为阴虚阳实之头痛，再加发散，与前意相反矣。

复脉去参、姜、桂，加左牡蛎。

又，脉数虚而动，足征阴气大伤，阳气浮越。头痛筋惕，仍与镇摄之法。

牡蛎　阿胶　人参　生地　炙草　白芍　天冬

肝阳犯胃上逆

朱　据说就凉则安，遇暖必头痛筋掣，外以摩掐可缓。大凡肝风阳扰，胃络必虚。食进不甘，是中焦气馁。虽咸润介属潜阳获效，说来依稀想象，谅非入理深谈。聊以代煎，酸甘是商。且五旬又四，中年后矣。沉阴久进，亦有斫伐生气之弊。半月来，乏少诊之功。姑为认慎，用固本膏。

徐　当年下虚，曾以温肾凉肝获效。春季患目，是阳气骤升，乃冬失藏聚，水不生木之征也。频以苦辛治目，风阳上聚头巅，肝木横扰，胃受戕贼，至于呕吐矣。今心中干燥如焚，头中岑岑震痛，忽冷忽热，无非阴阳之逆。肝为刚脏温燥决不相安，况辛升散越转凶，岂可再蹈前辙。姑以镇肝益虚，冀有阳和风息之理。

阿胶　小麦　麦冬　生白芍　北沙参　南枣

又，倏冷忽热，心烦巅痛，厥阳之逆，已属阴液之亏。前案申明刚药之非，代赭味酸气坠，乃强镇之品，亦刚药也。考七疝中，子和惯投辛香走泄，其中虎潜一法亦采，可见疝门亦有柔法。医者熟汇成法，苟不潜心体认，皆希图附会矣。今呕逆既止，其阴药亦有暂投，即水生涵木之法。议以固本成方，五更时从阳引导可也，加秋石。

叶妪 临晚头痛，火升心嘈。风阳上冒，防厥。

细生地 阿胶 牡蛎 茯神 麦冬 生白芍

厥阴气血邪痹

史 头形象天，义不受浊。今久痛有高突之状，似属客邪蒙闭清华气血。然常饵桂、附、河车，亦未见其害。思身半以上属阳，而元首更为阳中之阳。大凡阳气先虚，清邪上入，气血瘀痹，其痛流连不息。法当宣通清阳，勿事表散。以艾蒸按法灸治，是一理也。

熟半夏 北细辛 炮川乌 炙全蝎 姜汁

又，阳气为邪阻，清空机窍不宣。考《周礼》采毒药以攻病。借虫蚁血中搜逐，以攻通邪结，乃古法，而医人忽略者。今痛滋脑后，心下呕逆，厥阴见症。久病延虚，攻邪须兼养正。

川芎 当归 半夏 姜汁 炙全蝎 蜂房

胆胃伏邪

张二二 太阳痛，连颧骨、耳后、牙龈，夏令至霜降不瘥，伏邪未解。治阳明少阳。

连翘 羚羊角 牛蒡子 葛根 赤芍 白芷 鲜菊叶

头为诸阳之会，与厥阴肝脉会于巅，诸阴寒邪不能上逆为阳气窒塞，浊邪得以上据，厥阴风火，乃能逆上作痛。故头痛一症，皆由清阳不升，火风乘虚上入所致，观先生于头痛治法，亦不外此。如阳虚浊邪阻塞，气血瘀痹而为头痛者，用虫蚁搜逐血络，宣通阳气为主。如火风变动，与暑风邪气上郁而为头痛者，用鲜荷叶、苦丁茶、蔓荆、山栀等，辛散轻清为主。如阴虚阳越而为头痛者，用仲景复脉汤，甘麦大枣法，加胶、芍、牡蛎，镇摄益虚，和阳息风为主。如厥阳风木上触，兼内风而为头痛者，用首乌、柏仁、稆豆、甘菊、生芍、杞子辈，息肝风，滋肾液为主。一症而条分缕析，如此详明，可谓手法兼到者矣。邹时乘

徐评：头风一症，往往本热而标寒。案中多清火之药，固能愈风火轻症，或有寒邪犯脑，或有风寒外束，则温散之法，固不可略。而外提

之法，尤当博考也。

【点评】叶氏用虫蚁搜逐阳气、宣通阳气，是治疗头痛的一个特点，而临证见头痛久为肝肾亏虚累及奇经，乃以配合通补任督而获效，此经验非常宝贵。

心痛

惊伤

田十三　脉细数。闻雷被惊。心下漾漾作痛。
逍遥散去柴胡，加钩藤、丹皮。

劳伤血滞

宋　脉左涩伏，心下痛甚，舌白不能食谷，下咽阻膈，痛极昏厥，此皆积劳损阳。前者曾下瘀血，延绵经月不止，此为难治。
生鹿角　当归须　姜汁　官桂　桃仁　炒半夏

脾寒厥

谭三五　心痛引背，口涌清涎，肢冷，气塞脘中。此为脾厥心痛，病在络脉，例用辛香。
高良姜　片姜黄　生茅术　公丁香柄　草果仁　厚朴

营络伤急心痛

朱　重按痛势稍衰，乃一派苦辛燥，劫伤营络，是急心痛症。若上引泥丸，则大危矣。议用《金匮》法。
人参　桂枝尖　川椒　炙草　白蜜
厥心痛一症，古人辨论者，多且精矣，兹不复赘。但厥心痛与胃脘痛，情状似一，而症实有别。世人因《内经》胃脘当心而痛一语，往往混而视之。不知厥心痛，为五脏之气，厥而入心胞络，而胃实与焉，则心痛与胃痛，不得不各分一门。今先生案中，闻雷被惊者，用逍遥散去柴胡，加钩藤、丹皮治之，以其肝阳上逆，不容升达，为之养血以平调也。积劳损阳者，用归、鹿、姜、桂、桃仁、半夏治之，以其劳伤血痹，无徒破气，为之通络以和营也。脾厥心痛者，用良姜、姜黄、茅术、丁香、草果、厚朴治之，以其脾寒气厥，病在脉络，为之辛香以开通也。重按而痛稍衰者，用人参、桂枝、川椒、炙草、白蜜治之，以其心营受伤，攻劫难施，为之辛甘以化阳也。方案虽未全备，然其审病之因，制方之巧，无不一一破的。果能举一反三，其义宁有尽乎。龚商年

徐评： 心痛、胃痛确是二病，然心痛绝少，而胃痛极多。亦有因胃痛而及心痛者，故此二症，古人不分两项，医者细心求之，自能辨其轻重也。

【点评】叶氏在此立心痛，治疗应以辛香开通用药。

胃脘痛

肝犯胃

严二十　胃痛半年，干呕。

金铃子　延胡　半夏　茯苓　山栀　生香附

张　冲气上攻成形，痛呕，痛后则散，此厥阴顺乘阳明，阳明虚，筋骨亦掣痛。安蛔丸三钱四服椒梅汤送。

某三五　劳力，气阻胃痛。

川楝子　延胡　炒半夏　乌药　橘红　生香附汁

陈　宿病冲气胃痛，今饱食动怒痛发，呕吐，是肝木侵犯胃土，浊气上踞，胀痛不休，逆乱不已。变为先寒后热，烦躁面赤汗泄，此为厥象。厥阴肝脏之现症，显然在目。夫痛则不通，通字须究气血阴阳，便是看诊要旨矣。议用泻心法。

干姜　川连　人参　枳实　半夏　姜汁

吴三七　食仓痛发，呕水涎沫，六年久病入络。述大便忽闭忽溏，患处辘辘有声。议通胃阳，兼制木侮。

淡吴萸　良姜　半夏　延胡　炮川乌　茯苓　蒲黄

李氏　舌白胸痞，脘痛如束，干呕便难。气阻凝痰聚膈，当以泄降宣剂。若竟攻荡，当夏热土旺，伤及太阴，恐滋胀满之忧。

醋炒半夏　川楝子　延胡　橘红　杏仁　厚朴

王氏　气逆填胸阻咽，脘痹而痛。病由肝脏厥气，乘胃入膈，致阳明经脉失和。周身掣痛，夜甚昼缓者，戌亥至阴，为肝旺时候也。此症多从惊恐瞋郁所致，失治变为昏厥。

半夏　姜汁　金铃子　延胡　杏仁　栝蒌皮　香豉　白蔻

又，痛缓，夜深复炽，前后心胸板掣，脉左数，病在血络中。

金铃子　延胡　桃仁　归须　郁金　白蔻仁

董氏　产后三年，经水不转。胃痛，得食必呕，汗出形寒，腰左动气闪烁，大便七八日始通。脉细弦，右涩，舌白稍渴，脘中响动，下行痛缓。病属厥阴顺乘阳明，胃土久伤，肝木愈横。法当辛酸两和厥阴体用，仍参通补阳明之阳。俾浊少上僭，痛有缓期。

人参同煎一钱　开口吴萸滚水泡洗十次一钱　生白芍三钱　良姜七分　熟半夏醋炒焦二钱　云茯苓切块三钱

肝风犯胃液虚

顾氏　天癸当绝仍来，昔壮年已有头晕。七年前秋起胃痛若嘈，今春悲哀，先麻木头眩，痛发下部，膝胫冷三日，病属肝厥胃痛。述痛引背胁，是久病络脉空隙，厥阳热气，因情志郁勃拂逆，气攻乘络，内风旋动，袭阳明，致呕逆不能进食。

九孔石决明　清阿胶　生地　枸杞子　茯苓　桑寄生　川石斛

某　胁痛入脘，呕吐黄浊水液。因惊动肝，肝风震起犯胃。平昔液衰，难用刚燥，议养胃汁以息风方。

人参　茯苓　半夏　广皮白　麦冬　白粳米

肝犯胃兼痰饮胸痹

姚　胃痛久而屡发，必有凝痰聚瘀。老年气衰，病发日重，乃邪正势不两立也。今纳物呕吐甚多，味带酸苦，脉得左大右小。盖肝木必侮胃土，胃阳虚，完谷而出。且呃逆沃以热汤不减，其胃气掀腾如沸，不嗜汤饮，饮浊弥留脘底。用药之理，远柔用刚，嘉言谓能变胃而不受胃变。开得上关，再商治法。

紫金丹含化一丸，日三次。

又，议以辛润苦滑，通胸中之阳，开涤浊涎结聚，古人谓通则不痛。胸中部位最高，治在气分。

鲜薤白<small>去白衣三钱</small>　栝蒌实<small>三钱炒焦</small>　熟半夏<small>三钱</small>　茯苓<small>三钱</small>　川桂枝<small>一钱</small>
生姜汁<small>四分调入</small>

古有薤露之歌，谓薤最滑，露不能留，其气辛则通，其体滑则降，仲景用以主胸痹不舒之痛。栝蒌苦润豁痰，陷胸汤以之开结。半夏自阳以和阴，茯苓淡渗。桂枝辛甘轻扬，载之不急下走，以攻病所。姜汁生用，能通胸中痰沫，兼以通神明，去秽恶也。

肝郁化火犯胃

某<small>氏</small>　胃痛引胁。

川楝子　柴胡　黑山栀　钩藤　半夏　橘红

朱<small>氏</small>　苦寒辛通。

川连　土栝蒌皮　白芥子　茯苓　炒半夏　姜汁　橘红　竹茹

又，肝厥胃痛，兼有痰饮。只因误用芪、术、人参，固守中焦，痰气阻闭，致痛结痞胀。更医但知理气使降，不知气闭热自内生，是不中窾。前方专以苦寒辛通为法，已得效验。况酸味亦属火化，议河间法。

金铃子　延胡　川连　黑山栀　橘红　半夏

张　老年郁勃，肝阳直犯胃络，为心下痛，久则液枯气结成格。

金铃子　延胡　黑山栀　淡豆豉<small>炒香</small>

郁伤脾胃阳虚

张<small>十九</small>　壮年面色痿黄，脉濡小无力，胃脘常痛，情志不适即发，或饮暖酒暂解，食物不易消化。脾胃之土受克，却因肝木来乘。怡情放怀，可愈此病。

人参　广皮　半夏　茯苓　苡仁　桑叶　丹皮　桔梗　山栀_{姜汁炒}
水泛丸。

阳虚

某　味淡短气，脘中微痛。

人参　淡附子　桂枝　炒远志　煨姜

某　积滞久着，胃腑不宣，不时脘痛，已经数载。阳伤奚疑。

炒半夏　淡干姜　荜茇　草果　广皮　茯苓

汪_{五七}　诊脉弦涩，胃痛绕背，谷食渐减。病经数载，已入胃络，姑与辛通法。

甜桂枝_{八分}　延胡索_{一钱}　半夏_{一钱}　茯苓_{三钱}　良姜_{一钱}　蜜水煮生姜_{一钱半}

张　阳微不司外卫，脉络牵掣不和。胃痛，夏秋不发，阴内阳外也。当冬寒骤加，宜急护其阳，用桂枝附子汤。

桂枝　附子　炙草　煨姜　南枣

戴_{三九}　始于伤阴，继则阳损。脘痛似乎拘束，食物逾时不运。当理中焦健运二阳，通补为宜，守补则谬。

桂枝木　茯苓　生姜渣　炒焦远志　炒黄半夏　生益智仁

余_{三四}　胃疼发，前后心冷，呕吐。

淡吴萸　炒半夏　荜茇　淡干姜　草果仁　厚朴　广皮　桂枝木

某中州阳失健运，脘中痛，食不化。

益智仁　谷芽　广皮　炙草　茯苓　檀香汁　半夏曲　炒荷叶

顾_{五十}　清阳失职，脘中痹痛，得嗳旷达当辛以通之。

薤白　半夏　桂枝　茯苓　干姜

营络胃阳兼虚

顾_{五一}　营虚胃痛，进以辛甘。

当归_{一钱半}　甜桂枝_{一钱}　茯苓_{三钱}　炙草_{五分}　煨姜_{一钱半}　南枣肉_{二钱}

费二九　劳力气泄阳伤，胸脘痛发，得食自缓，已非质滞停蓄。然初病气伤，久泄不止，营络亦伤，古谓络虚则痛也。攻痰破气不去病，即伤胃，致纳食不甘，嗳噫欲呕，显见胃伤阳败。当以辛甘温方。

人参　桂枝　茯苓　炙草　煨姜　南枣

某　胃痛已久，间发风疹。此非客气外感，由乎情怀郁勃，气血少于流畅。夫思虑郁结，心脾营血暗伤。年前主归脾一法，原有成效。今食减形瘦，当培中土，而理营辅之。

异功加归、芍，用南枣肉汤泛丸。

程氏　脉㢲背寒，食入脘痛。

人参　茯苓　当归　白芍　炙草　煨姜　南枣

某女　形寒脘痛，得食甚，手按少缓，非有余客邪病。拟进和营卫法。归桂枝去芍，加茯苓。

胃阳虚气滞血痹

蒋　阳微气阻，右脘痛痹，据云努力痛起。当两调气血。

延胡　半夏　厚朴　橘红　桂枝木　良姜　栝蒌皮　茯苓

某二八　努力，饥饱失时，好饮冷酒，脉弦硬，中脘痛。

熟半夏三钱　云茯苓三钱　桃仁去皮尖，炒研，二钱　良姜一钱　延胡一钱
红豆蔻一钱，去壳

丸方：

熟半夏三两，炒　云茯苓二两　生厚朴二两　小附子一两，炙　草果仁去衣，一两　高良姜一两，生

老姜汁法丸，每服三钱。

阳虚痰滞

朱　痛固虚寒，吐痰泄气稍缓。当通阳明，勿杂多歧。

人参　半夏　姜汁　淡附子　茯苓　淡干姜

某妪　阳微痰滞，胃酸痛胀。用阿魏丸六分。

阳虚阴浊凝阻

施六二　胃痛，浊痰上逆。

代赭石　炒半夏　淡吴萸　淡干姜　茯苓　广皮　荜茇　生益智仁

张四八　阳微浊凝，胃下疼。

炒黑川椒去目一钱　炮黑川乌三钱　炮黑川附子三钱　炮淡干姜一钱半

高五十　素多郁怒，阳气窒痹，浊饮凝洹。汤饮下咽，吐出酸水，胃脘痛痹，已经三载，渐延噎膈。先与通阳彻饮俾阳气得宣，庶可向安。

半夏　枳实皮　桂枝木　茯苓　淡干姜

又，脉右弦不饥，纳谷不运，吞酸。浊饮尚阻，阳仍不宣。

半夏　良姜　桂枝木　茯苓　延胡　淡干姜

血络瘀痹

高　脉虚涩，胃痛久，治在血分。

桃仁　当归　桂枝　茯神　远志　炙草

钱三六　酒肉滞气胃痛，乡人称为穿心箭风，方书所无，不可稽考。苦辛泄降可效。

延胡　川楝子　桃仁　蒲黄　五灵脂

盛三六　胃痛喜得暖食，肠中泄气则安。数年痛必入络，治在血中之气。

桂枝木　桃仁　韭白汁　归须　茯苓块

又，阳微胃痛。

当归　桂枝木　桃仁　炙甘草　煨姜　南枣

席　经几年宿病，病必在络。痛非虚症，因久延，体质气馁，遇食物不适，或情怀郁勃，痰因气滞，气阻血瘀，诸脉逆乱，频吐污浊而大便反秘。医见呕吐肢冷，认为虚脱，以理中加附子温里护阳。夫阳气皆属无形，况乎病发有因，决非阳微欲脱。忆当年病来，宛是肝病，凡疏通气血皆效。其病之未得全好，由乎性情食物居多。夏季专以太阴、阳明通剂。今痛处在脘，久则瘀浊复聚，宜淡味薄味清养，初三竹沥泛丸仍用。早上另立通瘀方法。

苏木　人参　郁金　桃仁　归尾　柏子仁　琥珀　茺蔚

红枣肉丸，早服二钱。

秦　久有胃痛，更加劳力，致络中血瘀，经气逆，其患总在络脉中痹窒耳。医药或攻里，或攻表，置病不理，宜乎无效。形瘦清减，用缓逐其瘀一法。

蜣螂虫炙一两　䗪虫炙一两　五灵脂炒一两　桃仁二两　川桂枝尖生五钱　蜀漆炒黑三钱

用老韭根白捣汁泛丸，每服二钱，滚水下。

潘氏　脉弦涩，经事不至，寒热，胃痛拒格，呕恶不纳。此因久病胃痛，瘀血积于胃络。议辛通瘀滞法。

川楝子　延胡　桂枝木　五灵脂　蒲黄　香附

气火郁

吴氏　气火郁，胃痛。

川楝子　橘红　炒楂肉　郁金　黑山栀　香附

气逆不降

江二十　胃疼缓，气逆不降。

鲜枇杷叶　杏仁　生香附　降香汁　厚朴　橘红　桔梗　白蔻

范氏　诸豆皆能闭气，浆凝为腐，宛是呆滞食物。食已脘痞痛胀，乃清气之阻。诊脉小涩，舌白黏腻，当理气以开旷胸中。

杏仁　厚朴　老苏梗　广皮白　白蔻仁　枳壳汁　桔梗汁

阳明乃十二经脉之长，其作痛之因甚多。盖胃者汇也，乃冲繁要道，为患最易。虚邪贼邪之乘机窃发，其间消长不一。习俗辛香温燥之治，断不容一例而漫施。然而是病，其要何在？所云初病在经，久痛入络，以经主气，络主血，则可知其治气治血之当然也。凡气既久阻，血亦应病，循行之脉络自痹，而辛香理气，辛柔和血之法，实为对待必然之理。又如饱食痛甚，得食痛缓之类，于此有宜补不宜补之分焉。若素虚之体，时就烦劳，水谷之精微，不足以供其消磨，而营气日虚，脉络枯涩，求助于食者，甘温填补等法，所宜频进也。若有形之滞，堵塞其中，容纳早已无权，得助而为实实，攻之逐之等剂，又不可缓也。寒温两法，从乎喜暖喜凉，滋燥之殊，询其便涩便滑。至于饮停必吞酸，食滞当嗳腐。厥气乃散漫无形，瘀伤则定而有象。蛔虫动扰，当频痛而吐沫，痰湿壅塞，必善吐而脉滑。营气两虚者，不离乎嘈辣动悸。肝阳冲克者，定然烦渴而呕逆。阴邪之势，其来必速，郁火之患，由渐而剧也。邵新甫

徐评：治胃痛之方，大段亦不外此。但痛必有外邪内积，不宜轻补，而用人参甚多，痛久则必热，而用姜附甚多，俱为太过。

【点评】叶氏对胃脘痛的治疗注重温通胃阳，以通为补，以降为顺，用药多为辛温之品；治胃不忘疏肝是叶氏治疗胃痛又一特点，常投金铃子散或伍用郁金、香附、柴胡；对久痛入络者，法当祛瘀通络。在临证用药时，勿忘调气之品，气行则血畅。

胁痛

肝郁

张六五　胁胀夜甚，响动则降，七情致伤之病。

橘叶　香附子　川楝子　半夏　茯苓　姜渣

陈　气热攻冲，扰脘入胁。

川连　牡蛎　夏枯草　炒半夏　香附　炒白芥子

徐四九　劳怒阳动，左胁闪闪，腹中微满。诊脉弦搏，左甚。当先用苦辛。

郁金　山栀　半夏曲　降香末　橘红　金石斛

金不制木

汤十八　气逆，咳血后，胁疼。

降香汁_{八分冲}　川贝_{一钱半}　鲜枇杷叶_{三钱}　白蔻仁_{五分}　杏仁_{二钱}　橘红_{一钱}

湿热壅滞

丁　由虚里痛起，左胁下坚满，胀及脐右，大便涩滞不爽。用缓攻方法。

小温中丸。

痛兼痰饮

某　痰饮搏击，胁痛。

半夏　茯苓　广皮　甘草　白芥子　刺蒺藜　钩藤

营络虚寒

沈_{三十}　左胁下痛，食入则安。

当归桂枝汤加肉桂。

朱_{五二}　左乳傍痛绕腰腹，重按得热少缓，此属阴络虚痛。十一年不愈，亦痼疾矣。

当归_{三钱}　肉桂_{一钱}　小茴_{七分}　丁香皮_{五分}　茯苓_{二钱}　淡干姜_{一钱}

尤_{四五}　痛从中起，绕及右胁。胃之络脉受伤，故得食自缓。但每痛发，必由下午黄昏，当阳气渐衰而来。是有取乎辛温通络矣。

当归　茯苓　炮姜　肉桂　炙草　大枣

寒入络脉气滞

郭_{三五}　痛必右胁中有形攻心，呕吐清涎，周身寒凛，痛止寂然无踪。此乃寒入络脉，气乘填塞阻逆。以辛香温通法。

荜茇　半夏　川楝子　延胡　吴萸　良姜　蒲黄　茯苓

血络瘀痹

汪六八　瞋怒动肝，寒热旬日，左季胁痛，难外舒转，此络脉瘀痹。防有见红之事，静调勿劳可愈。

桃仁　归须　五加皮　泽兰　丹皮　郁金

又，桃仁　归须　丹皮　桑叶　川楝子皮　黑山栀皮

又，络虚则热，液亏则风动。痛减半，有动跃之状。当甘缓理虚。炙甘草汤去姜、桂。

又，痛止，便难，液耗风动为秘。议用东垣通幽法。

当归　桃仁　柏子霜　火麻仁　郁李仁　松子肉　红花

凌　肝着，胁中痛，劳怒致伤气血。

川楝子皮　炒延胡　归须　桃仁　生牡蛎　桂枝木

沈二一　初起形寒寒热，渐及胁肋脘痛，进食痛加，大便燥结。久病已入血络，兼之神怯瘦损。辛香刚燥，决不可用。

白旋覆花　新绛　青葱管　桃仁　归须　柏子仁

王二四　左前后胁板着，食后痛胀，今三年矣。久病在络，气血皆窒，当辛香缓通。

桃仁　归须　小茴　川楝子　半夏　生牡蛎　橘红　紫降香　白芥子

水泛丸。

汪　痛在胁肋，游走不一，渐至痰多，手足少力。初病两年，寝食如常，今年入夏病甚。此非脏腑之病，乃由经脉，继及络脉。大凡经主气，络主血，久病血瘀，瘀从便下。诸家不分经络，但忽寒忽热，宜乎无效。试服新绛一方小效，乃络方耳。议通少阳阳明之络，通则不痛矣。

归须　炒桃仁　泽兰叶　柏子仁　香附汁　丹皮　穿山甲　乳香没药

水泛丸。

程四八　诊脉动而虚，左部小弱。左胁疼痛，痛势上引，得食稍安。此皆操持太甚，损及营络，五志之阳，动扰不息。嗌干，舌燥，心悸，

久痛津液致伤也。症固属虚，但参术归芪补方，未能治及络病。《内经》肝病，不越三法：辛散以理肝，酸泄以体肝，甘缓以益肝。宣辛甘润温之补，盖肝为刚脏必柔以济之，自臻效验耳。

炒桃仁　柏子仁　新绛　归尾　橘红　琥珀

痛缓时用丸方：

真阿胶　小生地　枸杞子　柏子仁　天冬　刺蒺藜　茯神

黄菊花四两丸。

朱　肝络凝瘀，胁痛，须防动怒失血。

旋覆花汤加归须、桃仁、柏仁。

李十九　宿伤，左胁痞积攻疼。

生牡蛎　南山楂　炒延胡　川楝子　炒桃仁　归须　丹皮　桂枝木

蒋三六　宿伤，左胁腹背痛。

炒桃仁　归须　炒延胡　片姜黄　五加皮　桂枝木　橘红　炒小茴

血络瘀痹

沈　暮夜五心热，嗌干，左胁痛。肝肾阴亏。

人参　生地　天冬　麦冬　柏子霜　生白芍

肝风入络

黄　左胁骨痛，易饥呕涎，肝风内震入络。

生地　阿胶　生白芍　柏子仁　丹皮　泽兰

又，照前方去白芍、泽兰，加桃仁、桑枝。

又，肝胃络虚，心嘈如饥，左胁痛，便燥少血。

生地　天冬　枸杞　桂圆　桃仁　柏仁

熬膏，加阿胶收。

胆络血滞

程　胁下痛犯中焦，初起上吐下泻，春深寒热不止，病在少阳之络。

> 青蒿根 归须 泽兰 丹皮 红花 郁金

肝肾皆虚

胡三四 诊脉右弦，左小弱涩。病起积劳伤阳，操持索思，五志皆逆。而肝为将军之官，谋虑出焉，故先胁痛。晡暮阳不用事，其病渐剧。是内伤症，乃本气不足，日饵辛燥，气泄血耗。六味滋柔腻药，原非止痛之方，不过矫前药之谬而已。《内经》肝病三法，治虚亦主甘缓，盖病既久，必及阳明胃络，渐归及右，肝胃同病。人卧魂藏于肝，梦寐纷纭，伤及无形矣。议用甘药，少佐摄镇。

> 人参 枣仁 茯神 炙草 柏子仁 当归 龙骨 金箔

桂圆肉煮浓汁捣丸。

胁痛一症，多属少阳厥阴，伤寒胁痛。皆在少阳胆经，以胁居少阳之部。杂症胁痛，皆属厥阴肝经，以肝脉布于胁肋。故仲景旋覆花汤，河间金铃子散，及先生辛温通络，甘缓理虚，温柔通补，辛泄宣瘀等法，皆治肝着胁痛之剂。可谓曲尽病情，诸法毕备矣。然其症有虚有实，有寒有热，不可概论。苟能因此扩充，再加详审，则临症自有据矣。邹时乘

徐评： 案中用药，颇能变通，心思有不可及处，惟用补之处，未免太重耳。

【点评】胁乃肝之分野，肝病则两胁中痛，初调气机，后通血络是为大法。

腹痛

上中二焦气阻

裴氏 脉数，按之涩，腹痛呕吐。恐痧秽格拒，宜宣通气分。

白蔻仁 桔梗 黑山栀 香豉 半夏 广皮白

阳气不通

某四十　腰痛腹痛，得冷愈甚。

桂枝木　茯苓　蕲艾　生香附　青皮　炒小茴

吴五三　当脐微痛，手按则止。此络空冷乘，阳气久虚之质。自述戒酒谷增，不可因痛，再以破泄真气。

茯苓　生姜煨　熟术　肉桂

郁伤脾阳

俞十九　腹痛六七年，每发必周身寒凛，吐涎沫而痛止。此诸气郁痹，得涌则宣之象，法当升阳散郁。

半夏　草果　金铃子　延胡　厚朴　生姜　苏梗

秽浊阻气

程　秽浊阻遏中焦，气机不宣，腹痛脘痹。当用芳香逐秽，兼以疏泄。

藿香　厚朴　杏仁　莱菔子　半夏　广皮白

阴浊内阻腑阳不通

郑　脉沉微，腹痛欲大便，阴浊内凝，乃阳气积衰，通阳必以辛热。

生白术　吴萸　良姜　川熟附　茯苓　小茴

某　腑阳不通，腹痛，用禹余粮丸，暖下通消，二便通，胀缓，腹仄。此无形之气未振，宜疏补醒中。

生白术　厚朴　广皮　半夏　茯苓　生益智　姜汁

肝气郁

某　气结，腹痛食少，寒热。

逍遥散去术，加郁金、香附。

肝郁血滞

某氏　肝郁，腹痛有形，经不调。

香附　川芎　当归　肉桂　五灵脂　木香　吴萸　炒白芍

郁伤肝脾络血凝瘀

毕　小便自利，大便黑色，当脐腹痛，十五年。渐发日甚，脉来沉而结涩。此郁勃伤及肝脾之络，致血败瘀留，劳役动怒，宿病乃发。目今冬深闭藏，忌用攻下。议以辛通润血，所谓通则不痛矣。

桃仁　桂枝木　穿山甲　老韭白　煎送　阿魏丸一钱，

徐四十　疹发五六年，形体畏寒，病发身不大热，每大便，腹痛里急。此皆气血凝滞，当以郁病推求。

当归　酒制大黄　枳实　桂枝　炙草　白芍

劳伤中阳

某　劳力伤气，浮肿，食入腹痛。姑用戊己调中。

白芍二钱　炙草五分　当归炒焦一钱半　生益智七分研　广皮一钱　煨姜一钱

枣肉三钱

河水煎。

营分虚寒

袁四五　当脐腹痛，发于冬季，春深渐愈。病发嗳气，过饥劳动亦发，宜温通营分主治。

当归　炙草　肉桂　茯苓　炮姜　南枣

郁怒饮气入络

华　腹痛三年，时发时止，面色明亮，是饮邪，亦酒湿酿成。因怒左胁有形，痛绕腹中，及胸背诸俞，乃络空，饮气逆攻入络。食辛热痛止复痛，盖怒则郁折肝用，惟气辛辣可解，论药必首推气味。

粗桂枝木一钱　天南星姜汁浸炮黑一钱半　生左牡蛎五钱打碎　真橘核炒香打一钱半　川楝子肉一钱　李根东行皮一钱

暑伤中气

某　长夏腹胀减食，微痛，是暑伤在气分。东垣每调和脾胃，疏泄肝木，最属近理。若守中之补，及腻滞血药皆左。

人参　广皮　白芍　茯苓　谷芽　生益智仁

腹处乎中，痛因非一。须知其无形及有形之为患，而主治之机宜，已先得其要矣。所谓无形为患者，如寒凝火郁，气阻营虚，及夏秋暑湿痧秽之类是也。所谓有形为患者，如蓄血、食滞、癥瘕、蛔蛲、内疝，及平素偏好成积之类是也。审其痛势之高下，辨其色脉之衰旺，细究其因确从何起。大都在脏者以肝、脾、肾为主，在腑者以肠胃为先。夫脏有贼克之情，非比腑病而以通为用也，此通字，勿执攻下之谓。古之建中汤、理中汤、三物厚朴汤，及厚朴温中汤，各具至理。考先生用古，若通阳而泄浊者，如吴茱萸汤，及四逆汤法。清火而泄郁者，如左金丸，及金铃散法。开通气分者，如四七汤及五磨饮法。宣攻营络者，如穿山甲、桃仁、归须、韭根之剂，及下瘀血汤法。缓而和者，如芍甘汤加减，及甘麦大枣汤法。柔而通者，如苁蓉、柏子、肉桂、当归之剂及复脉加减法。至于食滞消之，蛔扰安之，癥瘕理之，内疝平之，痧秽之候，以芳香解之，偏积之类，究其原而治之，是皆先生化裁之法也。若夫疡科内痈，妇科四症，兼患是病者，更于各门兼参其法而用之，则无遗蕴矣。邵新甫徐评：腹痛久者必有积滞，必用消积丸药以渐除之，煎方恐不足以愈久病也，案中用丸散，绝妙。

【点评】腹痛之因非一，有无形及有形之患，在脏者以肝、脾、肾为主，在腑者以肠胃为先。治法用药均以通法而化裁。

肩臂背痛

痛绕耳后

徐　迩日天令骤冷，诊左脉忽现芤涩，痛时筋挛，绕掣耳后。此营虚脉络失养，风动筋急。前法清络，凉剂不应，营虚不受辛寒。仿东垣舒筋汤意。

当归　生黄芪　片姜黄　桂枝　防风　生於术

煎药化活络丹一丸。

肩臂痛

某　劳倦，肩臂疼。

川桂枝木　木防己　五加皮　茯苓　生苡仁　炒白蒺

涂六二　痛起肩胛，渐入环跳髀膝，是为络虚。

黄芪五钱　於术三钱　当归三钱　茯苓二钱　防己八分　防风根五分　羌活五分

又，照前方去防风、羌活，加杞子、沙苑。

邹　五旬又四，阳明脉衰，肩胛筋缓，不举而痛。治当通补脉络，莫进攻风。

生黄芪　於术　当归　防风根　姜黄　桑枝

王四二　阳明气衰，厥阴风动。头眩目昏，右肩痛麻，胁下有聚气。足厥阴主治。

枸杞子四两　归身三两　羚羊角生研，二两　制白蒺去刺，三两　嫩芪皮四两　胡天麻二两，煨

菊花二两熬汁，桑枝四两熬汁丸。

徐五二　左指胀痛引肩，男子血虚风动，病在肝，形脉不足。以柔药温养。

制首乌　枸杞子　归身　三角胡麻　菊花炭　柏子仁　刺蒺藜桑枝膏丸。

俞姬　高年阳明气乏，肩胛痛难屈伸。法当理卫阳通补。

黄芪　桂枝　归身　片姜黄　海桐皮　夏枯草

背痛

孙二四　肾气攻背项强，溺频且多，督脉不摄，腰重头疼，难以转侧。先与通阳，宗许学士法。

川椒炒出汗三分　川桂枝一钱　川附子一钱　茯苓一钱半　生白术一钱生远志一钱

凡冲气攻痛，从背而上者，系督脉主病，治在少阴。从腹而上者，治在厥阴，系冲任主病，或填补阳明，此治病之宗旨也。

汪十二　肝浊逆攻，痛至背。

淡干姜八分　炒黑川椒三分　炒焦乌梅肉五分　小川连三分　川桂枝木五分　北细辛二分　黄柏五分　川楝子肉一钱　生白芍二钱

陈氏　《内经》论诸痛皆寒。时当冬腊，口鼻吸受寒冷，阻气隧之流行，痛自胸引及背，甚则手足厥冷。只宜两通气血主治。

川楝子　延胡　生香附　橘红　吴萸　乌药　红花

沈氏　脉芤汗出失血，背痛，此为络虚。

人参　炒归身　枣仁　炒白芍　炙草　茯神

庄三四　督虚背疼，脊高突。

生毛鹿角切片三钱　鹿角霜一钱半　杞子三钱　归身一钱　生杜仲一钱半沙苑一钱　茯苓一钱半　青盐调入三分

张三八　督虚背痛，遗泄。

生毛鹿角　鹿角霜　生菟丝子　生杜仲　沙苑子　白龙骨　茯苓当归

肺朝百脉，肺病则不能管摄一身，故肺俞为病，即肩背作痛。又背为阳明之府，阳明有亏，不能束筋骨，利机关，即肩垂背曲。至于臂，经络交会不一，而阳明为十二经络之长，臂痛亦当责之阳明。但痛有内外两因，虚实迥异：治分气血二致，通补攸殊。如营虚脉络失养，风动筋急者，不受辛寒，当仿东垣舒筋汤之意，佐以活络丹。劳倦伤阳，脉络凝塞，肩臂作痛者，以辛甘为君，佐以循经入络之品。阳明气衰，厥阴风动，右肩痛麻者，用枸杞、归身、黄芪、羚羊、桑枝膏，为阳明厥阴营气两虚主治。血虚风动者，因阳明络虚，受肝脏风阳之扰，用首乌、枸杞、归身、胡麻、柏子仁、刺蒺藜药等味，以柔甘为温养。失血背痛者，其虚亦在阳明之络，用人参、归身、枣仁、白芍、炙草、茯神，以填补阳明。若肾气上逆，则督虚为主病，宜用奇经之药以峻补真阳。至于口鼻吸受寒冷，阻郁气隧，痛自胸引及背者，宗《内经》诸痛皆寒之义，以温药两通气血。更有古法，如防风汤散肺俞之风，指迷丸治痰流臂痛，控涎丹治流痹牵引，此皆从实症而治，所谓通则不痛也。医者不拘守一法，洞悉病源，运巧思以制方，而技于是进。龚商年

徐评：痛定于肩背，此着痹之类。必用外治之药，以攻之提之，煎药不能取效也。

【**点评**】内外合治，效则最优。

腰腿足痛

腰痛

曹三九　湿郁，少腹痛引腰，右脚酸。

木防己　晚蚕砂　飞滑石　茯苓皮　杏仁　厚朴　草果　萆薢

俞五五　劳倦挟湿，腰疼。

川桂枝尖　木防己　生苡仁　茯苓皮　晚蚕砂　萆薢

何四七　腰痛，环跳穴痛痹。

沙苑　桂枝木　小茴　茯苓　桑寄生　炒杞子

翁三五　正努力伤腰疼。

生杜仲　当归　五加皮　炒牛膝　枸杞子　茯苓　青盐　生羊腰子

吴氏　脉虚身热，腰髀皆痛，少腹有形攻触。脏阴奇脉交伤，不可作外感治。

当归　炒白芍　桂枝　茯苓　炙草　煨姜　大枣

汪二三　脉涩，腰髀环跳悉痛，烦劳即发。下焦空虚，脉络不宣，所谓络虚则痛是也。

归身　桂枝木　生杜仲　木防己　沙苑　牛膝　萆薢　小茴

某　便溏腰痛无力。

术菟丸方。

朱　脉细色夺，肝肾虚，腰痛，是络病治法。

生羊内肾　当归　枸杞子　小茴　紫衣胡桃　茯神

腰膝痛

汪妪　老年腰膝久痛，牵引少腹两足，不堪步履。奇经之脉，隶于肝肾为多。

鹿角霜　当归　肉苁蓉　薄桂　小茴　柏子仁

王三五　脉迟缓，饮酒便溏，遗精数年不已，近日腰髀足膝坠痛麻木。此湿凝伤其脾肾之阳，滋填固涩，决不应病。先议用苓姜术桂汤，驱湿暖土，再商后法。

膝腿足痛

吴　舌白干涸，脘不知饥，两足膝跗筋掣牵痛。虽有宿病，近日痛发，必挟时序温热湿蒸之气，阻其流行之隧。理进宣通，莫以风药。

飞滑石　石膏　寒水石　杏仁　防己　苡仁　威灵仙

蒋七岁　足膝肿，疼久不止，内热。

生虎骨　炒牛膝　萆薢　金毛狗脊　当归　仙灵脾

又，照前方加生鹿角、黄柏。

张四二　劳力伤，左腿骨麻疼。

生虎骨四两　当归二两　五加皮二两　仙灵脾二两　牛膝二两　独活一两　白茄根二两　油松节二两　金毛狗脊八两

朱　痛着右腿身前，肌肉不肿，必在筋骨。且入夜分势笃，邪留于阴，间有偏坠。治从肝经。

生杜仲一两　当归须二钱　穿山甲二钱炙　小茴香一钱炒　北细辛三分 干地龙炙一钱

足痛

某　呕逆吐涎，冲气攻心，足大拇指硬强而痛。

淡吴萸　熟附子　独活　北细辛　当归　汉防己

某　两足皮膜，抚之则痛。由厥阴犯阳明，胃厥所致。脉弦而数，治当疏泄。

川楝子　延胡　青皮　黑山栀　归须　桃仁　橘红　炒黑楂肉

陆二四　饱食则哕，是为胃病。两足骨骱皆痛，阳明胃脉不司束，筋骨攻痛。议转旋阳气法。

苓姜术桂汤。

某　右足患处麻木筋强微肿，老人气血不得宣通。冬病至长夏，食不加餐，脉小弱。主以温养。

虎胫骨生打三钱　淮牛膝一钱　归身炒一钱　杞子炒三钱　生杜仲三钱 川斛三钱　草薢一钱　白蒺藜炒去刺研一钱

腰者肾之府，肾与膀胱为表里，在外为太阳，在内属少阴，又为冲、任、督、带之要会。则腰痛一症，不得不以肾为主病，然有内因、外因、不内外因之别。旧有五辨，一曰阳虚不足，少阴肾衰，二曰风痹风寒，湿着腰痛，三曰劳役伤肾，四曰坠堕损伤，五曰寝卧湿地，其说已详。而景岳更增入表里虚实寒热之论，尤为详悉。夫内因治法，肾脏之阳有亏，则益火之本，以消阴翳，肾脏之阴内夺，则壮水之源，以制阳光。外因治法，寒湿伤阳者，用苦辛温以通阳泄浊，湿郁生热者，用苦辛以胜湿通气。不内外因治法，劳役伤肾者，以先后天同治，坠堕损伤者，辨伤之轻重，与瘀之有无，为或通或补。若夫腿足痛，外感者，惟寒湿湿热风湿之流经入络。《经》云：伤于湿者，下先受之。故当以治湿为主，其间佐温、佐清、佐散，随症以制方。内伤则不外肝、脾、肾三者之虚，或补中，或填下，或养肝，随病以致治。古来治腰腿足痛之法，大略如此也。然审症必如燃犀烛怪，用药尤贵以芥投针。今阅案中，有饮酒便溏，遗精不已，腰痛麻木者，他人必用滋填固涩等药，先生断为湿凝伤脾肾之阳，用苓桂术姜汤，以驱湿暖土。有老年腰痛者，他人但撮几味通用补肾药以治，先生独想及奇经之脉，隶于肝肾，用血肉有情之品，鹿角、当归、苁蓉、薄桂、小茴，以温养下焦。有痛着右腿，肌肉不肿，入夜势笃者，先生断其必在筋骨，邪流于阴，用归须、地龙、山甲、细辛，以辛香苦温入络搜邪。有两足皮膜，抚之则痛者，似乎风湿等症，先生断其厥阴犯阳明，用川楝、延胡、归须、桃仁、青皮、山栀，以疏泄肝脏。有饱食则哕，两足骨骱皆痛者，人每用疏散攻劫，先生宗阳明虚不能束筋骨意，用苓姜术桂汤，以转旋阳气。种种治法非凡手所及。要之治病，固当审乎虚实，更当察其虚中有实，实中有虚，使第虚者补而实者攻，谁不知之？潜玩方案，足以补后人之心智也，岂浅鲜哉！龚商年

徐评： 凡有着之邪，总以外攻。内经有腰痛论一篇，亦以服药不足尽病也。

【点评】叶氏治腰腿痛从外因、内因治，涉及范围广，内容多，当察其虚中有实，实中有虚，独想及奇经八脉，隶于肝肾，思路开阔，值得仔细体会。

诸痛

血络瘀痹

陈 久痛必入络，气血不行，发黄，非疸也。

旋覆花 新绛 青葱 炒桃仁 当归尾

庞 四八 络虚则痛，有年色脉衰夺，原非香蔻劫散可效。医不明治络之法，则愈治愈穷矣。

炒桃仁 青葱管 桂枝 生鹿角 归尾

此旋覆花汤之变制也，去覆花之咸降，加鹿角之上升，方中惟有葱管通下，余俱辛散横行，则络中无处不到矣。

又，辛润通络，病愈廿日，因劳再发。至于上吐下闭，是关格难治矣。且痛势复来，姑与通阳。

阿魏丸四钱，分四服。

李四六　积伤入络，气血皆瘀，则流行失司，所谓痛则不通也。久病当以缓攻，不致重损。

桃仁　归须　降香末　小茴　穿山甲　白蒺藜　片姜黄　煨木香

韭白汁法丸。

杨三一　由周身筋痛，绕至腹中，遂不食不便。病久入络，不易除根。

归身　川桂枝　茯苓　柏子仁　远志　青葱管

章　痛乃宿病，当治病发之由。今痞塞胀闷，食入不安。得频吐之余，疹形朗发，是陈腐积气胶结，因吐，经气宣通。仿仲景胸中懊憹例，用栀子豉汤主之。

又，胸中稍舒，腰腹如束，气隧有欲通之象，而血络仍然锢结。就形体畏寒怯冷，乃营卫之气失司，非阳微恶寒之比，议用宣络之法。

归须　降香　青葱管　郁金　新绛　柏子仁

黄　痛则气乱发热，头不痛，不渴饮，脉不浮，非外感也。暂用金铃散一剂。

金铃子　炒延胡　炒桃仁　桂圆

又，痛而重按少缓，是为络虚一则，气逆紊乱，但辛香破气忌进。宗仲景肝着之病，用金匮旋覆花汤法。

旋覆花　新绛　青葱管　桃仁　柏子霜　归尾

汪姬　脉小涩，久因恺郁，脘痛引及背胁，病入血络，经年延绵。更兼茹素数载，阳明虚馁，肩臂不举。仓卒难于奏效，是缓调为宜。议通血络润补，勿投燥热劫液。

归须　柏子仁　桂枝木　桃仁　生鹿角片　姜黄

阴分伏热

朱　头巅至足，麻木刺痛，热炽。

滋肾丸

张　初受寒湿，久则化热，深入阴分，必暮夜痛甚。医用和血驱风，焉能直入阴分？议东垣滋肾丸，搜其深藏伏邪。

肉桂八钱忌见火　黄柏四两　知母四两

俱盐水炒，水泛丸。

王　脉数而细，忽痛必热肿，且痛来迅速。思五行六气之流行，最速莫如火风。高年脂液久耗，人身之气，必左升右降。相火寄于肝龙火起于肾并从阴发越。本乎根蒂先亏，内乏藏纳之职司矣。每日服东垣滋肾丸三钱，秋石汤送，以泻阴中伏热。

肝肾奇经脉络不和

许二一　痛为脉络中气血不和，医当分经别络。肝肾下病，必留连及奇经八脉。不知此旨，宜乎无功。

鹿角霜　桑寄生　杞子　当归　沙苑　白薇　川石斛　生杜仲

肝肾虚下焦痛

范　病后精采未复，多言伤气，行走动筋，谓之劳复。当与甘温，和养气血，下焦痛，肝肾素虚也。

人参　小茴香　拌炒当归　沙苑　蒺藜　茯神　炒杞子　菊花炭

经云：诸痛痒疮，皆属于心。夫心主君火，自当从热而论，然此乃但言疮耳。若疡科之或痛或疽，则有阴有阳，不可但执热而论矣。又如《举痛论》中，所言十四条，惟热留小肠一条，则主乎热，余皆主乎寒客。故诸痛之症，大凡因于寒者，十之七八，因于热者，不过十之二三而已。如欲辨其寒热，但审其痛处，或喜寒恶热，或喜热恶寒，斯可得其情矣。至于气血虚实之治，古人总以一通字立法，已属尽善。此通字，勿误认为攻下通利讲解，所谓通其气血，则不痛是也。然必辨其在气分与血分之殊。在气分者，但行其气，不必病轻药重，攻动其血。在血分者，则必兼乎气治，所谓气行则血随之是也。若症之实者，气滞血凝，通其气而散其血则愈。症之虚者，气馁不能充运，血衰不能滋荣，治当养气补血，而兼寓通于补，此乃概言其大纲耳。若夫诸痛之症，头绪甚繁。内因七情之伤，必先脏腑而后达于肌躯。外因六气之感，必先肌躯而后入于脏腑，此必然之理也。在内者考内景图，在外者观经络图。其十二经游行之部位，手之三阴，从脏走手，手之三阳，从手走头，足之三阳，从头走足，足之三阴，从足走腹。凡调治立方，必加引经之药，或再佐以外治之法，如针灸砭刺或敷贴熨洗，或按摩导引，则尤易奏功。此外更有跌打闪挫、阴疽内痛、积聚癥瘕、蛔蛲疝痹、痧胀中恶诸痛，须辨明证端，不可混治。今观各门痛证诸案，良法尽多，难以概叙。若撮其大旨，则补泻寒温，惟用辛润宣通，不用酸寒敛涩以留邪，此已切中病情。然其独得之奇，尤在乎治络一法。盖久痛必入于络，络中气血，虚实寒热，稍有留邪，皆能致痛，此乃古人所未及详言，而先生独能剖析明辨者。以此垂训后人，真不愧为一代之明医矣。

华玉堂

徐评：此等议论，以为辨别精详，分毫无误。其实皆浮泛之谈，无病不可套去。而于此症真诠，全未梦得明之薛立斋、张景岳，终身迷入此中，其说愈繁，而去道愈远。一派浮谈，而古昔圣贤治一病必有一主方，千变万化，不脱根本，此理遂消亡矣。

【点评】叶氏治诸痛，良法尽多，撮其大旨，以辛润宣通。因久痛必入络，惟有通络中气血方可取效。现代临证用于多种慢性病，为医家重视。

耳

风温上郁

某　温邪上郁，耳聤右胀。

薄荷　马勃　桔梗　连翘　杏仁　通草

某二二　先起咳嗽，继而耳聤胀痛，延绵百日不愈。此体质阴亏，触入风温，未经清理，外因伤及阴分，少阳相火陡起，故入暮厥痛愈剧。当先清降，再议育阴。

苦丁茶　鲜菊叶　金银花　生绿豆皮　川贝母　鲜荷叶梗　益元散

某女　风温发热，左耳后肿痛。

干荷叶　苦丁茶　马勃　连翘　杏仁　黑栀皮

毕三三　壮年脉来小促数，自春月风温咳嗽，继以两耳失聪。据述苦降滋阴不效，是不明虚实经络矣。《内经》以春病在头，膏粱之质，厚味酒醴助上痰火，固非治肾、治肝可效。每晚卧时，服茶调散一钱。

又，鲜荷叶汁　羚羊角　石膏末　连翘　元参　鲜菊叶　牛蒡子

午服。

又，照前方去牛蒡、菊叶，加鲜生地、鲜银花。

叶　火风侵窍，耳聋。

连翘　薄荷　甘菊　淡黄芩　苦丁茶　黑山栀

暑

顾二二　暑邪窍闭，耳失聪。

鲜荷叶　鲜菊花叶　苦丁茶　夏枯草　蔓荆子　连翘　淡黄芩　黑

山栀

某十八　左耳聤痛，舌白，脉数。体质阴虚，挟受暑风，上焦气热。

宜用辛凉轻药。

鲜菊叶　苦丁茶　黑山栀　飞滑石　连翘　淡竹叶

某二五　暑热上郁耳聤作胀，咳呛。当清气热。

杏仁　连翘壳　淡竹叶　川贝　白沙参　六一散

胆火上郁

宓　头重，耳聤胀，目微赤。少阳相火上郁，以辛凉清解上焦。

连翘　羚羊角　薄荷梗　丹皮　牛蒡子　桑叶

某　风木之郁，耳胀欲闭。

连翘　羚羊角　薄荷梗　苦丁茶　夏枯草花　黑山栀皮　小生香附

倪十三　因大声喊叫，致右耳失聪。想外触惊气，内应肝胆，胆脉

络耳，震动其火风之威，亦能郁而阻窍。治在少阳，忌食腥浊。

青蒿叶　青菊叶　薄荷梗　连翘　鲜荷叶汁　苦丁茶

汪　耳聋咳嗽，形体日瘦。男子真阴未充，虚阳易升乘窍。书云：

胆络脉附耳。先议清少阳郁热，以左耳为甚故也。

桑叶　丹皮　连翘　黑山栀　青蒿汁　象贝母

郁伤心肾胆火上炎

丁　肾开窍于耳，心亦寄窍于耳，心肾两亏，肝阳亢逆，故阴精走泄，阳不内依，是以耳鸣时闭。但病在心肾，其原实由于郁。郁则肝阳独亢，令胆火上炎。清晨服丸药以补心肾，午服汤药以清少阳，以胆经亦络于耳也。

水煮熟地_{四两}　麦冬_{一两半}　龟版_{二两}　牡蛎_{一两半}　白芍_{一两半}　北味_{一两}　建莲_{一两半}　磁石_{一两}　茯神_{一两半}　沉香_{五钱}　辰砂_{五钱，为衣}

煎方：

夏枯草_{二钱}　丹皮_{一钱}　生地_{三钱}　山栀_{一钱}　女贞子_{三钱}　赤苓_{一钱半}　生甘草_{四分}

气闭

姚_{三十}　气闭耳鸣。

鲜荷叶　杏仁　厚朴　广皮　木通　连翘　苦丁茶　防己

肾虚

金_{三八}　下虚，耳鸣失聪。

磁石六味去萸加川斛、龟甲、远志。

王　肾窍开耳，胆络脉亦附于耳。凡本虚失聪治在肾，邪干窍闭治在胆，乃定例也。今年已六旬，脉形细数，是皆肾阴久亏，肝阳内风上旋蒙窍。五行有声，多动真气火风，然非苦寒直降可效。填阴重镇，滋水制木，佐以咸味入阴，酸以和阳，药理当如是议。

熟地　龟版　锁阳　牛膝　远志　茯神　磁石　秋石　萸肉　五味

某　八十耳聋，乃理之常，盖老人虽健，下元已怯，是下虚上实，清窍不主流畅。惟固补下焦，使阴火得以潜伏。

磁石、六味加龟甲、五味、远志。

肾开窍于耳，心亦寄窍于耳，胆络脉附于耳，体虚失聪，治在心肾，邪干窍闭，治在胆经。盖耳为清空之窍，清阳交会流行之所，一受风热火郁之邪，与水衰火实，肾虚气厥者，皆能失聪。故先生治法，不越乎通阳镇阴、益肾、补心、清胆等法，使清静灵明之气，上走空窍，而听斯聪矣。如温邪、暑热、火风侵窍而为耳聋痛胀者，用连翘、山栀、薄荷、竹叶、滑石、银花，轻可去实之法，轻清泄降为主。如少阳相火上郁，耳聋膑胀者，用鲜荷叶、苦丁茶、青菊叶、夏枯草、蔓荆子、黑山栀、羚羊角、丹皮，辛凉味薄之药，清少阳郁热，兼清气热为主。如心肾两亏，肝阳亢逆，与内风上旋蒙窍而为耳鸣暴聋者，用熟地、磁石、龟甲、沉香、二冬、牛膝、锁阳、秋石、山萸、白芍，味厚质重之药，壮水制阳，填阴镇逆，佐以酸味入阴，咸以和阳为主。因症施治，从虚从实，直如庖丁之导窾矣。邹时乘

徐评： 耳聋之法多端，然大段不过清上、镇下二条。案中方极稳当，至于外治之法。

【点评】案中讲到不仅肾开窍于耳，耳病且与心、肝、胆的密切相关，而一旦外邪侵袭，温邪暑热风火均可致耳聋痛胀。故用药要从虚实两端投入，方能取效。

目

风温

某　风温上郁，目赤，脉左弦。当用辛以散之。
桑叶　夏枯草　连翘　草决明　赤芍

燥热

某二三　失血后，复受燥热，左目赤痛。当以辛凉清之。
鲜菊叶　冬桑叶　生甘草　赤苓皮　绿豆皮　秘豆皮
鲍氏　秋风化燥，上焦受邪，目赤珠痛。
连翘　薄荷　黄芩　山栀　夏枯草　青菊叶　苦丁茶　桑皮

暑湿郁蒸

席 用淡渗渐安，是暑入气阻，热蒸湿郁。勿取大辛大苦之开泄，仿清邪中上治法。

冬桑叶　谷精草　望月砂　苡仁　川通草　绿豆皮　茯苓

木火上郁

顾五四　头额闷胀，目赤。

羚羊角　夏枯草　草决明　山栀皮　连翘　生香附

潘 戒饮，浊减十四，略可加谷。近日竟夕无寐，目珠赤痛，阳升不交于阴。暂停妙香散。

桑叶　丹皮　夏枯草　黑山栀　川贝　苡仁

陆妪　郁勃气火，翳遮目睛，高年苦辛难进。

夏枯草　谷精草　草决明　望月砂　生香附　连翘　山栀皮　丹皮

某 头面风肿，目起星，是气中热。

羚羊角　夏枯草　薄荷梗　谷精草　生香附　小生地　丹皮　望月砂　连翘　山栀

汪 脉左弦，左目赤痛，泪多。

桑叶　丹皮　草决明　小胡麻　夏枯草　谷精草　绿豆皮　黑稆豆皮

汪 目痛偏左，翳膜红丝，诊脉左弦涩。由肝胆气热所致。

草决明　冬桑叶　夏枯草　小胡麻　丹皮　谷精草

某十一　肝火上郁，目眶红肿。

连翘　赤芍　菊花叶　黑栀皮　苦丁茶　夏枯草

江 脉数右大，郁久热生目，障心痛。

夏枯草花　小生香附　金石斛　半夏曲　茯苓　橘红

脾肺蕴湿

某八岁　目胞浮肿，不饥不运。

桑皮八分　茯苓皮三钱　大腹皮一钱　广皮一钱　姜皮五分　苡仁一钱半
通草一钱

血络虚热

王姬　高年目暗已久，血络空虚，气热乘其空隙，攻触脉络，液尽而痛，当夜而甚，乃热气由阴而上。想外科用酒调末药，必系温散攻坚，因此而痛，虚症可知。

羚羊角　连翘心　夏枯草　青菊叶　全当归　川桂枝　丹皮

阴虚火郁

叶　微寒，汗大出，下有痔漏，左眼眶疼痛，此阴伤火郁，不可作时邪泛治。

六味去萸，加芍、蔓荆子、丹皮重用。

胃虚肝风

某三六　右目多泪，眦胀心嘈杂。阳明空虚，肝阳上扰使然。当调补肝胃。

嫩黄芪三钱　当归一钱半　白芍一钱半　茯神三钱　煨姜一钱　南枣一枚

营阴虚

祝四八　当夏形懒，不耐大气发泄，入冬两目无光，精气无收藏。凡五脏精华，皆聚于目，失藏失聚，内乏生真，不独一脏之损。当用养营汤。

肝阴虚

某三六　脉涩细，左目痛，泪热翳膜。此肝阴内亏，厥阳上越所致。

冬桑叶一钱　炒枸杞一钱半　小胡麻一钱半　望月砂三钱　制首乌三钱
石决明一具　黄菊花一钱　稆豆皮三钱

肝肾虚

某三六　目痛无光。

制首乌六两　枸杞子二两　柏子仁一两　细生地二两　石决明四两　小
胡麻三两　望月砂三两　刺蒺藜二两　冬桑叶一两半　黄菊花一两

用稆豆皮八两，谷精珠二两，煎浓汁泛丸，每服五钱，开水送。

某　眦胀目昏，心中嘈杂，当治肝肾。

熟地六两　枸杞子三两　桑椹子二两　沙苑二两　石决明二两　茯神二两
女贞子一两半　青盐一两　黄菊花一两　川斛四两

加蜜丸，早上开水送四钱。

某三六　脉涩，眦痛，右目当风泪多，当治肝肾。

制首乌　枸杞子　炒归身　桑椹子　沙苑子　茯神

某二五　遗止，心嘈目泪。仍是阳气过动，当填阴和阳。

熟地　杞子　天冬　萸肉　五味　生地　茯苓　菊花　山药　蜜丸

某　瞳神散大，左偏头痛，先损左目。是焦烦郁勃，阳升化风，劫
伤血液使然。法当兼补肝肾。

熟地　枸杞子　山萸肉　五味　茯神　菊花　生神曲　谷精草
山药

眼科一症，古有五轮八廓，七十二问之辨，傅氏又分为一百零八
症，因名目太多，徒滋惑乱。至于见症，杨仁斋已备论，具载景岳。但
阴阳、虚实、寒热、标本施治，不可紊乱。经云：五脏六腑之精华，皆
上注于目。又云：目者肝之窍也。肝与胆为表里，肝液胆汁充足，目乃
能远视，故无论外感与内症，皆与肝胆有关系焉。夫六淫之邪，惟风火
燥居多，兼寒兼湿者，亦间有。内起之症，肝胆心肾为多，他脏亦间有
之。若夫论治，则外感之症，必有头痛，寒热，鼻塞，筋骨酸疼，脉见
紧数，或浮洪，一切表症，方可清散。至于内因之症，有虚实之殊。实
者肝胆之风热盛也，凡暴赤肿痛，胀闷难开，翳膜眵泪，酸涩作痒，斑
疮入睛，皆实症也，当除风散热。虚者，肾经之水火衰也，凡久痛昏

暗，青盲雀目，内障昏蒙，五色花翳，迎风泪出，皆虚候也，治宜壮水益火。若阴血虽亏，而风热未尽，则当审其缓急，相参而治。若久服寒凉，虚阳转盛，则当补以甘温，从乎反佐。至于红色浅淡而紫者为虚热，鲜泽而赤者为实热。瞳神内涌白睛带赤者，为热症。瞳神青绿白睛枯槁者，为寒症。肿胀红赤，眼珠刺痛，夜则尤甚，目不能开，而视物犹见者，为邪火炽盛。若白翳遮睛，珠不甚痛，或全不痛，目仍能开，而视物不见者，为真火不足。当细察其形症色脉，因症而用药，此内治之大法也。若日久失调，致气血凝滞，火热壅结，而为赤肿腐烂，翳膜遮蔽，致成外障，譬之镜受污垢，必当濯磨，须用点药，若但服药，必不能愈。至于内障之症，但宜服药，倘用点药，徒伤其气血，必无益而有损，更当知目眦、白珠属阳，故昼痛，点苦寒药则可效。瞳子、黑睛属阴，故夜痛，点苦寒药则反剧，是外治之法，亦当以阴阳区别也。若夫偏正头风，属气虚痛者，朝重暮轻，血虚痛者，朝轻暮重，亦有外感内因之别，此症当以补养正气为主，略兼治表。倘概以风热而论，专于表散，最易损目。更有肝阴亏耗，木火上炎，头痛恶心，眉棱骨痛，不欲饮食，眼胞红肿，睛珠刺痛，眵泪如脓，白睛如胬，目珠上窜不下，不得瘛瘲，甚则巅顶脑后，如破如裂，此内发之风也。夫肝属木，木主风，热盛化风，其体必本阴亏，男子或有遗精白浊，肠风痔漏下血等疾，女子或犯淋带崩漏诸症，此系阴伤阳升，内风沸起，大忌发散，宜用育阴息风，柔肝滋肾等法，或可救十中之四五。凡羌活、防风、川芎、细辛、藁本、升麻等药，皆不可用。倘或失治，必致膏伤低陷，青黄牒出，致成痼疾而不可救，专是科者，不可不留意焉。叶先生虽非眼目专科，观其案内诸法，真补前贤之未备，较之惯用苦寒升散，及概用点药者，不啻如霄壤之殊矣，学者当细心而参玩之。丁圣彦

徐评：眼科自有专家，其现症各有主治之方，案中虽未必切中，然清淡和平，无苦寒温补等弊。反胜于近日之名为眼科者，医理苟明，则无不通矣。若欲深求，则有专门之书在。

【点评】《经》云：五脏六腑之精华，皆上注于目。又云：目者肝之窍也。肝与胆为表里，故目病可从脏腑病变综合用药，不独于肝，且可见肝之体用变化结合外用点药施治，方可取效更优。

鼻

清邪郁久肺气窒塞

鲍十七　两三年鼻塞不闻，清涕由口呛出，而气窒仍然。大凡头面诸窍，皆清阳交会通行之所，就外邪来乘，亦必雾露无质清邪。邪郁既久，气血失其流畅，进药攻治，必不效验。欲治其疴，须查手太阴自少商穴起，施针刺以泄邪流气，乃一法也。无方。

徐四十　头面诸窍，皆清阳游行之所，邪处于中，则为堵塞。阳气不司流行，必畏寒形颓，内痹必郁而成热有鼻柱蚀衄矣。论理当用通圣散，远处江外仓猝就诊，不可轻投。用轻可去实。

苦丁茶　干荷叶边　蔓荆子　连翘心　飞滑石　白芷

热壅肺气

毛十四　热壅，肺气失降，鼻柱窒痹。

知母　水梨肉　川贝母

水熬膏。

脑热鼻渊

杨　咸降滋填，鼻渊止，得寐。用虎潜法，减当归、陈皮、加天冬、淡菜，胶脊筋丸。

沈氏　素有痰火气逆，春令地中阳升，木火化风上引巅顶，脑热由清窍以泄越。耳鸣鼻渊，甚于左者，春应肝胆，气火自左而升也。宜清热散郁，辛凉达于头而主治。

羚羊角　黑山栀　苦丁茶　青菊叶　飞滑石　夏枯草花

又，照方去滑石，加干荷叶、生石膏。

又，性情躁急，阳动太过，气火上升，郁于隧窍，由春深病加，失其条达之性。

《经》言春气病在头也。考五行六气，迅速变化，莫若火风。脑热暗泄而为鼻渊，隧道失和，结成瘰核。夫东垣升阳散火，丹溪总治诸郁，咸取苦辛为法。然药乃片时之效，欲得久安，以怡悦心志，为要旨耳。

连翘心　土贝母　海藻　昆布　黑山栀　川芎　小生香附　郁金
羚羊角　夏枯草

干荷叶边

生研末，青菊叶汁法丸，苦丁茶煎汤送二钱五分。

精虚鼻渊

汪　形瘦尖长，禀乎木火。阴精不足，脑髓不固，鼻渊淋下，并不腥秽。暖天稍止，遇冷更甚，其为虚证显然明白。医者愈以风寒中脑主治，发散渗泄，愈耗正气，岂但欲愈，劳怯是忧。用天真丸。

人参　黄芪　白术　山药　苁蓉　当归　天冬　羊肉

经云：肺和则鼻能知香臭矣。又云：胆移热于脑，令人辛颏鼻渊，传为衄蔑瞑目。是知初感风寒之邪，久则化热，热郁则气痹而塞矣。治法利于开上宣郁，如苍耳散、防风通圣散、川芎茶调散、菊花茶调散等类。先生则佐以荷叶边、苦丁茶、蔓荆、连翘之属以治之，此外感宜辛散也。内热宜清凉者，如脑热鼻渊，用羚羊、山栀、石膏、滑石、夏枯草、青菊叶、苦丁茶等类，苦辛凉散郁之法也。久则当用咸降滋填，如虎潜减辛，再加镇摄之品。其有精气不足，脑髓不固，淋下无腥秽之气者，此劳怯根萌，以天真丸主之。此就案中大概而言之也，然症候错杂，再当考前贤之法而治之。华玉堂

徐评：此等病皆有专治之方，大概以清火驱风保肺为治。于理无害，而药不中窾，往往无效。所以医贵博极群书也。

【点评】鼻病包括鼻衄，前已载述。此处则以鼻不能知香臭及流涕，以实多见，外感多取辛散，内热宜用清凉。至于脾肾亏损、精气不足则从补虚用药。

牙

温邪

某　阴亏体质，温气上蒸，齿痛连及头巅。
用玉女煎。

火

某　火郁。巅顶属厥阴，上结核，龈肿。
犀角　羚羊角　元参　知母　生甘草　连翘　黑山栀　银花　夏枯草

阴虚火炎

王四一　酒客牙宣，衄血痰血，形寒内热，食少。阴药浊味姑缓。
小黑豆皮　人中白　旱莲草　川斛　左牡蛎　泽泻

牙痛后络痹

徐二二　脉细数上出，体属阴虚内热。牙痛后，颊车穴闭，口不能张。其病在络，药饵难效，拟进宣通络痹方。
羚羊角　僵蚕　川桂枝尖　煨明天麻　炒丹皮　黑山栀　钩藤

风热

汪　风热上蒸，龈胀头痛。当用轻清上焦。
活水芦根　囵囵滑石　西瓜翠衣　生绿豆皮　连翘　银花
牙症不外乎风、火、虫、虚，此但言其痛也。其它如牙宣、牙捶、牙菌、牙疳、牙痈、穿牙毒、骨槽风、走马牙疳之类，皆由于湿火热

毒，蕴结牙床。须分上下二齿，辨明手足阳明，及少阴之异。又当察其专科而任之。_{华玉堂}

【点评】牙症风火虫热言其实，从湿火热毒治；而齿为骨之余，龈为胃之络则宜从益肾清胃用药。

咽喉

风火

陆 风火上郁，项肿咽痛。

薄荷　连翘　射干　牛蒡子　马勃　绿豆皮

邵 风火上郁，咽痛头胀。宜用辛凉。

西瓜翠衣　滑石　连翘　桑皮　射干　杏仁

肺燥热

汪_{二三}　左脉弦数，咽痛脘闷。阴亏体质，不耐辛温，当以轻药，暂清上焦。

桑叶　生绿豆皮　白沙参　川贝　元参　川斛

王_{二七}　劳伤恐有瘀腐，进辛润宣血，初服身痛，继渐平复。但喉间紧痹，而呼吸饮食仍不觉其苦，眼白仍带黄。议清肺中气热治。

百部　大沙参　鲜枇杷叶　活水芦根　川贝　地骨皮　南花粉　苡仁

徐_{五六}　老劳咽疼。

生鸡子白_{一枚}　糯稻根须_{水洗，五钱}　甜北沙参_{一钱半}　炒麦冬_{三钱}　川石斛_{一钱半}　生甘草_{三分}

秽浊上受喉肿痹

杨　未病阴气走泄为虚，秽浊上受则实。咽喉肿痹，上窍邪蒙，日暮昏烦，阴伤日炽，肌肤柔白，气分不足。此医药虽宜凉解清上，但不可犯及中下。

连翘　郁金　马勃　牛蒡子　竹叶心　黑山栀　杏仁　橘红

气分热毒

艾　上焦之病，都是气分，气窒则上下不通，而中宫遂胀。热气蒸灼，喉舌疳蚀。清气之中，必佐解毒，皆受重药之累瘁。

银花二钱　川贝三钱　马兜铃五分　连翘心一钱半　川通草一钱　白金汁一杯　活水芦根汁半杯

又，余热蒸痰壅气，当脘膈因咳而痛，议以润降清肃。

甜杏仁　花粉　川贝　甘草　桔梗

阴虚火炎

孙四九　肾液不收，肝阳上越，巅胀流涕，咽喉微痛。

六味加牛膝、车前、五味。

伍四六　咽喉痛痹，发时如有物阻膈，甚至痛连心下，每晚加剧。是阴液日枯，肝脏厥阳化火风上灼。法以柔剂，仿甘以缓其急耳。

细生地　天冬　阿胶　生鸡子黄　元参心　糯稻根须

陈三七　阴阳交虚营卫欹斜，为忽冷忽热，周身骸骨皆痛，百脉皆损。秋半天气已降，身中气反泄越，汗出喉痹，阳不入于阴，致自为动搏耳。夫咽喉之患，久则喉痹、喉宣，妨阻受纳，最不易治。从少阴咽痛例，用猪肤汤旬日，喉痛得缓，对症转方。

张二三　阴损三年不复，入夏咽痛拒纳。寒凉清咽，反加泄泻。则知龙相上腾，若电光火灼，虽倾盆暴雨，不能扑灭，必身中阴阳协和方息，此草木无情难效耳。从仲景少阴咽痛用猪肤汤主之。

又，阴涸于下，阳炽于上，为少阴喉痛，乃损怯之末传矣。用猪肤甘凉益坎，有情之属而效。今肉腠消烁殆尽，下焦易冷，髓空极矣，何暇以痰嗽为理。议滑涩之补味咸入肾可也。

牛骨髓四两　羊骨髓四两　猪骨髓四两　麋角胶四两

用建莲肉五两，山药五两，芡实二两，同捣丸。

金四二　脏液不充，阳气虚风鼓动，病起喉辣心震。频频举发，多因劳怒，用《内经》甘缓一法。

人参　萸肉炭　白芍　炙甘草　茯神　小麦

又，复脉汤去桂。

《内经》云：一阴一阳结，谓之喉痹，一阴者手少阴君火，心之脉气也。一阳者，手少阳相火，三焦之脉气也。夫二经之脉，并络于喉，故气热则内结，结甚则肿胀，胀甚则痹，痹甚则不通而死矣。即今之所谓喉癣、喉风、喉蛾等类是也，夫推原十二经，惟足太阳别下项，其余皆凑咽喉。然《内经》独言一阴一阳结，为喉痹者，何也？盖以君相二火独胜，则热且痛也，愚历考咽喉汤方，皆用辛散咸软，去风痰、解热毒为主。如元参升麻汤，圣济透关散，及玉钥匙，如圣散，普济消毒饮子，皆急于治标，而缓于治本，恐缓则伤人，故以治标为急耳。又尝考仲景《伤寒论》，咽喉生疮等症，每用甘草桔梗半夏散及汤为主。一为少阴水亏，不能上济君火，以致咽喉生疮，不能出声，故以半夏之辛滑，佐鸡子清利窍通声，使以苦酒入阴，劫涩敛疮，桂枝解肌由经脉而出肌表，悉从太阳开发，而半夏治咽痛，可无燥津涸液之患。一为阴火上结而为咽痛，故用生甘草甘凉泄热，功在缓肾急而救阴液，佐以桔梗开提足少阴之热邪。如肾液下泄，不能上蒸于肺，致络燥而为咽痛者，仲景又有猪肤一法，润燥解热缓中，使其阴阳协和而后愈，是固本而兼治标者也。如风火上郁，阴亏脉数而为咽痛者，先生又有辛凉清上诸法。如咽喉紧痹，气热而为咽痛者，又有清肺中气热一法。如情志郁勃，相火上炎，而为咽痛者，则又有降气开浊一法。如肾液不收，肝阳上越而为咽痛者，宗钱氏六味汤。如阴阳交虚，龙相上灼而为咽痛者，宗仲景猪肤汤法。邹滋九

徐评： 凡病属于经络脏腑者，皆煎丸之所能治。一属形体及九窍，则属有形之病，实有邪气凝结之处，药入胃中，不过气到耳，安能去凝结之邪。故煎丸之功，不过居其半耳，若欲速效，必用外治之法，可以应手而愈。博考方书，广求秘法，自能得之。此老尚未知之也，故其治有形诸病，皆非所长，又外治之法，上古所鲜闻，因其用针灸之术，通神入妙，何必外治。此则外治之最者也。后世针法不传，于是乎以药代针，而多外治之法，若针灸既废，而外治之法亦不讲，则天下之病，即

使用药的当，只能愈其半耳，其外症之必需外治者，竟无愈理。此亦医道之一大关也，后之学者须知之。

【点评】咽喉症在临证诊治非常重要，其炎症急性发作易处理，一旦成慢性咽炎，时轻时重，反复发作。常为心脏、肾脏以及呼吸病变的诱发因素，治疗取中医辨治为好。叶氏用药选辛凉清上、清肺中气热、降气开浊等法，思路开阔，多为新见。

疮疡

疮

杨十九　疮痏四肢偏多，长夏入秋，懒倦欲眠，干咳无痰，颇知味，听纳已少。此阳明胃阴，因热致耗，即热伤元气之征。当与甘药，养胃阴以供肺，如金匮麦门冬汤去半夏加黄芪皮。

吴十八　脉不浮大，非关外风。初起右掌二指，已不屈伸，头面身半以上，常有疮泡之形。此乃阳明脉络，内留湿热，若非疠气吸入，定然食物中毒。姑与宣解缓攻。

连翘　犀角　赤芍　酒煨大黄　荆芥　片姜黄

又，能食，二便通调，脏腑无病。初因脓疮，疮愈有泡，自面及肢体，至于右指掌屈伸皆痛。为脉络留邪，以致隧道为壅。前方辛凉入血，先开后降，已得小效。今制清脉络壅热，借酒力以引导，通复营卫，亦一法也。

银花　连翘　犀角　生大黄　荆芥　丹皮　黄芩　川芎　当归　泽兰　羚羊角　大豆黄卷

用无灰酒十斤浸。

金四六　血舍空隙，内风蠕动，外以热汤先洗，湿热蒸袭肌窍，遂有裂脓流水。况周身渐加麻痹，阳脉亦衰。图治之法，清营以息内风，疏利湿热以肃隧道。辛辣腥鲜勿进，尚可缓以计功。

制首乌　鲜生地　柏子仁　川斛　黑穞豆皮　虎骨　蚕砂　黄柏　萆薢

熬膏。

吴　疮痍之后，湿热未去，壅阻隧道。水谷下咽，亦化为痰。中焦受病，故不知饥饿。痰气上干，渐至喘闷矣，但服药四十剂，纯是破气消克，胃阳受伤，痰气愈不得去矣。

半夏　茯苓　紫老姜　炒粳米

又，疮痍大发，营卫行动于脉中脉外，可免腹满之累矣。第谷食尚未安适，犹是苦劣多进之故。胃阳未复，仍以通调利湿主之。

半夏　苡仁　金石斛　茯苓　泽泻

秦十七　久热疮痍五六年，环口燥裂，溺涩茎痛。

鲜生地　熟首乌　丹皮　丹参　茺蔚子　银花地丁　紫草
共熬膏。

王　血热风动，肤痒。

荆芥　防风　地肤子　赤芍　银花　小生地　木通　甘草

张三四　初因呕吐，是肝胃不和致病，故辛香刚燥愈剧。然久病，必入血络，热则久疮不愈矣。夫木火皆令燥液。易饥易饱，间有呕逆，斯胃病仍在。凡呆滞药味，皆非对症。

三角胡麻　冬桑叶　生首乌　杏仁　郁金　佩兰叶　茯苓　苡仁
熬自然膏。

杨十五　身瘦久疮，血分有热，精通之年，最宜安养。脉象非有病。

生首乌三两　三角胡麻一两五钱捣碎水洗　细生地四两　地骨皮二两　金银花二两　丹皮二两　生白芍二两　生甘草一两

蜜丸，早服。

王三九　脉来濡浮，久疮变幻未罢，是卫阳疏豁，不耐寒暄。初受客邪不解，混处气血，浸淫仅在阳分，肌腠之患。议升举一法，气壮斯风湿尽驱。

人参　生黄芪　川芎　当归　防风　僵蚕　蝉蜕　炙草　生姜
大枣

蒋四岁　鼻疮口疮，尿黄肤热。

冬瓜皮　苡仁

邹四三　痰因于湿，久而变热，壅于经隧，变现疮疾疥癣，已酿风湿之毒，混在气血之中。邪正混处，搜逐难驱，四肢为甚。姑从阳明升降法。

连翘　赤芍　白僵蚕　白鲜皮　防风　升麻　滑石　酒浸大黄

汪氏　风热既久未解，化成疮痍。当以和血驱风。

当归　赤芍　川芎　夏枯草花　牛蒡子　制僵蚕

疖

金　头巅热疖，未能泄邪，此身热皆成脓之象。辛凉兼理气血可愈。

连翘　犀角　银花　丹皮　元参　生甘草　青菊叶

风热项肿

某　风热毒闭，项后肿。

竹叶　滑石　芦根　牛蒡　马勃　薄荷叶　黑山栀　连翘　川贝
生甘草

疔

王　疔毒咯血失血，都是暑入阴伤。

竹叶心　元参心　鲜生地　黑稆豆皮　麦冬　知母

瘰疬痰核

屠三四　秋痢，半年未愈，瘰坚硬痛。疡脓，郁久成热，腑经病，可冀其愈。

夏枯草　香附　茯苓　苡仁　川贝　丹皮

糜氏　颈项结核，腹膨足肿。肝木犯中，痰气凝滞。

夏枯草三两　牡蛎二两　泽泻一两半　茯苓二两　半夏炒二两　厚朴一两半
橘红一两　神曲一两半

生香附一两，水磨汁泛丸。

某　气郁痰核。

夏枯草　生香附　丹皮　山栀　连翘　郁金　赤芍　橘红

瘿

王十四　脉左数右长，颈项结瘿，时衄。

生地三两　丹皮一两半　犀角二两　生夏枯草一两半　生钩藤一两半　黑山栀二两　土贝母二两　生薄荷五钱

陈　躁急善怒，气火结瘿，烁筋为痛。热郁化风，气阻痹塞，则腹鸣脘胀。苟非开怀欢畅，不能向安。

土贝母　山栀　栝蒌皮　郁金　白芥子　海藻　昆布　夏枯草

乳

沈氏　肝气郁遏，宿瘰乳痈。

川楝子　夏枯草　薄荷梗　丹皮　黑山栀　栝蒌实　青橘叶　香附汁

刘氏　乳房为少阳脉络经行之所，此经气血皆少。由情怀失畅，而气血郁痹，有形而痛，当治在络。恐年岁日加，竟成沉痼，非痈脓之症，以脉不浮数，无寒热辨之。

柴胡　夏枯草　归身　白芍　川贝　茯苓　甘草

某氏　乳房结核，是少阳之结。此经络气血皆薄，攻之非易。恐产育有年，酿为疡症耳。

青蒿　香附　橘叶　青菊叶　丹皮　泽兰　郁金　当归须

流注

孙　因瞋忿失血以来，致颈项左右筋肿，痛连背部。此属郁伤气血，经脉流行失司。已经百日不痊，竟有流注溃脓延绵之忧。治在少阳阳明。流注

小生香附　夏枯草　鲜菊叶　薄荷梗　黑山栀　钩藤　丹皮　郁金

暑疡

陈 脉左数实，血络有热。暑风湿气外加，遂发疹块，壅肿瘙痒，是属暑疡。

杏仁　连翘　滑石　寒水石　银花　晚蚕砂　黄柏　防己

程 疡毒热症，与参芪不效，即当清解为是，消导亦是未合。今者身热正晡，神识欲昏，便溏溺赤烦渴。是暑气攻入，内侵肺胃，有痉厥之变。昨用宣肺解毒，虽与暑邪无益，然亦无害。若加黄芪，又属相反。大凡热气蒙闭清窍，都令神昏。当以牛黄清心丸，清痰气之阻，使其窍开。况暑门中大有是法，与解毒勿悖矣。

疡

李六四 初病湿热在经，久则瘀热入络，脓疡日多未已，渐至筋骨热痛。《金匮》云：经热则痹，络热则痿。数年宿病，勿事速攻。

犀角　连翘心　元参　丹参　野赤豆皮　细生地　姜黄　桑枝

午服。

夜服蒺藜丸。

某三七 疮疡，服凉药，阳伤气阻，脘闷不运，腹膨。最怕疡毒内闭，急宜通阳。

厚朴　广皮　姜皮　茯苓皮　连皮　杏仁　桂枝木　泽泻　大腹皮

某 服疡科寒凝之药，以致气冲作胀，喘急不卧，无非浊阴上攻。议来复丹。

溃疡

顾五八 脉微小，溃疡半月，余肿未消，脓水清稀，浮肿汗出，呕恶恶食，此胃阳垂败，痈毒内攻欲脱。夫阳失煦，则阴液不承；元气撒，则毒愈弥漫，清解苦寒究竟斫伐生阳，议甘温胃受，培植其本，冀陷者复振，余非疡医，按色脉以推其理耳。

加桂理中汤。

姚_姬 溃疡久不靥，气血耗尽，中宫营液枯涸，气不旋转。得汤饮则痰涎上涌，势如噎膈。况久恙若是，药饵难挽，勉拟方。

人参 炒麦冬 代赭石 化橘红

胡 纳食主胃，运化主脾。痈疡痛溃，卧床不得舒展，脏腑气机呆钝何疑。外科守定成方，芪、术、归、地，不能补托气血，反壅滞于里，出纳之权交失。且是症乃水谷湿气下垂而致，结于足厥阴、手阳明之界。若湿热不为尽驱，借补托以冀生机，养贼贻害，焉能济事？

金石斛_{五钱} 槐米_{一钱半} 金银花_{三钱} 茯苓_{一钱半} 晚蚕砂_{二钱} 寒水石_{二钱}

徐 营伤心辣，纳食无味。此伤痛大虚，当调其中。

人参 归身 炒白芍 木瓜 熟术 广皮 茯神 炙草

某 脓血去多，痛犹未息，胃伤不嗜谷，口无味。左关尺细弱无力，正虚之着。据理进药，仍宜补托。

人参 熟地 玉竹 柏子仁 归身 丹参 茯神 枣仁 远志

某 疡溃脓血去多，元真大耗，脉无力不嗜食，恶心，中州不振。寐则惊惕，神不守也，以养营法。

人参 熟术 广皮 茯神 炙草 归身 白芍 五味 枣仁

某_{八岁} 疡损，能食身热。

六味汤加青蒿节。

疡漏

曹_{三四} 因疡漏，过进寒凉，遂患腰痛，牵引脊膂。今晨起，周身不得自如，乃经脉、络脉之中，气血流行失畅。久病谅非攻逐，议两和方法。

羚羊角 当归 黄芪 白蒺藜 桂枝 桑枝

顾 溃疡不合成漏，脂液渗去，必阳络空隙，内风暗动。攻胃，则呕逆吞酸，腹痛泄泻不食。津液不升，舌焦黑，不渴饮。内外兼病，难治之症。

人参_{一钱同煎} 炒乌梅肉_{五分} 炒黑川椒_{三分} 茯苓_{三钱} 生淡姜_{五分}

炒广皮一钱　白芍一钱半

顾　久损漏疡，胃减腹痛。议用戊己汤意。

人参　茯神　白芍　炙草　炒菟丝子

肝痈

王四五　痛久，屈伸不得自如，经脉络脉呆钝，气痹血瘀，郁蒸上热，旬日频频大便，必有血下。复喘促烦躁，不饥不食，并无寒热汗出。全是锢结在里，欲作内痈之象。部位脐左之上，内应乎肝，痈者，壅也血结必入于络。吐痰口气皆臭，内痈已见一班矣。

炒桃仁　新绛　降香末　野郁金汁　紫菀　冬瓜子　金银花

肠痈

某　脐旁紫黑，先厥后热，少腹痛如刀刮，二便皆涩，两足筋缩，有肠痈之虑。

老韭白　两头尖　小茴香　当归须　炙山甲

某　舌焦黄，小腹坚满，小便不利，两足皆痿。湿热结聚，六腑不通，有肠痈之虑。

川楝子　小茴　丹皮　山栀　通草　青葱

某　壮热旬日，周身筋脉牵掣，少腹坚硬，小便淋滴，忽冷忽热，欲酿脓血，乃肠痈为病。仿孙真人牡丹皮大黄汤主之。

痔

戴十九　痔疮下血，湿热居多。今色衰微，显是虚寒。无速效法则，当补脾胃。因痔疮犹痛，肿势尚存，佐以淡渗通腑。

生於术　生菟丝粉　生象牙末　生白蜡

外症本有专科，先生并非疡医，然观其凭理立方，已胜专科什伯矣。惜其案无多，法亦未备，余不叙述。大凡疡症虽发于表，而病根则在于里。能明阴阳、虚实、寒热，经络俞穴，大症化小，小症化无，善于消散者，此为上工。其次能审明五善七恶，循理用药，其刀针砭割，手法灵活，敷贴熏洗，悉遵古方，虽溃易敛，此为中工。更有不察症之阴阳虚实，及因郁则营卫不和，致气血凝涩，酿成疡症。但知概用苦寒攻逐，名为清火消毒，实则败胃戕生迨至胃气一败，则变症蜂起矣。又有借称以毒攻毒秘方，类取毒药，合就丹丸，随症乱投，希冀取效于目前，不顾贻祸于后日，及问其经络部位，症之顺逆，概属茫然，此殆下工之不如也。至于外治之法，疡科尤当究心。若其人好学深思，博闻广记，随在留心，一有所闻，即笔之于书。更能博览医籍，搜采古法，海上实有单方，家传岂无神秘？其所制敷贴膏丹，俱临症历试百治百验，能随手应效者，即上工遇之，亦当为之逊一筹矣。华玉堂

徐评：凡治病必有专家，一切丸散外治等法。一有不备，即不能建愈功，理虽同而法各别，如欲治外症，不可不另有一番功夫也。

卷 九

调经

愁郁气血滞

张二九　经先期色变，肤膝刺痛无定所，晨泄不爽利，从来不生育。由情怀少欢悦，多愁闷，郁则周行之气血不通，而脉络间亦致间断蒙痹。例以通剂。

川芎　当归　肉桂　生艾　小茴　茯苓　生香附　南山楂

益母膏丸。

后期郁伤久嗽肺气虚

姚二二　久嗽背寒，晨汗，右卧咳甚，经事日迟，脉如数而虚，谷减不欲食。此情志郁伤，延成损怯。非清寒肺药所宜。

黄芪　桂枝　白芍　炙草　南枣　饴糖

肺为气出入之道，内有所伤，五脏之邪，上逆于肺则咳嗽。此则久嗽背寒晨汗，全是肺气受伤。而经事日迟，不但气血不流行，血枯肝闭，可想而知。脉数虚火也，虚则不可以清寒，况谷减不欲食，中气之馁已甚，可复以苦寒损胃乎？与黄芪建中，损其肺者益其气，而桂枝、白芍，非敛阴和血之妙品乎？

肝犯胃

秦二一　气冲心痛呕涎，气坠，少腹为泻，经来后期，其色或淡或紫。病在冲脉，从厥阴阳明两治。

川连　小茴　川楝子　归尾　炒半夏　茯苓　桂枝　橘红

郁伤肝脾

华二三 郁伤肝脾，是因怀抱不畅，致气血不和。逍遥散减白术，加山楂香附，不欲其守中，务在宣通气血耳。今经来日迟，郁痹宜通。而气弱不主统血，况春深泄气之候，必佐益气之属，方为合法。

归脾汤。

又，向有郁伤肝脾，用逍遥散归脾汤甚合。今因动怒，少腹气冲，过胃上膈，咽喉肿痹，四肢逆冷，遂令昏迷。此皆肝木拂逆，甚则为厥。夫肝脏相火内寄，病来迅速，皆动极之征，为肝用太过，宜制其用。前此芪、术守补，不可用矣。

安胃理中丸去黄柏、细辛。

钱 脉涩，脘闷减食，经水来迟，腹痛坠。

柴胡　炒白芍　黄芩　郁金　香附　茯苓　苏梗　神曲

又，诸恙未减，腹但痛不坠。

逍遥散去白术、甘草，加郁金、香附、神曲。

许十八 经闭寒热，便溏腹痛。

加味逍遥散去山栀。

某 血虚内热，经不至。

加味逍遥散去术。

血络郁热腹痛

某 经迟腹痛，风疹。络血不宁，久郁成热，法当通利。

凉膈去芒硝，加丹皮、赤芍。

奇脉虚寒滞

孙二九 奇脉下损，经迟腹痛。先用当归建中汤，续商八脉治法。

归建中汤。

又，久嗽，遇劳寒热。

归芪建中去姜。

谢三十 能食不运，瘕泄，经事愆期，少腹中干涸而痛，下焦麻痹，冲心呕逆，腹鸣心辣。八脉奇经交病。

人参 茯苓 艾叶 制香附 淡苁蓉 淡骨脂 肉桂 当归 鹿角霜 小茴香 紫石英 益母膏丸。

王三一 脉右缓左涩，经水色淡后期，呕吐痰水食物，毕姻三载余不孕。此久郁凝痰滞气，务宜宣通，从阳明厥阴立方。

半夏 广皮 茯苓 厚朴 茅术 淡吴萸 小香附 山楂肉

姜汁法丸。

又，三月中，用辛温宣郁方，痰瘀自下，胸次宽，呕逆缓。今喜暖食恶寒，经迟至五十余日，来必色淡且少。议用温养冲任，栽培生气方法。

八珍去术、草、地，加小茴、肉桂、蕲艾、香附、紫石英、河车胶丸。

肝肾虚寒

朱二六 经水一月两至，或几月不来，五年来并不孕育，下焦肢体常冷。是冲任脉损，无有贮蓄。暖益肾肝主之。

人参 河车胶 熟地_{砂仁制} 归身 白芍 川芎 香附 茯神 肉桂艾炭 小茴 紫石英 益母膏丸。

冲脉肝阴虚

程三七 十三年不孕育，其中幻病非一。病人述经期迟至，来期预先三日，周身筋骨脉络牵掣酸楚，不得舒展。凡女人月水，诸络之血，必汇集血海而下。血海者，即冲脉也，男子藏精，女子系胞。不孕经不调，冲脉病也。腹为阴，阴虚生热，肢背为阳，阳虚生寒，究竟全是产后不复之虚损。惑见病治病之误，有终身不育淹淹之累。肝血阴虚，木火内寄，古人温养下焦，必佐凉肝坚阴。勿执经后期为气滞，乱投破气刚药劫阴。

河车胶　生地　枸杞　沙苑　生杜仲　白薇　山楂　黄柏　白花益母草

肝肾奇脉阴虚

朱　《经》云：阳维为病，苦寒热。缘上年冰雪甚少，冬失其藏，春半潮湿，地气升泄，以肝肾血液久亏之质，春生力浅。八脉隶乎肝肾，一身纲维。八脉乏束固之司，阴弱内热，阳微外寒矣。脊脊常痛，经事愆期，血海渐涸，久延虚怯，情景已露。局方逍遥散，固女科圣药，大意重在肝脾二经。因郁致损，木土交伤，气血痹阻。和气血之中，佐柴胡微升，以引少阳生气，上中二焦之郁勃，可使条畅。今则入暮病剧，天晓安然，显是肝肾至阴损伤，八脉不为约束，故热无汗，至阴深远，古人谓阴病不得有汗也。当宗仲景甘药之例，勿取气辛助阳可矣。

炙甘草　阿胶　细生地　生白芍　麦冬　牡蛎

阴虚

某　阴亏内热，经事愆期。

雄乌骨鸡　小生地　阿胶　白芍　枸杞　天冬　茯苓　茺蔚子　女贞子　桂圆

上十味，用青蒿汁、童便、醇酒熬膏，加蜜丸。

痛经郁伤气血滞

张四三　寒热间日，经来腹痛。

小生地　丹皮　知母　花粉　生鳖甲　泽兰

某二十　先腹痛而后经至，气滞为多。晨泄腹鸣，亦脾胃之病，与下焦瘕泄则异。

川芎　当归　香附　煨广木香　楂肉　茯苓

某二六　寒热无汗，经先腹痛，喉中燥痒咳逆，食物不思。此郁伤气血，八脉主病。姑先与泽兰汤。

归身　泽兰　丹参　白芍　柏子仁　茯神

周十七　室女经水不调，先后非一，来期必先腹痛，较之平日为重，饮食大减。始于初夏，入秋下焦常冷，腹鸣，忽泻忽结。究脉察色，是居室易于郁怒，肝气偏横，胃先受戕。而奇经冲任跷维诸脉，皆肝胃属隶，脉不循序流行，气血日加阻痹。失治，必结瘕聚疝瘕之累。

南山楂　生香附　延胡　当归　青皮　三棱　蓬术　牛膝　川楝子　泽兰　肉桂　炒小茴

葱白汁丸。

顾　经来筋掣腹痛，常有心痛干呕。此肝气厥逆，冲任皆病。务在宣通气血以调经，温燥忌用，自可得效。

川楝一钱　丹皮三钱　炒楂二钱　胡连八分　延胡一钱　泽兰二钱　归须二钱　生白芍一钱半

又，柏子仁丸。

吴　郁伤络脉，痛经。

川芎　当归　香附　小茴　乌药　茯苓　红枣

费　经水紫黑，来时嘈杂，脉络收引而痛，经过带下不断，形瘦日减，脉来右大左弱。上部火升，下焦冷彻骨中，阴阳乖违，焉得孕育？阅医都以补血涩剂，宜乎鲜效。议通阳摄阴法。

鲍鱼　生地　淡苁蓉　天冬　当归　柏子仁　炒山楂　牛膝　茯苓　红枣

蕲艾汤法丸。

气分热

朱　脉数，右肩痛痿，经不调，经来气攻触。皆性躁，气分有热。

细子芩　白芍　黑山栀　钩藤　茯苓　当归须　香附　茺蔚子　桑枝

食酸气血滞

李　酸涩入里，气血呆钝。痛自心胸，胀及少腹。昔经行三日，今四日犹未已。为凝涩所致，痛胀何疑。读《内经》遗意以辛胜酸主治。但辛气最易入表，当求其宣络者宜之。

韭白汁　桃仁　延胡　小茴　当归须　川楝子

经闭木火郁热

王三八　苦辛泄降，胸脘胀闷已舒。此嗽血，皆肝胆气火上逆，必经来可安。

南山楂　桃仁　黑山栀　丹皮　橘叶　降香末　老韭白汁

胃阳虚

朱　当节令呵欠烦倦，秋深进食，微有恶心。病起至今，月事不来。夫冲任血海，皆属阳明主司。见症胃弱，此阴柔腻滞当停，以理胃阳为务。

人参　半夏曲　广皮白　茯苓　生益智仁　煨姜

脾胃阳虚

某　脉数，形疲咳，经闭半年，已经食减，便溏，浮肿。无清嗽通经之理，扶持中土，望其加谷。

四君子汤。

胃阳不运

某三六　经闭两月，脘痹呕恶。此气窒不宣，胃阳碍钝使然。当用和中为主。

半夏曲　老苏梗　茯苓　广皮　枳壳　川斛

湿滞腹痛泻

某　夏令寒热，经阻，少腹痛胀，血结洞泻不爽。乃内伤气血不和，兼有时令湿邪。

茯苓皮_{三钱} 大腹皮_{一钱半} 生益智_{一钱} 厚朴_{一钱} 蓬莪术_{五分} 青皮子_{五分炒研}

又，服五剂后，气已略平。

葱白丸用生蕲艾三分红枣十五枚煎清汤送。

气滞湿凝肿胀

某 脉数，经闭，腹胀足肿。

茯苓皮 大腹皮 青皮 小香附 延胡 炒山楂 茺蔚子 炒砂仁

顾 经停四月，腹满，尻髀足肢尽肿，食纳胀闷不化，大便溏泻不实。女科认为胎气，恐未必然。方书谓先经断而后肿胀者，治在血分。

生白术 厚朴 大腹皮 茺蔚子 椒目 小黑稆豆皮

傅 大凡痞满在气，燥实在血。腹胀，经水仍来，大便微溏，固是气分病也，下之暂愈，气得泄也。继而腹胀，经水不来，气与血俱病也，病非轻渺。议中满分消方法。

生於术 猪苓 泽泻 椒目 鸡内金 青皮汁 厚朴

邹_{十八} 腰以下肿，经闭四月，腹痛泻不爽。议开太阳，导其气阻水湿。

牡蛎 泽泻 猪苓 茯苓 生白术 防己 厚朴 椒目

何 经阻腹满，泻后变痢。

小温中丸。

气血虚滞兼湿

王_{三一} 居经三月，痞闷膨胀，无妊脉发现。询知劳碌致病，必属脾胃阳伤，中气愈馁，冲脉乏血贮注，洵有诸矣。

大腹皮 绒半夏曲 老苏梗 橘红 炒山楂 茺蔚子

又，经停，腹满便秘。

郁李仁 冬葵子 柏子仁 当归须 鲜杜牛膝

气滞血涩

王十九　服阿魏丸，高突已平，痛未全止。经闭已有十余月，腹微膨，全属气血凝滞。若不经通，病何以去？

川芎　当归　延胡　桃仁　楂肉　香附　青皮　牛膝

益母膏丸。

石二二　入肝必麻木，诸厥皆厥阴。心痛，便燥，气痹血枯，乃劳怒情志不遂起见。

桃仁　当归须　炒延胡　生香附　茺蔚子　南山楂

又，辛润气药病减，血虚气滞。当以调经为要，见病理病为非。

桃仁　当归　山楂　茺蔚子　泽兰　柏子仁

某二二　心下有形不饥，经水涩少渐闭。由气滞渐至血结，左右隧道不行，大便坚秘不爽。当与通络。

炒桃仁　炒五灵脂　延胡　苏梗　生香附　木香汁　半夏　姜汁

血蛊

姚　经闭一年，腹渐大，恐延血蛊沉疴，况聚瘕日久，形寒跗肿，议用大针砂丸，每服一钱二分，六服。

金　面无华色，脉右弦左涩，经阻三月，冲气攻左胁而痛，腹时胀，两足跗肿。是血蛊症，勿得小视。

桂枝　茯苓　泽泻　牡蛎　金铃子　延胡

吴三九　经阻两载，少腹坚硬，大便不爽，不时咯出紫血块。此属血蛊之象。

鲜生地汁五钱　熟大黄一钱半　浔桂心五分　老生姜渣　炒桃仁三钱　郁李仁一钱半

四服。

某　经闭腹胀，渐成蛊。

香附　木香　青皮　乌药　赤芍　五灵脂　延胡　当归　郁金

郁损营阴

王二十　脉右虚，左虚弦数。腹痛两月，胸痹咽阻，冷汗，周身刺痛，寒栗。此属内损，有经闭成劳之事。

桂枝汤加茯苓。

又，照前方加当归、肉桂。

又，内损情怀少畅，非偏寒偏热可以攻病。方中温养气血，以使条达，非因寒投热之谓。开怀安养为宜，勿徒恃药。继此可进养营法。

归桂枝去姜，加茯苓。

脏燥

潘二七　经水不来，少腹刺痛鸣胀，大便不爽，心中热痛。食辛辣及酒，其病更甚。不敢通经，姑与甘缓。

甘麦大枣汤。

阴虚风阳动

某　阳升风动，眩晕心悸，鼻衄，经停两月。

生地　阿胶　麦冬　白芍　柏子仁　枣仁　茯神　炙草

郁劳阴虚

顾二八　病起经阻，形容日瘦，嘈杂刻饥，心腹常热。此乃悲惋离愁，内损而成劳。阴脏受伤，阳脉不流，难治之症。必得怡悦情怀，经来可挽。但通经败血，断不可用。

生地　人参　茯苓　沉香汁　琥珀末调入

陈　自经阻寒热，延及浮肿腹膨，小溲日少，入暮心腹中热。此脏阴已涸，腑阳日痹。内因悒郁成劳，情志为病。当收肃司令，而病日加增，料难入冬。无成法可遵，勉拟回生丹，每次服半丸。冀通其壅痹气血，漫言治病也。

徐二三　经水久不来，寒热喉痛痹，郁劳，药难取效。

清阿胶丸，鸡子黄汤送。

血痹成劳

董　脉数色夺，久嗽经闭，寒从背起，热过无汗。此非疟邪，由乎阴阳并损，营卫循行失其常度。《经》云：阳维为病，苦寒热矣。症属血痹成劳为难治。痹阻气分，务宜宣通。

生鹿角　川桂枝木　当归　茯苓　炙草　姜枣

另　回生丹，二服。

阴虚肝风动干血劳

仲二三　先因经阻，继以五心烦热，咳吐涎沫，食减微呕，面肿色瘁。乃肝阳化风，旋动不息。干血劳病，医治无益。

阿胶　生地　麦冬　牡蛎　小麦

营虚干血劳

王　面色㿠白，脉来细促，久嗽不已，减食腹痛便溏，经闭半载。此三焦脏真皆损，干血劳怯之疴，极难调治。俗医儿嗽见热，多投清肺寒凉，生气断尽，何以挽回？

归建中汤去姜。

尼十七　少年形色衰夺，侧眠咳血，天柱骨垂，经水已闭。皆不治见症。

归芪建中汤去姜。

某　脉弱无力，发热汗出，久咳形冷。减食过半。显然内损成劳，大忌寒凉清热治嗽。姑与建中法，冀得加谷经行，犹可调摄。

桂枝五分　生白芍一钱半　炙草五分　枣肉三钱　饴糖二钱　归身一钱半

程十九　干血劳病，百脉枯槁，渐至危笃。三月间诊脉一次，当面告辞。余非愦愦医流，不肯因循误事。

益母丸，早晚服二三钱。

某 营虚寒热，咳血，经闭。

当归 炒白芍 丹参 枣仁 远志 茯苓 炙草 广皮 桂圆肉

顾三一 潮热经阻，脉来弦数。营血被寒热交蒸，断其流行之机，即为干血劳瘵，非小恙也。

桂枝三分 白芍一钱半 阿胶一钱半 生地三钱 炙草四分 麦冬一钱半 大麻仁一钱

倒经

朱女 冲年天癸未至，春阳升动，寒热衄血。平昔溺后腰痛，耳目甚聪明。先天质薄，阴本难充易亏，最多倒经之虑。

雄乌骨鸡 生地 生白芍 茯神 天冬 知母 牛膝 茺蔚子 女贞子 阿胶

诸药除阿胶，用水煎汁二次。其乌鸡去毛及翅足。另以童便一碗，青蒿汁四碗，醇酒二碗，米醋一碗，同煮。再加入前药汁收膏，入阿胶收，炖暖，服五钱。

张 十七岁天癸不至，咳嗽失血，乃倒经重症。先以顺气导血。

降香末 郁金 钩藤 丹皮 苏子 炒山楂 黑山栀

又，震动气冲，咳呛失血。

鸡子黄 阿胶 鲜生地 天冬 生白芍 炒牛膝

又，脉细数，腹痛，营热，经不通。

人参 天冬 鲜生地 白芍 丹参

调入琥珀末三分。

《易》曰：乾道成男，坤道成女。女子属阴，以血为主，故女科治法，首重调经。经，常也，如潮汐之有信，如月之盈亏，不愆其期，故曰经水，又曰月事，又曰月信。《内经》云：太冲脉盛，月事以时下。景岳云：冲为五脏六腑之海，脏腑之血，皆归冲脉。可见冲脉为月经之本也。然血气之化，由于水谷，水谷盛，则血气亦盛，水谷衰，则血气亦衰。是水谷之海，又在阳明，可见冲脉之血，又总由阳明水谷所化，而阳明胃气，又为冲脉之本也。故月经之本，所重在冲脉，所重在胃气，所重在心脾生化之源耳。心主血，脾统血，肝藏血。凡伤心、伤脾、伤肝者，均能为经脉之病。《内经》曰：二阳之病发心脾，有不得隐曲，女子不月，其传为风消，其传为息贲者，死不治。不得隐曲，言情欲不遂，而病发心脾也。风消者，发热消瘦，胃主肌肉也。息贲者，喘息上奔，胃气上逆也。此虽言病发心脾，而实重在胃气，因心为胃之母，胃为脾之腑也。《内经》又曰：有病胸胁支满者，妨于食，病至则先闻腥臊臭，出清液，先唾血，四肢清，目眩，时时前后血，病名血枯。此得之年少时，有所大脱血。若醉入房中，气竭肝伤，故月事衰少不来也。治之以四乌鲗骨一藘茹，二物并合之，丸以雀卵，大如小豆，以五丸为后饭，饮以鲍鱼汁，利肠中及伤肝也。此段经文，全重在气竭肝伤四字，为通节之纲旨。胸胁，肝部也。支满，肝病也。妨于食，木邪凌土也。病则先闻腥臊臭，脾喜芳香，今脾土为木邪凌虐，病则先闻腥臊，乃肝之旺气也。出清液，脾虚不能敷化水精也。先唾血，脾伤不能统运营血也。四肢清，阳衰不能傍达四末也。目眩，阳不充而水上溢于经也。前后血，阴受伤而血内溢于络也。血枯，内有干血，血不归经，而结胞门也。良由年少不禁，气竭肝伤而致，月事衰少，或不来也。治以乌鲗骨四分，取其味咸走肾，性温达肝。配以藘茹一分，取其辛散内风，温去恶血。二物并合，功专破宿生新。丸以雀卵，取其温补助阳，能调子脏精血。以五丸为后饭者，先药后饭，使药徐行下焦，力贵专功，五丸不为少也。饮以鲍鱼汁，利肠垢，和肝伤，取其臭秽之味，佐乌鲗骨而辟宿积之血也。《金匮要略》言调经之法甚详，后世如王节斋、薛立斋诸贤，论症透彻，用方精切，俱可为程序，兹不具赘。今观叶先生案，奇经八脉，固属扼要，其次最重调肝，因女子以肝为先天，阴性凝结，易于拂郁，郁则气滞血亦滞。木病必妨土，故次重脾胃。余则血虚者养之，血热者凉之，血瘀者通之，气滞者疏之，气弱者补之，其不治之症，直言以告之。诚一代之良工，女科之明鉴，学者当奉为典型，更能参考《内经》、仲景，及诸贤案论，自然学业日进，登峰造极矣。秦天一

徐评：妇人之疾，除经带之外，与男子同治。而经带之疾，全属冲任，治冲任之法，全在养血。故古人立方无不以血药为主者，案中大段亦养血为先，而未能说着变化，盖未得女科专门传授也。

【点评】叶氏在《临证指南医案》卷九妇科门的调经、淋带、崩漏、胎前、产后、癥瘕、热入血室等病证中分析奇经八脉的生理、病理和治疗用药，同时还广泛用于杂病，具有很高的临床价值，故立专篇点评其认识与运用，且联系《叶案存真》《叶天士晚年方案真本》《眉寿堂方案选存》《未刻本叶天士医案》有关载述，一起研讨。

为什么称八脉是奇经？叶天士（以下简称叶氏）在《叶氏医案存真》（以下简称《存真》）一案中说："十二经属通渠旋转，循环无端，惟奇经如沟，满溢流入深河，不与十二经并行者也。"并概括地阐述道："奇经八脉是不拘于十二经"及"督脉行于身后，带脉横束于腰，维跷一身之纲领。"

一、叶氏对奇经八脉的认识

叶氏根据《难经》对奇经八脉的循行路线和病变时所出现症状的记载，再结合长期的临床实践，对八脉分析得很透彻。如对冲脉病的阐述，由于冲脉主经水，经水来源于血，血由脾胃所生，所以叶氏指出："冲脉隶于阳明"（《临证指南医案》以下简称《指南》，调经门沈案），"凡经水之至，必由冲脉而始下，此脉胃经所管"（《指南》调经门赵案）。叶氏还指出"冲脉上冲，犯胃为呕"，并认为不孕或经水不调皆与冲脉有关。因为"血海者，即冲脉也，男子藏精，女子系胞，不孕经不调，冲脉病也"。由于冲脉是十二经之冲要，又是经络之海，所以叶氏指出：若"冲脉动，诸脉皆动"，"呕吐之时，周身牵引，直至足心，其阴阳跷维，不得自固，断断然矣"（《指南》吐蛔门席案）。

叶氏认为任脉主胞胎，胞胎的供养又属阳明所司。"夫冲任血海，皆属阳明主司"，而"任主一身之阴，任脉不固，可成遗精，任脉为病，男子七疝，女子带下"，且"任脉为阴海之冲，虚攻入络为瘕"（《存真》齐门外氏案），"任脉为担任之职，失其担任，冲阳上冲莫制，皆肾精肝血不主内守"（《指南》虚劳门邹案）。

叶氏叙述"督脉以总督其统摄"。所谓督主一身之阳，就是说督脉统摄全身阳气，督脉空虚，可以引起腰背酸坠等症。他在治疗时，往往采用"久病宜通任督"（《指南》吴案），久病者一因血气必虚，二因穷必归肾，肾精不涵。

久病产生寒热之象，叶氏认为此是维脉之病。因为维为一身之纲维。如果"阳维病无以护卫"，则"倏起寒热"，"久则阳维脉伤寒热起"(《存真》某案)，而且"阳维脉衰，不司维续护卫包举"，则"下部无力，有形精血，不得充涵筋骨矣"(《存真》某案)。这同时说明了阳维脉与下焦关系极大。

叶氏对奇经八脉的认识，承接于《内》《难》诸家，发展于临床实践。"久病必通任督""八脉隶于肝肾"，在杂病中运用甚广。"女科之病，冲任最要"，在妇科疾患中指导意义颇大。

二、叶氏对奇经八脉的运用

叶天士以前的医家运用奇经八脉理论来治疗的疾病主要偏于女科为多，涉及其他各科极少。从搜集的 165 则有关运用奇经八脉理论来治疗的疾病分析：《指南》载有 89 则，是治疗内科疾病，45 则是治疗女科疾病，《存真》载有 31 则，多数是治疗内科疾病。具体病证是：

1. 虚劳　叶氏认为虚劳之治宜宗仲景"脉大为劳，极虚亦为劳"之说，"脉大为气分泄越，思虑郁结，心脾营损于上中……脉极虚亦为劳，为精血内夺，肝肾阴不自立……"(《指南》虚劳门)，并进一步认为"损者越损，脏真不能充沛，奇经八脉不司其用。"(《存真》某案)说明虚劳，尤其是下焦肝肾之虚与奇经八脉有密切关系。

从虚劳门的医案来看，一方面，脾肾亏损的以益气健脾温肾为主，从而达到"温养元真，壮其奇脉"的作用；另一方面，肝肾不足的以血肉充养，温通奇经，从而达到了"充涵筋骨""栽培身肉之精血"的目的。例如：

案一：

某，肝肾损伤，八脉无气，未老衰惫大著。姑议通阳守阴一法，俟明眼裁之：

淡苁蓉、熟地黄、鹿角霜、五味子、柏子仁、茯苓。

本案说明：①肝肾之病必及八脉，所谓八脉隶于肝肾是也；②肾主精，精化气，精亏于是八脉无气，神衰而衰惫大著；③本方以鹿角霜、苁蓉、茯苓通阳，以熟地、五味子、柏子仁守阴，填精以充八脉之气，温通而交阴阳之虚。

案二：

张仁，脏阴久亏，八脉无力，是久损不复。况中脘微痛，脐中动气，决非滋腻凉药可服。仿大建中之制，温养元真，壮其奇脉，为通纳方法：

人参、生於术、炙草、茯苓、熟地、淡苁蓉、归身、白芍、真浔桂、枸杞、五味、蜜丸，服四钱。

此案可见：①脾乃后天之本，肾为先天之本，元真寄藏于此，若得温养则奇脉可壮；②治奇经之病，以温养为主，为叶氏独创之一法。

2. 遗精　历代医家治疗遗精一症，不外清泄相火，固涩精关，培补下元等法，叶氏却独创通摄与升固八脉之气两法。

《存真》记有一案：脉数多遗，脊酸腰坠，此督任失固，非通不能入脉，非涩无以填精，色苍形瘦，不宜温补。

熟地、牡蛎、远志、五花龙骨、五味、茯苓、芡实、山药、羊肾脊髓。

此案立非通不能入脉，非涩无以填精之说，通摄互用为治疗遗精一新法，而精关失固，脊酸腰坠最易误认虚寒，但脉数已非虚象，虽忌温补。

叶氏认为治疗遗精"纯以补涩，决不应病""久遗八脉皆伤，议用通药"（《指南》遗精门）。故曰："非通不能入脉""精关已滑，涩剂不能取效，必用滑药引导，同气相求，古法有诸"。

3. 疝气　叶氏认为："疏泄诸方，能治气实，参术升补，仅治中虚下陷，与元海奇经中病无补。壮岁至老，病根不辍，下焦日衰，可知升阳一法，体症颇合。"（《指南》疝门某案）用生鹿茸、鹿角霜、当归、生菟丝子、沙蒺藜、桂枝尖，温补任督，自立升阳一法，其意颇深。

4. 痿躄　叶氏治疗痿躄极其重视与奇经的关系。如冲任虚寒而成痿者，通阳摄阴以实奇脉为主（《指南》痿躄门李案）；肾阳奇脉兼虚者，用通奇脉以收拾散越之阴阳为主（《指南》痿躄门唐案）；胃阳肾督皆虚者，两固中下为主（《指南》痿躄门吴案）；精血内怯，奇经少气而成痿者，以填补精髓为主（《指南》痿躄门黄案）。试举

《存真》一案为例：

长夏湿痹，经脉流行气钝，兼以下元脉络已虚，痿弱不能走趋，脊膂常以酸楚，大便或结或溏，都属肝肾奇经为病，盖必佐宣通脉络为正治法，尚徒呆补，夏季后必滋湿，尤须为预理。

肉苁蓉、小茴香、巴戟天、白归身、远志、鹿角霜、桑椹子、生芽术、茯苓、熟地(姜汁制)。另用金狗脊三斤煎膏和丸。

本案最醒目的一点，指出了痿弱湿痹，又属肝肾奇经之病，治疗上一定要佐以宣通脉络，不能呆补。其实，这也是叶氏治疗许多疾病的一个共同特点。

5. 久疟　叶氏治疗疟伤不复，常宗经旨"阳维为病苦寒热"立法。举《指南》疟门一案说明。

袁妪(前三诊已删)，前议劳伤阳气，当知内损邪陷之理。凡女人天癸绝之后，其阴经空乏，岂但营卫造偏之寒热而已。故温脾胃，及露姜治中宫营虚。但畏寒不知热为牝疟。盖牝为阴，身体重着，亦是阴象。此辛甘理阳，鹿茸自督脉以煦提，非比姜、附但走气分之刚暴。驱邪益虚，却在营分。《奇经》曰：阳维脉为病发寒热也。

鹿茸、鹿角霜、人参、当归、浔桂、茯苓、炙草。

又，正气和营，疟战已止，当小其制。

人参、鹿茸、当归、炒杞子、沙苑、茯苓、炙草。

必须指出，叶氏治疗疟伤不复，乃阳维为病，是疟疾已久，阳气已虚，一般药物"不能驱除蕴伏之邪"，必须以升阳温养，通补奇经之品，此实"取其养正即邪自却"之意。

6. 久痢　叶氏认为"久痢治肾""痢久必伤肾阴，八脉不固"。如《指南》痢门周案，因"痢久必伤肾阴，八脉不固，肠腻自滑而下。但执健脾无用，病不在中，纳谷运迟，下焦坎阳亦衰"。故用三神丸：五味子、补骨脂、肉果。久痢阴阳两伤，说明"由脏腑络伤，已及奇经"，可以用"升阳"方法来治疗，如痢门某案用人参、鹿茸、附子、炒当归、茴香、菟丝子。临床上，久痢及久泻，治脾胃效不显，应取温肾升阳为法。

7. 淋浊　叶氏认为"督任失其担任之司，下无真元，何以固纳"。治疗上"因冲脉动，而诸脉皆动"，故取"理阳通补，用青囊斑龙丸"；因"数月久延，其病伤已在任督"，则取"升固八脉之气"，此在淋浊门顾案中阐述颇详。

顾，24岁，败精宿于精关，宿腐因溺强出，新者又瘀在里，经年累月，精与血并皆枯槁，势必竭绝成劳不治。医药当以任督冲带调理，亦如女人之崩漏带下。医者但知八正、分清，以湿热治，亦有地黄汤益阴泻阳，总不能走入奇经。

鹿茸、龟甲、当归、杞子、茯苓、小茴、鲍鱼。

本案明确地指出：①任督冲带用于女人之崩漏带下，亦可用于败精腐瘀之淋浊。②八正、分清从湿热治，是淋浊治实之常法；地黄汤益阴泻阳为其治虚之常法，而用常法之药不能走入奇经。③败精瘀腐，投以"理其离宫腐浊，继与补肾之法"不应，又投以"固补敛摄"不应，实因"但知治肝治肾，而不知有治八脉之妙。"

8. 不寐　叶氏认为不寐之故，虽非一种，总是阳不交阴所致。因为"阳跷穴空"，所以"寤不肯寐"。《灵枢》用半夏秫米汤，用半夏交通阴阳，使阳气下交入阴，阳跷脉满，夜能寐也。

9. 诸痛　叶氏对于痛的论述甚为精辟，他说"痛为脉络中气血不和，医当分经别络。肝肾下病，必留连及奇经八脉。不知此旨，宜乎无功。"（《指南》诸痛门许案）因此痛久，都可以从奇经八脉论治，如他治疗老年腰痛者，"独想及奇经之脉，隶于肝肾，用血肉有情之品，鹿角、当归、苁蓉、薄桂、小茴，以温养下焦"（《指南》腰腿足痛门）。叶氏认为"凡冲气攻痛，从背而上者，系督脉主病，治在少阴，从腹而上者，治在厥阴，系冲任主病。"

10. 经带　叶氏认为"冲任二脉损伤，经漏经年不愈"，调经治崩，止漏束带尤须注意此二脉。冲任二脉虚寒以致经闭，必须温通冲任，暖益肾肝（《指南》调经门朱案）。冲任二脉不固成崩漏必须分其新久。"暴崩暴漏宜温宜补，久崩久漏宜清宜通"（《指南》崩漏门某案），冲任二脉交损则益气以培生阳，温摄以固下真（《指南》崩漏门成案）。

如果"见症胃弱，此阴柔腻滞当停"，此时"以理胃阳为务"。又指出："肝肾内损，渐及奇经""肝肾至阴损伤，八脉不为约束"。

治疗时，或"宗仲景甘药之例"（《指南》调经门朱案），或"舍此补养，恐反增剧"（《指南》调经门某案），或"以续商八脉治法"（《指南》调经门孙案），或"以暖下柔剂，和其阴阳"（《指南》调经门杨案）。

由此可知，叶氏运用奇经八脉治疗疾病的方法是极为灵活的，给后人以不少启发。

11. 产后　产后治疗则以暖下温经为主。如：

蓐损八脉，经水不来，带下频频颇多。产后下焦气虚，继及中宫，乃血液脂膏之涸。桂附热燥，更助劫烁。此温药，是温养之义，非温热之谓。

人参、河车、麋茸、鹿角霜、归身、茯苓、紫石英。

从此案可看出：①产后治疗以温药为主；②不取桂、附燥热，而用柔剂温养是产后用药特点。

附：用药分析

现将案中所用的药物初步归纳如下。

入冲脉：石英、当归、河车、鳖甲、苁蓉、杞子、杜仲、山药、丹参、巴戟肉、白术、莲子、川芎、附子、香附、甘草、木香、吴萸、黄芩，黄柏；

入任脉：龟甲、河车、覆盆子、丹参；

入督脉：鹿茸、鹿角片、鹿角胶、羊骨髓、牛骨髓、猪骨髓、杞子、肉桂、黄芪、生雄羊内肾；

入带脉：当归、熟地、龙骨、牡蛎、莲子、莲须、白芍、甘草、五味子、乌贼骨、黄柏、黄芩、艾叶；

入阳维脉：白芍、桂枝、黄芪；

入阴维脉：龟甲、鳖甲、萸肉、五味子。

另外，茴香、泽兰两味药为通入之品，前者从气分入奇经，理气定痛为胜；后者走血分到八脉，活血调经为主。

同时，叶氏在案中对其用药也作了很好的说明。如："鹿茸壮督脉之阳，鹿霜通督脉之气，鹿胶补肾脉之血"（《指南》便血门），"鹿性阳，入督脉。龟体阴，走任脉"（《指南》崩漏门）；"柔剂阳药，通奇脉不滞"（《指南》虚劳门）。

从全部叶氏对奇经八脉治疗疾病的脉案来分析，冲、任、督、带，各有一味主药，这就是《指南》产后门按语所说："冲脉为病，用紫石英以为镇逆。任脉为病，用龟板以为静摄。督脉为病，用鹿角以为温煦。带脉为病，用当归以为宣补。"

（注：原文首刊于《上海中医药杂志》1979 年第 3 期，后又于 2016 年由《中国中医药报》选用全文刊出。此处作了修删。）

淋 带

温邪伤阴

某　温邪劫阴，带下火升，胸痞，脉小数。
生地　阿胶　牡蛎　川斛　小麦　茯苓

胃虚

某　阳明脉虚，手麻足冷身动，带下如注。用通摄方。
人参　桂枝木　桑螵蛸　生杜仲　归身　茯苓
又，胸中似冷，热饮乃爽。
照前方去杜仲，加白芍、炮姜。

风阳乘土

陈二七　色苍脉数，是阴不足。心中泛泛，即头晕腹痛，经水仍来，兼有带下。肝阳内扰，风木乘土。法当酸以和阳，咸苦坚阴。
生白芍　细生地　清阿胶　牡蛎　樗根皮　黄柏
又，乌骨鸡　生地　阿胶　牡蛎　天冬　白芍　白薇　杜仲　川断　湖莲

血虚脉络滞痛

蒋　带下不止，少腹内踝连痛，至不能伸缩。络脉不宣，最有结瘕

绵缠，不可不虑。医云肝气，岂有是理。

桂枝　生沙苑　远志　当归　鹿角霜　杞子　茯苓

液涸风动

龚　带淋日久，脂液垂涸，奇脉俱伤，营卫亦偏，内风自动，则中焦气夺，浮肿腹膨，为寒为热矣。暂以咸缓和阴。

阿胶　牡蛎　苁蓉　柏子霜　郁李仁

阴虚阳浮

袁　舌光赤，头胀身热，带下如注。此五液走泄，阳浮热蒸，当用摄剂。若与鹿角霜、沙苑，仍是升举动阳，则无效矣。

熟地炭　阿胶　芡实　茯苓　湖莲肉　炒山药

又，照前方去阿胶、山药，加桑螵蛸、黄肉炭。

吴　崩带淋漓，阴从下走；晕厥汗出，阳从上冒。逢谷雨暴凶，身中阴阳不相接续，怕延虚脱。戌亥时为剧，肝肾病治。

人参　阿胶　生龙骨　生牡蛎　五味　茯神

又，血液去则脏阴失守，神不内附，致目中妄见，非鬼祟也。当先镇阳神为主，若骤用阴药，则有妨胃纳矣。

人参　龙骨　五味　茯苓　芡实　建莲肉

又，淋带黄白未净，五更心悸汗出。

人参　炒枸杞　五味　茯苓　芡实　湖莲肉

奇脉虚

某二五　脉左细，前用通补。据述痛起，得按痛缓，八脉空虚昭然。舍此补养，恐反增剧矣。

当归　乌贼骨　紫石英　杜仲　杞子　柏子仁　沙苑　茯神

某　女科病，多倍于男子，而胎产调经为主要。淋带瘕泄，奇脉虚空，腰背脊膂牵掣似坠，而热气反升于上，从左而起，女人以肝为先天也。医人不晓八脉之理，但指其虚，刚如桂、附，柔如地、味，皆非奇经治法。先以震灵丹固之，每服一钱五分。

又，淋带瘕泄，诸液耗，必阴伤。此参、附、姜、桂劫阴不效，而胶、地阴柔，亦不能效。盖脉隧气散不摄，阴药沉降，徒扰其滑耳。必引之收之固之，震灵丹意，通则达下，涩则固下，惟其不受偏寒偏热，是法效灵矣。后方常用。

人参一钱　鹿角霜一钱半　沙苑一钱半　桑螵蛸三钱　炒杞子一钱半　茯神三钱　炙草五分

丸方：

人参二两隔纸烘研　麋茸二两切烘研　生菟丝子二两研　淡补骨脂一两半炒　生紫石英一两二钱　生余粮石一两二钱　茯苓一两半　炒黑小茴五钱　炒黑远志五钱

晚服妙香三钱。

姚二三　自乳血耗，脉络空豁，脊膂椎髀酸臭，带下不已，问下部已冷，阴虚及阳。速速断乳，不致延劳。

人参　鹿角霜　枸杞　桑螵蛸壳　杜仲　茯苓　沙苑　白薇

徐四十　经漏成带，下焦畏冷，眩晕。肝脏阳升，八脉空乏。

当归　炒白芍　炒黑枸杞　杜仲　海螵蛸　炒沙苑

杨三七　寡居，独阴，自多愁烦思郁，加以针黹，目注凝神，阳上巅为眩晕。八脉无气，自带下下冷。内风日动，痹疹麻木，常为隐现。以暖下柔剂和其阴阳，可得小效。

制首乌　三角胡麻　枸杞　甘菊花炭

用红枣捣丸早上服四钱。

王二七　产后漏淋成带，入暮溺频不爽，惊恐神呆，骨骱尽痛。是肝肾内损，渐及奇经，不司束固，是产后虚在下。甘辛润补肝肾，不与燥药，以肾恶燥，肝忌刚也。

枸杞子炒黑　鹿角霜　归身　菟丝子炒香　生杜仲　沙苑子　茯苓补骨脂盐水煎淡

阴阳并虚

某　少腹拘急，大便燥艰，淋带赤白，此属液涸。

肉苁蓉　枸杞子　河车　当归　柏子仁　郁李仁

又，淋带年久，少腹拘急胀痛，溲不爽，大便艰涩，得泄气则胀宽。食物少纳，脘中不降，必抚摩始下。此病久脏阴腑阳皆伤，热药难受，以通阳固阴兼之。

早服：

人参　归身　炒杞子　茯苓　麋茸　河车

暮服震灵丹二十粒。

带下者，由湿痰流注于带脉，而下浊液，故曰带下，妇女多有之。赤者属热，兼虚兼火治之。白者属湿，兼虚兼痰治之。年久不止，补脾肾兼升提。大抵瘦人多火，肥人多痰，最要分辨。白带，白浊，白淫三种，三者相似，而迥然各别。白带者，时常流出清冷稠黏，此下元虚损也。白浊者，浊随小便而来，浑浊如泔，此胃中浊气，渗入膀胱也。白淫者，常在小便之后，而来亦不多，此男精不摄，滑而自出也。至于淋症，由肾虚膀胱积热所致。肾虚，则小便数，膀胱热，则小便涩。淋有气、血、砂、膏、劳五者之殊，皆属湿热。气淋为病，小便涩滞，常有余沥不尽。血淋为病，遇热即发，甚则溺血，痛者为血淋，不痛者为尿血。砂淋为病，阴茎中有砂石而痛，溺不得卒出，砂出痛止是也。膏淋为病，溺浊如膏。败精结者为砂，精结散者为膏，又煮海为盐之义。劳淋遇劳即发，痛引气冲。大约带病，惟女子有之，淋浊男女俱有。景岳云：妇人淋带，其因有六。一心旌摇，心火不静而带下者，先当清火，宜朱砂安神丸、清心莲子饮之类；若无邪火，但心虚带下，宜秘元煎、人参丸、茯菟丸之类。一欲事过度，滑泄不固而带下者，宜秘元煎、苓术菟丝丸，济生固精丸之类。一人事不畅，精道逆而为浊为带者，初宜威喜丸，久宜固阴煎之类。一湿热下流而为浊带，脉必滑数，烦渴多热，宜保阴煎，加味逍遥散、若热甚兼淋而赤者，宜龙胆泻肝汤。一元气虚而带下者，宜寿脾煎、七福饮、十全大补；若阳气虚寒，脉微涩，腹痛多寒，宜加姜、附、家韭子丸。一脾肾气虚下陷多带者，宜归脾汤，补中益气汤之类。以上淋带辨症论治，仿佛已备。语云：鸳鸯绣出从君看，莫把金针度与人。若求金针暗度，全凭叶案搜寻。秦天一

【点评】叶氏治淋带综合前贤用药经验，分白带、白淫、白浊及诸淋。从湿浊内积，久而化热，伤及肾气，固摄失常，尤从景岳论

治为多，且在具体用药精准选择，以取显效，故秦氏于文末极力赞扬。

崩 漏

郁损肝脾

徐三三　肝脾郁损，血崩。

人参逍遥散去柴、术、炙草，加桑螵蛸、杜仲。

肝风胃虚

某　经漏不止，久风飧泄。

人参　茯苓　木瓜　炒乌梅　赤石脂　余粮石

营阴伤脏燥热

龚　脉数，寒热汗出，腹胁痛。病起经漏崩淋之后，是阴伤阳乘。消渴喜凉饮，不可纯以外邪论，和营卫调中，甘缓主治。

当归　白芍　淮小麦　炙草　南枣　茯神

奇脉虚血滞

文五五　产育频多，冲任脉虚。天癸当止之年，有紫黑血如豚肝，暴下之后，黄水绵绵不断。三年来所服归脾益气，但调脾胃补虚，未尝齿及奇经为病。论女科冲脉即是血海，今紫黑成块，几月一下，必积贮之血，久而瘀浊，有不得不下之理。此属奇经络病，与脏腑无异。考古云：久崩久带，宜清宜通。仿此为法。

柏子仁　细生地　青蒿根　淡黄芩　泽兰　樗根皮
接服斑龙丸。

冲任胃皆虚

张五十　五旬天癸当止，而经淋周身牵掣，右肢渐不能举。不但冲任督带损伤，阳明胃脉衰微少气，乃最难向安之病。

人参　生黄芪　炙草　炒沙苑　炒杞子　炒归身

朱　崩漏两年，先有带下。始而半月发病，今夏季，每交申酉，其漏必至。思下午为阳中之阴，阴虚阳动，冲脉任脉皆动，下无提防约束。夫奇经，肝肾主司为多，而冲脉隶于阳明，阳明久虚，脉不固摄，有开无阖矣。医但以涩剂图旦夕苟安，未及按经论病，宜毫无一效。

海螵蛸　鲍鱼　茜草　生菟丝子　石壳广莲肉

接服乌贼鱼骨丸。

髓虚筋痛

顾　髓虚，崩淋不止，筋掣痛，不能行。

苁蓉　枸杞　柏子仁　茯神　川斛　紫石英　羊内肾　青盐

冲任阳虚

成　冲任二脉损伤，经漏经年不痊，形瘦肤干畏冷，由阴气走乎阳位。益气以培生阳，温摄以固下真。

人参　鹿角霜　归身　蕲艾炭　茯神　炮姜　紫石英　桂心

冲任阴虚

张四三　经漏十二年，五液皆涸，冲任不用。冬令稍安，夏季病加。心摇动，腹中热，腰膝胻骨皆热，此皆枯槁日着，方书谓暴崩宜温，久崩宜清。以血去阴耗耳。

人参　生地　阿胶　天冬　人乳粉　柏子仁　茯神　枣仁　白芍　知母

蜜丸。

张 固补冲任,凉肝宁血。

丸方:

人参二两　生地二两　阿胶二两　白芍二两　茯苓二两　鲜河车胶一两
石壳建莲肉四两

二胶如少,可加蒸熟山药,捣浆为丸。早服四钱,参汤送。晚服二钱。

沈 天癸当止之年,经来淋漓不断,乃阴衰阳动。入秋深,夜寐甚少,汗泄四肢胸臆。夫冲脉隶于阳明,其气行乎身前,阳明脉空,阳越卫疏,阴火升举。当宗丹溪补阴丸,或虎潜丸之属。久病投汤太过,恐妨胃耳。

每早服丹溪补阴丸四钱十服。

苦寒辛散伤中阳

黄 长斋有年,脾胃久虚,疟由四末,必犯中宫。血海隶于阳明,苦味辛散,皆伤胃系。虽天癸久绝,病邪药味,扰动血络,是为暴崩欲脱。阅医童便阿胶味咸润滑。大便溏泻,岂宜润下?即熟地五味补敛阴液,咽汤停脘,顷欲吐净。滋腻酸浊之药,下焦未得其益,脘中先已受戕。议以仲景理中汤。血脱有益气之法,坤土阳和旋转,喜其中流砥柱。倘得知味纳谷,是为转机。重症之尤,勿得忽视。

理中汤。

奇脉不和

某 停经三月,下漏成块,少腹膨痛。议通和奇脉。
鹿角霜　生杜仲　桂枝木　生沙苑　当归　茯苓　红枣

肝肾冲任虚寒

罗二四 病属下焦,肝肾内损,延及冲任奇脉,遂至经漏淋漓,腰脊痿弱。脉络交空，有终身不得孕育之事。

制熟地_{砂仁制} 河车胶 当归 白芍 人参 茯苓 於术 炙草 蕲

艾炭 香附 小茴 紫石英

液伤络热风消

陈_{五十} 五旬年岁，经漏如崩，继以白带绵绵。昔形充，今瘦损。当年饮酒湿胜，大便久溏，自病经年，便干不爽。夜热多汗，四肢皆冷，气短腹鸣，上噫气，下泄气，腰足骺酸奕无力，食物日减，不知其味。此阳明脉衰，厥阴风木由乎血去液伤，冲任交损，内风旋转而为风消之象。病在乎络，故令久延，《金匮》谓络热则痿矣。

人参 黄芪 苦参 茯神 牡蛎 小麦

滤清人参汤收。

阴虚阳亢

张 外冷内热，食过如饥，唇燥裂，渴饮下漏，漏多则阴虚阳亢，便溏不实，不可寒润。

生地炭 阿胶 炒白芍 湖莲 樗根皮 茯神 蕲艾炭

又，消渴心悸。

阿胶 生鸡子黄 生地 天冬 生白芍 茯神

胡 心痛如饥，口吐腻涎浊沫，值经来甚多。因惊动肝，阳化内风，欲厥之象。治以咸苦，佐以微辛，使入阴和阳。

阿胶_{二钱} 牡蛎_{三钱} 川楝子_{一钱} 小川连_{三分} 川芎_{二分} 当归_{一钱}

又，和阳固阴，诸病大减。因经漏阴伤，阳易浮越。心怔悸，肢末痛，内风未息。药以甘柔，使胃汁日充，则砥柱中流矣。

人参 阿胶 麦冬 生白芍 炙草 茯神

邱_{四四} 经漏成带，年余医疗无功，乃冲、任、督、带交病。古称久带久崩宜清，视其体丰松奕，阳气久亏，与《内经》血脱方法。

乌鲗鱼丸，鲍鱼汁丸。

又，照前方加阿胶、人中白。

奇脉阴虚风阳动

某 经漏三年。诊色脉俱夺，面浮跗肿，肌乏华色，纳谷日减，便坚不爽，自脊脊腰髀酸楚如堕。入夏以来，形神日羸，思经水必诸路之血，贮于血海而下，其不致崩决淋漓者，任脉为之担任，带脉为之约束，刚维跷脉之拥护，督脉以总督其统摄。今者但以冲脉之动而血下，诸脉皆失其司，症固是虚。日饵补阳不应，未达奇经之理耳。考《内经》于胸胁支满妨食，时时前后血，特制乌鲗丸，咸味就下，通以济涩，更以秽浊气味为之导引，同气相需。后贤谓暴崩暴漏，宜温宜补，久漏久崩，宜清宜通，正与圣经相符。况乎芪术皆守，不能入奇脉。无病用之，诚是好药，借以调病，焉克有济？夏之月，大气正在泄越，脾胃主令，岁气天和，保之最要。议以早进通阴以理奇经。午余天热气泄，必加烦倦，随用清暑益气之剂，顺天之气，以扶生生。安稳百日，秋半收肃令行，可望其藏聚气交，而奇络渐固，此久损难复，非幸试速功矣。早上汤药议以通阴潜阳方法。

早服：

龟甲心秋石水浸　鹿角霜　真阿胶　柏子霜　生牡蛎　锁阳

另，煎清人参汤入清药，煎取五十沸。

鹿性阳，入督脉。龟体阴，走任脉。阿胶得济水沉伏，味咸色黑，息肝风，养肾水。柏子芳香滑润，养血理燥。牡蛎去湿消肿，咸固下。仲景云：病人腰以下肿者，牡蛎泽泻汤，锁阳固下焦之阳气。乃治八脉之大意。乌鲗丸方：

乌鲗骨四分，米醋炙去甲另研水飞　藘茹一分

上为细末，用雀卵量捣为丸，每服三钱。用药前先饮淡鲍鱼汤一小杯为导引。

又，进潜阳颇投，但左耳鸣甚，肠中亦鸣。肝阳内风升动未息，减气刚用柔。

早服：

龟甲心照前制　真阿胶　柏子霜　天冬　女贞实　旱莲草

另，煎人参汤二钱，加入滤清药内，再煎五十余沸。

又，两进柔润清补颇投。询知病由乎悲哀烦劳，调理向愈，继因目病，服苦辛寒散太过，遂经漏淋带，年前七八日始净，今则两旬而止。此奇脉内乏，前议非诬。据述周身累现瘾疹瘑瘟，瘙痒不宁。想脂液久渗，阴不内营，阳气浮越，卫怯少固，客气外乘。凡六淫客邪，无有不从热化，《内经》以疮痍诸病，皆属于火。然内症为急，正不必以肌腠见病为治。刻下两三日间，又值经至之期。议进固脉实下，佐以东垣泻阴火意。经至之先用此方。

龟甲心　真阿胶　人参　桑螵蛸　生白龙骨　旱莲草　茯神　知母
早上服。

又，当经行，周身寒凛，腰酸腹膨，白疹大发。议用固气和血方。
人参　熟地　阿胶　川芎　当归　白芍　南山楂　蕲艾
早上服。

又，经来腹坠腰酸，疹现肌痒，鼻孔耳窍皆然。想阴血下注，必阳气鼓动，内风沸起。风非外来，乃阳之化气耳。昨因经至，用胶艾四物汤，和补固经。今午诊脉，右大而涩，左小数，中有坚疾如刃之象。洵乎液枯风动，初定乌鲗鱼丸当进。其早上汤药，凡气味之辛裁去。虽为补剂，勿取动阳耗液也。

早上服。

人参　生地　天冬　阿胶　生白芍　女贞子　旱莲膏　地榆
早上服。

又，两日早进清补柔剂，夕用通固下焦冲任，是月经来甚少，起居颇安。与先哲云：暴崩当温涩，久漏宜宣通，若合符节矣。连次候脉，必小弱为少安，则知阳动不息，内风必旋。芪、术呆守，归、艾辛温，守则气壅，辛则阳动，皆不知变化之旨，坐失机宜耳。余未能久候，焉有经年经月之恙，骤期速愈？故丸药创自《内经》七方之一，世多渺忽，实出轩岐秘奥，再议理阴息风早用，谅不致误。拟长夏调理二法：晚服乌鲗丸三钱，晨进养肝阴和阳息风以安胃。盖冲脉，即血海，隶于阳明胃脉，乃仿经旨立方。

人参　阿胶　白芍　生地　旱莲膏　女贞子　桑寄生　咸秋石　细子芩　三角胡麻
药末，胶膏，再加熟蜜三两，捣千余杵，丸，宜细光，早上服四钱。小暑至处暑，生脉散送。

又，此番经后，带下仍有。久漏奇脉少固，前案申说已着。丸剂专司通摄冲任，恪守定然必效。但外来寒暄易御，内因劳瞋难调，余谆谆相告者为此。

人参　生地　阿胶　白芍　茯神　女贞子　旱莲膏　小黑稆豆皮

早上服。初十日

又，昨晚烦冗，阳动气升，头额震痛，经再下注。更定镇摄一法，久后亦可备用。

人参　生地　阿胶　龟甲心　生牡蛎　天冬　黑壳建莲

又，十二日午，诊脉，仍用初十日早服方法，去稆豆皮加生牡蛎。交小暑后骤热，午后另煎生脉散，微温服一次。

卢　停经半载，雨水节后，忽然暴崩，交春分节血止。黄白淋漓自下，寒则周身拘束，热时烦燥口干，晡至天明，汗出乃止，寐必身麻如虫行，四肢骨节皆痛。盖血既大去，冲任之脉伤损，而为寒为热，阴损及乎阳位矣。书云：崩中日久为白滞，漏下多时骨髓枯。由脂液荡尽，致形骸枯槁，延为瘵疾矣。天热气暖，所当谨慎。

乌贼骨　阿胶　生地　生白芍　茜草　小麦

阳虚

程　暴冷阳微，后崩。

附子理中汤。

崩如山冢崒崩，言其血之横决莫制也。漏如漏卮难塞，言其血之漫无关防也。《经》云：阴在内，阳之守也。气得之以和，神得之以安，毛发得之以润，经脉得之以行，身形之中，不可斯须离也。去血过多，则诸病丛生矣。原其致病之由，有因冲任不能摄血者，有因肝不藏血者，有因脾不统血者，有因热在下焦，迫血妄行者，有因元气大虚，不能收敛其血者，又有瘀血内阻，新血不能归经而下者。医者依此类推，仿叶氏用笔灵活，于崩漏治法，无余蕴矣。秦天一

徐评：崩漏必用补血大剂，而兼黑色之药，大概轻剂不能中病。

【点评】叶氏治崩漏从奇经冲任失司，藏统失常用药，显示特

色。至于大剂益气，以求无形之气所当急固，再祛脉络中瘀滞，方称周全。

胎前

恶阻

秦十七　经停三月，无寒热，诊脉大。系恶阻减食。

细子芩　知母　苏梗　砂仁　橘红　当归　生白芍

丸方：

细子芩三两　苏梗一两生研　砂仁五钱　白芍一两半　熟白术二两　当归一两半

青苎汤法丸。

肝气

某　怀妊将三月，肝气攻冲，胁痞，呕吐红痰。

细条芩　生白芍　川楝子　栝蒌皮　半夏曲　橘红　竹茹　生姜

肝虚滑胎

程二六　殒胎每三月，是肝虚。

人参　阿胶　当归　白芍　川芎　桑寄生

热伤肺阴

钱三九　上年夏产，过月经转。今经停四个月，左脉弦滑流动，乃为妊象。此气急脘痞咳嗽，热气上乘，迫肺之征。形肉日瘦，热能烁阴耗气。议清金平气，勿碍于下。

桑叶　川贝　桔梗　广皮　黑山栀　地骨皮　茯苓　甘草

杨　血液仅仅养胎，春阳升举，上焦易燥，喉呛心嘈，皆液亏阳亢。

鲜生地　茯神　白扁豆　元参心　川斛

胃虚咳逆

谢　始而热入阴伤，少腹痛，溺不爽。秋暑再伤，霍乱继起。今不饥不食，全是胃病。况怀妊五月，胎气正吸脾胃真气，津液重伤，致令咳逆。

人参　知母　炒麦冬　木瓜　莲子肉　茯神

热邪伤阴

金　怀妊五月得热病，久伤阴液，身中阳气，有升无降，耳窍失聪，便难艰涩。议用仲景复脉法，以生津液。

炙甘草　人参　生地炭　阿胶　天冬　麦冬　生白芍　麻仁

某　怀妊百日，丙丁养胎，胎热，从戌亥时升，耳前赤痱刺痛。当养阴制火。

细生地　茯神　生白芍　建莲　桑叶　钩藤

肝风犯脾胃

某　脉右虚左弦，身麻肢冷，胎冲胀闷。五六月当脾胃司胎，厥阴内风暗动，不饥吞酸，全属中虚。

人参　枳壳　半夏　姜汁　桔梗

闪动络脉

胡　怀妊六月，阳明司胎。闪动络脉，环跳痛连腰脊，最防胎气。

归身　桂枝木　炒杞子　炙草　羊胫骨　白茯苓

热壅上焦

某　气逆壅热于上，龈肿喉痹，胸闷腹肿。七月太阴司胎，法宜宣化清上。

川贝　牛蒡子　连翘　苏梗　杏仁　花粉　菊花　橘红

气滞血热

汪　娠八月，胎动不安，脘闷不饥。宜凉血调气，可以安适。

黄芩　知母　橘红　生白芍　当归　砂仁

肝风

程　娠八月，形寒气逆，神烦倦无寐，乃肝阳乘中之征。拟进息风和阳法。

黄芩　当归　生白芍　生牡蛎　橘红　茯神

又，肝风眩晕，麻痹少寐。

熟首乌　炒黑杞子　白芍　女贞子　茯神　黑稆豆皮

热伤肺阴

王　先寒后热，咳呛，是春月风温肺病。风为阳邪，温渐变热，客气着人，即曰时气。怀妊九月，足少阴肾脉养胎。上受热气，肺痹喘急，消渴胸满，便溺不爽。皆肺与大肠为表里之现症，状若绘矣。芎、归辛温，参、术守补，肉桂、沉香辛热，皆胎前忌用。致大热烦闷，势属危殆。议以清肺之急，润肺之燥。俾胎得凉则安，去病身安，自为不补之补，古人先治其实，实者邪也。

泡淡黄芩　知母　鲜生地　花粉　阿胶　天冬

又，喘热减半，四肢微冷，腹中不和，胎气有上冲之虑。昨进清润之方，漐漐有汗。可见辛燥耗血，便是助热。今烦渴既止，问初病由悲哀惊恐之伤。养肝阴，滋肾液为治，稳保胎元，病体可调。

复脉去桂、麻、姜、枣，加天冬、知母、子芩。

郁热

朱　脉右涩小数，左弦促，纳食脘胀，常有甘酸浊味，微呕吐清涎，旬朝始一更衣，仍不通爽。询知病起情怀抑郁，由气郁化热，如《内经》五志过极，皆从火化。就怀妊恶阻，按徐之才逐月安养，亦在足少阳经，正取清热养胎。况肝胆相火内寄，非凉剂无以和平。古人治病，以偏救偏，幸勿畏虚以贻患。

金石斛　黑山栀　茯苓　半夏曲　橘红　竹茹　枳实

时邪发热

某　恶阻，本欲恶心厌食，今夹时邪，头痛身热，当先清热。
竹叶　连翘　生甘草　黄芩　花粉　苏梗

吐泻伤阳

某　交节上吐下泻，况胎动不安，脉虚唇白。急用理中法。
附子　人参　於术　茯苓　白芍

泄泻

周　病中怀妊泄泻。
焦术　炒白芍　炒黄芩　炒广皮

寒邪厥

金　怀妊若患时症，古人重在保胎。今者喜暖恶寒，升则厥痛，坠微便痛绕腹。暖胎须避络伤，以及奇脉，畏虑胎坠难挽。辛香温柔之补，冀其止厥。
鹿角霜　淡苁蓉　炒杞子　柏子仁　当归　炒沙苑　炒大茴　茯苓

营虚火炎

某　固护胎元，诸症俱减，惟心嘈觉甚。阴火上升，营虚之征。

人参　桑寄生　熟地　阿胶　丝绵灰　条芩　白芍　当归　茯苓
香附

痢伤胃阴

某　怀妊，痢滞半月，胃阴既亏，阳气上逆，咽中阻，饮水欲哕，
舌尖红赤，津液已耗。燥补燥劫，恐阴愈伤，而胎元不保。议益胃和阳
生津治之。

熟地　乌梅　白芍　山药　建莲　茯苓
用川石斛煎汤代水。

热邪伤阴

潘　血液护胎，尚且不固，心中如饥空洞，食不能纳，况又战栗呕
逆。凡内外摇动，都是动胎。从来有胎而病外感，麻、桂、硝、黄等
剂，必加四物，是治病保胎第一要法。

小生地　白芍　阿胶　知母　黄芩　青蒿梗

热邪下痢脓血

王　临月下痢脓血，色紫形浓，热伏阴分。议用白头翁汤。
又，苦味见效，知温热动血，以小其制为剂，可全功矣。
黄芩　黄柏　炒银花　炒山楂　茯苓　泽泻

胎漏

某　胎漏鼻衄，发疹而喘。

淡黄芩　真阿胶　青苎

触胎下血

某　触胎下血，腹痛而坠。

人参　炒白芍　炙草　广皮　熟地炭　炒砂仁末

加纹银一二两，青苎一两。

又，照前方去熟地，加炮姜、熟术。

又，人参　熟地　炒归身　炒白芍　炙草　茯神　广皮　炒砂仁

陆十八　形瘦，脉数尺动，不食恶心，证象恶阻。腰痛见红，为胎漏欲坠。

青苎二钱　建莲五钱　纹银一两　砂仁七分　白糯米一钱

某　三月胎漏，用固下益气。

人参　熟术　熟地　阿胶　白芍　炙草　砂仁　艾炭

殒胎不下

华　血下，殒胎未下，浊气扰动，晕厥呕逆，腹满，少腹硬，二便窒塞不通，此皆有形有质之阻。若不急为攻治，浊瘀上冒，必致败坏。仿子和玉烛散意。

川芎　当归　芒硝　茺蔚子　大腹皮　青皮　黑豆皮

调回生丹。

子肿

程　怀妊八月，子肿，腹渐坠，正气虚弱。补剂必须理气，预为临产之算。

人参　茯苓　广皮　大腹皮　苏梗　砂仁末

《易》曰：大哉乾元，万物资始。此言气之始也。又曰：至哉坤元，万物资生。此言形之始也。人得父母之气，以生气生形，即禀此乾坤之气也。两仪既兆，五行斯彰。故天一生水，水属肾，肾脏先生。地二生

火，火属心，心又次生。天三生木，木属肝，肝又次生。地四生金，金属肺，肺又次生。天五生土，土属脾，脾又次生。天既以五行生五脏，而仁义礼智信之五德，亦即寓于其中。朱夫子所云：天以阴阳五行，化生万物，气以成形，而理亦赋焉，此之谓也。因此古人重胎教，所以端其本也，而今不复讲矣。然六淫之感，七情之伤，妊妇禀气有强弱，小儿胎元有静躁，故安胎之法，不可不详。如恶阻、胎淋、胎晕、胎肿、胎悬及漏胎等症，古人言之甚晰，兹不具赘。今阅叶先生案，胎前大约以凉血顺气为主，而肝、脾、胃三经，尤为所重。因肝藏血，血以护胎，肝血失荣，胎无以荫矣。肝主升，肝气横逆，胎亦上冲矣。胎气系于脾，如寄生之托于苞桑，茑与女萝之施于松柏，脾气过虚，胎无所附，堕滑难免矣。至于胃为水谷之海，妊妇全赖水谷之精华，以养身护胎，故胃气如兵家之饷道，不容一刻稍缓也。其余有邪则去邪，有火则治火，阴虚则清滋，阳虚则温补，随机应变，无所执着。学者更能引而伸之，触类而通之，安胎之法，可一以贯之，无余蕴矣。_{秦天一}

徐评：案方亦清，无大出入，然非妇科专门，多有未到之处，当更博求之。

【点评】胎前安胎、护胎、保胎为要，凉血顺气为法，于脾、胃、肝三经中用药，其时尚应"有邪则去邪，有火则治火，阴虚则清滋，阳虚则温补"，实为经验之言。

产后

新产恶露瘀滞

钦　初产汗出眩晕，胸痞腹痛，宜通恶露。

炒山楂　延胡　郁金　赤芍　炒牛膝　香附　童便_冲

益母草汤代水。

又，腹痛少缓，但胸痞痰多。治从上焦。

炒山楂　郁金　丹参　橘红　炒川贝　甜花粉

体虚兼瘀

程 冲脉为病，男子内结七疝，女子带下瘕聚。故奇脉之结实者，古人必用苦辛和芳香，以通脉络。其虚者，必辛甘温补，佐以流行脉络。务在气血调和，病必全愈。今产后体虚，兼瘀而痛，法当益体攻病。日期已多，缓治为宜。

生地　生姜　丹皮　琥珀末 调入

此苦辛偶方，加丹皮以通外，琥珀以通内，所以取效。

又，回生丹

取米醋煮大黄一味，约入病所，不碍无病之所，故亦效。二法皆入络药。

又，小生地　归须　红花　郁李仁　柏子仁　茯神

又，照前方去红花、郁李仁，加泽兰。

某二五 恶露淋漓，痛由腰起，攻及少腹。此督带空虚，奇经气阻奚疑？奇经为病，通因一法，为古圣贤之定例。

当归　楂肉炭　炒丹皮　泽兰　川断　制首乌

郁冒

唐 产后骤脱，参附急救，是挽阳固气方法。但损在阴分，其头痛汗出烦渴，乃阳气上冒。凡开泄则伤阳，辛热则伤阴，俱非新产郁冒之治道。尝读仲景书，明本草意，为是拟方于后，亦非杜撰也。

生左牡蛎 一钱　生地 二钱　上阿胶 二钱　炒黑楂肉 三钱　茺蔚子 一钱半

吴 新产阴气下泄，阳气上冒，日晡至戌亥，阳明胃衰，厥阴肝横。肝血无藏，气冲扰膈，致心下格拒，气干膻中，神乱昏谵。若恶露冲心则死矣，焉有天明再醒之理？回生丹酸苦直达下焦血分，用过不应，谅非瘀痹。想初由汗淋发热，凡外感风邪，邪滞汗解，此热昏乱，即仲景之新产郁冒也。倘失治，必四肢牵掣，如惊似风痉则危。议从亡阳汗出谵语例，用救逆法。

生龙骨 三钱　生牡蛎 三钱　桂枝 五分　淮小麦 百粒　炙甘草 三分　南枣 二钱

又，气从涌泉小腹中，直冲胸臆，而心下痛，巅晕神迷。此肝肾内怯，无以收纳自固。每假寐必魂魄飞越，惊恐畏惧，非止一端。救逆法镇阳颇应，但少补虚宁神，益之固之耳。

人参二钱　龙齿三钱捣　枣仁三钱　茯神三钱　炒黑杞子二钱　黑壳建莲肉五钱

紫石英一两，捣碎，用水三盏，煎减半，用以煎药。

又，两法皆效，下元虚损无疑。八脉无气把握，带下淋漓不止，梦魂跌仆，正经旨下虚则梦坠也，议镇固奇脉方。

人参二钱　龙齿三钱　枣仁三钱　茯神三钱　桑螵蛸炙二钱　炒黑远志五分

用紫石英煎汤，煎药。

又，昨午忧悲瞋怒，大便后，陡然头晕，继以呕逆。胸痞止，心洞嘈杂，仍不能食，子夜寒战鼓栗，寅刻津津微热，神昏妄见，巅痛乳胀，腹鸣，短气呵欠，似乎叹息之声。此乃下元根蒂未坚，偶触心机，诸阳神飞旋动舞。仲景论先厥后热，知饥不能食，干呕，列于《厥阴篇》中。盖危病初效，未沾水谷精华，则胃土大虚，中无砥柱，俾厥阴风木之威，横冲震荡，一如释典混沌劫，于地水火风卒来莫御矣。当此医药，全以护阳固阴。但血舍耗涸，刚猛及滋腻，总在难施之例。无暇理病，存体为要。

人参五钱　熟附子一钱　川桂枝木一钱　炮姜炭一钱　炙黑甘草五分茯苓三钱

沈　此产后阴虚疟疾，鼻煤，喉燥舌干，脘痞不饥，大便窒塞不通。乃阳明津枯，不上供肺，下少滋肠，风阳游行，面肿耳聋。仲景谓阴气先绝，阳气独发。后人以饮食消息，取义甘寒，则知辛温逐瘀之谬。

人参　炒麦冬　枣仁　乌梅肉　蜜水炒黄知母

又，酸味泄肝，胃气乃降，大便通后，汗大出，心中刺痛。皆营液内耗，阳气冲突，仲景三病之郁冒见端矣。虽痰吐咯，无苦燥耗气之理。

人参　阿胶　生地　麦冬　生白芍　炙草

张　产后郁冒，汗出潮热，腹痛。

炒生地　炒山楂　丹参　茯神　浮小麦　黑稆豆皮

败血入经络为疡

吴 产后十二朝，先寒战，后发热，少腹疠痛，腹膨满，下部腰肢不能转侧伸缩，小溲涩少而痛。此败血流入经络，延及变为疡症。议用交加散。

小生地 生姜 车前 牛膝 五灵脂 炒楂肉

调入琥珀末一钱。

又，十六朝，诸症稍减。每黄昏戌亥时，冲气自下而上，至胸中即胀闷，肢冷汗出，右腹板实，此厥阴肝脏，因惊气逆。今恶露未清，重镇酸敛，均为暂忌。拟和血调血为稳。

归须 炒桃仁 延胡 炒楂肉 官桂 香附 川楝 小茴

又，人参 当归 白芍 炙草 茯神 香附 桂心 广皮

营络虚寒恶露未清

程 脉濡，恶露紫黑，痛处紧按稍缓。此属络虚，治在冲任。以辛甘理阳。

炒归身 炒白芍 肉桂 茯苓 小茴 杜仲

又，脉濡空大，营络虚冷。

人参 炒归身 炒白芍 茯神 炙草 桂心

又，当归羊肉汤加茯苓、茴香。

阴虚风阳动

许 产后阴虚，肝风动灼，喉干呛咳，晚则头晕。

阿胶 细生地 天冬 茯神 小麦 川斛

程 坐蓐过劳，肝风阳气动，面浮气短，腹膨，恶露未清。不可腻滞，须防痉厥。

小生地 丹参 泽兰 茯神 黑稆豆皮 琥珀末

又，血分既亏，风阳动泄，汗出心悸，此辛气走泄须忌。所虑痉

厥，如已见端，议静药和阳意。

阿胶　鸡子黄　细生地　生牡蛎　丹参　茯神

某　产后下焦阴亏，奇脉不固，阳浮乃升。风动则飧泄嘈杂，液损必消渴骨热。治在肝肾，静药固摄。

熟地　湖莲　炙草　五味　芡实　山药　旱莲　女贞

阴虚阳浮汗泄

某　新产后，阴分大虚，汗出胸痞潮热，阳浮卫不固。虽痰多咳频，忌用苦辛表散，恐久延蓐劳耳。

炒生地　炒麦冬　生扁豆　炙草　金石斛　丹参　茯神　甘蔗浆

血虚寒滞

某　产后身痛，少腹满。

楂肉　川芎醋炒　延胡醋炒　泽兰　丹皮　艾叶　小茴　香附醋炒　茯苓

益母膏丸。

又，当归　桂心　茴香　香附　紫石英　茯苓

羊肉胶丸。

气血滞兼湿

孙　产难，伤力惊恐，面微浮，腹膨，小便不爽。

炒黑楂肉　大黑豆皮　大腹皮　绒生香附　茯苓　泽泻　白花益母草

煎汤代水。

气滞胀泻

金　腹胀气滞，久泻，产后五日。

於术　厚朴　茯苓　泽泻　南山楂　延胡

阴虚夹暑

凌　一岁四气之交，夏季发泄为甚，凡夏至一阴初复，未及充盈，恰当产期，为阴气未充先泄，暑热乘隙内侵，正如《内经》最虚之处，便是容邪之处矣。产科未明此旨，徒晓产后逐瘀成药，苦辛破血，津液愈劫，所伏暑热，无由可驱，六气客邪，内迫脏腑，渐渐昏蒙内闭，攻热害正，养正邪留，药难立方调治。幼读仲景，揣摩圣诲，惟育阴可以除热。况乎暑必伤气，人参非益气之圣药乎？大队阴药，佐以人参，诚为阴分益气之法。服之热疟垒垒而起，恶露缓缓而下。扶正却邪，并行不悖，今谷食已安，谅无反复。难成易亏之阴，须安养可望图功。倘加情志感触，轻则奇损带淋，重则髓枯蓐损，莫道赠言之不详也。

雄乌骨鸡一只　人参二两秋石拌　鲜生地三两　柏子仁一两半　天冬一两半
麦冬二两　阿胶二两　建莲肉三两　茯神二两

熬膏。

暑伤营阴

项　初病舌赤神烦，产后阴亏，暑热易深入。此亟清营热，所谓瘦人虑虚其阴。

竹叶　细生地　银花　麦冬　玄参　连翘

张　产后十三朝，舌黄边赤，口渴脘中紧闷，不食不饥，不大便。此阴分已虚，热入营中，状如疟症，大忌表散清克。议滋清营热，救其津液为要。

细生地　天冬　生鳖甲　丹皮　丹参　茯神

又，产后血络空虚，暑邪客气深入，疟乃间日而发。呕恶胸满，口渴，皆暑热烁胃津液也。此虚人夹杂时气，只宜和解，不可发汗腻补。

青蒿梗　淡黄芩　丹皮　郁金　花粉　川贝　杏仁　橘红

又，脉缓热止，病减之象。但舌色未净，大便未通，产后大虚，不敢推荡。勿进荤腻，恐滞蒸化热。蔬粥养胃，以滋清润燥，便通再议补虚。

生首乌　麻仁　麦冬　蜜水炒知母　苏子　花粉

阳虚欲脱

某　浊阴上逆，恶心不食，冷汗烦燥，最防暴脱。不可但执恶露滞满，而专泻气攻血也。

人参　干姜　附子　泽泻

冲入童便。

某　脉无神，神倦欲昏。汗出，乃阳气走泄，泻利系阴气不守。产后见症，是属重虚。深恐节间暴脱，而寒热胸痞腹痛，岂遑论及标末。

人参　制附子　人尿　猪胆汁

产后阴虚阳浮发厥

某二五　产后骤加惊恐，阳上瞀冒为厥。左肢麻木，耳窍失聪，皆阳挟内风，混入清窍，以上实下虚，镇阳填阴，味厚质静之药。

熟地　龟甲心　天冬　萸肉　五味　磁石　茯神　黑壳建莲

某产后去血过多，阴虚阳实，头中眩晕，汗出肉瞤，惊畏身热等症，最易昏厥，苦辛气味宜忌。

生地　小麦　炙黑甘草　麦冬　阿胶　茯神　生左牡蛎

顾三一　产后真阴不复，阳越风动，四肢麻木，先厥后热。

熟地　阿胶　炒杞子　生白芍　茯苓　菊花炭

冲任虚气上逆脘痛胀

徐　少腹冲及心下，脘中痛而胀满，若云：肝气犯胃，必有呕逆。前法益阴和阳不应，显是产后下虚，厥气上攻。议用柔阳之药。

炒归身　苁蓉　炒枸杞　柏子仁　小茴　茯神

又，冲逆震动而痛，是产后冲任空乏。按定痛减，尤为虚象。缘胃弱减谷，未便汤剂之多，防胃倒耳。

当归　苁蓉　紫石英　茯苓　河车　鹿角霜

又，冲脉逆，则诸脉皆动，天朗晴和少安，由阴分虚及阳分可征。前法包举大气，温养佐通，是为络方。日来春升，略有衄血，然无清寒可投，加咸味佐其入阴，从产后下焦先伤耳。原方减鹿霜归身，亦恐升阳也。加枸杞桂圆，以痛在左，故养肝是议。

阴虚风阳动

虞三二　背寒心热，天明汗出乃凉，产后两三月若此。此属下焦真阴已亏，渐扰阳位，二气交乘，并非客症。头晕耳鸣心悸，寒热后必泻。内风震动，当与静药。六月二十日

人参　炙草　白芍　麦冬　炒生地　炒乌梅

又，前法酸甘，益阴和阳，诸病皆减。然此恙，是产后下焦百脉空乏，谓之蓐损，填隙固髓为正治。缘谷食未加，沉腻恐妨胃口，加餐可用丸药。七月初三

人参　炙草　阿胶　生地　麦冬

又，照前方加桂枝、木茯苓、南枣。八月初七

又，产后都属下焦先损，百脉空隙。时序夏秋，天暖发泄加病，此扶阳益阴得效。今诸症向愈，寝食已安，独经水未至，其冲任奇脉不振。须脏阴充旺，脉中得以游溢耳。九月初一

熟地水制　人参　阿胶　黄肉　远志炭　山药　茯神　建莲

乌骨鸡膏丸。

吴　坐蓐过劳，惊恐交迫。真阴既伤，经年不复。目暗昏花，烦动热升。皆肾阴不得自充，何以涵养肝木？厥仆眩晕，阳挟肝风直上无制，则当静药填阴，佐酸以收摄。

熟地　阿胶　五味　黄肉　北沙参　茯神　黑稆豆皮　秋石二分调入

阳维病寒热

陈二八　寒热时作，经岁不瘥。且产后病起，阳维为病明矣。
归桂枝汤。

下损及胃奇脉虚

郭二四　产后下元阴分先伤，而奇经八脉，皆丽于下，肝肾怯不固，八脉咸失职司。经旨谓阳维脉病，苦寒热；阴维脉病，苦心痛。下损及胃，食物日减。然产伤先伤真阴，忌用桂附之刚。温煦阴中之阳，能入奇经者宜之。

人参　鹿茸　紫石英　当归　补骨脂　茯苓

营络虚寒腰腹痛

陈四一　产后四月，腰痛牵引少腹，冷汗不食。
当归　羊肉　小茴　桂枝木　茯苓　紫石英

气血寒滞结瘕

沈　产后动怒，气血皆逆，痛呕不卧，俯不能仰，面冷肢冷，口鼻气寒，痛必自下冲上，此属疝瘕厥痛。

淡吴萸　韭白　两头尖　川楝子　桂枝木　茯苓

吴二六　产后百日内，右胁下少腹痛坚膨。络空无血，气乘于中，有结聚癥瘕之累，延及变成胀满，经水不转，成大病矣。

当归　桂心　生桃仁　牛膝　山楂　炒黑小茴

陆　产后邪深入阴，气血胶结，遂有瘕疝之形。身体伛偻，乃奇脉纲维不用。充形通络可效，仿仲景当归羊肉汤意。

归身　苁蓉　杞子　小茴　茯苓　紫石英
羊肉胶丸。

胞损

某　产后胞损溺淋，筋脉牵掣，治当摄下。
桑螵蛸　生沙苑　莵肉炭　炒黄柏　茯神

营卫兼虚

冯四二　产后两月，汗出身痛。

归芪建中汤。

余　产后不复，心悸欲呕，遇寒腹痛。先议进和营卫，继当补摄，归桂枝汤加茯苓。

阳虚胃痛血络瘀滞

吴三八　胃痛三月不止，茹素面黄，产后吞酸少食。中焦阳惫，岂宜再加攻泄？与辛补血络方。

桃仁　归须　公丁香皮　川桂枝　半夏　茯苓

阴损及阳肝风犯胃

某　产虚，下焦起病，久则延胃，不饥不食，乃阴损及阳，阳明脉空。厥阴风动掀旋，而头痛面浮，肢冷指麻，皆亡血家见象。

人参一钱　杞子炒焦三钱　归身一钱　牛膝盐水炒焦一钱　巴戟天一钱　浙江黄甘菊花炭五分　茯苓一钱半

丸方：

人参二两另研　茯苓二两蒸　黄肉二两炒焦　五味一两半　杞子二两炒　桑螵蛸谷盐水煮烘一两　生白龙骨一两　浙江黄菊花一两炙炭

蜜丸，早服四钱，开水送。

胃虚下焦虚寒

杨三一　自幼作劳，即患头眩，加之刮痧，一月之内，必发数次。前岁产后，体甚不健，右耳日夜响鸣，鸣即头眩，神色衰夺，唇黄舌白，带下手冷脚肿，脉右大是阳明空，气泄不固。暖下温中主之。

人参二两　桑螵蛸三两制　鹿角霜一两半　淡苁蓉一两半　炒杞子二两

柏子霜—两半　茯苓—两半　紫石英—两半醋煅飞　白龙骨—两半　红枣四两

蕲艾五钱

水煮捣丸，服四钱。

某　胃痛欲呕肢冷，痛引腰背，产后病发更甚。

当归　炒沙苑　炒黑杞子　炒黑小茴　鹿角霜

生精羊肉煎服。

丸方：

人参　鹿茸　生杜仲　炒杞子　当归　鹿角霜　茯苓　沙苑

小茴

羊腰子蒸熟捣丸。

阴虚阳浮经漏

邹三二　阳不入阴，不寐汗出。产伤，阴先受损，继而损至奇经。前主温养柔补，谓阴伤不受桂、附刚猛。阅开列病情，全是阴虚阳浮。漏经几一月，尤为急治。夜进局方震灵丹五十粒，前方复入凉肝，益阴配阳，是两固法则。

人参　麋茸　枸杞　天冬　茯神　沙苑

奇脉虚淋滞

某　产后淋带，都是冲、任奇脉内怯，最有崩漏劳损淹缠之虑。但固补实下，须通奇经者宜之。

桑螵蛸　人参　茯苓　生杜仲　沙苑　芡实　湖莲

陈　产后百脉空隙，腰脊痛，漏淋。

桑螵蛸　鹿角霜　龙骨　淡苁蓉　炒杞子　沙苑　茯苓

吴　阅病原，产后阴虚液亏，加以平时瞋怒，阳气暴升，络血不宁，奇空冲任少贮，带淋暗泄等症。

阿胶　天冬　当归　白芍　淡黄芩　青蒿膏　女贞子　茯神　乌骨

鸡炙

蜜丸。

赵　蕂损八脉，经水不来，带下频频颇多。产后下焦先虚，继及中宫，乃血液脂膏之涸。桂附热燥，更助劫烁。此温药，是温养之义，非温热之谓。

人参　河车　麋茸　鹿角霜　归身　茯苓　紫石英

虚寒瘕泄

杨　瘕泄起于产后，三年方愈。下损已极，经水几月一至，来必衰颓如病，奇经冲、任交空，下焦畏冷，食冷则泻，心中疼热，暖下温经主之。

人参　鹿角霜　炒菟丝　生杜仲　炒杞子　熟白术　淡骨脂　茯苓　蒸饼丸。

中虚

金三八　经后即背寒不热，逾月不愈，嗽痰有血。自秋令产蕂，屡屡若伤风咳嗽，正月至谷减。思产后不复是下虚，形寒减食，先调脾胃，即和营卫法。

人参建中汤。

督任虚寒

某　易饥易怒，腹溏气坠，知饥不进食。自胎前至今，两月不愈。并非客邪，用固摄升阳。

鹿茸　鹿角霜　熟地炭　当归　桂枝　五味　茯苓

某　产后十年有余，病发必头垂脊痛，椎尻气坠，心痛冷汗。此督任气乖，跷维皆不用，是五液全涸。草木药饵，总属无情，不能治精血之惫，故无效。当以血肉充养，取其通补奇经。

鹿茸　鹿角霜　鹿角胶　当归　茯苓　杞子　柏子仁　沙苑　生杜仲　川断

阳虚肿胀

潘 胎前水溢浮肿，喘满不得卧，余用开太阳膀胱获效。既产浮肿自然渐退。女科不明产后下虚，专以破气宽胀，百日来腹大且满，按之则痛。此皆气散弥漫，丸药又补涩守中，益助其钝。气血凝涩，经候不来，为难治之病，议肾气汤，煅药成炭，取其气之通，勿令味浊，兼调琥珀末以调其血涩。仿古法中之所有，非杜撰也。

桂七味加车前牛膝，炒炭，水洗煎，临服调入琥珀末。

徐三六 产后九年，心中胀甚则泻甚，肌浮足肿，食减过半，凡胀必有喘，产后先伤在下。用薛氏济生丸三钱，十服。

某 产后血去过多，下焦冲、任空虚，跗肿腹膨，形寒面黄，脉濡。当用温养。

鹿角霜三钱 补骨脂一钱 紫石英三钱 茯苓三钱 桂心四分 炒黑小茴七分

方三二 脉沉濡，产虚寒入，痛胀，腹鸣晨泄。病人述心痛呕逆，其实治下为是。

熟附子 胡芦巴 良姜 炒黑茴香 茯苓 广木香

朱四六 脉微弱，形无华色。据说病起产后，食减吐泻，是下焦不复，中焦又伤，渐加浮肿胀满，倏甚忽平，皆下焦厥逆上冲也。下虚于产后，刚剂难以专任，是病之不易取效者在此。

淡苁蓉 炒黑杞子 当归 小茴 茯苓 沙苑

又，济生肾气丸一两二钱。

某四五 产后未满百日，胸胁骨节收引，四肢肌肉麻木，浮肿腹胀，早轻夜重，食减，畏寒便溏，脉得右迟左弦。先与理中，健阳驱浊。

人参 炮姜 淡附子 焦白术 枳实 茯苓

范 病胀起于产后，下焦先伤，浊阴犯中，不可以胀满为实症。夫腑阳不通，肾气散漫，吸气不入，息音如喘，此身动便喘，非外客之邪干肺。春半温气外侵，面肿颈项结核，曾以夏枯菊叶辛解得效，乃一时暴邪治法。至于本病之腹满洞泄跗肿，未经调理，且胀势侵晨至午颇减，日暮黄昏胀形渐甚，中焦阳微，已见一斑。愚见胀满在中，而病根在下，仲景于产后失调，都从下虚起见，阅女科汤药一方，殊属不解。思平居咽干喉痹牙宣，肝肾真阴下亏，不敢刚药宣通。仿薛氏肾气法，减泄肝如牛膝肉桂之辛，不致劫阴，仍可通阳为法。

六味去萸，加芍药、附子、牡蛎，炒炭煎。

又，小满节，古云痛随利减，今便利仍痛，非是实症，肝失调畅，当理用以益水母。不取芍药之和阴，加当归小茴香拌炒焦黑，以通肝脏脉络之阳，又辛散益肾也。

照前方去芍，加茴香拌炒当归。

某　产后肿胀不愈，显系下虚，肝肾气不收摄。形寒痞闷，食少痰多，脉细肉消。治从阴分，非分和攻消者。

济生肾气丸，沉香汁冲开水送。接服金匮肾气丸。

温热肿胀

王　胀满六年，产后小愈。今胀势复甚，兼脱肛淋症，大腿热如滚水滚泼，食入脐中作痛。议治其腑。

小温中丸三钱，六服。

风湿

傅　风胜为肿，湿甚生热，乃经脉为病。但产后百日，精神未复，不可过劫。

羚羊角　木防己　片姜黄　川桂枝　大杏仁　苡仁

奇脉虚肾气不摄肿胀

方　产后腹大，半年不愈。近日有形冲突，肠如刀搅，据述坐蓐艰产，血去盈斗，而腹形即已胀满。想八脉不用，肾气散越不收，非瘀血积气为病，议用大全方乌鸡煎丸。

乌骨鸡　人参　苍术　附子　乌药　肉桂　陈皮　草果　红花　海桐皮　黄芪　白术　蓬术　川乌　延胡　白芍　木香肉果　琥珀　丹皮

即以鸡拭去毛、头、嘴、爪、肠杂，将药放鸡肚内，贮砂锅中，以好酒一斗同煮，令干，去鸡骨，以油单盛焙令干，为末，蜜丸。

范　冲任伤，督带损，皆由产时劳怖，理难复元。固摄下真，兼理奇脉，治非背谬。但腹满膨痛，若徒固补，不以通调，恐滋胀肿。大意阳宜通，阴宜固，包举形骸，和养脉络，乃正治方法。病样多端，纷纭缕治，难以立方矣。

人参　鲜河车胶　淡苁蓉　砂仁　制熟地　鹿角霜　归身　茯苓
紫石英　小茴香　羊腰子

气滞脘痞胀

某　产后下虚，血病为多。今脘中痞胀，减食不适，全是气分之恙。但调气宽中，勿动下焦为稳。

香附　神曲　苏梗　白蔻仁　茯苓　桔梗

下焦脉络寒滞肿痛

朱四十　产后冬月，右腿浮肿，按之自冷。若论败血，半年已成痈疡。针刺泄气，其痛反加。此乃冲任先虚，跷维脉不为用。温养下元，须通络脉，然取效甚迟，恪守可望却病。

苁蓉　鹿角霜　当归　肉桂　小茴　牛膝　茯苓
鹿角胶溶酒蜜丸。

肝肾虚兼痰饮

某　产后必病，阴虚可知，两足跗中筋掣瘦痛，不耐走趋。当温养肝肾，以壮筋骨。但食后脘中痞阻，按之辘辘有声，手麻胁痛，心烦，耳目昏眩，宛是阳气不主流行，痰饮内聚之象。处方难以兼摄，议用分治法。

中焦药，日中服，桂苓六君子，竹沥、姜汁法丸。
下焦药，侵晨服，从四斤丸、金刚丸参写。

苁蓉　牛膝　虎骨　生杜仲　粉天麻　木瓜　草薢
蜜丸。

燥伤肺气水气痹阻

程　脉沉，喘咳浮肿，鼻窍黑，唇舌赤，渴饮则胀急，大便解而不爽。此秋风燥化，上伤肺气，气壅不降，水谷汤饮之湿，痹阻经隧，最多坐不得卧之虑。法宜开通太阳之里，用仲景越婢小青龙合方。若畏产后久虚，以补温暖，斯客气散漫，三焦皆累，闭塞告危矣。

桂枝木　杏仁　生白芍　石膏　茯苓　炙草　干姜　五味

痰饮阻气不寐不便

陈三十　夏季坐蓐，秋月热病。半年来不寐不便，无皮毛焦落之象。是痰饮为气所阻，以致升降失常，乃痹之基也。议宣肺以通肠。

紫菀八钱　杏仁三钱　枳壳一钱　桔梗一钱　瓜蒌皮一钱　郁金一钱

下虚饮浊上逆

陆　背寒，夜卧气冲欲坐，乃下元虚乏，厥浊饮邪，皆令上泛。胎前仅仅支撑，产后变症蜂起。奈何庸庸者流，泄肺冀其嗽缓，宜乎药增病势矣。

桂枝　茯苓　炙草　五味　淡干姜

许　实喘属肺，虚喘属肾。产后下虚最多，痰饮易于上泛，喘嗽食减，有浮肿、胀满、不得卧之忧，不可小视。

茯苓　生白芍　干姜　五味

风温客肺饮邪上逆

王　产后未复，风温入肺。舌白面肿喘咳，泄泻，小水渐少，必加肿满，不易治之症。

芦根　苡仁　通草　大豆黄卷

又，淡渗通泄气分，肺壅得开而卧。再宗前议。

通草　芦根　苡仁　大豆黄卷　木防己　茯苓

又，过投绝产凝寒重药，致湿聚阻痰。两投通泄气分已效，再用暖胃涤饮法。

半夏　姜汁　黍米　茯苓

又，支饮未尽，溏泻不渴，神气已虚。用泽术汤。

生於术　建泽泻　茯苓　苡仁

湿浊踞膈肺不肃降

某　脉小左弦，咳逆脘闷，小便不利，大便溏泻，不思纳谷，嗳气臭秽。此皆胎前气上逆冲，浊得盘踞膈间，肺失清肃降令，上窍痹，致下窍不利，汤食聚湿，气不宣行。怕延出浮肿腹满，喘急不卧诸款，不独以产后通瘀为事。

郁金汁　杏仁　通草　桔梗　茯苓皮　苡仁

暑伤上焦气分

沈　产后未复，加以暑热上干。暑必伤气，上焦先受，头胀，微微呕恶，脘闷不晓饥饱，暮热早凉，汗泄不已，经水连至，热迫血络妄动。盖阴虚是本病，而暑热系客气。清上勿得碍下，便是理邪。勿混乱首鼠，致延蓐损不复矣。

卷心竹叶　生地　炒川贝　连翘心　元参　地骨皮

木火盛心营热

袁二一　神识不甚灵慧，陡然狂乱入井。夫暴病痰、火、风为多，今诊视色脉，产后未满百日，多惊怕，五味皆变、厥阴肝木，顺乘阳明，古称一阴一阳变乱为痫。先以清心胞解营热，食进便通，再酌调理。

犀角　生地　菖蒲　元参心　羚羊角　郁金　竹叶心　连翘心

又，复脉汤去参、姜、桂。

蓐劳

某三五　产后不复元，仍自乳抚育，损不能复，即是蓐劳。速速断乳，药力可扶。凡产必下焦先损，必以形质血气之属。莫以心热，再用寒凉，伐其生气。

人参　当归　沙苑　杜仲　补骨脂　茯苓

羊内肾二枚

沈　时热，属上焦病，逾时自解。缘体质素薄，长夏坐蓐，不但肝肾阴伤，诸气皆为发泄。阴不主恋阳，冲脉上冲，而心热骨痿。总是阴亏不肯复元，久久延成损症，此与清润治肺之咳无预。法宜填补下焦，摄之固之，迎养秋收冬藏，胃纳有加，庶乎渐安。

鲜紫河车　人参　真秋石　茯神　水煮熟地　归身　五味　芡实
山药

生羖羊肉胶共河车胶，二共和丸。

姚三十　面少华色，脉似数，按之芤涩。产后三年，从未经来，腹中有形，升逆则痛，肩背映胁，卒痛难忍。咳吐都是涎沫，着枕气冲欲坐，食减便溏，身动语言喘急。此乃蓐劳损极不复，谅非草木可以图幸。由下焦元海少振，惊恐馁弱，冲脉动，斯诸脉交动。拟益元气，充形骸，佐重镇以理怯，护持体质之义，非治病方药矣。

人参　杞子　白龙骨　茯苓　紫石英　羊肉

邹二八　产后成劳损，先伤下焦血分，寒热数发不止，奇经八脉俱伤，欲呕不饥，肝肾及胃，有形凝瘕。议柔剂温通补下。

人参　当归小茴香拌炒　茯苓　沙苑　淡苁蓉　杞子　鹿角霜　生紫
石英

汪　产后百日，寒热消渴，心痛恶食，溏泻。此蓐劳液涸，已属沉痼难治。拟酸甘化阴扶胃，望其小安而已。

人参　乌梅　炙草　赤石脂　木瓜　茯神　炒粳米

张二八　产后下虚，厥气上冲犯胃，食入呕胀。脉络日空，营卫两怯，寒热汗泄，淹淹为蓐劳之病，最难调治。

淡吴萸_{七分} 桂枝_{五分} 茯苓_{三钱} 炮姜_{八分} 炒木瓜_{一钱} 南枣

黄 产后，陡然惊恐，阴亏，厥阳上逆，血涌吐痰，胸背胁俞大痛。乃八脉空乏之征，蓐劳重症延绵，最难全好。议镇固一法。

熟地炭 炒杞子 五味 紫石英 茯神 牛膝炭

又，脉少敛，痛止血缓。仍用镇纳。

熟地 炒杞子 五味 女贞子 芡实 茯神

又，眩晕，腹鸣，脘痛。

熟地 炒杞子 五味 茯神 阿胶 萸肉 菊花炭 北沙参

又，乌骨鸡 阿胶 熟地 杞子 五味 桂圆 茯神 建莲

熬膏，人参汤送。

小产郁冒

顾 小产三日，脉数，头痛，脘痞，小腹坠痛，欲厥，此属郁冒。

连翘 郁金汁 丹皮 钩藤 茯苓 炒山楂

益母草汤煎。

营血虚阳升

某_{二五} 小产后，恶露淋漓，营血内亏，厥阳由是鼓动，头胀耳鸣，心中洞然，病在下焦矣。

枸杞子_{三钱} 柏子仁_{一钱} 全当归_{一钱半} 白芍_{一钱半} 稆豆皮_{三钱} 茯神_{三钱}

胃阳虚肝风动呕吐欲脱

朱 脉小，半产一日，舌白，频频呕吐青绿水汁涎沫，左肢浮肿，神迷如寐。此胃阳大虚，肝风内泛，欲脱之象。急急护阳安胃，冀得呕缓，再商治病。

人参 淡附子 炒焦粳米 煨老姜

又，虽得小效，必三阴三阳一周，扶过七日，庶有愈理。

人参　淡附子　熟於术　炮姜　茯苓　南枣

阴虚阳冒成癫痫

某　小产不及一月，忽有厥逆痰潮，此阴分既虚，厥阳上冒。今二便已通，神志似属惯散，病虽已成癫痫，却非痰火有余。肝肾位远，治宜镇补，拟陈无择琥珀散。

人参　白芍　铁落　辰砂　磁石　远志　菖蒲　牛黄　琥珀

奇脉阳虚不升固

孔　形畏寒凛凛，忽然轰热，腰膝坠胀，带下汗出。由半产下焦之损，致八脉失其拥护，少腹不和。通摄脉络治之。

鹿角霜　炒当归　杜仲　菟丝子　小茴香　桂枝

奇脉虚淋滞

陈　怀妊三月小产，半年不复。寒从背起，热起心胸，经水后期不爽，带下脉脉不断，脊膂腰髀痿坠酸疼，膝骨跗胫易冷无力。由冲任督带伤损，致阴阳维跷不用。调治非法，有终身不肯孕育之累。

鹿角霜　炒枸杞　当归　炒沙苑　桂枝　小茴

下虚上受风温

顾　上年小产，下虚不复。冬令藏聚未固，春夏阳升，风温乘虚上受，清窍不利，耳失聪，鼻多塞，咽燥痰稠，悉见上焦不清，究竟下虚是本病。议食后用清窍，早上用镇纳。

青菊叶三钱　羚羊角一钱　黑栀皮一钱　连翘心一钱半　玄参心二钱　苦丁茶一钱

磁石六味加龟胶、北味。

阳气虚久泻

程 久泻延虚，痛后而泻，气弱不司运行。病因小产而来，法当中下两调。

人参　炒菟丝子　木香　茯苓　炒白芍　炒补骨脂

蓐劳

汪 小产后，气冲结瘕，是奇经八脉损伤。医谓病尚有形，金从瘀血施治。半年来肌肉大消，内热，咯痰带血，食过脘下，辄云腹痛。盖产后下焦真阴大亏，攻瘀清热，气味苦辛，是重虚其虚。药先入胃，既不中病先戕胃口，致令饮食废矣。阴虚生热，经训灼然。只以胃口伤残，难与滋腻之药。此症延成蓐劳，必得饮食渐和，方有调病之理。见病治病，贻害岂可再循前辙？议肝胃两和方法。

炒黑杞子三钱　云茯神一钱半　柏子仁三钱　生沙苑一钱　焦当归一钱
小茴七分同当归合炒　紫石英五钱先煎廿滚入药

肝虚血滞

某 三次两月胎漏而下，是厥阴失养。脉数右大，腹痛，恶露未尽。

柏子仁　炒楂肉　丹皮　泽兰叶　细生地
调入琥珀末。

液虚风动

倪 小产半月颇安，忽然腰腹大痛，或攒膝跗足底，或引胁肋肩胛，甚至汤饮药饵，呕吐无存。娠去液伤，络空风动。昔贤谓按之痛缓属虚，勿道诸痛为实。

炙草　淮小麦　南枣　阿胶　细生地　生白芍

又，往常经候不调，乃癥瘕为痛。葱白丸。

《金匮要略》云：新产妇人有三病，一者病痉，二者病郁冒，三者大便难。新产血虚，多汗出，善中风，故令病痉。亡血复汗，寒多，故令郁冒。亡津液，胃燥，故大便难。《心典》云：血虚汗出，筋脉失养，风入而益其劲，此筋病也。亡阴血虚，阳气遂厥，而寒复郁之，则头眩而目瞀，此神病也。胃藏津液，而渗灌诸阳，亡津液，胃燥，则大肠失其润，而大便难，此液病也。三者不同，其为亡血伤津则一，故皆为产后所有之病。即此推之，凡产后血虚诸症，可心领而神会矣。张路玉云：产后元气亏损，恶露乘虚上攻，眼花头晕，或心下满闷，神昏口噤，或痰涎壅盛者，急用热童便主之。或血下多而晕，或神昏烦乱者，芎归汤加人参、泽兰、童便，兼补而散之。又败血上卫有三，或歌舞谈笑，或怒骂坐卧，甚则逾墙上屋，此败血冲心，多死，用花蕊石散，或琥珀黑龙丹。如虽闷乱，不致颠狂者，失笑散加郁金。若饱闷呕恶，腹满胀痛者，此败血冲胃，五积散或平胃加姜、桂，不应，送来复丹。呕逆腹胀，血化为水者，金匮下瘀血汤。若面赤呕逆欲死，或喘急者，此败血冲肺，人参、苏木，甚则加芒硝荡涤之。大抵冲心者十难救一，冲胃者五死五生，冲肺者十全一二。又产后口鼻起黑色，而鼻衄者，是胃气虚败而血滞也，急用人参、苏木，稍迟不救。丹溪云：产后当大补气血，即有杂症，以末治之。一切病，多是血虚，皆不可发表。景岳云：产后既有表邪，不得不解，既有火邪，不得不清，既有内伤停滞，不得不开通消导，不可偏执。如产后外感风寒，头痛身热，便实中满，脉紧数洪大有力，此表邪实症也。又火盛者，必热渴躁烦，或便结腹胀，口鼻舌焦黑，酷喜冷饮，眼眵，尿痛溺赤，脉洪滑，此内热实症也。又或因产过食，致停蓄不散，此内伤实症也。又或郁怒动肝，胸胁胀痛，大便不利，脉弦滑，此气逆实症也。又或恶露未尽，瘀血上冲，心腹胀满，疼痛拒按，大便难，小便利，此血逆实症也。遇此等实症，若用大补，是养虎为患，误矣。以上四家之论，俱属产后治病扼要处，学者当细心体察，再参观叶先生医案，更能博考群书，以治产后诸病，易如反掌矣。否则如眇能视，不足以有明也，如跛能履，不能以与行也，乌得称司命哉。秦天一

妇人善病，而病由产后者为更多，亦为更剧。产后气血大亏，内而

七情，外而六气，稍有感触，即足致病。使治之失宜，为患莫测。朱丹溪曰：产后以大补气血为主，虽有他症，以末治之。此语固为产后症之宗旨，而症实多端，论其常，未尽其变也。医者惟辨乎脉候，以明内外之因，审乎阴阳，以别虚实之异，病根透彻，而施治自效。慎毋以逐瘀为了事，亦毋以温补为守经。今观先生案中，凡内因之实症，未尝不用攻治之剂。然如热炽昏乱，有似恶露冲心者，先生则曰：阴气下泄，阳气上冒，从亡阳汗出谵语例，为救逆法。如少腹冲及心脘，痛而胀满，有似肝气犯胃者，先生则曰：产后下虚，厥气上攻，惟用柔阳之药。如头痛汗出烦渴，有似感冒风寒者，先生则曰：开泄则伤阳，辛热则伤阴，从仲景新产郁冒之治以立方。至于奇经八脉，为产后第一要领。盖八脉丽于下，产后阴分一伤，而八脉自失所司，温补镇摄，在所必先。无奈世人罕知，即有一二讲论者，终属影响模糊。惟先生于奇经之法，条分缕析，尽得其精微。如冲脉为病，用紫石英以为镇逆。任脉为病，用龟板以为静摄。督脉为病，用鹿角以为温煦。带脉为病，用当归以为宣补。凡用奇经之药，无不如芥投针。若夫外因为病者，风温入肺，用苇茎汤甘寒淡渗，以通肺气。遇寒腹痛，用当归桂枝汤，辛甘化阳，以和营卫。暑气上干，则阴虚是本病，暑热是客气，清上勿致碍下，便是理邪。如湿伤脾阳而饮邪阻气，用苦温淡渗之品，泽术汤治之。热蒸化燥而胃阻肠痹，用首乌、麻仁、花粉，清滋润燥之剂治之。热乘阴虚而入营中，则忌表散清克，惟育阴可以除热。更如邪入营络而成疟症，不得发汗腻补，当以轻清和解为主。要之，先生于内因之症，一一寻源探本，非同俗手，漫谓补虚。于外因之端，种种审变达权，不以产后自为荆棘。惟读书多而胸具灵机，故于丹溪本末二字，尤为神化无迹。此所谓知其要者，一言而终，不知其要者，流散无穷也。案中诸症甚多，学者果能悟焉，则一以贯之矣。龚商年

徐评：近来诸医，误信产后属寒之说。凡产后无不用炮姜、熟地、肉桂、人参等药，不知产后血脱，孤阳独旺，虽石膏竹茹，仲景亦不禁用。而世之庸医，反以辛热之药戕其阴而益其火，无不立毙。我见甚多，案中绝无此弊，足征学有渊源。惟喜用人参，而少用血药，消痰清胃之法，尚未见及。则有未到也，胎产之后，总由营虚大脱，不论有邪无邪，必养血为主。其去瘀消痰、降火驱风种种治法，皆从血分中推详

变化，不离本官。案中诸方多随见施，竟有不似产后之方者，此非专门之故也。

【点评】徐氏评述"胎产之后，总由营虚大脱，不论有邪无邪，必养血为主。其去瘀消痰、降火驱风种种治法，皆从血分中推详变化"，皆属经验之谈。叶氏案中强调产后多虚，用温补方药也为合度，治从奇经，实为新见。

癥瘕

营络气聚结瘕

张　久痛在络，营中之气，结聚成瘕。始而夜发，继而昼夜俱痛，阴阳两伤。遍阅医药，未尝说及络病。便难液涸，香燥须忌。

青葱管　新绛　当归须　桃仁　生鹿角　柏子仁

朱二六　辛润通络，成形瘀浊吐出，然瘀浊必下行为顺，上涌虽安，恐其复聚。仍宜缓通，以去瘀生新为治。无取沉降急攻，谓怒劳多令人伤阳耳。

当归　桃仁　茺蔚子　制蒺藜　生鹿角　茯苓

香附汁法丸。

周三十　瘕聚结左，肢节寒冷。病在奇脉，以辛香治络。

鹿角霜　桂枝木　当归　小茴　茯苓　香附　葱白

龚　脉症向安，辛甘化风方法非谬。据云：痛时少腹满胀，其有形疝瘕，状亦略小。法宜益营之中，再佐通泄其气，古称通则不痛耳。

人参　当归　肉桂　吴萸　小茴　茯苓　青葱管

钦　疝瘕，少腹痛。

当归　生姜　羊肉　桂枝　小茴　茯苓

又，瘕痛已止，当和营理虚。

归身　紫石英　白芍酒炒　小茴　淡苁蓉　肉桂

丸方用养营去芪、术、桂，合杞圆膏。

朱四十　疝瘕，腹痛有形，用柔温辛补。

当归　生姜　羊肉

某　右胁攻痛作胀，应时而发。是浊阴气聚成瘕，络脉病也。议温通营络。

当归三钱　小茴炒焦一钱　上桂肉一钱　青葱管十寸

气血凝络脘痛经阻

谭　瘕聚有形高突，痛在胃脘心下，或垂芥腰少腹，重按既久，痛势稍定，经水后期，色多黄白。此皆冲脉为病，络虚则胀，气阻则痛。非辛香何以入络，苦温可以通降。

延胡　川楝　香附　郁金　茯苓　降香汁　茺蔚子　炒山楂　乌药

又，瘕聚痼结，痛胀妨食，得食不下，痛甚，今月经阻不至，带淋甚多。病由冲、任脉络，扰及肝胃之逆乱，若不宣畅经通，日久延为蛊疾矣。

炒桃仁　当归须　延胡　川楝子　青皮　小茴　吴萸　紫降香　青葱管

柳四二　络血不注冲脉，则经阻，气攻入络，聚而为瘕乃痛。冲脉是阳明属隶，痛升于右，胀及中脘，作呕清涎浊沫。操家烦怒，犯胃莫如肝，泄肝正救胃。

金铃子　炒延胡　蓬莪术　青橘叶　半夏　厚朴　姜汁　茯苓

又，葱白丸二钱，艾、枣汤送。

木火郁气滞血瘀

某　脐下瘕形渐大，气塞至心胸及咽喉，饮不解渴，遂气攻至背部，经水百余日不来，小溲得利，大便不爽，气滞血瘀。皆因情志易郁，肝胆相火内灼，冲脉之血欲涸。丹溪谓：气有余便是火。口甜，食后痞。用苦辛清降。

胡黄连八分　山栀仁一钱半　南山楂三钱　芦荟一钱　鸡肫皮不落水去垢炙脆五钱

化服回生丹半丸。

肾气不摄经阻腹痛胀

陆十六 经阻半年，腹形渐大，痛不拒按，溲短便通。据形色脉象，不是用通经丸者。下气还攻于络，有形若癥瘕。

炒枯肾气丸。

气血凝络肝逆胃痛呕

缪 脉弦左搏，数年胃痛不痊，发时手不可按，胁中拘急，少腹左傍，素有瘕聚之形，气自下焦冲起，为胀为呕。此乃惊忧瞋怒，致动肝木，乘其中土，胃伤失降，脉络逆并，痛势为甚。初起或理气获效，久发中衰，辛香气燥，脾胃不胜克伐矣。议疏肝木，安土为法，冀其渐缓，再酌后法。

川楝子 川连 干姜 桂枝 当归 川椒 生白芍 乌梅

又，少腹疝瘕多年，冲起散漫，胃脘、两胁痛甚欲呕。年前用安胃泄肝颇效，但下焦至阴，足跗发瘰裂水。久留湿热瘀留，经脉络中交病。若非宣通气血壅遏，恐非至理。

桃仁 柏子仁 川芎 当归 小茴 小香附 茯苓 山栀_{姜汁炒}

为末，用青葱管百茎，加水一杯，取汁法丸。

某五十 数年左胁聚瘕，发作必呕吐涎沫，酸苦浊水，寤不成寐，便闭忽泻。始于悒郁，病由肝失畅达，木必传土，胃气受侮，病久入络，气血兼有。缓图为宜，急攻必变胀病。

生牡蛎 川楝子肉 延胡 桃仁 半夏 茯苓 橘红 白芥子 川连 吴萸

香附汁、姜汁法丸。

肝逆犯胃奇络虚滞

赵 脉小，身不发热，非时气也。凡经水之至，必由冲脉而始下。此脉胃经所管，医药消导寒凉，不能中病，反伤胃口，致冲脉上冲，犯胃为呕，攻胸痞塞，升巅则昏厥。《经》言冲脉为病，男子内疝，女子瘕聚。今小腹有形，兼有动气，其病显然。夫曰结曰聚，皆奇经中不司宣畅流通之义。医不知络脉治法，所谓愈究愈穷矣。

鹿角霜　淡苁蓉　炒当归　炒小茴　生杜仲　茯苓

用紫石英一两煎汤，煎药。

郁伤液涸阳升痛胀

蒋四七　天癸将止之年，小腹厥阴部位起瘕，动则满腹胀痛，形坚。或时脊巅掣痛，必有秽痰血筋吐出。此起于郁伤，久则液枯气结，内风阳气烦蒸，则心热痞结咽阻。已属痼疾，治必无效。倘腹大中满则剧矣。

牡蛎　生地　阿胶　小胡麻　茯苓　稻豆皮

厥阴寒滞呕泻

沈四十　肢冷腹痛，有形为瘕，久泻。

当归炒黑　小茴炒黑　上肉桂山楂炒黑　茯苓

又，冷利有瘕，遇冷则呕。

吴萸　炒小茴　延胡　茯苓　川楝子　生香附

肝郁犯胃

某　脘中瘕聚。

川楝子一钱　延胡一钱　吴萸五分　青皮七分　良姜一钱　茯苓三钱

林　脉左弦涩，少腹攻逆，痛即大便。肝气不疏，厥阴滞积。

香附一钱半　鸡肫皮炙一钱半　茯苓一钱半　麦芽一钱　香橼皮八分　青皮五分　炒楂肉二钱　砂仁壳五分

又，少腹瘕聚攻逆，身热，或噎，或浊气下泄，则诸羔悉舒，恼怒病发。厥阴肝木郁遏不疏，显露一斑。

川楝子一钱　小茴五分　生牡蛎三钱　桂枝木五分　生白一钱　青皮一钱

程　聚气疝瘕，大便不爽，必腹中疠痛，当通腑经气分。

葱白丸二钱五分，红枣汤送。

又，仿朱南阳意，以浊攻浊。

韭白根_{去须五钱}　两头尖_{一百粒}　炒香橘核_{一钱半}　小茴香_{七分}　金铃子肉_{一钱半}

又，瘕聚已解，用八珍丸，加香附、小茴，白花益母膏丸。

某　瘕聚在左胁中，肝病。

桃仁　川楝子　延胡　当归　橘红　香附

胆克脾暑伤气

王_{四一}　瘕聚季胁，渐加烦倦减食。入夏土旺气泄，用泄少阳，补太阴方。

人参　茯苓　炙草　当归　丹皮　生地　鳖甲　泽兰膏

痰气凝结

周　痛久在络，凝聚成形，仍属经病。议用河间法。

川楝子　栝蒌皮　香附汁　延胡　生牡蛎

又，理气豁痰，痛止思食。仍以前法参用。

半夏　栝蒌皮　香附汁　生牡蛎　橘红　香豉

湿热结癥

葛_{四一}　用丹溪小温中丸，胀利自减，知肠胃湿热，皆阻腑阳之流畅，水谷之气，不主游溢。瘕属气聚，癥为血结，由无形酿为有形。攻坚过急，药先入胃，徒致后天气乏，恐胀病必至矣。俗有痞散成蛊之说，可为治此病之戒律。

老韭根_{生晒一两}　桃仁_{一两}　生香附_{一两}　炒楂肉_{一两}　当归须_{一两}　山甲片_{一两}　小茴香_{三钱}　桂枝木_{三钱}

湿热腹胀

胡二十　少腹聚瘕，能食便不爽，腹微胀。

小温中丸。

寒热食减干血劳

王二一　初病寒热，半年经水不来，少腹已有瘕形，食又减半，当此年犯干血劳虑。

焦术　茯苓　广皮　香附　当归　南山楂　白芍

夫癥者征也，血食凝阻，有形可征，一定而不移。瘕者假也，脏气结聚，无形成假，推之而可动。昔有七癥八瘕之说，终属强分名目，不若有形无形之辨为明的也。二症病在肝脾，而胃与八脉亦与有责。治之之法，即从诸经，再究其气血之偏胜。气虚则补中以行气，气滞则开郁以宣通，血衰则养营以通络，血瘀则入络以攻痹，此治癥瘕之大略。古方甚多，而葱白丸、乌鸡煎丸尤为神效。癥瘕之外，更有疝癖、肠覃、石瘕、内疝等症，古人论之已详，兹不必赘。今参先生方案，如营伤气阻者，于益营之中，佐通泄其气。如络虚则胀，气阻则痛者，以辛香苦温入络通降。又如肝胃两病者，以泄肝救胃。肝胃脾同病者，则扶土制木。肝脏之气独郁不宣者，辛香专治于气。血痹络迸失和者，辛香专理其血。病由冲任扰及肝胃之逆乱者，仍从肝胃两经主治，以疏降温通，凡此悉灵机法眼，药不妄投。总之治癥瘕之要，用攻法，宜缓宜曲，用补法，忌涩忌呆。上逆则想肝脏冲病之源头，下垂则究中气阴邪之衰旺。吞酸吐水，必兼刚药，液枯肠结，当祖滋营。再辨脉象之神力，形色之枯泽，致病之因由，则治法自然无误矣。龚商年

徐评：案中方论，平正清切，又极和润，无刚燥克削等弊。但有形之疾，多有凝结而不可破者，古人膏丸蒸熨等法，必不可少。此则全未见及，恐沉痼之疾，断不能除也。

热入血室

热邪内陷液伤发痉

沈氏 温邪初发，经水即至，寒热耳聋，干呕，烦渴饮，见症已属热入血室，前医见咳嗽脉数舌白，为温邪在肺，用辛凉轻剂，而烦渴愈甚。拙见热深十三日不解，不独气分受病，况体质素虚，面色黯惨，恐其邪陷痉厥。三日前已经发痉，五液暗耗，内风掀旋，岂得视为渺小之恙？议用玉女煎两清气血邪热，仍有救阴之能。

玉女煎加竹叶心，武火煎五分。

又，脉数，色黯，舌上转红，寒热消渴俱缓。前主两清气血，伏邪已得效验。大凡体质素虚，驱邪及半，必兼护养元气，仍佐清邪。腹痛便溏，和阴是急。

白芍　炙草　人参　炒麦冬　炒生地

又，脉右数左虚，临晚微寒热，复脉汤去姜、桂。

蓄血

吴氏 热病十七日，脉右长左沉，舌痿饮冷，心烦热，神气忽清忽乱。经来三日患病，血舍内之热气，乘空内陷，当以瘀热在里论病。但病已至危，从蓄血如狂例。

细生地　丹皮　制大黄　炒桃仁　泽兰　人中白

考热入血室，《金匮》有五法，第一条主小柴胡，因寒热而用，虽经水适断，急提少阳之邪，勿令下陷为最。第二条，伤寒发热，经水适来，已现昼明夜剧，谵语妄见，恐人误认阳明实病，故有无犯胃气，及上二焦之戒。第三条，中风寒热，经水适来，七八日，脉迟身凉，胸胁满如结胸状，谵语者，显无表症，全露热入血室之候，自当急刺期门，使人知针力比药力尤捷。第四条，阳明病，下血谵语，但头汗出，亦为热入血室，亦刺期门，汗出而愈，仲景无非推广其义，教人当知通变。第五条，明其一症，而有别因为害，如痰潮上脘，昏冒不知，当先化其痰，后除其热等语，所谓急者先除也。乃今人一遇是症，不辨热入之轻重，血室之盈亏，遽与小柴胡汤，贻害必多。要之热甚而血瘀者，与桃仁承气，及山甲、归尾之属。血舍空而热陷者，用犀角地黄汤，加丹参木通之属。表邪未尽，而表症仍兼者，当合乎和解。热轻而清药过投，气机致钝者，不妨借温通为使。血结胸有桂枝红花汤，参入海蛤、桃仁之治。昏狂甚，进牛黄膏，调入清气化结之煎。再观案中，有两解气血燔蒸之玉女法，热甚阴伤，有育阴养气之复脉法，又有护阴涤热之缓攻法。先圣后贤，其治总条分缕析，学者审症制方，慎毋拘乎柴胡一法也。邵新甫

徐评：向时阅此老亲笔医案，每多假借偏造之谈，而文理亦有不贯串处。今所刻诸案不但文理通达，兼之笔力简净明达。近日时文家亦不能望其万一，不知原文本来如是，抑编辑之人为之笔削也。

幼科要略

按襁褓小儿，体属纯阳，所患热病最多。世俗医者，固知谓六气之邪，皆从火化，饮食停留，郁蒸变热。惊恐内迫，五志动极皆阳。奈今时治法，初则发散解肌，以退表热，仍混入消导。继用清热苦降，或兼下夺，再令病家禁绝乳食，每致胃气索然，内风来乘，变见惊痫，告毙甚多。附记世俗通套之方药于左，不可不知，不足取法也。

防风　荆芥　葛根　前胡　桔梗　木通　赤芍　卜子　厚朴　陈皮　山楂　麦芽　枳壳　神曲　钩藤

夏佐香薷，冬佐麻黄、羌活。

两三日热不解：

柴胡　前胡　黄连　黄芩　山栀　连翘　薄荷　葛根　木通　钩藤　厚朴　枳实　栝蒌实

丸剂必用大黄。

四五日不解，但言食滞未尽，表里不和，总以柴芩小陷胸。若呕逆烦渴，用竹茹、黄连、半夏。若痰多喘促，即用葶苈、杏仁、苏子、卜子、胆星、贝母，甚者加牛黄。此皆套法，所当戒也。

屡清消不愈，便无方法，苟不变惊，必曰骨蒸疳劳。所用药饵，不气血阴阳，但知见症施治。如早凉暮热，必用：

地骨皮　丹皮　生地　元参　甘草　北沙参　石斛　知母

有痰加：

苏子　杏仁　贝母　橘红　胆星　桔梗

其钩藤、石斛、茯苓、谷芽之属，每剂必用。总之取无故疲药，待其自愈。倘有变症，希冀掩饰而已。

愚按：婴儿肌肉柔脆不耐风寒，六腑五脏气弱，乳汁难化。内外二因之病自多，然有非风寒，竟致外感，不停滞已属内伤。其故何欤？尝思人在气交之中，春夏地气之升，秋冬天令之降，呼出吸入，与时消息。间有秽浊吸入，即是三焦受邪，过募原直行中道，必发热烦躁。倘幼医但执前药，表散消导，清火通便，病轻或有幸成，病重必然颠覆。钱仲阳云：粪履不可近褓褓小儿，余言非无据矣。四十年来治效颇多，略述其概云。

夫春温夏热，秋凉冬寒，四时之序也。春应温而反大寒，夏应热而反大凉，秋应凉而反大热，冬应寒而反大温，皆不正之乖气也。病自外感，治从阳分。若因口鼻受气，未必恰在足太阳经矣。大凡吸入之邪，首先犯肺，发热咳喘。口鼻均入之邪，先上继中，咳喘必兼呕逆膜胀。虽因外邪，亦是表中之里。设宗世医发散阳经，虽汗不解。幼稚质薄神怯，日期多延，病变错综，兹以四气常法列下。

伏气

春温一症，由冬令收藏未固，昔人以冬寒内伏，藏于少阴，入春发于少阳，以春木内应肝胆也。寒邪深伏，已经化热，昔贤以黄芩汤为主方，苦寒直清里热。热伏于阴，苦味坚阴，乃正治也。知温邪忌散，不与暴感门同法。若因外邪先受，引动在里伏热，必先辛凉以解新邪，继进苦寒以清里热。况热乃无形之气，幼医多用消滞，攻治有形，胃汁先涸，阴液劫尽者多矣。

备用方：

黄芩汤、葱豉汤_{新邪引动伏邪}、凉膈散、清心凉膈散。

风温

风温者，春月受风，其气已温。经谓春气病在头，治在上焦。肺位最高，邪必先伤，此手太阴气分先病。失治则入手厥阴心胞络，血分亦伤。盖足经顺传，如太阳传阳明，人皆知之。肺病失治，逆传心胞络，幼科多不知者。俗医见身热咳喘，不知肺病在上之旨，妄投荆、防、柴、葛，加入枳、朴、杏、苏、卜子、查、麦广皮之属，辄云解肌消食。有见痰喘，便用大黄、礞石滚痰丸，大便数行，上热愈结。幼稚谷少，胃薄，表里苦辛化燥，胃汁已伤。复用大黄大苦沉降丸药，致脾胃阳和伤极，陡变惊痫，莫救者多矣。

按：此症风温肺病，治在上焦。夫风温、春温忌汗，初病投剂，宜用辛凉。若杂入消导发散，不但与肺病无涉，劫尽胃汁，肺乏津液上供，头目清窍，徒为热气熏蒸，鼻干如煤，目瞑，或上窜无泪，或热深肢厥，狂躁溺涩，胸高气促，皆是肺气不宣化之征。斯时若以肺药，少加一味清降，使药力不致直趋肠中，而上痹可开，诸窍自爽。无如城市庸医，金云结胸，皆用连、蒌、柴、枳，苦寒直降，致闭塞愈甚，告毙甚多。

按：此症，初因发热喘嗽，首用辛凉，清肃上焦，如薄荷、连翘、牛蒡、象贝、桑叶、沙参、栀皮、蒌皮、花粉。若色苍，热胜烦渴，用石膏、竹叶辛寒清散，痧症亦当宗此。若日数渐多，邪不得解，芩、连、凉膈亦可选用。至热邪逆传入膻中，神昏目瞑，鼻窍无涕泪，诸窍欲闭，其势危急，必用至宝丹，或牛黄清心丸。病减后余热，只甘寒清养胃阴足矣。

备用方：

苇茎汤、清心凉膈散、凉膈散、泻白散、葶苈大枣汤、白虎汤、至宝丹、清心牛黄丸、竹叶石膏汤、喻氏清燥救肺汤。

夏热

夏为热病，然夏至已前，时令未为大热，经以先夏至病温，后夏至病暑。温邪前已申明，暑热一症，幼医易眩。夏暑发自阳明，古人以白虎汤为主方。后贤刘河间创议，迥出诸家，谓温热时邪，当分三焦投药，以苦辛寒为主。若拘六经分症，仍是伤寒治法，致误多矣。盖伤寒外受之寒，必先从汗解，辛温散邪是已。口鼻吸入之寒，即为中寒阴病，治当温里，分三阴见症施治。若夫暑病，专方甚少，皆因前人略于暑，详于寒耳。考古如《金匮》暑、喝、痓之因，而洁古以动静分中暑、中热，各具至理，兹不概述。论幼科病暑热夹杂别病有诸，而时下不外发散消导，加入香薷一味，或六一散一服。考本草香薷辛温发汗，能泄宿水。夏热气闭无汗，渴饮停水，香薷必佐杏仁，以杏仁苦降泄气，大顺散取义若此。长夏湿令，暑必兼湿。暑伤气分，湿亦伤气。汗则耗气伤阳，胃汁大受劫烁，变病由此甚多。发泄司令，里真自虚。张凤逵云：暑病首用辛凉，继用甘寒，再用酸泄酸敛，不必用下。可称要言不烦矣。然幼科因暑热蔓延，变生他病，兹摘其概。

受热厥逆

夏令受热，昏迷若惊，此为暑厥，即热气闭塞孔窍所致。其邪入络，与中络同法，牛黄丸、至宝丹芳香利窍可效。神苏以后，用清凉血分，如连翘心、竹叶心、玄参、细生地、鲜生地、二冬之属。此症初起，大忌风药。初病暑热伤气，竹叶石膏汤，或清肺轻剂。大凡热深厥深，四肢逆冷，但看面垢齿燥，二便不通，或泻不爽为是，大忌误认伤寒也。

疳

幼儿断乳纳食，值夏月脾胃主气，易于肚膨泄泻，头热，手足心热，形体日瘦，或烦渴善食，渐成五疳积聚。当审体之强弱，病之新久，有余者当疏胃清热。食入，粪色白或不化，当健脾佐消导清热。若湿热内郁，虫积腹痛，导滞驱虫微下之，缓调用肥儿丸之属。

口疳

夏季秋热，小儿泄泻，或初愈未愈，满口皆生疳蚀，尝有阻塞咽喉致危者。此皆在里湿盛生热，热气蒸灼，津液不升，湿热偏伤气分，治在上焦，或佐淡渗。世俗常刮西瓜翠衣治疳，取其轻扬渗利也。

胀

夏季湿热郁蒸，脾胃气弱，水谷之气不运，温者内蕴为热，渐至浮肿腹胀，小水不利。治之非法，水湿久渍，逆行犯肺，必生咳嗽喘促。甚则坐不得卧，俯不能仰，危期速矣。大凡喘必生胀，胀必生喘。方书以先喘后胀者治在肺，先胀后喘者治在脾，亦定论也。《金匮》有风水、皮水、石水、正水、黄汗，以分表里之治，河间有三焦分消，子和有磨积逐水，皆有奥义，学者不可不潜心体认，难以概述。阅近代世俗论水湿喘胀之症，以《内经》开鬼门取汗为表治，分利小便洁净府为里治。经旨《病能篇》谓诸湿肿满，皆属于脾，以健脾燥湿为稳治，治之不效，技穷束手矣。不知凡病皆本乎阴阳，通表，利小便，乃宣经气，利腑气，是阳病治法。暖水脏，温脾肾，补方以驱水，是阴病治法。治肺痹以轻开上，治脾必佐温通。若阴阳表里乖违，脏真日漓，阴阳不运，亦必作胀，治以通阳，乃可奏绩，如局方禹余粮丸。甚至三焦交阻，必用分消，肠胃窒塞，必用下夺。然不得与伤寒实热同例，擅投硝、黄、枳、朴，扰动阴血。若太阴脾脏饮湿阻气，温之补之不应，欲用下法，少少甘遂为丸可也。其治实症选用方法备采。

备用方：

葶苈大枣汤、泻白散、大顺散、牡蛎泽泻散、五苓散、越婢汤、甘遂半夏汤、控涎丹、五子五皮汤、子和桂苓汤、禹功丸、茯苓防己汤、中满分消汤、小青龙汤、木防己汤。

附记：一徐姓小儿，单胀数月。幼科百治无功，金用肥儿丸、万安散、磨积丹、绿矾丸、鸡肫药，俱不效。余谓：气分不效，宜治血络，所谓络瘀则胀也。用归须、桃仁、延胡、山甲、蜣螂、䗪虫、灵脂、山楂之类为丸，十日全愈。

吐泻霍乱

吐泻一症，幼儿脾胃受伤，陡变惊搐最多。若是不正秽气触入，或口食寒冷，套用正气散、六和汤、五积散之类。正气受伤，肢冷呃忒，呕吐自利，即用钱氏益黄散。有痰用星附六君子汤、理中汤等。倘热气深伏，烦渴引饮，呕逆者，连香饮、黄连竹茹橘皮半夏汤。热闭神昏用至宝丹，寒闭用来复丹。

食瓜果泄泻

稚年夏月，食瓜果水寒之湿，着于脾胃，令人泄泻。其寒湿积聚，未能遽化热气必用辛温香窜之气。古方中消瓜果之积，以丁香、肉桂，或用麝香。今七香饼治泻，亦祖此意。其平胃散、胃苓汤亦可用。

疟

疟因暑发居多，方书虽有痰、食、寒、热、瘴疠之互异，幼稚之疟，都因脾胃受病、然气怯神弱，初病惊痫厥逆为多。在夏秋之时，断不可认为惊痫。大方疟症，须分十二经，与咳症相等。若幼科庸俗，但以小柴胡去参，或香薷、葛根之属，不知柴胡劫肝阴，葛根竭胃汁，致变屡矣。幼科纯阳，暑为热气，症必热多烦渴。邪自肺受者，桂枝白虎汤，二进必愈。其有冷食不运，有足太阴脾病见症，初用正气，或用辛温，如草果、生姜、半夏之属。方书谓草果治太阴独胜之寒，知母治阳明独胜之热。疟久色夺，唇白汗多，馁弱，必用四兽饮。阴虚内热，必用鳖甲、首乌、知母，便渐溏者忌用。久疟营伤，寒胜加桂、姜，拟初、中、末疟门用药于下。

初病暑风湿热疟药，脘痞闷：枳壳、桔梗、杏仁、厚朴_{二味喘最宜}、栝蒌皮、山栀、香豉。

头痛宜辛凉轻剂：连翘、薄荷、赤芍、羚羊角、蔓荆子、滑石_{淡渗清上}。

重则用石膏，口渴用花粉，烦渴用竹叶石膏汤，热甚则用黄芩、黄连、山栀。

夏季身痛属湿，羌、防辛温宜忌，宜用木防己、蚕砂。

暑热邪伤，初在气分，日多不解，渐入血分，反渴不多饮，唇舌绛赤。芩、连、膏、知不应，必用血药，谅佐清气热一味足矣。

轻则用：青蒿、丹皮_{汗多忌}、犀角、竹叶心、玄参、鲜生地、细生地、木通_{亦能发汗}、淡竹叶。

若热久痞结，泻心汤选用。

又，夏月热久入血，最多蓄血一症，语昏狂。看法以小便清长者大便必黑为是，桃仁承气汤为要药。

幼稚疟久，面肿腹膨，泄泻不欲食，或囊肿，或跗肿，必用东垣益气以升阳。倘脾阳消惫，前方不应，用理中汤，或钱氏益黄散。得效二三日，须投五苓散一二日，再与异功、参苓白术散之类，必全好。徐忠可注《金匮》有云：幼儿未进谷食者，患疟久不止，用冰糖浓汤，余试果验。疟多用乌梅，以酸泄木安土之意。用常山、草果，乃劫其太阴之寒。以常山极走，使二邪不相并之谓。用人参、生姜，曰露姜饮，一以固元，一以散邪，取通神明，去秽恶之气。总之久疟气馁，凡壮胆气，皆可止疟，未必真有疟鬼。又疟邪既久，深入血分，或结疟母，鳖甲煎丸设用煎方，活血通络可矣。

痢

痢疾一症，古称滞下，盖里有滞浊而后下也。但滞在气，滞在血，冷伤热伤，而滞非一。今人以滞为食，但以消食，并令禁忌饮食而已。

夫疟、痢皆起夏秋，都因湿热郁蒸，以致脾胃水谷不运。湿热灼气血为黏腻，先痛后痢，痢后不爽。若偶食瓜果冰寒即病，未必即变为热，先宜辛温疏利之剂。若脓血几十行，痛后重，初用宣通驱热，如芩、连、大黄，必加甘草以缓之。非如伤寒粪坚，须用芒硝咸以耎坚，直走破泄至阴。此不过苦能胜湿，寒以逐热，足可却病。古云：行血则便脓愈，导气则后重除。行血凉血，如丹皮、桃仁、延胡、黑楂、归尾、红花之属，导气如木香、槟榔、青皮、枳、朴、广皮之属，世俗通套，不过如此。盖疟伤于经，犹可延挨，痢关乎脏，误治必危。诊之大法，先明体质强弱，肌色苍嫩，更询起居致病因由。初病体坚症实，前法可遵。久病气馁神衰，虽有腹痛后重，亦宜详审，不可概以攻积清夺施治。聊附记一治验备考。

施姓子，年七岁。七月二十三日，天久雨阴晦，遂发泄泻，数次，越日腹痛下痢红白。延幼科二人，调治五六日。至初二日，余诊之，呕逆不食，下痢无度，都是血水，其腹痛昼夜无宁刻，两脉俱细，右涩欲歇。坐次鼻闻药气，乃大黄气，令其勿进。施云：有二医在，枉先生一商何如？余唯之，入书室索方。一医曰：下痢以来，全无糟粕，若非攻荡去积，无别法可投。余曰肢冷下血液，七八日，痛不饮水。望面色，枯白中极气黯，脉形细耎，按之不鼓，明是冷湿中于太阴。仲景太阴九法，示不用下，乃急煎人参、炙草、炮姜、归、芍、陈皮，少佐肉桂。二剂，垢滞得下，痛痢大减。继以归芍异功散、参苓白术散，半月全安。

噤口不纳水谷下痢，都因热升浊攻，必用大苦。如芩连石莲清热，人参辅胃益气。热气一开，即能进食。药宜频频进二三口。

小儿休息久痢，变为粪后下血，最难速愈，有因气弱下陷者，补中益气。虚寒饮食不化者，钱氏益黄散。湿热未净，气分延虚者，清暑益气汤。胃强善食者，苦寒清热。更节饮食，须善调经月。久泻久痢，必伤及肾，以肾司二便也。必肛门后坠不已，与初病湿热里急下重不同。治以摄阴液，或佐疏补，久则纯与摄纳。

小儿热病最多者，以体属纯阳，六气着人，气血皆化为热也。饮食不化，蕴蒸于里，亦从热化矣，然有解表已复热，攻里热已复热，利小便愈后复热，养阴滋清，热亦不除者，张季明谓元气无所归着阳，浮则候热矣，六神汤主之。

秋燥

秋深初凉，稚年发热咳嗽，证似春月风温症。但温乃渐热之称，凉即渐冷之意。春月为病，犹冬藏固密之余；秋令感伤，恰值夏热发泄之后。其体质之虚实不同，但温自上受，燥自上伤，理亦相等，均是肺气受病。世人误认暴感风寒，混投三阳发散，津劫燥甚，喘急告危。若果暴凉外束，身热痰嗽，只宜葱豉汤，或苏梗、前胡、杏仁、枳、桔之属，仅一二剂亦可。更有粗工，亦知热病，与泻白散加芩连之属，不知愈苦助燥，必增他变。当以辛凉甘润之方，气燥自平而愈，慎勿用苦燥，劫烁胃汁。

秋燥一症，气分先受，治肺为急。若延绵数十日之久，病必入血分，又非轻浮肺药可医。须审体质症端，古谓治病当活泼泼地，如盘走珠耳。

翁姓子方数月，秋燥潮热，咳嗽如疟。幼科用发散药二日不效，忙令禁乳。更医用泻白散，再加芩连二日，昼夜烦热，喘而不咳，下痢黏腻，药后竟痢药水。延余诊之，余曰：稚年以乳食为命，饿则胃虚气馁，肺气更不爽矣。与玉竹甘草炒广皮竹叶心，一剂热缓。继与香粳米、南枣、广皮、甘草、沙参二剂，与乳少进，令夜勿倒，三日全愈。

冬寒

深秋入冬，暴冷折阳，外感发热，头痛身痛，呕恶，必从太阳。若渴能饮水者，里热见症，即非纯以表散。伤寒每以风伤卫，用桂枝法，寒伤营，用麻黄法。小儿肌疏易汗，难任麻、桂辛温。表邪太阳治用，轻则紫苏、防风一二味，身痛用羌活，然不过一剂。伤风症亦肺病为多，前、杏、枳、桔之属，辛胜即是汗药，其葱豉汤，乃通用要方。若肢冷寒战，呕吐自痢，或身无热，即从中寒里症。三阴须分，但小儿科，太阴中寒最多，厥阴间有。若冬令应寒，气候温暖，当藏反泄，即能致病，名曰冬温。温为欲热之渐，非寒症得汗而解。若涉表邪一二，里热必兼七八，是瘾疹丹痧，非徒风寒。或外受之邪，与里邪相薄，亦令郁于经络。或饮醇厚味，里热炽烈，而卫气不与营分相和。或不正直入内侵，即有腹痛下痢诸症。其治法按症，必以里症为主，稍兼清散有诸。设用辛温，祸不旋踵矣。至于痧痘时疠，须分四气也。

看三关法

滑氏云：小儿三岁以内，看男左女右，手虎口三节，曰三关。纹色紫热，红伤寒，青惊风，白疳病，黄色淡红，乃平常小恙，其筋纹宜藏，不宜暴露。若见黑色，则为危险。再脉纹见下截风关为轻，中截气关为重，上截命关为尤重耳，直透三关为大危。

痧疹

痧子吴音，瘄子浙江，疹北音丹。

痧属阳腑经邪，初起必从表治。症见头痛，喘急咳嗽，气粗呕恶。一日二日即发者轻，三五日者重。阳病七日外，隐伏不透，邪反内攻，喘不止，必腹痛胀秘闷危矣。治法宜苦辛清热，凉膈去硝黄。

方书谓足阳明胃疹，如云：布密，或大颗如痘，但无根盘。方书谓手太阴肺疹，但有点粒，无片片者，用辛散解肌。冬月无汗，壮热喘急，用麻杏，如华盖散三拗汤。夏月无汗，用辛凉解肌，葛根、前胡、薄荷、防风、香薷、牛蒡、枳、桔、木通之属。

古人以表邪口渴，即加葛根，以其升阳明胃津。热甚烦渴，用石膏辛寒解肌，无汗忌用。

凡疮疹，辛凉为宜。连翘辛凉，翘出众草，能升能清，最利幼科，能解小儿六经诸热。

春令发痧从风温，夏季从暑风，暑必兼湿，秋令从热烁燥气，冬月从风寒。

疹宜通泄，泄泻为顺，下痢五色者亦无妨。惟二便不利者，最多凶症，治法大忌止泻。

痧本六气客邪，风寒暑湿，必从火化，痧既外发，世人皆云：邪透。孰谓出没之际，升必有降，胜必有复。常有痧外发，身热不除，致咽哑龈腐，喘急腹胀，下痢不食，烦躁昏沉，竟以告毙者，皆属里症不清致变。须分三焦受邪孰多，或兼别病累瘃，须细体认。上焦药用辛凉，中焦药用苦辛寒，下焦药用咸寒。

上焦药，气味宜以轻。肺主气，皮毛属肺之合，外邪宜辛胜，里甚宜苦胜。若不烦渴，病日多，邪郁不清，可淡渗以泄气分。

中焦药，痧火在中，为阳明燥化，多气多血，用药气味，苦寒为宜。若日多胃津消烁，苦则助燥劫津，甘寒宜用。

下焦药，咸苦为主。若热毒下注成痢，不必咸以耎坚，但取苦味坚阴燥湿。

古人以痧为经腑之病，忌温燥涩补，所谓痘喜温暖，疹喜清凉也。然常有气弱体虚，表散寒凉非法，淹淹酿成损怯。但阴伤为多，救阴必扶持胃汁，气衰者亦有之，急当益气，稚年阳体纯刚之药忌用。幼科方书歌括曰：赤疹遇清凉而消，白疹得温暖而解。此温字，即后人酒酿、桴木、粗草纸、木棉纱之属。虽不可不知，然近年用者多无益。

痧疳，湿盛热蒸，口舌咽喉疳蚀，若不速治，有穿腮破颊，咽闭喘促，告毙矣，治之宜早，外治另有专方。若汤药方法，必轻淡能解上病，或清散亦可。

痧痢乃热毒内陷，与伤寒协热邪尽则痢止同法。忌升提，忌补涩。轻则分利宣通，重则苦寒解毒。

痘

论痘首推钱仲阳、陈文中二家，钱用寒凉，陈用温热，确乎相左。丹溪祖钱非陈，分解毒、和中、安表为要，以犀角地黄汤为主方，举世宗之，莫敢异议。后之万氏，以脾胃为主，魏氏以保元为主，皆从二家脱化。费建中《救偏》，悉以石膏、大黄，胡氏辄投汗下。松江东地，多宗秦镜明。京口江宁，咸推管柽《保赤》。吾苏悉遵翁仲仁《金镜录》，可谓家喻户晓者，其取长在看不在乎治。看法精确，有可以前知之巧妙。后之翟氏、聂氏，深以气血盈亏，解毒化毒，分晰阐扬钱、陈底蕴，超出诸家。因分别太多，读者目眩心愦，不若翁仲仁刍荛悦口也，然眼目之功，须宗翁氏，而汇治讲究，参之诸家可矣。姑举看法。

大凡发热三日，而后见标，是其常。好以热势参详见症，定其吉凶。翁仲仁《金镜录》甚明，兹不复赘，其未刻悉补入。

伤寒邪由外入，痘子热从内起，但时邪引动而出，与伤寒两途。

周岁小儿，初热即现惊搐昏迷之状最多，世俗谓惊痘最好，此言未必皆然。方书云：先惊后痘者生，先痘后惊者死。频频惊厥，最多闷痘。盖痘由肾至肝至心脾及肺，自里至外，自深及浅。未发之前，痘热先已内动，目现水晶光芒，肾热也。水生木而入肝，木生火而入心，火生土而入脾，土生金而入肺。其先天痘毒，从至阴以过阳，全借身中元气，领载充长，以化毒为浆，浆必浓厚苍老而始结痂。毒已外泄，元气内返，斯无变症。周岁以内，身小元弱，常有热一日即出，亦有顺痘，但须看神气静躁，热势轻重。见点徐徐而出，既出即长，热缓安乳，便是好症。若神气虽安，热亦不盛，痘点虽不多，形呆色钝，或作头奀足落，脉懦不束筋骨，隐隐叹息，或短气如喘，或呕或泻，最多闷症。

若二三日间，痘苗已长，色亦颇好，竟夜终日，烦躁不止，最防隐处发疔，及发斑夹疹等症。

——发热烦躁，标点虽见，热躁愈加，细询无忽，再参兼症。为六气郁遏者，从时气治。为内伤停滞者，从里症治。亦有表里两解治，亦有下夺者。但下法，寒凉之中，必须活血理气，防其凝涩冰伏。

初起必三次而出，热止即齐，其赠点亦有陆续发出者，须看颜色灵活，生气顷刻转机变化为要。察形辨症，治法用药，表药活血疏肌，次则凉血解毒，实热便闭者，微下之。虚弱气怯者，忌进疏解寒凉。间有虚寒弱稚，初发身不大热，四肢皆冷，吐乳泻乳，痘点不长，闻声悠悠欲绝，望色惨淡无形，恰在一二朝间。余见程氏女，年甫半龄，布痘极多，痘形奀，色淡白，前症迭见。近地幼科，金用荆、防、蒡、蝉、红花、楂肉、木通、胡荽、笋尖之属，方虽写而示以凶危。延余诊视，余曰：毒重气虚，法在不治。但身无热，见症虚寒，不因疠气表邪，焉用表药，考万氏始终以脾胃为主，以理中汤加丁、桂与服。一剂肢暖呕止，再服利缓痘起。再用参、归、鹿茸二服，以钱氏异功散而愈。

凡看痘，先论儿体强弱，辨肌色。如色白多气虚，色苍多血热，形象尪羸有宿病，或渴乳。肌柔白嫩者，痘必鲜明。苍黑皮粗者，色必暗晦。羸瘦病质，色燥形枯，必须辨依期长养，内症安和。

病躯出痘，即平常无奇，亦难调理。歌诀云：形体羸瘦骨如柴，肌肉枯焦神思衰，遍体铺排如此痘，纵能浆足亦堪嗟。

——初见腰痛足痠，不能起立者死，此毒伏于肾。

——初见腹胀胸高，续增喘哕者死。

——初见目睛呆瞪，或暗无光，或黑白高低，皆属紧闷症。

——初见痘，烦躁不止，即防疔斑，疔必现于隐处，多死。

——初见痘，痘不续发，斑色深紫，渐变蓝黑，六日内死。

——初见痘，紫斑渐起，痘反隐伏，此名紫斑白闷。

——初见痘，痘斑间杂，若似酒朱点墨必死。

以上皆论初见看法，以定凶危。发齐热退后，皆无诸恶症，翁仲仁云：三日四日，痘出当齐，点至足心，势方安静。若论幼小之儿，气血易周，常有未及三日，而发齐者。年长之体，四日以外，犹有赠发者。痘子稀少，数不盈百，不必点至足心。仲仁大意，谓发齐安静，无虑变症。然须辨明痘形痘色，是何等呈色，身体强壮，痘属上中，方可许其无虑。倘幼小弱质，或病后，或带别病而后布痘，未可见痘好浪许。再以冬夏气候审详，可以百千无误。

今世用方，初见宜解肌疏表，通套法十六味。

荆芥四日不用　防风三日不用　前胡三日不用　牛蒡四日不用　紫草二三日便滑忌　木通　红花　甘草　赤芍　天虫　楂肉　川芎　连翘　桔梗　广皮　蝉蜕三四日不用

方书中，未见点，用升麻葛根汤，今人不用。伍氏方法，见点忌升麻。

后人谓葛根，表疏亦忌。此轻扬升表通套药，若里症急，须两解。

伍氏方，一二日用羌防透肌汤，今人不用，恶其辛温气雄也。一二日壮热气促，烦渴便秘，痘粒不发。翁仲仁云：若非风寒壅遏，定是气虚不振。愚谓：近世布痘，每盛发于君相风木燥金司令，盖非火不发也。火郁发之，升阳散火是已。但前症若里热甚重，煎灼脂液，苟非苦寒下夺，佐以升表，不能用也，费建中方颇为中的。

石膏　大黄　连翘　赤芍　青皮_{腹痛用}　楂肉　花粉　紫草　木通

丹皮_{辛凉入血}　犀角_{辛凉通血}

发齐后用黄连。

凡寒凉清火解毒，必佐活血疏畅，恐凝滞气血也。

实热便秘，通用：

凉膈、通圣、前胡枳壳汤、四顺清凉饮。

痘四日发足，伍氏遵古方，用牛蒡熟末三分，用荸荠汁、酒酿炖热调匀，临服刺入生鸡冠血十余滴与服，毒轻者即起光润之色，世皆宗之。

发齐已四五日，用凉血解毒汤药，伍氏名四圣饮，非扁鹊原方。

生地　连翘　银花　红花　甘草　天虫　桔梗　紫草_{便滑用紫铫}

血热加丹皮、犀角。火盛加黄连、石膏、羚羊角。有斑加金汁、元参。头面不起加川芎、鸡冠血。咽喉痛加射干、元参、山豆根。狂乱躁扰加地龙汁、毒重血凝加猪尾血、冰片_{量儿大小用}。近世凉血解毒多用地丁、银花汤煎药。

凡看痘，初起要根盘，其痘易长绽。倘尖瘦不肥，多险。成浆之后，务要根盘即化一线，圈红紧附，顶满滚圆，是为毒化。若顶陷顶皱，根盘黯僵，其毒与气血交凝，实宜攻，虚宜补。

实火宜清，攻不宜早。看来火色大赤，痘形色湿润，方可攻托。否则搔擦立至，干剥毒陷不治。虚有血虚、气虚之分，血虚为热，气虚为寒。但虚热与实热不同，虚热用滋清方药。

痘顶属气，根盘属血，气领血载，毒得煅炼化浆。凡体强质实者多火，以清凉之剂，火解浆成。误补则痈，痈者壅也。其气虚血弱，色必淡白，形不雄伟，或顶陷，或皮皱，内症则恶心，少食，便溏。年少未进谷食者，肠胃薄劣，最多虚症。七日以来，元气用事，不能胜毒，使之外出，多有内陷致变者。余最究心是症，调之应手取效。魏氏保元汤、聂氏参归鹿茸汤、陈氏木香异功散。肠滑不禁，用七味豆蔻丸、白术散、理中汤，多获奇效，甚者必用三服。

大凡儿肌白嫩者多虚症，苍黑者多实火。虽为大概，亦属至要。白嫩发痘，色必鲜艳，勿谓便是善症。苍黑发痘，色必晦昧，勿便许为凶。总以神气安静，颜色日换，形象渐长便吉。

六七日，伍氏内托散：

生黄芪　甘草　陈皮　川芎　当归　白糯米　防风　天虫　角刺　银花

血热者不用芪、防、芎、归。表疏者去天虫、角刺。血热仍用丹皮、地黄、紫草、连翘、羚羊、猪尾、鸡冠。鸡鸣散达表之药，猪尾膏通里之药。

保元汤：

人参　黄芪　炙草

加川芎、当归，名芎归保元。虚寒加肉桂。升顶加鹿茸。气滞正气加广皮、厚朴。泻加木香、肉果。质弱加坎炁、河车。呕逆加丁香、厚朴。

参归鹿茸汤：

人参　当归　鹿茸　黄芪　龙眼肉　炙草

木香散：

人参　木香　丁香　大腹皮　桂心　青皮　诃子　半夏　甘草　前胡　赤苓

异功散：

人参　木香　官桂　广皮　当归　茯苓　丁香　白术　附子　肉果　厚朴　半夏

豆蔻丸：

肉果　木香　砂仁　枯矾　诃子　龙骨　赤石脂

白术散：四君加藿香、木香。

七八九日，频用清凉，痘火色既退，浆不能透，或有半浆，顶有箸笠之形，不克充灌。今人多用桑虫浆生用，鸡冠血生用，同酒浆和服。倘攻起，少顷后呆滞者，须用补托。

伍氏攻发药用老人牙煅研极细，加麝香少许，每服二三分，名黑灵丹。

上，天虫乃疏表风药，山甲乃攻经隧风药，一味为末，酒浆服，曰独胜散。

凡虫蚁皆攻，无血者走气，有血者走血，飞者升，地行者降。凡浆足声音哑者不妨，骤喘痰升者大忌。翁仲仁云：挫喉声哑，浆行饱满亦无妨。盖痘浆因热气以炼成，必升腾以达头面。肺位最高，热上蒸迫，肺先受损，是以声出不扬。倘喘急扶肚抬胸，乃火毒归肺，必不治矣。

火毒归肺，幼科每用珠子、牛黄、膏、连之属，多不效。余遵孙思邈苇茎汤，或仲景葶苈大枣汤，间有效者。肺气壅遏，苦寒直下，已过病所，故无效。

方书以六七日以前寒战属肺热，六七日以后寒战属气虚，六七日以前咬牙属胃热，六七日以后咬牙属血虚，亦属定论。

八九日痒塌咬牙，痘不起浆，或灰白，或涸或瘪，危险极矣。速速温补，亦可望生。翁仲仁云：塌陷咬牙，便实声清犹可治。声清则上无热壅痰聚，便实则腑阳未至尽泄，所以温补得效耳。

木香散、异功散。

八九日，顺痘，浆色苍黄，毒气悉化，亦云垂成，须谨防护持。搔损流脓裂血，倘正气大泄，毒从虚陷，常有不治之患。斯时预嘱伴母勿懈，使痂靥干结，肌肉完固，便是全功。若痘已破碎，声不哑者，毒不陷也，无妨。

伍氏方用芍药汤。

炒白芍　苡仁　茯苓　地骨皮　银花　百合　山药　建莲

十一二日，渐次成痂之际，极好之症，必有咳嗽，或夜暮身热。世俗幼科，佥云毒气未尽，概投苦寒，多有胃减废食，酿成痘劳童怯者。吾尝论痘自肾脏骨髓之中，由肝主筋，心主血脉，脾主肌肉，肺主皮毛，从内之外，毒乃涣释。收疤之时，真气归里，肺合皮毛，是为末传。处位高，体清肃。从前灌胀成痂，蒸迫之气，受亏已极，气泄为咳矣。况投利湿下注药而结痂，其上焦已经转燥，若毒仍留伏，焉能收靥？此断断然也。再论幼稚，阳常有余，阴未充长。布痘至于结痂，一身脂液大损，其阴气告匮可知。故暮夜属阴时，为烦为热者，正《内经》云阴虚生内热也。

昔西郊吴氏女，年甫四岁，痘系顺症。幼科调治，至浆满成痂之日，忽发烦躁，夜热不寐，晨起安然。医用保元，及钱氏五味异功加芍药与服，热躁益加。又更一医曰：毒气未尽，乃误补之故。用桑虫浆，暨凉解药，服后躁热甚，而添泄泻。邀余视之，睹浆痂形色，询平素起居。时日当午，即用六味地黄汤一服而安。此二条，人多忽而不究，故辨及之。旬朝后嗽，大法以甘寒生津胃药。

蔗浆　麦冬　沙参　绿豆皮　地骨皮　甘草　玉竹　甜杏仁

解余毒药，全以不伤胃气为主。若用芩、连，必须酒制，翟、聂二氏辨之详矣。平和无奇断不败事，如三豆饮之属。若金银花一味，本草称解毒不寒，余见脾胃虚弱者多服即泻。伍氏用连翘饮子，亦取平和。

痘毒痈疡，热症十有七八，虚寒十有二三。甚至骨出腐败，亦有愈者。但外科大忌用火炼升药。其诊看之法，亦如疡毒，须分阴阳耳。

痘疳湿盛生热，强者用苦寒清降，以苦能去湿也。若阻咽废食，以及穿腮破颊者难治。

年长出痘，男女欲火已动，其初即现膝痛腰酸，咽喉窒痛欲闭。苦辛寒药，必不效验。宜甘咸寒，滋水制火，佐以解毒。六七日来，痛势日缓，聂氏有参麦清补方，余每用钱氏六味，加龟胶、元参、秋石，获效者甚多。

若浆不肯起，频吐黏涎者凶。

凡恶痘，凶危瞬刻。如诸闷症，不过三五日，已发而缩，其危最速，总在七日内。再若蒙头、锁喉、悬镜、缠腰、蜘窠、蚕种等，为十恶症。其袁氏十八恶症，今人未尝齿及。如此等痘，治之不易，徒增怨尤。更有糖沙夹斑，十朝危期。又根枝虽好，布于岁内幼小之儿，必八九风波不治。半浆毒陷之变，必毙于十一二四之期。若能食者，十救一二。

痘至八九旬日外无浆，则里毒不化，必呛哑瘙痒，痰潮不食，眼开，条款难以尽言，危期速矣。常有忽然连串片片之痘，裂水形如松脂桃胶外露，转眼堆聚，内症渐安，变凶转吉。更有旬朝内外，干板涸如焦锅巴状，毫无生气，忽从地角承浆诸处，裂缝流臭水，渐升头额，堆肿高厚若糊脸，名曰发臭，毒泄即当补托，迟则气脱。

惊

小儿仓猝骤然惊搐，古曰阳痫，从热症治，古人用凉膈散为主方。

按：急惊属阳，热病用凉膈，以清膈间无形之热。膈上邪热逼近膻中，络闭则危殆矣。此宣通乃一定之法，然必询病因，察时候治之。

幼科以痰、热、风、惊四治，犹可说也。吾乡有专科，立方钩藤、连翘、木通、薄荷、前胡、枳壳、桔梗，加入表散消食，多不效验。

惊为七情，内应乎肝。肝病发惊骇，木强火炽，其病动不能静。且火内寄肝胆，火病来必迅速。后世龙荟、芩、连，必加冰、麝、硝黄，取其苦寒直降，咸苦走下，辛香通里窍之闭也。如牛黄丸、至宝丹、紫雪，皆可选用。凡热邪塞窍，神迷昏愦者仿此。

钩藤、丹皮之属，仅泄少阳胆热，与急惊暴热内闭之症无益。若火热劫烁血液，苦寒咸寒不中与也，宜用犀角地黄汤之属。

方书有镇坠金石之药，有攻风劫痰之药，虽非常用，不可不考。

惊与厥，皆逆乱之象。仲景云：蛔厥都从惊恐得之。凡吐蛔，腹痛，呕恶，明是肝木犯胃，幼医乱治，束手告毙，余宗仲景法每效。

慢惊古称阴痫，其治法急培脾胃，理中汤为主方。有痰呕吐，用南星白附子、六君子汤。声音不出，开窍如竹沥、姜汁、菖蒲根、郁金之属。

是病皆他病致变，其因非一。有过饥禁食气伤，有峻药强灌伤胃，有暴吐暴泻，脾胃两败。其症面青㿠白，身无热，虽热不甚，短气骨㖞，昏倦如寐，皆温补治之。惟呕逆不受乳食，温补反佐姜、连。连理汤、钱氏益黄散、钱氏异功散。

疳

稚年五疳，犹大方之五劳。虽方书有五脏之分，是症夏令为多，固从脾胃。盖小儿乳食杂进，运化不及，初断乳后，果腥杂进，气伤滞聚，致热蒸于里，肌肉消瘦，腹大肢细，名曰丁奚。或善食，或不嗜食，或渴饮无度，或便泻白色。久延不已，多致凶危。宜忌食生冷腥肥凝滞。治法初用清热和中分利，次则疏补佐运。常有继病，治之无效，待妊妇产过自愈者。夏季霍乱吐泻，通用藿香正气散。

水泻，宜分利，四苓散。寒加姜、桂、热用芩、连。

腹痛宜疏气，调气用木香、青皮，有滞加炒楂肉、厚朴，重则加莱菔子、槟榔。

腹痛有热，用芩、芍、枳实，有寒则用草果、砂仁、吴萸。

吐泻后，能食，便反秘结者愈。不能食，神怯色痿者，防慢惊。治法调中温中。若有余热烦渴，甘寒或甘酸救津，故木瓜之酸，制暑通用要药。

春温　风温

春月暴暖忽冷，先受温邪，继为冷束，咳嗽痰喘最多。辛解忌温，只用一剂。大忌绝谷。若甚者宜昼夜竖抱勿倒三四日。夫轻为咳，重为喘，喘急则鼻掀胸挺。

春温皆冬季伏邪，详于大方诸书。幼科亦有伏邪，治从大方。然暴感为多，如头痛恶寒发热，喘促鼻塞身重，脉浮无汗，原可表散。春令温舒，辛温宜少用，阳经表药，最忌混乱。至若身热咳喘有痰之症，只宜肺药辛解，泻白散加前胡、牛蒡、薄荷之属。消食药，只宜一二味，若二便俱通者，消食少用。须辨表里上中下，何者为急施治。

春季温暖，风温极多，温变热最速。若发散风寒消食，劫伤津液，变症尤速。

初起咳嗽喘促，通行用：

薄荷_{汗多不用} 连翘　象贝　牛蒡　花粉　桔梗　沙参　木通　枳壳　橘红　桑皮　甘草　山栀_{泄泻不用}　苏子_{泻不用降气}

表解热不清，用：

黄芩　连翘　桑皮　花粉　地骨皮　川贝　知母　山栀

里热不清，早上凉，晚暮热，即当清解血分，久则滋清养阴。若热陷神昏，痰升喘促，急用牛黄丸、至宝丹之属。

按：风温乃肺先受邪，遂逆传心胞，治在上焦，不与清胃攻下同法。吾乡幼科当此，初投发散消食，不应，改用柴、芩、栝蒌、枳实、川连，再下夺不应，多致危殆，皆因不明手经之病耳。

若寒痰阻闭，亦有喘急胸高，不可与前法，用三白吐之，或妙香丸。

暑热

暑邪必挟湿，状如外感风寒，忌用柴、葛、羌、防。如肌表热无汗，辛凉轻剂无误。香薷，辛温气升，热伏易吐，佐苦降，如杏仁川连黄芩，则不吐。宣通上焦，如杏仁、连翘、薄荷、竹叶。暑热深入，伏热烦渴，白虎汤、六一散。

暑邪首用辛凉，继用甘寒，后用酸泄敛津，不必用下。

暑病头胀如蒙，皆湿盛生热，白虎、竹叶。

酒湿食滞，加辛温通里。

小儿发热，最多变蒸之热，头绪烦，不能载，详于巢氏《病源》矣。然春温，夏热，秋凉，冬寒，四季中伤为病，当按时论治。其内伤饮食治法，不宜混入表药。消滞宜用丸药，洁古东垣已详悉。

徐评：此卷论幼科及看痘之法，和平精切，字字金玉，可法可传。得古人之真诠而融化之，不愧名家。闻此老太翁为幼科专门，名闻远近，此老既得家学渊源，又于大方诸书探取经络药性之义，而附益之。所以其理益精，其方益正，不若前所列之诸案，尚多可议处也。

痧疹

温邪

袁　温邪痰嗽，气喘肚膨，四日不解，防发痧。
连翘　山栀　牛蒡　杏仁　石膏

热邪留肺

汪　痧将退，热未去，肺气不清，咳逆无痰。
前胡　桑皮　杏仁　橘红　桔梗　木通　苏子　象贝
王　痧隐太早，咳喘发热，宜开肺气。
薄荷　杏仁　象贝　连翘　桑皮　木通　紫菀　郁金

热邪内陷

某 温邪发痧不透，热毒内陷深藏。上熏肺为喘，下攻肠则利，皆冬温火化之症。经云：火淫于内，治以苦寒。幼科不究病本，不明药中气味，愈治愈剧，至此凶危。

川连　黄芩　飞滑石　炒银花　连翘　甘草　丹皮　地骨皮

蒋 喘为肺病，胀乃肝病。因时痧寒热未解，热邪内陷所致。王先生用苦辛酸法极通，然浮肿腹痛未减，得非经腑之湿热留着欤？

木防己　石膏　杏仁　大豆黄卷　通草　苡仁　连翘

毒火未清

艾 痧退后，呻吟不肯出声，涕泪皆无，唇紫掀肿。乃毒火未经清解，上窍渐闭，气促痰鸣，犹是温邪客气致此。自当清解务尽，其神识自和。奈何以畏虚滋肺，邪火愈炽矣。

川连　元参　杏仁　甘草　黄芩　连翘　桔梗　银花

王 痧后，及暮加喉痛，咳。

元参　犀角　鲜生地　连翘　花粉　丹皮

风温发疹

邹 咽痛鼻燥唇肿，自利，风温热化发疹。上焦热炽，宜辛凉微苦以泄降。

连翘　黄芩　犀角　桔梗　牛蒡　杏仁　元参　通草

疠邪

谭六岁 温邪时疠，触自口鼻，秽逆游行三焦，而为麻疹。目赤鼻煤，吐蛔泻蛔，津津汗出，而喘渴欲饮。当与辛苦寒，刘河间法。世俗不知，金曰发痧，但以荆、防、蝉壳升提，火得风扬，焰烈莫遏，津劫至变矣。

凉膈去硝、黄，加石膏、牛蒡、赤芍。

张三岁　手足烦热，时发赤块。

绿豆壳　卷心竹叶

痘

见点闷症

程　见点若隐若现，神倦不宁，势如闷伏。表里俱不宣畅，双解固宜，再佐以芳香搜逐，使蕴伏之毒透发为主。

紫雪丹。

周　热闭心胞络中，目绽，口开，舌缩，两手撮空，发痉，溺通便涩。血分大伤，九日险期，按法图幸。勉与紫雪丹二钱，开水调缓缓下，用茶铫。倘得神苏痉舒，方有生机。

又，神醒，舌绛紫音缩，渴饮不已。心胞热闭虽开，而在里脂液已涸。古人以心热消渴，多系脏阴现症，不可攻夺明矣。

鲜生地　竹叶心　元参　知母　银花　露金汁

先用紫雪一钱。

肝肾蕴毒闷症

龚　初起腰足俱㛋，肝肾蕴毒不得外越，目泛眶舌，继增喘促，是紧闷不治之症。诸医佥用石膏、大黄，然此药仅通阳明胃腑之壅，未能搜逐肝肾至阴之脏。读宋医钱仲阳《直诀》，毒伏于阴，亦有下夺之法，其制方曰，枣变百祥丸，乃百中望一二生全者。

红芽大戟五钱　红枣五枚

水煮，至枣熟去核及大戟汤，但用枣肉研化，开水送。

某　毒伏不肯宣透，气滞血凝，焉能起绽成浆？七八险关。诊视肉肿疮枯，神躁不安。议疏利内壅，佐活血透肌法。

犀角　紫草　炒楂　鲜生地　酒浸大黄　红花　青皮　丹皮　连翘

牛蒡

茅根、笋尖汤代水。

俞 发热五六日来，神烦不宁，腹膨咳逆。询知二三日前，眉间见点数粒，状如麸，随即隐伏不见，乃毒重壅遏，闷伏景象。设或发出，亦属重险。且甫生六月，胃乏谷气，难进汤药。拟进紫雪须少，搜其蕴蓄之邪，使其神安再商。

紫雪丹一分

高 点虽繁密，根脚绽立。寒凉药不宜太重，可以维持收功。

犀角　连翘　牛蒡　炒楂　紫草　丹皮　天虫　桔梗

庞二朝　神倦腹痛，点粒繁琐，地界不清，是时邪毒火兼重。急进双解法，使大便稍通，六腑气宣，则痘毒外透再商。

犀角　连翘　牛蒡　酒大黄　紫草　青皮　桃仁　炒楂　木通　生石膏　荆芥　笋尖

程 成片不立，顶焦黑滞。肝肺毒重，不能起胀，焉得化毒？今喘咳交加，九朝难过。

羚羊角　元参　连翘　天虫　土贝　紫草　炒楂　丹皮

银花、地丁汤代水。

钱三朝　虽未发齐，其点形繁密，色泽不润，重险何疑，今痧未全退，尚宜清解。

犀角　生石膏　炒楂　紫草　连翘　牛蒡　赤芍　桔梗　木通

程三朝　身小气弱，布痘繁稠，用药不宜寒凉。五日后受得补托，可冀有成。

连翘　牛蒡　炒楂　红花　天虫　川芎　归身　桔梗　炒干荷叶

毛 身小气弱，浆发惊窜，属虚。

人参　炒归身　炙草　广皮　炒白芍　炒黄米

童四朝　痘形粘着肌肉，不肯起绽高立，兼之繁红壳薄。乃时火毒火交炽，而元气素亏体质，目今六日前，时疠未彻。宜先清解活血提顶，希冀磊磊分成地界再究。

犀角　羚羊　元参　丹皮　炒楂　秦皮　紫草茸　银花

郑 痘发犹热身热咳嗽，乃风温入肺未解。诊其点粒粘着不爽，温邪郁滞气血，更体质素虚。议开肺气以宣之，活血以疏动之，冀其形色充长。若一进沉降，恐无好音。

连翘　桔梗　红花　牛蒡　甘草　炒楂　郁金　丹皮　鸡冠血

又，昨进轻扬提顶活血，痘形颇长，所嫌色不光润，蓬松盘桨，有干塌无浆之虑。今明时气将解，气血用事，况正欲纳谷，苦寒不但冰伏毒气，更防大伤胃口，古人于重症更加详慎者为此。

川芎　当归　天虫　桔梗　甘草　角刺　紫草茸　丹皮　炒楂

又六朝　进和气血法，形色略润，究不肥绽，焉得起胀成浆？议进十宣散法。

人参　川芎　归身　广皮　紫草茸　天虫　红花　白芷　甘草
桔梗

张四朝　船小重载，难许全功。勉议进鸡鸣散二分。

陆五朝　点虽不密，色滞形瘖，痰多呛逆如嘶。是痘虽发出，毒犹在内，上冲心肺，故有喘咳不宁之象。进凉血透毒法。

羚羊　桔梗　甘草　紫草　丹皮　川贝　连翘　元参　射干　天虫
西牛黄一分

朱四朝

炒黄米　炒山楂　红花　笋尖

又五朝　身小痘多，元气最薄，胃腑未纳谷味。汤药大过，须虑呕泄，宜少少与药。扶过八九风波，方得平安。

川芎　炒当归　桔梗　甘草　黄米　鸡冠血

又六朝　薄嫩无浆，仍宜内托。

黄芪　防风　归身　川芎　紫草茸　丹皮　天虫　桔梗　甘草　鸡
冠血

宋五朝　颧颊形似红沙，余痘干枯不润。昨进清毒活血，续发点子盈千。仲仁谓毒重壅闭气血，必干焦退缩。今五朝形象，仅似初齐。痘以十二日为常数，已经壅遏未发三日矣。当此质薄神弱，恐难延多日，即或望其堆沙发臭，然必在旬日以外。目下总以解毒清凉，八九波涛汹涌，恐难人力稳全。

犀角　羚羊角　川连　炒楂　土贝母　紫草茸　元参　鲜生地　连
翘　丹皮　牛蒡子　猪尾血

吴五朝半　痘子分颗，原属纯正，所嫌色滞干枯，防八九痒塌。凉药兼以活血，是为平准方法，看守勿懈为上。

羚羊角　丹皮　连翘　炒楂　紫草茸　黄连　元参　天虫　生地
鸡冠血

孙　肌柔白嫩，体质是虚，但布痘必由时疠感触，地中六气，咸从火化。疠固客气，相混气血，若非清解，何以透达？今视色油红，按形松奕怯，再视面部肌肉先肿，痘形未具起胀之象，体症未为合局，虑进锐退速，清凉解毒，佐以提顶，在五六日之法。然险症变迁不一，未可以经常定论。

羚羊角　连翘　丹皮　天虫　生甘草　紫草茸　川连　炒楂　桔梗
银花汤煎，和入鸡冠血数滴。

汪五朝　痘形繁琐成片，色紫滞，乃火毒重险症。借身大气旺，扶持十四险关，冀其发臭堆沙，庶几可以图幸。

犀角　羚羊角　桔梗　炒楂　连翘　天虫　紫草茸　丹皮　石膏
银花地丁　牛蒡　猪尾血　冰片

又六朝　虽血热毒重，犹幸八龄体坚，急清解活血，莫令痰阻废食。扶持堆沙，可望向安。

照前方去石膏、地丁、大虫、牛蒡，加川连、元参、土贝。

查　痘子成浆，湿气蕴于皮毛，与热气相蒸，内应乎肺，发出罩痘疹。宜忌荤腥，轻清理肺，淡渗消其湿热。验其体质最薄，慎勿过剂。

苡仁　茯苓　连翘　地骨皮　通草　桑叶　白沙参　甘草

顾　痘发由络，其毒不化而转陷，亦归于络，当世略晓攻补而已。读古人书，辛香温煦，乃治毒陷大法。

人参　肉桂　炙草　丁香　厚朴　诃子皮　广皮　木香　前胡
茯苓

徐　未纳谷食，但以汤药，所以滑泄不止。头仰胸突，拥痰身热，肺热未清，不可骤补。翁仲仁有泄泻安宁，大虚少毒之议。姑以和中清咽再商。

桔梗　甘草　炒归　川芎　广皮　炒楂
炒黄米汤煎，冲鸡冠血。

又七朝　身小痘密，气弱难任，虽清浆三四，防护宜慎，八九日不致损破，可以有成。

人参　黄芪　炙草　紫茸　天虫　广皮　川芎　归身　厚朴
炒楂

加炒冬米。

孙七朝　色娇皮薄，浆汁未灌。缘身小痘多，气血交亏，不能运毒化浆。八九日期，最有痒塌之虑，扶过十二朝无变，庶几可望有成。进参归鹿茸汤法。

人参　归身　鹿茸　生黄芪　炙草　广皮　厚朴　煨木香

又八朝　照前方加肉果、炒冬米。

又，浆清，四五，不能充灌。因元气馁弱不振，不能煅炼毒气成浆，恐有内陷之虑。再进补托，冀其堆沙，或可回春。

人参　黄芪　广皮　炙草　木香　鹿茸　归身　肉果　坎炁　官桂

又十三朝　靥痂甚薄，中凝血迹，兼之呛逆带呕，食入便有不化之形。此虚中有毒，非纯补纯清之症。

炒川贝　炒银花　茯苓　苡仁　甘草　地骨皮

杨八朝　阔塌瘪陷，浆色白滞不荣，谓之气衰毒陷。所冀堆沙加食，一线机耳。

人参　黄芪　川芎　归身　木香　炙草　广皮　桂心

又十一朝　浆满堆沙，四肢圆绽，但气弱恐其不肯收痂，必实脾利水为法。

人参　冬术　炙草　茯苓　新会皮　白芍

又十三朝　已经堆沙加食，都是向安之象。便溏滑腻，皆寒凉伤里肠，中脂垢自下。当脾胃药中，少佐固肠，以久延不已，尚贻变症。

人参　熟术　诃子　广皮　肉果　白芍　木香　炙草　茯苓

又十六朝　纳食不化，腹膨，便粪白色。要之胃滞当消，脾弱宜补。古称痞满属气，气行滞通。但痘后虚体，纯消犹恐变症。

人参　焦术　炒楂　木香　焦麦芽　广皮　茯苓　泽泻

鲍九朝　浆不外达，毒欲内陷，已经咬牙，滑泻呕恶。内症诸款，皆属深畏，十二十四，总属险关。痘子毒气，必气元旺，冀其托出。议以陈氏木香散，救里托毒。

人参　木香　丁香　官桂　炒归身　厚朴　广皮　肉果　诃子皮

孙　面肿目泛，头摇微呕。肝风离体，乘上逆攻，此乃变惊欲厥之象。夫相火寄于肝胆，气敛痘痂，宜进凉解清毒。倘得微热缓，仍进谷，方有佳音。

羚羊角　川连　钩藤　石菖蒲　黑山栀　胆星　天麻　连翘

又，肝风热定，疳蚀亦缓，仍宜清热解毒，但不可犯胃。

羚羊角　连翘　胆星　丹皮　炒银花　金石斛　茯苓

诸十三朝　痘已收靥，然痂落太早，恐有余毒。今泻止溺短，宜进清凉，佐以分利。

生苡仁　百合　茯苓　川斛　白沙参　炒麦冬

某　已经回痂，不宜再进补剂，恐气血壅滞，致有余毒变幻。宗翁仲仁清凉以助结痂之法。

黄芩　银花　川贝　甘草　地骨皮　桔梗　连翘　苡仁

胡十五朝　虽然堆沙靥痂，咬牙发呛，毒气未尽，上冲心肺，补清皆在难进。扶过十八日后，痼毒尚可疗治。若发疳蚀，恐难全愈。

炒麦冬　白沙参　苡仁　川贝　炒银花　地骨皮

沈十三朝　浆未充满，忽然干涸，即是倒靥。咬牙寒战，元气大亏，非峻补难挽。

人参　鹿茸　炒当归　桂心　桂圆　煨木香

程　回痂太早，余毒流走四肢，臂腿肿痛。议活血解毒。

连翘　小生地　当归　赤芍　刺蒺藜　丹皮　夏枯草　银花

酒半小杯。

吴十四朝　呛咳呕逆腹膨，都是余毒内闭。小便少，大便溏，不得爽，倘再加喘急，便是棘手。必得疡毒外发，可望挽回。

桑白皮　大腹皮　绿豆皮　茯苓皮　飞滑石　生甘草梢

查　痂后发痧，系肺热未清。宜辛凉佐以解余毒。

连翘　杏仁　桑皮　地骨皮　黄芩　木通　银花　牛蒡　夏枯草

吴十四朝　薄浆回痂，毒气未化，已有疳蚀之患。理进清解余毒，但勉进稀粥。溏泻未罢，胃未旺相，脾气积弱。议以渗利分消，仿古痘毒当利小便意。

桑皮　地骨皮　连翘　茯苓　川贝　苡仁　银花

某　痘未退痂，痧火内逼为喘。

川连　犀角　连翘　银花　元参　大贝　丹皮　地骨皮

又，痧火未清。

川连　黄芩　山栀　连翘　银花　杏仁　甘草

沈　薄浆回痂，毒气未尽。只宜清肺解毒。

炒川贝　茯苓　苡仁　车前　炒泽泻　炒银花

徐十六朝　痧毒已发，咳呛未止，痂落如麸，肌色㿠白。虽属气血交虚，但痘后余毒，未可骤补。议进和脾胃利湿方法。痧毒宜速调治，恐日久愈虚，致有慢惊之虑。

苡仁　川斛　茯苓　百合　广皮　炒泽泻

沈二十一朝　痰呛失音，不嗜食物，昼则稍安，暮夜烦躁，此肺热未肃。磨耐多日，体气阳亢阴亏，肝风内炽，突起惊厥可虑。

地骨皮　甘草　生地炭　绿豆皮　炒丹皮　炒川贝　川斛

李二十朝　纳食呕吐，脾胃不和，肝风内动，肢浮肉肿。治宜培土制木，以缓肝风，冀免惊痧之患。

人参　茯苓　炒芍　生谷芽　藿香　广皮　半夏曲

冯二十八朝　痂靥粘连，神气昏昧。元为浆泄而乏，变幻慢惊欲脱。此皆稚年阳亢阴亏，羞明目窜，肝阴乏绝，恐难再振。

人参　茯神　枣仁　归身　炙草　炒杞子　生白芍

又三十七朝　阳极则烦，阴涸为躁，夜甚剧。自从阴分设法，益虚和阳为治。

人参　熟地　芡实　茯苓　建莲　远志　炒山药　五味

杨　点来不爽，顶有水痕微焦。此时气传染，胎毒未发，乃水赤之类痘耳。

连翘　牛蒡　丹皮　赤芍　飞滑石　木通　山栀　甘草

邵　痘中复感温邪，口鼻触入，由中道以布及络脉。目泛失明，左肢不举，少腹突起肿满，两足皆痿。询知痘见六日，陡然头摇烦躁而得，小便淋滴，大便渐塞。乃厥阴肝热，疝瘕失其疏泄，内风旋转，腑阳不通。经言暴肿暴胀，皆风火变动。至于迅速病来，其能食消运，热化自可杀谷。考古辛散酸泄甘缓三法，难图腑络壅结。仲景于厥阴条例，有下之利不止者死之大戒。议进咸苦以通在下结热，愚见若此，再与高明商酌良治。

川楝子　小茴　芦荟　山栀　橘红　龙胆草

方诸水七匙。

徐评：诸案切近，和平之中，又能沉着变化，备前人之所未备，去其疵而取其纯。我郡有如此名家，而不师法，偏拾庸妄人唾余，不论何人，不问虚实，总以石膏大黄种种恶毒之药，大剂灌死，每当出痘之年，枉死载道，全不知惨，此等恶医，皆有豺狼之心也。

自古治痘名家，不啻廿数，各有精确卓识，以补前人之未备。虽各有所偏，实所以相济也。医者贵统汇群书，随宜施治，安可执偏隅管见，以应无穷之变哉！先生治痘，夙称神奇。观其案中，寒热攻补，不胶于一见。如毒火深伏，气血壅遏者，借芳香以搜逐，用紫雪丹。气滞血凝，毒重火伏者，以酒大黄、石膏、青皮、桃仁、荆芥、犀角、猪尾血之类主治。肝肺毒火不宣，气血有焦燔之势者，用犀角、羚羊、紫草、丹皮、石膏、鲜生地之类。元气不支，阳虚毒陷，而见灰白湿烂，泄泻呕恶等症者，用辛香温煦，如陈文仲之法为要。气血极虚，而浆清塌痒，全无实症相兼者，当峻补气血，用参归鹿茸汤，及坎炁汤之类。气虚莫外乎保元及四君子，血虚不离于四物及补血汤。又有气虚血热者，补气之中兼凉血。血虚气滞者，补血之中佐辛香。用攻法须分部位经络，用补法当辨寒热燥湿。过清则有冰伏之虑，偏热则有液涸之虞。此皆先生采择先贤之法，因人见症而施治，可谓善法古者矣。夫痘虽以形色辨其吉凶，然内症尤为紧要。如痘点既起，或不慎风寒，而营卫凝涩，或纵恣饮食，而气机呆钝，以致身热不食，腹膨呕恶泄泻，浆水不行。不究治其病因，但执清寒腻补，常有凶危之变。亦有痘形虽重，若神宁安静，饮食二便如常，声音清响，调理得宜，亦可转危为安。大凡形老而色鲜明者，虽甚密，变幻恒少。形嫩而色晦滞者，虽稀疏，变幻恒多。表里相参，审症的确，然后设法处治，方无贻误。至于逆症条款已现，虽自昔名医，亦莫能挽救，小儿夭枉者，不可胜数，深可怜悯。迩年以来，幸有种痘一法，盛行于世，实可挽回造化。凡有小儿者，俟周岁后，即可选用种痘之苗，引而发之，百不失一。此诚补痘科之未备，而为最上一乘之法也。正痘有先贤诸成法，避险有种痘之良方，痘症于是乎大全矣。陆履安

痘之发也，一由乎胎毒内伏，一由于外感时邪之气引导而出。其症之顺逆，若内毒轻而外感之气亦轻者，痘必稀疏，此为顺症。苦内毒

轻，而外感之气重者，虑其遏闷不齐，不易灌浆，若能至灌浆。则时邪渐退，后易收功，此为先重后轻症。若内毒重，而外感之气轻者，虑其灌浆已后，毒难尽泄，不易收靥结痂，恐发痘毒疳蚀之患，此为先轻后重症。若内毒重而外感之气亦重者，痘必稠密，色不鲜泽，发热见点之后，一路蹭蹬，难以收功，此为逆症。然胎毒之轻重，人皆易明，若外感之气，人莫能晓。夫天地间，只有六气，气平则为和气，不平则有胜复，胜复至极，则为厉气，为瘟疫气、瘴气，更有道涂中秽浊气。人若感之，不拘老幼俱病，今出痘所感之气，则异乎是，此气独与未泄胎毒之小儿，两相感触，未闻痘症盛行之时，已出过痘之儿，亦染病患也。考是气，自古迄今，从未有人申说明白，确定为何气。故前贤于痘症一科，未尝不殚心瘁虑。立论著方，因不明其气之源，不无偏执之弊。有喜于寒泻者，有喜于温托者。有先用寒泻，而后用温补者。有先用温托，而后用清火解毒者。更有不审儿体之虚实寒热，俱宗费建中《救偏琐言》，每于发热见点时，概用大黄、石膏、黄连、犀角、羚羊、茅根、芦根等。不知费氏之书，名为救偏，乃救惯用热药之偏耳。若本不偏，而宗其法，则不偏者，反至偏矣。婴儿之命，其何以堪？

幸古有种痘良法，相传至今，其法简易灵验，至稳至当。盖正痘因外感时邪而发，种痘则种于无病之时，故所出稀疏，轻者不过几十粒，此岂非避危就安之妙法乎？倘愚人不信，何不将自出与种出，彼此相较，其理自明，假使一村之中，有百儿出天花，未尝不延医服药，若能八九十收功，人咸称为太平痘矣。甚有竭力调治，而损伤几及一半者，不闻其归咎于医生，惟有委命于天而已。今若种百儿之痘，设或损伤四五个，则必责罚种师，并不容其托足于此一村矣。人何笃信医生，而不相信种师耶？与其委命于天，孰若以人功挽之。以此相较，则当种与不当种自决矣。

至于种法，全在乎好苗。夫苗者，即取他儿之痘痂也。必要用种出之痘，落下之痂，谓之种苗。此苗之中，毫无天行时毒之气在内，故放心可用。若自出天花之痂，谓之时苗，此苗之中，有时行之气。若不辨而用之，名虽为种，实与传染他儿天行时痘之气无异，此时苗之不可用也。然种苗之内，尚要拣择，必取痘粒稀少，其色红润，灌浆浓厚，所结之痂，厚实光泽尖圆者。此气血充足，阴阳合德，上好之苗也，俟痂落下，用纸包好，记明何日收得，收贮新瓷瓶内，紧护其口，置清凉之处，勿触秽热之气。其苗在北方，天气凉，春月之苗，一月之内，尚可种，冬月之苗，四五十日尚可种。南方气温，夏月之苗四五日，春月之苗二十日，冬月之苗三十日。若延日久，则气薄无力，恐种不出矣。欲觅此等种苗，先访有人家正在种痘之际，向彼明言其故，恳求四五粒，即可源源而种。或平日于同道种师内，相与一二位志诚老实者，议明彼此互借，则苗亦可不断。亦有胆大种师，于五六月中，觅贫家壮实之儿种之，不惟不索酬谢，反肯津贴银钱。次递传种三四个儿，延至七月，则苗亦可以不断矣。近有种师，因种苗已断，权取时苗种之，往往有种出稠密棘手重痘者，皆时苗之过也。不知时苗之性，即选上好者，亦必要传种过四五儿俱各顺当者，其苗性始和平，方能与种苗相等。至于下手种法，尤须详慎。

凡种一儿，用痘痂三四粒，两儿则用六七粒，放于干净茶杯中，倾入清水四五茶匙，用小指尖在内三四搅，则痂已湿。急将水倾去，用柳木杵研。其杵约长四寸，粗如笔管，两头要光圆，研十数转足矣。如痂太干，加入清水一二滴，切不可太潮，只要研如干浆糊状。用弹熟新棉花，捏一小团，如枣核大，两头要圆，其长短粗细，量儿鼻孔之大小为之。其棉团不可太松软，松则苗气易往外泄，且见涕则缩小，易于脱出。将棉团只用一头，蘸痂末糊于上，塞儿鼻中男左女右。塞不可太进，太进则儿不适意，亦不可太出，太出则易于脱落，总要宽紧浅深适中为妙。塞后勿放小儿用手拈出，若被喷嚏打出，急将苗仍塞入鼻。下苗后，以六个时辰为度。天气热，早取出数刻，天气寒，多留数刻。痘苗取出之后，其苗气渐次传遍五脏。至七日，或八九日始发热，发热三日而见点矣。此诚至稳至当之种法也。种痘之苗，不过痘痂一味，今各处种师，诡称痘痂之外，尚要加他药为引导者，此系惑人谎语，切勿信之。既种后，将发热时，小儿颈项内，男左女右，必发一小块，状如痰核，此乃毒气结聚于此，故痘发必稀疏。此块不必医治，待落痂后，则块亦渐消矣。若用时苗种者，项中无块，当以此辨之。又间有惊痘，于发热时，小儿忽然惊搐，手足蜷，不语，目上视。有片时即平复者，有发一二个时辰者，有发一次者，有发两次者，总属不妨。斯时切不可扰动叫唤之，待其自平即已，不必服药。须预对痘家说明，免其忧虑。

以上诸论，皆时下种师之秘诀也。若夫辨儿之可种与不可种，须察儿体之虚实，及有无宿病。若调治之法，当节饮食，适寒温，防惊吓，此皆种师俱各明悉，兹不重赘。郑望颐

疳

脾胃虚腑气不和

沈 稚年歇乳进谷，脾胃气馁少运，腹膨目医，是为五疳。夏日中土司令，久病投以补气，恰合调其脾胃。近日呕吐泄泻身热，乃寒暄失和，致食不易化，小溲既少，腑气不和。余幼科久疏，忆钱氏每以调中为主，而驱邪都主轻法，深虑脾土伤，则延惊痫耳。

益智仁　焦术　茯苓　广皮　藿香梗　厚朴　楂肉　泽泻

张四岁　五疳，腹胀数月，法当疏补。

人参　茯苓　麦芽　炒楂肉　广皮　半夏　湖莲

又，照前方去半夏、湖莲，加泽泻。

内伤夹滞虫积

陈五岁　官人自汗，短气咳嗽，风温见症。肌腠有瘰疬之形，与疹暗腑病不同。但幼稚生阳充沛，春深入夏，形质日减，色脉是虚，而补脾辛甘不应。腹满，按之自爽，二便原得通利，腹痛时发时止，痛已即能饮食。考幼科五疳，与大方五劳相类。疳必因郁热为积为虫，此饮食不充肌肤也。病来非暴，攻之由渐。再论疳热虫积，古人治肝治胃恒多。而洁古东垣，于内伤夹滞，每制丸剂以缓治，取义乎渣质有形，与汤饮异歧。刻下温邪扰攘之余，聊以甘凉之属，清养胃阴。以化肺热，其辛气泄表不宜进。

甜杏仁　麦冬　地骨皮　生甘草　冬桑叶　玉竹

和入青甘蔗汁一酒杯。

丸方：

仿治疳热羸瘦，从阳明、厥阴疏通消补兼施。

人参 黄连 芦荟 川楝子 使君子 茯苓 白芍 广皮 胡黄连
南山楂

食伤脾胃

某七岁 食物不节，脾胃受戕，腹膨，大便不调，此属脾疳。

焦术 茯苓 广皮 益智仁 大腹皮 木瓜 炮姜 炒神曲

吴九岁 能食，色枯形瘦，暮热泄泻。此皆口腹不慎，值长夏温热，脾胃受伤，将成五疳。

青蒿梗 枳实炭 胡黄连 炒谷芽 炒白芍 炒山楂 广皮 茯苓
泽泻

王 五疳已久，脾胃受伤，食物不运，腹膨溏泻。此积聚未清，中焦先馁，完谷不化，肿胀皆至，难治之症。

七香饼。

疳者，干也。小儿肠胃柔嫩，若乳食失调，甘肥不节，运化不及，停积发热，久津干，此因积成疳者也。或五脏偏热，或因病后，或医药误下，致亡失津液，脾不输化，积滞不行，此因干致积者也。故五疳不离乎脾胃。其治法，胃滞当消，脾弱宜补，热者用苦寒清火，冷者宜辛温健运。有虫者，兼用杀虫之品。其虚者，各随本脏补其母。总宜丸剂缓调，不能旦夕速功。或用鸡肝纳入治疳药炖食，最为有效。陆履安

徐评：此老幼科痘症，不仅名家，可称大家矣，敬服敬服。

吐泻

温邪

吴 身热，吐乳自利，温邪内扰脾胃。稚年防惊。

藿香叶 飞滑石

王 未到周岁，热犯脾胃，呕逆下利，壮热不已，最多慢惊之变。

人参 川连 黄芩 藿香梗 广皮 生白芍 乌梅

暑湿

某 暑邪犯肺，交土王用事，脾胃素弱不运，暑湿，腹鸣，泄泻，恶心，露睛。怕成慢惊。

人参 藿香 炒厚朴 木瓜 川连 茯苓 炒扁豆 泽泻

胃阳伤

章 伤食一症，考古用五积散之义，取暖胃使其腐熟也。既上涌频吐，大便溏泻，胃气益伤，阳气坐困日甚，清不升，浊不降，痰潮干呕，腹鸣便遗，睡则露睛，龈黑唇紫，小溲竟无。阳不流行，津液自耗，有慢惊昏厥之危。议通胃阳，读钱氏薛氏之书，能知此意。

人参 郁金 炒半夏 炒白附子 茯苓 菖蒲 炒广皮 炒粳米

又，阳明胃阳受伤，腑病以通为补。若与守中，必致壅逆。咋日用方，通胜于补获安，幼稚非真虚寒之病。

人参 茯苓 益智 广皮 炒荷叶 炒粳米

又，鼻明汗出，龈血。阳明虚，胃气未和，不宜凉降。

六神汤加炒广皮。

虞 面色痿黄，脉形弦迟，汤水食物，入咽吐出，神气惔惔，欲如昏寐。此胃阳大乏，风木来乘，渐延厥逆，俗称慢脾险症。幼稚弱质，病延半月有余，岂可再以疲药玩忽？宗仲景食谷欲呕者，吴茱萸汤主之。

人参 吴萸 茯苓 半夏 姜汁

又，昨用泄木救胃土法，安受不见呕吐。然中焦阳气大虚，浊气上僭，则为昏厥，津液不升，唇舌干燥，岂可苦寒再伐生气？今如寐神倦，阳陷于阴何疑。仲景通阳理虚，后贤钱氏、薛氏，皆宗其义。

人参 炒半夏 茯苓 广皮 煨姜 南枣

食伤脾胃

苏 周岁幼小，强食腥面，身不大热，神气呆钝，上吐下泻，最防变出慢惊。此乃食伤脾胃，为有余，因吐泻多，扰动正气致伤耳。

广皮　厚朴　茯苓　广藿香　生益智　木瓜

郁热内伏

陈　凉风外受，内郁热伏，身发瘾疹，便解血腻，烦渴。得汗，仅解外风，在里热滞未和，啾唧似痛，大便仍有积滞。清里极是，但半岁未啖谷食，胃弱易变惊症，少少与药。

藿香梗　川连　黄芩　生白芍　淡竹叶　广皮　滑石　炒楂肉

胃阳虚

余　形神衰弱，瘕泄纯白，而痛疡疳蚀未罢，气喘痰升，总是损极。今胃虚纳减，倘内风掀动，惊厥立至，孰不知因虚变病也。

人参　炒粳米　茯神　炒广皮　炒荷叶蒂

胃不和

吕十二　痰中带血，食已呕吐，因惊仆气逆，令胃不和。与黄连温胆汤，因年弱质怯，以金石斛代之。

温胆汤去甘草，加金石斛、姜汁。

胃虚气逆

某九岁　久呕少食。

人参　半夏　茯苓　广皮　姜汁

某　蛔厥，少腹痛，欲呕。

安胃丸。

湿热

王九岁　久泻，兼发疮痍，是湿胜热郁。苦寒必佐风药，合乎东垣脾宜升，胃宜降之旨。

人参　川连　黄柏　炙草　广皮　白术　神曲　麦芽　柴胡　升麻　羌活　防风

久痢伤阴积滞未清

何十一　夏病入冬，仍腹痛下积。稚年不慎食物，肠胃屡滞，利久阴伤，身热发呛。先与理阴，疏腑滞浊。

熟地炭　当归炭　山楂　炮姜　炙草　茯苓　麦芽

世俗所称慢惊风者，不知起于何代，创是名者，其遗祸于婴孩，已不啻万亿矣。盖就其所指之病而论，如吐泻兼作，气怯神倦，虚烦搐搦，痰喘不食，脉虚无神，睡则露睛等症，乃与病名毫不相关。其所指之症，是或由外感未清，或诸病误治，或饮食失调，或由病后而成。以致吐则伤胃，泻则伤脾，土衰则不生金，中虚木必乘克，是皆肝、脾、肺、胃之病。治宜急顾本原，扶土生金，安胃和肝，温养肾阳，犹虑弗及。若就其名而治之，医家胸中，先执慢惊风三字之名，概用重坠之药，镇惊定怯，或散风清火，豁痰破气，其遗祸可胜言哉！盖是症，因中土已虚，风木已动，延久必现出似惊之状耳，实则并非因惊而起也，奈何竟以慢惊风名之，岂非指鹿为马乎，要之慢字，若以急慢而论，则凡病之缓者，皆可称为慢。惟惊乃属急症，不可以慢字加之。若以傲慢，肆慢而讲，于病名上，又甚荒唐。惟愿观幼科书者，当知其背谬不通，勿为其所惑，则幸甚。今观先生案中，并未尝用及惊药风药，是明征也。此症更当兼参东垣立斋景岳诸法而治之，则无遗蕴矣。华岫云

痫痉厥

热邪阻窍

周　稚年痫厥，病发迅速，醒来二便自通。此系阳气拂逆，阻其灵窍。姑与清络宣通方法。

犀角　远志　胆星　黑山栀　元参　菖蒲　连翘　竹叶心

阴风入脾络

唐十四　面青脉濡，神呆，舌缩不伸，语寂寂然。痫症，四肢皆震，口吐涎沫。此阴风已入脾络矣。

人参　生术　蜈蚣　全蝎　姜汁　炒南星　姜汁　炒白附

邪逼心胞

某　伏邪经旬，发热不解，唇焦舌渴，暮夜神识不清。虑其邪陷心胞，有痉厥之变。

犀角　卷心竹叶　鲜石菖蒲　连翘　元参心　浙生地

又，化热液枯。

生地　竹叶心　丹皮　元参　麦冬　生白芍

热邪伤阴肝风动

吴　冬月伏邪，入春病自里发，里邪原无发散之理，更误于禁绝水谷，徒以芩、枳、朴，希图清火消食，以退其热。殊不知胃汁再劫，肝风掀动，变幻痉厥危疴。诊视舌绛，鼻窍黑煤，肌肤甲错干燥，渴欲饮水，心中疼热。何一非肝肾阴液之尽，引水自救，风阳内烁，躁乱如狂。皆缘医者未曾晓得温邪从阴，里热为病，清热必以存阴为务耳。今延及一月，五液告涸，病情未为稳当。所恃童真，食谷多岁，钱氏谓幼科易虚易实，望其尚有生机而已。

阿胶　生地　天冬　川石斛　鸡子黄　元参心

又，咸润颇安，其热邪深入至阴之地，古云热深厥深。内涸若此，阴液何以上承？虑其疳蚀阻咽，故以解毒佐之。

元参心　真阿胶　真金汁　细生地　天冬　银花露

又，胃未得谷，风阳再炽，入暮烦躁，防其复厥。

生地　白芍　麦冬　金汁　阿胶　牡蛎　金银花露

又，神识略苏，常欲烦躁。皆是阴液受伤，肝风不息。议毓阴和阳。

生地　牡蛎　阿胶　麦冬　木瓜　生白芍

又，膻中热炽，神躁舌干，痰多咳呛，皆火刑肺金。宜用紫雪丹一钱。

小儿痫、痉、厥，本属险症，十中每死二三。奈今之患者，十中常死六七，其故何也？盖缘医者，不察病情，概以芩、连、钩藤、菖蒲、橘红等，夹金石之药投之。以冀清火降痰而已，此医之不善治也。而最可恶者，尤在病家之父母，失于调治，有名为爱之，实以杀之之故，何也？小儿诸症，如发热无汗，烦躁神昏谵语之顷，或战汗大汗将止之时，或呕吐泄泻之后，或痉厥渐苏，或便久闭，而适然大便，或灌药之后，斯时正元气与病邪交战之际，若能养得元气一分，即退一分病邪。此际小儿，必有昏昏欲睡，懒于言语，气怯神弱，身不转动之状，此正当养其元神，冀其邪退正复。乃病家父母，偏于此际，张惶惊恐，因其不语而呼之唤之，因其鼾睡而频叫醒之，因其不动而摇之拍之，或因微有昏谵，而必详诘之，或急欲以汤饮进之，或屡问其痛痒之处，哓哓不已，使其无片刻安宁。如此必轻变为重，重变为死矣。更有豪富之家，延医数人，问候者多人，房中聚集者多人，或互谈病情病状，夜则多燃灯烛以照之，或对之哭泣不已，或信巫不信医，祈祷迭兴，举家纷扰。此非爱之，实以杀之也。试以大人之病情体贴之，抑好安然寂静乎？抑好喧哗动扰乎，此理概可知也。

予曾见一孩，患暑湿初疟，半月有余，病势甚重，医者投以苍术白虎汤，夜半发汗，至寅时身体渐凉，冷汗不止，默默倦睡，口不肯言，气息甚微。医云：六脉安静，并不烦躁，此病退之象也。因戒其父母，切勿扰动。直至申时，汗止声出，而病已霍然矣。可见无论大人与小儿诸病，总宜安然寂静为主。其调养之法，有非笔墨所能罄者，惟在病家能细心体会，医者能谆谆告戒。勿以余言为迂，则幸甚。更有幼孩，发热昏迷，手足厥冷，窍络阻塞，哭不出声，药难下咽。斯时惟有请善于推拿者，可使立时苏醒，然后再议用药。至于治法，痫、痉、厥本属三症，与大方相类，兹不重赘。_{华岫云}

徐评：小儿无痫症，不必另立一门，即痉厥亦仅病中之一症耳。

【点评】叶天士对四时温病的论述，主要见于《临证指南医案》所附的《幼科要略》内。王孟英认为"叶氏医案，乃后人所辑，惟此卷《幼科要略》，为先生手定"。不仅为"活幼之慈航"，而且补充了《温热论》之未备。现综合书中有关幼科和温病发病的论治，作如下浅析。

1. 春温与风温　叶氏指出春月温病有春温和风温两种。"春温皆冬季伏邪"，"由冬令收藏未固"，"冬寒内伏，藏于少阴，入春发于少阳，以春木内应肝胆也"。也有"外邪先受，引动在里伏热"；而风温则由于"春月受风，其气已温"，"温变热最速"，故亦谓之暴感。但是不管伏热也好，还是暴感也好，春月气候常常暴暖忽冷，所以在此季节中，"先受温邪，继为冷束，咳嗽痰喘最多"，这完全是符合临床实践的。

在治疗上，春温则宜苦寒直清里热，苦味坚阴，以黄芩汤为主方。"若因外邪先受，引动在里伏热，必先辛凉以解外邪，继进苦寒以清里热"；风温则"初因发热喘嗽，首用辛凉，清肃上焦"；"若色苍，热胜烦渴，用石膏、竹叶辛寒清散"；"邪不得解，芩、连、凉膈亦可选用"；"至热邪逆传入膻中……必用至宝丹或牛黄清心丸。病减后余热，只甘寒清养胃阴"。至于初起皆由暴暖忽冷所致的咳嗽痰喘，俱可以肺药辛解，表解热不清，继用另方。列出方药十分贴切，例如：初起咳嗽喘促方：薄荷(汗多不用)、连翘、象贝、牛蒡子、花粉、沙参、木通、枳壳、橘红、桑皮、甘草、山栀(泄泻不用)、苏子(泻不用降气)。表解热不清方：黄芩、连翘、桑皮、花粉、地骨皮、川贝、知母、山栀。

当然用药必须辛解忌温。因为"春令温舒，辛温宜少用，阳经表药，最忌混乱"，劫伤津液，变化尤速，而且不能"多用消滞，攻治有形"，否则，"胃汁先涸，胃液劫尽者多矣"。

2. 暑病与暑厥　叶氏论述的暑病具有以下三个特点：①夏暑发自阳明；②长夏湿令，暑邪必挟湿；③暑热伤气，汗则耗气伤阳，胃汁大受劫烁。

在治疗上，"暑病首用辛凉，继用甘寒，再用酸泄酸敛，不必用下"，实指夏暑发自阳明而言。至于"夏热气闭无汗，渴饮停水"，乃因寒邪外遏，暑湿之邪内郁，多以香薷佐杏仁、连翘、薄荷、竹叶，或以六一散加味。取"香薷辛温发汗，能泄宿水。"如《指南》暑门某案，治暑风外袭于肺卫，当清上焦，用丝瓜汁、大杏仁、香薷、桔梗、连翘、六一散。

暑厥则在病情上较重，病变亦较暑病为速。总由"热气闭塞孔窍所致"，轻则中暑，乃暑热伤气之故，以竹叶石膏汤或清肺轻剂治疗即可；重则昏迷若惊，急宜芳香利窍，以牛黄丸、至宝丹可效，神苏以后，再用清凉血分，如连翘心、竹叶心、元参、细生地、鲜生地、二冬之属。如《指南》暑门顾案：治神昏如寐，则以犀角、元参、小生地、连翘心、竹叶心、石菖蒲、滑石，化牛黄丸二服。

3. 秋燥　叶氏认为秋令感伤，发热咳嗽，证似春月风温症。"春月为病，犹冬令固密之余；秋令感伤，恰值夏热发泄之后。"春令气温，"温乃渐热之称"；秋深初凉，"凉即渐冷之意"。但是，不论其体质之虚实不同，温自上受，燥自上伤，均是肺气受病是一致的，也就是说秋燥一证多以肺经病变为主，变化较少。

秋燥为病，治肺为主，以润为法，尚要分别温润、凉润二法，"若果暴凉外束，身热痰嗽，只宜葱豉汤，或苏梗、前胡、杏仁、枳、桔之属"，这是取温润法治疗凉燥；另外可以辛凉甘润之方，治疗温燥，如《指南》燥门某案，用桑叶、杏仁、大沙参、象贝母、香豉、黑栀皮，以使气燥自平而愈。但有一点必须注意，就是用药要"慎勿用苦燥，劫烁胃汁"。

4. 冬温与冬寒　深秋入冬，暴冷所伤，叶氏谓之冬寒，除以麻桂之外，轻则紫苏、防风一二味，身痛加羌活；或见肺病，须投前、杏、枳、桔之属，而葱豉汤乃通用之要方。

若冬令严寒，气候温暖，当藏反泄，即能致病，名曰冬温。此时表邪一二，里热且兼七八，故治疗上"必以里症为主，稍兼清散"。切忌辛温之品，否则祸必旋踵。此处冬温治疗"以里症为主，稍兼清散"，与一般风温初起宜以辛凉疏解，又是完全不同了。

总的来说，叶氏对四时温病的治疗，十分注意辨证用药，这些经验至今仍有较高的临床价值。主要表现在以下三方面。

1. 辛解外邪　叶氏对四时温病的初起，有外邪者，多以辛解。

如"若因外邪先受，引动在里伏热，必先辛凉以解外邪"；"初因发热喘嗽，首用辛凉，清肃上焦"；"暑病首用辛凉"；"当以辛凉甘润之方，气燥自平而愈"；"前、杏、枳、桔之属，辛胜即是汗药"。

暴感皆因外邪所致，伏气每由外邪引动，叶氏却其外邪，首用辛味之品。除"夏热气闭无汗"，"取香薷辛温发汗"，以及冬寒用辛温之外，多用辛凉，"其葱豉汤，乃通用要方"。辛味药的作用有辛散、辛通之异，辛散，散其风邪为主；辛通，通其上焦气闭，这在目前临床上运用很多。如《蒲辅周医案》中治腺病毒肺炎，有以辛凉之剂汗出不畅，再取紫苏等药以辛通肺闭而后取效。实际上，叶氏谓之"身热咳喘有痰之症，只宜肺药辛解，泻白散加前胡、牛蒡、薄荷之属"是常用的，而且有很好的疗效。

2. 寒清里热　外邪入里，里热内盛，或者伏热外发，叶氏均主张寒清里热。但于用药则分辛寒、甘寒、苦寒、咸寒的不同，病初先用辛凉疏解，或者苦寒之品，待热邪渐去，以甘寒生津之药清余热。如"色苍，热胜烦渴，用石膏、竹叶辛寒清散"；"苦寒直清里热，热伏于阴，苦味坚阴，乃正治也"；"病减后余热，只甘寒清养胃阴足矣"等。

叶氏辛寒、甘寒和咸寒之品用得很多，但于苦味或苦寒药物且屡出戒旨。如"复用大黄大苦沉降丸药，致脾胃阳和伤极"；"皆用连、蒌、柴、枳，苦寒直降，致闭塞愈甚"；"若日多，胃津消烁，苦则助燥劫津"。《温病条辨》杂说中专门有一篇短文即"吴又可治病禁黄连证"，对此颇多阐发。

3. 当分三焦投药　叶氏用药十分注意"须分三焦受邪孰多"。他说："谓温热时邪，当分三焦投药，以苦辛寒为主"。"上焦药，气味宜轻。以肺主气，皮毛属肺之合，外邪宜辛胜，里甚宜苦胜。若不烦渴，病日多，邪郁不清，可淡渗以泄气分"。"中焦药，痧火在中，为阳明燥化，多气多血，用药气味，苦寒为宜。若日多，胃津消烁，苦则助燥劫津，甘寒宜用"。"下焦药，咸苦为主。若热毒下注成痢，不必咸以奥坚，但取苦味坚阴燥湿"。这种用药方法，对后世医家影响颇大，吴鞠通《温病条辨》提出"治上焦如羽，非轻不举；治中焦如衡，非平不安；治下焦如权，非重不沉"，是深受叶氏"上焦药用辛凉，中焦药用苦辛寒，下焦药用咸寒"的影响，并通过实践而总结出来的。

虫

湿热

陈七岁　湿伤，脾胃失调，下注小肠，虫从溺窍而出，粪溏完谷。不可温补。

黄柏　茯苓　猪苓　槐米　泽泻　萆薢

又，虫自小便而出，经月泻皆黏腻及不化食物。此非虚寒，皆湿内蕴，运化失司。当苦药胜湿兼理幼稚疳积。

黄连　黄柏　茅术　厚朴　泽泻　槐角子　木通　使君子　淡竹叶

三服后续进肥儿丸。

龚七岁　湿热生虫，腹痛便溏，恶食。

川连　胡连　生白芍　乌梅　枳实　川椒　炒楂　青皮

水法丸。

许　肠有湿热生䗪虫，用苦寒引导小肠。

苦楝皮　北秦皮　槐角子　胡粉　黄柏　牡蛎

生研末，猪肚肠一条漂洁煮丸。

张十三　丹溪云：小儿盗汗不须医，以体属纯阳，汗乃阳泄故也。至于疮多，湿热浮肿胀满，得攻下而消，此六腑以通为补也。其少腹痛屡发，亦由湿热生虫生积，当以酸苦泄热。

川连　胡连　生白芍　鸡肫皮　炒楂肉　芦荟　枳实　苦楝皮

乌梅肉捣丸。

阳明热

汪十六　肛漏时肿，泻过白虫，手足阳明热甚。

槐角子　黄柏　榧子肉　生茅术　樗根白皮　小川连　茯苓　炒地榆

蒸饼为丸。

虫类虽多，其源皆由饮食停滞，湿热郁蒸，变化而成者也。凡面色萎黄，饮食不为肌肤，起伏作痛，聚散不定，痛止即能饮食者，皆有虫积。或从呕，或从小便，或从大便而出。治法当观其微甚，若虫势骤急者，当用攻逐之剂，如黑丑、槟榔、大黄、胡粉、山棱、莪术之类，虫去则调其脾胃。缓者用酸苦泄热燥湿，兼以相制相畏之品，如川连、胡连、芦荟、苦楝、乌梅、川椒、雷丸、芜荑、使君、榧肉之类。脾弱者兼运其脾，胃滞者兼消其滞。虫症治法，大略如此。_{陆履安}

徐评： 治虫有缓治之法，其病势甚轻，而日久当用膏丸等药，兼补兼消之。若病势危急者，必另有峻厉之方，并奇药秘方，可杀虫去积。否则元气消乏，不可补救矣。

附　录

集方

案中所用诸方，开载于后，以便初学之士查阅。

桂枝汤　桂枝　白芍　炙草　生姜　大枣

桂枝加附子汤　即桂枝汤加附子。

苓桂术甘汤　茯苓　白术　桂枝　炙草

小建中汤　白芍　桂枝　炙草　生姜　大枣　饴糖

桂枝去芍药加蜀漆龙骨牡蛎救逆汤　桂枝　炙草　生姜　大枣　蜀漆　龙骨　牡蛎

生姜泻心汤　生姜　干姜　半夏　黄芩　黄连　甘草　人参　大枣

甘草泻心汤　甘草　干姜　半夏　黄芩　黄连　大枣

半夏泻心汤　半夏　黄芩　黄连　人参　炙草　干姜　大枣

附子泻心汤　附子　黄芩　黄连　大黄

黄芩汤　黄芩　白芍　甘草　大枣

黄连阿胶汤　黄芩　黄连　白芍　阿胶　鸡子黄

旋覆花代赭石汤　旋覆花　代赭石　人参　半夏　甘草　生姜　大枣

炙甘草汤又名复脉汤　炙草　桂枝　人参　麻仁　生地　阿胶　麦冬　生姜　大枣

乌梅丸　乌梅　人参　当归　黄连　黄柏　桂枝　干姜　蜀椒　附子　细辛

白虎汤　石膏　知母　甘草　粳米

白虎加人参汤　即白虎汤加人参。

竹叶石膏汤　竹叶　石膏　人参　麦冬　半夏　甘草　粳米

白头翁汤　白头翁　秦皮　黄连　黄柏

大黄黄连泻心汤　大黄　黄连

猪肤汤　猪肤　白蜜　白粉

四逆汤 甘草 干姜 附子

人参四逆汤 即四逆汤加人参。

通脉四逆汤 即四逆汤加葱白。更有随症加法。

通脉四逆加猪胆汁汤 即通脉四逆汤加猪胆汁。

白通汤 葱白 干姜 附子

白通加猪胆汁汤 即白通汤加猪胆汁、人尿。

术附汤 白术 附子 甘草 生姜 大枣

桂枝附子汤 桂枝 附子 甘草 生姜 大枣

理中汤丸同 人参 甘草 白术 干姜

吴茱萸汤 吴茱萸 人参 生姜 大枣

真武汤 茯苓 白芍 白术 附子 生姜

桃花汤 赤石脂 干姜 粳米

麻黄杏仁甘草石膏汤 麻黄 杏仁 甘草 石膏

小青龙汤 麻黄 桂枝 白芍 干姜 细辛 五味子 甘草 半夏

栀子豉汤 栀子 香豉

桃仁承气汤 桃仁 桂枝 大黄 芒硝 甘草

四逆散 柴胡 枳实 白芍 甘草

白散 桔梗 贝母 巴豆

五苓散 猪苓 茯苓 泽泻 白术 桂枝

猪苓汤 猪苓 茯苓 泽泻 阿胶 滑石

牡蛎泽泻散 牡蛎 泽泻 海藻 蜀漆 葶苈 商陆根 栝蒌根

上仲景《伤寒》中方。

鳖甲煎丸 鳖甲 乌扇 黄芩 柴胡 鼠妇 干姜 大黄 芍药 桂枝 葶苈 石苇 厚朴 丹皮 瞿麦 紫威 半夏 人参 䗪虫 阿胶 蜂窠 赤硝 蜣螂 桃仁 煅灶下灰 清酒

《千金方》有海藻、大戟，无鼠妇、赤硝。

白虎加桂枝汤 即白虎汤加桂枝。

崔氏八味丸 干地黄 山茱萸 山药 丹皮 茯苓 泽泻 附子 桂枝

桂枝加龙骨牡蛎汤 即桂枝汤加龙骨、牡蛎。

酸枣仁汤　枣仁　甘草　知母　茯苓　川芎

黄芪建中汤　即小建中汤加黄芪。

皂荚丸　皂荚。蜜丸，枣膏汤送。

麦门冬汤　麦冬　半夏　人参　甘草　大枣　粳米

葶苈大枣泻肺汤　葶苈　大枣

千金苇茎汤　苇茎　苡仁　桃仁　瓜瓣

栝楼薤白白酒汤　栝楼实　薤白　白酒

赤石脂丸　蜀椒　乌头　附子　炮姜　赤石脂

附子粳米汤　附子　半夏　甘草　粳米　大枣

当归生姜羊肉汤　当归　生姜　羊肉

甘遂半夏汤　甘遂　半夏　芍药　甘草—本无

木防己汤　木防己　石膏　桂枝　人参

小半夏汤　半夏　生姜

外台茯苓饮　茯苓　人参　白术　枳实　橘皮　生姜

桂苓五味甘草汤　桂枝　茯苓　五味　甘草

越婢汤　麻黄　石膏　甘草　生姜　大枣

防己茯苓汤　防己　黄芪　桂枝　茯苓　甘草

大半夏汤　半夏　人参　白蜜

大黄牡丹汤　大黄　丹皮　桃仁　瓜子　芒硝

当归建中汤　即小建中汤加当归。

甘草小麦大枣汤　甘草　小麦　大枣

旋覆花汤　旋覆花　葱　新绛

肾气丸　与崔氏八味丸同。

上《金匮要略》中方。

六味地黄丸　即八味去桂、附。煎服，名六味地黄汤。

都气丸　即六味丸加北味。再加附子名附都气丸。

还少丹　熟地　山药　牛膝　枸杞　山萸　茯苓　杜仲　远志　五味子　楮实　小茴　巴戟　苁蓉　石菖蒲

丹溪滋阴大补丸　即还少丹去楮实。

黑地黄丸　苍术　熟地　五味　干姜

虎潜丸　熟地　虎胫骨　龟板　黄柏　知母　琐阳　当归　牛膝
白芍　陈皮　羯羊肉

天真丸　精羊肉　肉苁蓉　山药　当归　天冬　黄芪　人参　白术

三才汤　天冬　熟地　人参

大造丸　紫河车　龟板　人参　熟地　天冬　麦冬　黄柏　牛膝
杜仲

人参固本丸　人参　天冬　麦冬　生地　熟地

天王补心丸　生地　人参　元参　丹参　枣仁　远志　茯神　柏子
仁　天冬　麦冬　当归　五味　桔梗　石菖蒲　辰砂

孔圣枕中丹　龙骨　龟板　远志　菖蒲

大补阴丸　黄柏　知母　熟地　龟板　猪脊髓

滋肾丸　黄柏　知母　肉桂

斑龙丸　鹿角胶　鹿角霜　熟地　菟丝子　柏子仁

玉真丸　硫黄　硝石　石膏　半夏
姜汁糊丸。

来复丹　玄精石　硫黄　硝石　五灵脂　青皮　陈皮

半硫丸　半夏　硫黄

黑锡丹　黑铅　硫黄

二至丸　冬青子　旱莲草

参苓白术散　人参　茯苓　白术　甘草　山药　扁豆　苡仁　建莲
砂仁　桔梗　陈皮

玉屏风散　黄芪　防风　白术

四君子汤　人参　茯苓　白术　甘草

六君子汤　即四君子加陈皮、半夏。

异功散　即四君子汤加陈皮。

四兽饮　即六君子汤加乌梅、草果、生姜、大枣。

六神散　即四君子汤加山药、扁豆、姜、枣煎。

补中益气汤　人参　黄芪　白术　甘草　陈皮　当归　升麻　柴胡
生姜　大枣

三拗汤　麻黄　杏仁　甘草

葱豉汤　葱白　淡豆豉

川芎茶调散 川芎 薄荷 荆芥 羌活 白芷 甘草 防风 细辛

为末，茶调服。

霞天膏 牛肉熬膏，加面。

防风通圣散 防风 荆芥 麻黄 连翘 薄荷 川芎 当归 白芍
白术 山栀 大黄 芒硝 黄芩 石膏 桔梗 甘草 滑石 姜 葱

温胆汤 陈皮 半夏 茯苓 甘草 枳实 竹茹

十味温胆汤 即温胆汤加人参、远志、枣仁、熟地。

逍遥散 柴胡 当归 白芍 白术 茯苓 甘草 煨姜 薄荷

本方加丹皮、山栀，名加味逍遥散。

六和汤 砂仁 藿香 厚朴 杏仁 半夏 扁豆 木瓜 人参 赤
茯苓 白术 甘草 姜 枣

藿香正气散 藿香 紫苏 白芷 大腹皮 茯苓 白术 陈皮 半
夏曲 厚朴 桔梗 甘草 姜 枣

驻车丸 黄连 阿胶 干姜 当归

越鞠丸 香附 苍术 川芎 神曲 山栀

四物汤 生地 当归 白芍 川芎

张子和玉烛散 归尾 生地 川芎 赤芍 大黄 芒硝 甘草

归脾汤 人参 白术 茯神 枣仁 龙眼肉 黄芪 当归 远志
木香 炙草 生姜 大枣

人参养荣汤 人参 茯苓 白术 甘草 当归 白芍 熟地 黄芪
肉桂 五味 远志 陈皮

加姜、枣。

犀角地黄汤 犀角 生地 白芍 丹皮

地黄饮子 熟地 巴戟 山萸 苁蓉 附子 官桂 石斛 茯苓
菖蒲 远志 麦冬 五味

活络丹 川乌 草乌 胆星 地龙 乳香 没药

附子理中汤 即理中汤加附子。

理中安蛔丸 即理中汤去甘草，加茯苓、川椒、乌梅。

连理汤 即理中汤加黄连、茯苓。

治中汤 即理中汤加青皮、陈皮。

四神丸 破故纸 五味 肉果 吴萸

清暑益气汤　人参　黄芪　白术　苍术　青皮　陈皮　神曲　甘草　麦冬　五味　当归　黄柏　泽泻　升麻　葛根

加姜、枣。

生脉散　人参　麦冬　五味

益元散　滑石　甘草　辰砂

大顺散　干姜　肉桂　杏仁　甘草

四苓散　猪苓　茯苓　泽泻　白术

桂苓丸　肉桂　茯苓

蜜丸。

胃苓散　即平胃散合五苓散。

加味肾气丸　即六味丸加附子、肉桂、车前、牛膝。

浚川散　黑牵牛　大黄　甘遂　芒硝　郁李仁　木香

萆薢分清饮　川萆薢　石菖蒲　乌药　益智仁　甘草梢　食盐　茯苓

禹功散　黑牵牛　茴香

姜汁调，或加木香。

琼玉膏　地黄　茯苓　人参　白蜜

臞仙加琥珀、沉香。

通幽汤　当归　升麻　桃仁　红花　甘草　生地　熟地

白虎加苍术汤　即白虎汤加苍术。

凉膈散　连翘　大黄　芒硝　甘草　山栀　黄芩　薄荷

当归龙荟丸　当归　龙胆草　山栀　黄连　黄柏　黄芩　大黄　青黛　芦荟　木香　麝香

蜜丸，姜汤下。

左金丸　黄连　吴萸

水泛丸。

戊己汤　黄连　吴萸　白芍

甘露饮　生地　熟地　天冬　麦冬　石斛　茵陈　黄芩　枳壳　枇杷叶　甘草

一方加桂、苓，名桂苓甘露饮。

河间桂苓甘露饮　滑石　石膏　寒水石　甘草　白术　茯苓　泽泻

猪苓　肉桂

　　每服五钱。张子和去猪苓，减三石一半，加人参、干葛、藿香、木香，亦名桂苓甘露饮。

　　泻白散　桑皮　地骨皮　甘草　粳米

　　导赤散　生地　木通　甘草梢　淡竹叶

　　紫雪　黄金　寒水石　石膏　滑石　磁石　升麻　元参　甘草　犀角　羚羊角　沉香　木香　丁香　朴硝　硝石　辰砂　麝香

　　清骨散　银柴胡　胡黄连　秦芄　鳖甲　地骨皮　青蒿　知母　甘草

　　二陈汤　半夏　陈皮　茯苓　甘草　生姜

　　二贤散　陈皮　甘草

　　控涎丹　甘遂　大戟　白芥子

　　滚痰丸　青礞石　沉香　大黄　黄芩　焰硝

　　白金丸　白矾　郁金

　　平胃散　苍术　厚朴　陈皮　甘草

　　橘半枳术丸　白术　枳实　橘皮　半夏

　　保和丸　山楂　神曲　茯苓　半夏　陈皮　卜子　连翘

　　水陆二仙丹　金樱膏　芡实

　　桑螵蛸散　人参　茯神　远志　石菖蒲　桑螵蛸　龙骨　龟板　当归

　　蜡矾丸　黄蜡　白矾

　　胶艾四物汤　即四物汤加阿胶、艾叶。

　　柏子仁丸　柏仁　牛膝　卷柏　泽兰　续断　熟地
上汪讱庵《医方集解》中方。

　　补阴益气煎　人参　当归　山药　熟地　陈皮　炙草　升麻　柴胡　生姜

　　两仪膏　人参　熟地
熬膏，白蜜收。

　　贞元饮　熟地　炙草　当归

　　玉女煎　生石膏　熟地　麦冬　知母　牛膝

理阴煎 熟地　当归　炙甘草　干姜

或加肉桂。

何人饮 何首乌　人参　当归　陈皮　煨姜

参附汤 人参　制附子

芪附汤 黄芪　制附子

加生姜。

青囊斑龙丸 鹿角胶　鹿角霜　柏子仁　菟丝子　熟地　茯苓　补骨脂

斑龙二至百补丸 鹿角　黄精　杞子　熟地　菟丝子　金樱子　天冬　麦冬　牛膝　楮实子　龙眼肉

以上药，同鹿角熬成膏，加入炼蜜，调入后药末，杵合为丸。

鹿角霜 人参　黄芪　芡实　茯苓　山药　知母　熟地　萸肉　五味子

十味为细末，和前膏为丸。

秫米半夏汤 秫米　半夏

钱氏益黄散 陈皮　青皮　诃子肉　炙草　丁香

和中丸 白术　厚朴　陈皮　半夏　槟榔　枳实　炙草　木香

东垣和中丸 人参　白术　炮姜　炙草　陈皮　木瓜

神保丸 木香　胡椒　干蝎　巴豆

子和导水丸 大黄　黄芩　滑石　黑丑

脾约丸 大黄　杏仁　厚朴　麻仁　枳实　芍药

华盖散 麻黄　苏子　桑皮　杏仁　赤苓　橘红　甘草

石刻安肾丸 附子　肉桂　川乌　川椒　巴戟　菟丝子　破故　赤石脂　远志　茯神　茯苓　苍术　山茱萸　杜仲　胡芦巴　石斛　韭子小茴　苁蓉　柏子仁　川楝子　鹿茸　青盐　山药

王荆公妙香散 人参　龙骨　益智仁　茯神　茯苓　远志　甘草朱砂

猪肚丸 白术　苦参　牡蛎　猪肚一具

刘松石方。

威喜丸 茯苓　猪苓　黄蜡

交加散 生地　生姜

乌鲗鱼骨丸　乌鲗鱼骨　蘆茹即茜草根　雀卵

鲍鱼汤下。

三豆饮　大黑豆　赤小豆　绿豆

甘草水煮。

万氏牛黄清心丸　黄连　黄芩　山栀　郁金　辰砂　西牛黄

上《景岳全书》中方。

以上四部书，谅业医者必备，故但开药品，其分量炮制，加减服法，以及治症。俱未载明。并内有峻利之方，所服不过几厘几粒者，须按方查阅，切勿草率臆度。且不遵古法，不惟无效，反有遗误，慎之。

清燥救肺汤　经霜桑叶三钱　杏仁七分，去皮尖，炒黄　麦冬一钱二分，去心　石膏二钱半　人参七分　阿胶八分　胡麻仁一钱，炒　甘草一钱　枇杷叶一片，去毛筋

水一碗，煎六分。食远服。

进退黄连汤　川黄连姜汁炒，一钱半　干姜炮，一钱半　人参人乳拌蒸，一钱半　桂枝一钱　半夏姜制，一钱半　大枣

上，进法：用本方三味不制，水三茶钟，煎减半，温服。退法：桂枝不用，黄连减半，或加肉桂五分，如上制，煎服。

当归桂枝汤　即桂枝汤加当归。

茯苓桂枝汤　即桂枝汤加茯苓。

参归桂枝汤　即桂枝汤加人参、当归。

人参建中汤　即建中汤加人参。

参芪建中汤　即建中汤加人参、黄芪。

归芪建中汤　即建中汤加当归、黄芪。

吴萸理中汤　即理中汤加吴萸。

人参温胆汤　即温胆汤加人参。

黄连温胆汤　即温胆汤加黄连。

星附六君子汤　即六君子汤加制南星、白附子。

生脉四君子汤　即生脉散合四君子汤。

生脉六味汤　即生脉散合六味汤。

养营汤　即人参养营汤。

六神汤　即陈无择六神散。即四君子加山药、扁豆。

戊己汤　即四君子汤加陈皮、白芍。

苓姜术桂汤　只此四味。

五子五皮汤　即五皮饮加杏仁、苏子、葶苈、白芥子、卜子。

加桂理中汤　即理中汤加桂。

子和桂苓汤　即子和桂苓饮。

资生丸　人参　白术土炒　苡仁各三两　山楂肉　神曲　橘红各二两　扁豆　莲肉　厚朴各一两　山药　茯苓　麦芽　芡实各一两半　桔梗　甘草炙　藿香各五钱　泽泻　川黄连　白豆蔻各三钱半

上制为末，炼蜜丸，每丸重二钱，每服一丸，醉饱后二丸，细嚼，淡姜汤下。

聚精丸　黄鱼鳔胶一斤，切碎，蛤粉炒　沙苑蒺藜八两，马乳浸，隔汤煮一炷香

上为末，炼蜜丸，每服八十丸，白汤下。

禹余粮丸　蛇含石本草名蛇黄，大者三两，醋煅透　禹余粮石三两，层数多者佳，醋煅透　钢针砂五两，醋煅透

三物各研极细，配入下项药：

羌活　川芎　三棱　蓬术　白蔻　白蒺　陈皮　青皮　木香　大茴炒　牛膝　当归　炮姜附子炮　肉桂各五钱

上制为末，入前药拌匀，神曲糊为丸，如桐子大。食前，或温酒，或白汤送下三十丸至五十丸，最要忌盐。一毫不可入口，否则病发愈甚。日三服。兼用温和调补药助之。此方又名大针砂丸。此方去附子、蓬术、青皮，加茯苓，叶氏名针砂丸。

小温中丸　白术二两　茯苓一两　陈皮一两　熟半夏一两甘草三钱　神曲炒，一两　生香附一两半　苦参炒，五钱　黄连炒，五钱　针砂醋炒红，研如飞面，一两半

为末，醋水各半，打神曲糊为丸桐子大。每服七八十丸，白术六钱，陈皮一钱，生姜一片，煎汤下。虚甚者加人参一钱，本方去黄连，加厚朴半两，忌口。病轻服至六七两，小便长。甚者服一斤，小便始长。

缪仲淳脾肾双补丸　人参　莲肉炒　山萸烘　山药炒各一斤　五味子蜜蒸　菟丝子各一斤半　橘红　砂仁炒各六两　车前子米泔洗　巴戟肉甘草汁煮，

各十二两　肉豆蔻十两　补骨脂盐水浸二日，炒，一斤

上为末，炼蜜丸。如虚而有火者，或火盛肺热者，去人参、肉豆蔻、巴戟、补骨脂。忌羊肉、羊血。

阿魏丸　阿魏七钱　鳖甲二两　黄芪　广皮　枳实　柴胡　白术各一两　青皮　草果　黄芩　当归　茯苓各八钱　白蔻仁七钱　山楂一两　神曲一两　延胡

水法丸。

又方　阿魏　连翘　胡黄连　山楂　青皮　山棱　蓬术　陈皮　半夏　麦芽　厚朴　莱菔子　甘草

更衣丸　朱砂五钱，研　芦荟七钱，研

好酒和丸，每服一钱二分。

济生肾气丸　即八味丸加车前、牛膝。叶氏用茯苓八两为君，熟地只用四两。又薛氏济生丸分量不同。

海粉丸　蛤粉　栝蒌实　杏仁各一两　广皮　紫苏各二两　白术　土贝母各四两　紫菀三两　木香五钱

炼蜜丸。

葱白丸　熟地四两　白芍　当归　川楝子　茯苓各二两　川芎　枳壳　厚朴　青皮　神曲　麦芽各一两半　三棱　蓬术各一两　干姜　大茴　木香各七钱　肉桂五钱

用葱白汁丸。

又方　人参　阿胶　川芎　当归　厚朴

用葱白汁丸。

安胃丸　乌梅　川椒　附子　桂枝　干姜各一两　黄柏二两　黄连五钱　川楝子肉　广皮　青皮各二两　白芍三两　人参量加如，有邪者可勿用

再用川椒、乌梅汤法丸。一方无广皮，有当归、细辛。

妙香丸　巴豆三百十五粒，去皮心膜，炒熟，研如面　牛黄研龙脑研　麝香研　轻粉研，各三两　朱砂研飞，九两　真金箔九十片

上各研匀，炼黄蜡六两，入白蜜三分同炼，匀为丸，每两作三十丸。

海蛤丸　天冬　栝蒌霜　海浮石　蛤粉　风化硝　桔梗　橘红　香附　竹沥　姜汁

蜜丸。

术菟丸 白术　菟丝

又，景岳新方苓术菟丝丸。

局方龙荟丸 即当归龙荟丸。

白蒺藜丸 即一味，用山栀汤制为丸，用大豆黄卷汤送下。

禹粮石脂丸 即二味为丸。

橘术丸 即二味为丸。

真武丸 即真武汤作丸。

归脾丸 即归脾汤料作丸。

桑麻丸 桑叶　黑芝麻

蜜丸。

浚川丸 即浚川散。

禹功丸 即禹功散。

生脉六味丸 即六味丸合生脉散。

肥儿丸 《景岳全书》中有四方。

益母丸 此方不一，总用益母草膏为君，有加四物、香附、山楂者。有去山楂加阿胶者，有加八珍、香附、砂仁、楂肉者。

东垣清心凉膈散 连翘　薄荷　黄芩　山栀　桔梗　甘草　竹叶

水煎服。

金铃子散 金铃子_{即川楝子，去核，一两}　延胡索_{一两}

为末，每服三钱，酒调服，水煎服亦可。

虎杖散 杜牛膝根汁_{二三两，古方本用虎杖草汁，今人不识此草，故以土牛膝根汁}_{代之}　当门子麝香_{一分，研}

上将麝香入汁中和匀，隔汤炖温服。

葛可久花蕊石散 花蕊石，煅存性，研如粉。以童便一盏，男人入酒少许，女人入醋少许，煎温食后调服三钱，甚者五钱。能使瘀血化为黄水，后用独参汤补之。

归芍异功散 即异功散加当归、白芍。

鸡鸣散 牛蒡子_{炒香，研细，临服加入雄鸡冠血五匙，状元红酒少许，调匀以炒荆}_{芥三分煎汤送}

通圣散 即防风通圣散。

归芪异功散 即异功散加当归、黄芪。

香砂异功散　即异功散加木香、砂仁。

正气散　即藿香正气散。

玉壶丹　即扁鹊玉壶丸。

治命门火衰，阳气暴绝，寒水臌胀，却有神效。古吴王晋三先生得异授制法，当宗之。好硫黄八两，配真麻油八两，以硫打碎，入冷油内，炖炉上。炭火宜微勿烈，以桑条徐调。候硫溶尽，即倾入大水内，急搅去上面油水，其色如金。取缸底净硫，称见若干两，仍配香麻油若干两，照前火候再溶再倾，连前共三转。第四转用真棉花核油配硫若干两，照前火候再溶，再倾入大水内，搅去上面油水，其色如绛。第五转用肥皂四两，水中同煮六时。第六转用皂荚四两，水中同煮六时，拔净制硫之油，搅去其水，其色如硫火之紫。第七转用炉中炭灰淋碱水制六时。第八转用水豆腐制六时，拔净皂碱之性。第九转用田字草_{出水荒稻田中，其叶如田字，八九月采}捣汁，和水煮六时，临用研如飞面。凡净硫一两，配炒糯米粉二两，或水法或湿捣为丸，每服以硫三分为准，渐加至一钱止，开水温下。

回生丹　大黑豆_{三升，用水浸取壳，用绢袋盛壳，用豆煮熟，去豆不用，将壳晒干，其汁留用}　红花_{三两炒黄色，入好酒四碗，煎十余滚，去渣存汁听用}　苏木_{三两，河水五碗，煎汁三碗听用}　大黄_{一斤，为末}　陈米醋_{九斤}

上将大黄末一斤，入净锅，下醋三斤，文火熬。用长木箸不住手搅之。将成膏，再加醋三斤，熬之，又加醋三斤，次第加毕。然后下黑豆汁三碗，次下苏木汁，次下红花汁，熬成大黄膏，取入瓦盆盛之。大黄锅焦亦铲下，入后药同磨。

人参_{二两}　川芎　当归　熟地　茯苓　香附　延胡　苍术_{米泔浸，炒}　桃仁　蒲黄_{各一两}　乌药_{二两半}　牛膝　地榆　橘红　白芍　羌活　炙草　五灵脂　山萸　三棱_{各五钱}　良姜　木香_{各四钱}　木瓜　青皮　白术_{各三钱}　益母草_{二两}　乳香　没药_{各二钱}　马鞭草_{五钱}　秋葵子_{三钱}

上三十味，并前黑豆壳共晒干为细末，入石臼内，下大黄膏，再下炼熟蜜一斤，共捣千捶为丸。每丸重二钱七分，静室阴干二十余日，不可烘晒。干后止重二钱，外以蜡作壳护之，用时去蜡调服。一方无益母草、马鞭草、秋葵子三味，并不用蜜，醋止用八碗。

至宝丹　犀角_镑　朱砂_{研，水飞}　雄黄_{研，水飞}　琥珀_研　玳瑁_{各一两镑}

水安息香一两，无灰酒熬成膏，如无，以旱安息香代之　西牛黄五钱　麝香一钱　龙脑一钱　金银箔各五十片

为极细末，将安息香膏重汤煮，入诸药搜和，分作百丸，蜡护，临服剖，用参汤化下。

紫金丹　牛黄　冰片　狗宝　鸦片各六分　广木香二两

上为末，人乳丸，重五厘，金箔为衣。

震灵丹　禹粮石　赤石脂　紫石英　代赭石各四两

上四味作小块，入净锅中，盐泥封固，候干，用炭十斤煅，炭尽为度，入地出火气，必得二昼夜，研细末。

乳香二两　没药二两　朱砂水飞一两　五灵脂二两

为末，同前四味和匀，糯米饭丸，宜坚细。

四顺清凉饮　大黄　当归　芍药　甘草

各等分，水煎服。

露姜饮　人参　生姜

水煎，露一宿，空心隔汤炖温服。

子和桂苓饮　即桂苓甘露饮。

七香饼　香附一两二钱　丁香皮一两二钱　甘松八钱　益智仁六钱　砂仁二钱　蓬术二钱　广皮二钱

阿胶鸡子黄汤非黄连阿胶汤、河间中满分消汤、清阿胶丸、蠲痛丹、香连饮，以上五方俟考。

按：先生虽善用古方，然但取其法，而并不胶柱。观其加减之妙，如复脉、建中、泻心等类，至用牡蛎泽泻散，只取此二味，故案中有但书用某方，而不开明药味者，决非尽用板方，必有加减之处，观者以意会之可也、论中所述诸方开列于后以便查阅。

麻黄人参芍药汤　桂枝　麻黄　黄芪　炙草　白芍　人参　麦冬　五味　当归

甘草汤　生甘草

生姜甘草汤　生姜　人参　甘草　大枣

调中益气汤　即补中益气汤去当归、白术，加木香、苍术。

升阳益胃汤　羌活　防风　独活　白芍各五钱　广皮四钱　黄芪二两　人参　半夏　炙甘草各五钱　柴胡　黄连各二钱　白术　茯苓　泽泻各三钱

每服三钱，加姜、枣煎。

桂枝黄连汤　即仲景黄连汤。黄连　桂枝　干姜　人参　半夏　炙草

温脾汤　干姜　肉桂心　熟附子　炙草　枳实　厚朴_{各二两}　大黄_{四钱}
用一两水煎服。

橘皮汤　橘皮　生姜

橘皮竹茹汤　橘皮　竹茹　大枣　生姜　甘草　人参

生姜半夏汤　半夏　生姜汁

苍术石膏汤　苍术　石膏　知母　甘草

滋燥养营汤　当归　生地　熟地　白芍　甘草　黄芩　秦艽　防风

兰草汤　兰草_{即省头草}，水煎服。

洁古芍药汤　芍药　归尾　黄芩　黄连　大黄　木香　槟榔　甘草
肉桂

葛根芩连汤　葛根　甘草　黄芩　黄连

茅术理中汤　即理中汤。白术换茅术。

厚朴三物汤　厚朴　大黄　枳实

厚朴温中汤　厚朴　陈皮　甘草　木香　草蔻　干姜　茯苓

下瘀血汤　大黄　桃仁　䗪虫

舒筋汤　赤芍　海桐皮　当归　白术_{各钱半}　片姜黄_{二钱}　羌活　炙
草_{各一钱}
水姜煎，去渣，磨入沉香汁少许，食前服。

通气防风汤　柴胡　升麻　黄芪_{各一钱}　防风　陈皮　羌活　人参
甘草_{各五分}　藁本　青皮_{各三分}　蔻仁_{二分}　黄柏_{一分}

元参升麻汤　元参　升麻　僵蚕　牛蒡　连翘　防风　黄芩　黄连
桔梗　甘草

芎归汤　川芎　当归

泽术汤　泽泻　白术

茵陈四逆汤　附子　干姜　炙草　茵陈

坎炁汤_{即坎炁丹}　坎炁　人乳粉　熟地　人参　枸杞子
酒酿、白蜜同炼捣丸，米饮送。

补血汤　黄芪　当归

黄连竹茹橘皮半夏汤　黄连　竹茹　橘皮　半夏

左归丸　熟地　山药　枸杞　山萸　牛膝　菟丝子　鹿角胶　龟胶

右归丸　熟地　山药　枸杞　山萸　菟丝子　鹿角胶　杜仲　当归
肉桂　附子

金刚丸　萆薢　杜仲　肉苁蓉　菟丝子

四斤丸　木瓜　天麻　苁蓉　牛膝　附子　虎骨
或加乳香、没药。

柏子仁丸　柏子仁　人参　白术　半夏　北味　牡蛎　麻黄根
麦麸
枣肉丸。

五仁丸　火麻仁　郁李仁　柏子仁　松子仁　桃仁

指迷丸茯苓丸　即指迷茯苓丸。

清六丸　滑石　甘草　红曲

苏合香丸　苏合香　安息香　犀角　冰片　麝香　香附　木香　熏
陆香　沉香　丁香　白术
炼蜜丸，朱砂为衣，外作蜡丸。

五痫丸　朱砂　真珠　雄黄　水银　黑铅

炼蜜丸　如麻子大。每服三四丸。

朱砂安神丸　朱砂　黄连　生地　当归　甘草

人参丸　人参　茯苓　茯神　枣仁　远志　益智仁　牡蛎　朱砂
枣肉丸。

茯菟丸　茯苓　菟丝子　建莲
酒糊丸，或加五味子。

苓术菟丝丸　茯苓　白术　菟丝子　莲肉　山药　炙草　五味子
杜仲

济生固精丸　牡蛎　菟丝子　韭子　龙骨　北五味　桑螵蛸　白石
脂　茯苓

家韭子丸　家韭子　鹿茸　肉苁蓉　牛膝　菟丝子　熟地　当归
巴戟　杜仲　石斛　肉桂　炮姜

乌鸡煎丸　乌骨雄鸡一只　乌药　蛇床子　丹皮　白术　人参　黄
芪各一两　茅术米泔浸一两半　海桐皮　红花　白芍　肉桂　附子炮　川乌炮

莪术　陈皮_{各二两}　熟地_{洗焙}　延胡　木香　肉果　草果　琥珀_{各五钱}

上细剉，以乌鸡汤焯去毛及肠杂，将上药纳鸡肚内，用新瓷瓶以好酒一斗同煮令干，去鸡骨，以油单盛焙干为末，炼蜜和丸如桐子大，每服三十丸，随症用汤引下。

安蛔丸　即理中安蛔丸。

侯氏黑散　菊花　白术　防风　桔梗　黄芩　细辛　茯苓　牡蛎　人参　矾石　当归　干姜　川芎　桂枝

为散，酒服。

鸡金散　鸡内金　沉香　砂仁　陈香　橡皮

天水散　即六一散。

本事方神效散　白海浮石　蛤粉　蝉蜕

为细末，用大鲫鱼胆七个调，服三钱。

人参败毒散　人参　羌活　独活　柴胡　前胡　川芎　桔梗　茯苓　甘草　枳壳　薄荷　生姜

瓜蒂散　瓜蒂　赤小豆　香豉

苍耳散　白芷　薄荷　辛夷　苍耳

为末，葱、茶汤调服。

圣济透关散　雄黄　猪牙皂　莄藜芦

等分研末，先含水一口，用药吹鼻，即吐去水，备急如圣散有白矾等分。

花蕊石散　花蕊石_{四两}　硫黄_{一两}

研细，泥封煅赤，服一钱，童便下。

失笑散　蒲黄　五灵脂

五积散　白芷　陈皮　厚朴　当归　川芎　芍药　茯苓　桔梗　苍术　枳壳　半夏　麻黄　干姜　肉桂　甘草　姜　葱

牛黄膏　牛黄_{二钱半}　朱砂　郁金　丹皮_{各三钱}　冰片_{一钱}　甘草_{一钱}

炼蜜丸如柏子大，每服一丸，新水化下。

三才封髓丹　天冬　熟地　人参　黄柏　砂仁　甘草

一气丹　河车_{一具}　人乳粉_{四两}　秋石_{四两}　红铅_{五钱}

蜜丸，每丸重七厘。

琥珀黑龙丹_{即黑龙丹}　当归　五灵脂　川芎　良姜　熟地_{各二两，剉碎}

入砂锅内，纸筋盐泥固济，火煅过　百草霜一两　硫黄　乳香各二钱　琥珀　花蕊石各一钱

上为细末，醋糊丸如弹子大，每用一二丸，炭火煅红，投入生姜自然汁浸碎，以童便合酒调灌下。

左归饮　熟地　山药　枸杞　炙草　茯苓　山萸

右归饮　即左归饮去茯苓，加杜仲、肉桂、附子。

温胃饮　人参　白术　炮姜　扁豆　当归　陈皮　炙草

归气饮　熟地　茯苓　扁豆　炮姜　丁香　藿香　炙草　陈皮

大和中饮　陈皮　枳实　砂仁　麦芽　厚朴　山楂　泽泻

四柱饮　人参　附子　茯苓　木香

六柱饮　即四柱饮加肉豆蔻、诃子。

五磨饮子　乌药　沉香　槟榔　枳实　木香
白酒磨服。

生铁落饮　生铁落，清水浸研，澄饮水。

普济消毒饮　黄芩　黄连　陈皮　甘草　元参　连翘　板蓝根　牛蒡　薄荷　僵蚕　升麻　柴胡　桔梗　马勃
或加人参，便闭加大黄。

清心莲子饮　石莲肉　人参　黄芪　茯苓　柴胡　黄芩　地骨皮　麦冬　车前　甘草

七福饮　人参　熟地　当归　白术　枣仁　远志　炙草

胃关煎　熟地　白术　山药　扁豆　炮姜　吴萸　炙草

二阴煎　生地　麦冬　枣仁　甘草　元参　茯苓　黄芩　木通

秘元煎　人参　茯苓　白术　炙草　枣仁　山药　芡实　五味　远志　金樱子

固阴煎　人参　熟地　山药　山萸　远志　炙草　五味　菟丝子

保阴煎　生地　熟地　白芍　山药　川断　黄芩　黄柏　甘草

寿脾煎　人参　白术　炙草　当归　山药　枣仁　炮姜　建莲肉　远志

玉钥匙　马牙硝一两半　硼砂五钱　白僵蚕一钱半　冰片一字
为末，以纸管吹五分入喉中。

蒲黄酒　蒲黄一两，炒褐色　清酒十爵沃之。温服。

病症名索引

593